AF141258

# Spezielle pathologische Anatomie

Ein Lehr- und Nachschlagewerk

## Band 9

*Herausgegeben von*

*Prof. Dr. Wilhelm Doerr, Heidelberg · Prof. Dr. Gerhard Seifert, Hamburg*

*Prof. Dr. Dres. h.c. Erwin Uehlinger, Zürich*

# W. Schätzle    J. Haubrich

# Pathologie des Ohres

*Mit 129 Abbildungen*

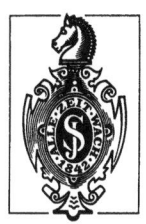

Springer-Verlag  Berlin  Heidelberg  New York 1975

*Professor Dr. Wilhelm Doerr*
*Direktor des Pathologischen Instituts der Universität Heidelberg*

*Professor Dr. Gerhard Seifert*
*Direktor des Pathologischen Instituts der Universität Hamburg*

*Prof. Dr. Dres. h.c. Erwin Uehlinger*
*em. Direktor des Pathologischen Instituts der Universität Zürich*

---

*Professor Dr. Walter Schätzle*
*Direktor der HNO-Klinik der Universität Homburg/Saar*

*Priv.-Doz. Dr. Jörg Haubrich*
*HNO-Klinik der Universität Göttingen*

ISBN-13:978-3-642-66019-1      e-ISBN-13:978-3-642-66018-4
DOI: 10.1007/978-3-642-642-66018-4

Das Werk ist urheberrechtlich geschützt. Die dadurch begründeten Rechte, insbesondere die der Übersetzung, des Nachdruckes, der Entnahme von Abbildungen, der Funksendung, der Wiedergabe auf photomechanischem oder ähnlichem Wege und der Speicherung in Datenverarbeitungsanlagen bleiben, auch bei nur auszugsweiser Verwertung, vorbehalten. Bei Vervielfältigungen für gewerbliche Zwecke ist gemäß § 54 UrhG eine Vergütung an den Verlag zu zahlen, deren Höhe mit dem Verlag zu vereinbaren ist. © by Springer-Verlag Berlin Heidelberg 1975. Softcover reprint of the hardcover 1st edition 1975

Library of Congress Cataloging in Publication Data. Schätzle, Walter. Pathologie des Ohres. (Spezielle pathologische Anatomie; Bd. 9). Bibliography: p. Includes index. 1. Ear—Diseases. I. Haubrich, J., 1934— joint author. II. Title. III. Series: Doerr, Wilhelm, 1914—. Spezielle pathologische Anatomie; Bd. 9. [DNLM: 1. Ear—Pathology. QZ4 D652s Bd. 9]. RB25.D55. Bd. 9. [RF121]. 617.8. 74-23126

# Vorwort der Herausgeber

Die spezielle pathologische Anatomie ist in ihrer Zielsetzung auf die Klinik und den kranken Menschen ausgerichtet. Im Vorwort zum Band 1 dieses Werkes wurde bereits betont, „daß die bleibende Bedeutung der morphologischen Krankheitsforschung darin besteht, daß sie die beständige Konfrontation klinischer Befunde und patho-anatomischer Dokumente sucht" und „die spezielle pathologische Anatomie in ihrem gedanklichen Ansatz der klinischen Medizin ganz nahe steht". Aus dieser engen Verflechtung zwischen Pathologie und Klinik haben sich eine Fülle von Erkenntnissen ergeben, die in zahlreichen medizinischen Spezialdisziplinen zu einer völligen Neuorientierung der Krankheitslehre geführt haben. Die Einführung neuer Untersuchungsverfahren in der Klinik (Endoskopie, Exfoliativ- und Punktions-Cytologie u. a.) und die Anwendung moderner morphologischer Methoden in der Pathologie (Immunhistologie, Elektronenmikroskopie u. a.) haben dazu beigetragen, durch Verlaufsbeobachtungen die Pathogenese vieler Krankheiten zu überprüfen und eine klinisch orientierte Klassifikation spezieller Organkrankheiten aufzustellen.

Diese stürmische Entwicklung der speziellen pathologischen Anatomie hat die Pathologen vor neue Aufgaben gestellt. Mit der enormen Zunahme der bioptischen und cytologischen Untersuchungszahlen in den Instituten für Pathologie war die Notwendigkeit zu einer Subspezialisierung verbunden. Diese kommt in der Einrichtung von Abteilungen sowie in der Bildung von Schwerpunkten innerhalb der Institute zum Ausdruck.

Naturgemäß können auf diese Weise nicht alle Gebiete der Medizin in gleicher Weise vollständig erschlossen werden. Es verbleiben „weiße Felder" auf der Landkarte des Organismus, wo die spezielle pathologische Anatomie in besonderem Maße auf die Zusammenarbeit mit morphologisch versierten Klinikern angewiesen ist.

Zu einem solchen Teilgebiet gehört die spezielle Pathologie des Ohres. Der Pathologe wird in seiner täglichen Arbeit im Sektionssaal und in der Biopsiediagnostik mit den Problemen dieser speziellen Region konfrontiert. Der morphologisch interessierte Kliniker wiederum möchte sich über die spezielle pathologische Anatomie seines Fachgebietes orientieren. Die Gestaltung dieses „Grenzgebietes" zwischen spezieller pathologischer Anatomie und Klinik erfordert daher in besonderer Weise ein Gespür für Synthese und ein Basiswissen sowohl auf dem Gebiete der morphologischen Forschung als auch der klinischen Krankheitslehre. Es war nicht einfach, für diese Aufgabe geeignete Autoren zu finden. Wir sind daher sehr froh, in den Herren Professoren Schätzle und Haubrich zwei Spezialisten gewonnen zu haben, die sich sowohl mit klinischen als auch morphologischen Methoden seit längerer Zeit mit den speziellen Krankheiten des Ohres beschäftigen.

Das Anliegen dieses Bandes soll darin liegen, eine gestraffte, den aktuellen Bedürfnissen entsprechende Übersicht über die Krankheiten des äußeren Ohres sowie des Mittel- und Innenohres zu geben und dabei vor allem auch die Belange des in der praktischen Diagnostik stehenden Pathologen zu berücksichtigen. Wir hoffen, daß sich auch in diesem Band die Grundkonzeption einer klinisch orientierten speziellen pathologischen Anatomie dokumentiert und eine weitere Brücke zwischen Pathologie und Klinik geschlagen wird.

W. DOERR

Heidelberg, Hamburg und Zürich                                G. SEIFERT
Dezember 1974                                                 E. UEHLINGER

# Inhaltsverzeichnis

## 1. Äußeres Ohr

# 2. Mittelohr

# 3. Innenohr

# 1. Äußeres Ohr

## 1.1. Allgemeine Vorbemerkungen

Man versteht unter äußerem Ohr die Ohrmuschel (Auricula) und den äußeren Gehörgang (Meatus acusticus externus). Das Trommelfell, welches die Paukenhöhle zum Gehörgang hin abschließt, wird bereits zum Mittelohr gerechnet. Die Beurteilung seiner Farbe läßt den Kliniker Rückschlüsse auf pathologische Mittelohrprozesse ziehen (z. B. Rötung bei der akuten Otitis media), und seine Transparenz gestattet in einigen Fällen die Erkennung von Flüssigkeitsansammlungen in den Mittelohrräumen (z. B. Sekretspiegel bei der serösen Otitis media oder Blut beim Hämatotympanon). Das Trommelfell kann daher als „Fenster zum Mittelohr" betrachtet werden.

Die Ohrmuschel ist ein sehr variables Gebilde, das lediglich zum Richtungshören beiträgt. Sie kann völlig fehlen, ohne daß das Hörvermögen hierdurch beeinträchtigt wäre. Ihre Form wird von einem elastischen Knorpel bestimmt, der mit dem rinnenförmigen Gehörgangsknorpel in Verbindung steht. Seine Elastizität bedingt die große Verformbarkeit der Ohrmuschel. Bei tiefgreifender Entzündung der Ohrmuschel oder des Gehörgangs kann es zu einer Perichondritis kommen, welche wegen der Gefäßlosigkeit des Knorpels zu langwierigem Verlauf tendiert und zur Abszedierung neigt. Ablösungen der dünnen gefäßhaltigen Perichondriumschicht vom Knorpel durch Scheerung bei Einwirkung tangentialer Gewalt führt zur Blutung zwischen Perichondrium und Knorpel (Othämatom), welche ebenfalls schlecht resorbiert wird und ohne Behandlung zur Superinfektion neigt. Der nach hinten oben röhrenförmig offene Gehörgangsknorpel begünstigt eine Entzündungsausbreitung vom Gehörgang zur Warzenfortsatzoberfläche (Bild der „Pseudomastoiditis" mit teigiger Schwellung über dem Warzenfortsatz bei oben sitzendem Gehörgangsfurunkel) oder vom Warzenfortsatz zum Gehörgang hin (Senkung der hinteren oberen Gehörgangswand bei Mastoiditis). Die vorne unten im Gehörgangsknorpel befindlichen Spalten (Santorini-Spalten) stellen Überleitungswege zur Oberwange und zur Parotis dar, und umgekehrt können Parotisprozesse auf diesem Wege zum Gehörgang hin durchbrechen.

Die Hautüberkleidung der Ohrmuschel bringt es mit sich, daß man hier die Entzündungen und Tumoren der Haut findet. Das gilt auch für die relativ dünne Hautauskleidung des knorpligen Anteils des äußeren Gehörgangs, dessen Anhangsgebilde (Haare, Talgdrüsen, Schweißdrüsen) die Möglichkeit typischer pathologischer Veränderungen dieser Hautadnexe mit einschließt. Die Follikel der langen Haare des Gehörgangseinganges (Hirci) stellen Prädilektionsstellen für die Ausbildung von Gehörgangsfurunkeln dar. Die Hautauskleidung des knöchernen Gehörgangs ist sehr dünn, dem Periost praktisch aufliegend („Epidermoperiost") und ohne Anhangsgebilde mit Ausnahme eines hinten oben gelegenen „Kutis-streifens" (Übergreifen von Gehörgangsgefäßen auf das Trommelfell und Stelle mit erhöhter Wachstumspotenz bei der Entstehung von Cholesteatomen). Im Rahmen der Regeneration des Trommelfellepithels und des angrenzenden Gehör-gangsepithels erfolgt eine Migration nach außen, wobei spärliche Cerumenreste zum Gehörgangseingang hin transpoitiert werden. Die Masse des Cerumens wird von den Talgdrüsen im knorpligen Anteil des Gehörgangs gebildet. Abschilfernde Epithelien, Härchen und Staubpartikel stellen ebenfalls Cerumenanteile dar, während die fälschlicherweise Glandulae ceruminosae genannten Schweiß-drüsen (apokrine Knäueldrüsen) das Cerumen eher verflüssigen und durch ihre Pigmente zur Färbung des Ohrschmalzes (gelb, braun oder schwärzlich) beitragen.

Der Übergang vom knorpligen zum knöchernen äußeren Gehörgang wird von straffem fibrösem Bindegewebe vermittelt, so daß hier eine Engstelle (Einkeilung größerer Fremdkörper) entsteht. Beim Neugeborenen ist noch kein knöcherner Gehörgang vorhanden. Das Trommelfell liegt fast horizontal in den Annulus tympanicus eingespannt, und die hintere obere Gehörgangswand geht praktisch in die Ebene des Trommelfells über. Ein knöcherner Gehörgang entsteht erst im Verlaufe der ersten 4 Lebensjahre durch Wachstum der kleinen Knochenhöcker des Annulus tympanicus nach außen. Von diesem Knochenring bilden sich auch die Gehörgangsexostosen (FALK, 1971). Der häutige Gehörgang des Neugeborenen verengt sich tıichterförmig und wird in seinem inneren Teil durch das Fehlen einer knöchernen Wand spaltförmig.

## 1.2. Mißbildungen und Formanomalien

Die Abhandlung von Mißbildungen des äußeren Ohres und von Formanomalien der Ohımuschel erfolgt im gleichen Kapitel, da fließende Übergänge zwischen beiden bestehen können und da bei der großen Variabilität der Ohrmuschel oft eine scharfe Abgrenzung unmöglich ist (ALTMANN, 1951).

Für Ohrmißbildungen wie auch für Fehlkonfigurationen der Ohrmuschel sind in vielen Fällen *hereditäre Momente* anzuschuldigen (MARX, 1926 a, b, u. a.), wie das familiär gehäufte Auftreten einzelner Abnormitäten beweist. Es liegen ver-schiedene rezessive und dominante Erbgänge mit unterschiedlicher Penetranz vor. Auch bei der *Trisomie 18* wurden Ohrmißbildungen beschrieben (PFEIFFER u. HÜTHER, 1963), ebenso bei *Trisomie 13–15* (TELLER u. PFEIFFER, 1964; KOS u. Mitarb, 1966), vor allem tiefer Ansatz der Ohrmuscheln und Dysplasien der-selben ebenso wie sporadische Fehlbildungen des Innenohres (s. dort). Bei der *Trisomie 21* (Mongolismus) kommen fehlgeformte Ohrmuscheln in wenigstens der Hälfte aller Fälle vor (LEVISON u. Mitarb., 1955). Die Ohrmuscheln sind auffällig klein, der Tragus erscheint flach und das Ohrläppchen schlecht ausgebildet, der obere Helixrand nach außen gerollt. Das Innenohr bleibt dagegen in der Regel normal, das Hörvermögen ist nicht beeinträchtigt. Beim *Ullrich-Turner-Syndrom* infolge Fehlens eines Geschlechtschromosoms (XO) ist der tiefe Ohrmuschelansatz nahezu regelmäßig vorhanden, die Ohrmuscheln sind jedoch eher etwas zu groß und stehen oft ab. Die normale Formausprägung der Ohrmuschel wird wahrscheinlich polygen vererbt (SCHWARZ u. BECKER, 1964), wenn auch einzelne dominante Gene von überwiegender Bedeutung sein dürften.

In anderen Fällen kommen ursächlich für Mißbildungen *pränatale Einwir-kungen* (Keimschädigungen) in Frage, etwa Sauerstoffmangel (BEREZIN, 1959), Glucosemangel bei Diabetes der Mutter oder andere Mangelzustände (THIELEMANN u. MAURER, 1956), Hormonmangel z. B. bei Hypothyreosen, Strahlenschädigun-gen, teratogene Substanzen wie Thalidomid (LENZ u. KNAPP, 1962; MIEHLKE u. PARTSCH, 1963; ROSSBERG, 1963; KLEINSASSER u. SCHLOTHANE, 1964; KITTEL u. SALLER, 1964 u. a.), Infektionen besonders mit Viren z. B. im Rahmen einer Rötelnembryopathie (LEICHER, 1952) aber auch Toxoplasmose, Lues o. ä. Auch intrauterine Anomalien wie Nabelschnurumschlingungen oder Verformungen der Eihäute sind angeschuldigt worden.

Bei den Mißbildungen kann es sich um Hemmungsmißbildungen (z. B. Mikrotie oder Anotie) oder um Überschußbildungen (z. B. Aurikularanhänge) handeln. Mißbildungen der Ohrmuschel sind häufig mit denen des äußeren Gehörgangs (Gehörgangsstenose oder -atresie) kombiniert, nicht selten auch mit Mittelohrmißbildungen. Auch Kombinationen von Ohr-mißbildungen mit Gesichtsspalten sind beschrieben worden (VIRCHOW, 1864), ferner mit Kiefermißbildungen im Rahmen der Dysostosis mandibulo-facialis, der Dysostosis cranio-facialis oder der Dysplasia occipito-vertebralis (ALTMANN, 1957, 1965; KITTEL, 1963 u. a.).

## 1.2.1. Hemmungsmißbildungen

Mißbildungen dieser Art resultieren aus der unvollkommenen Verschmelzung von Kiemenbogenderivaten (Fistel- oder Spaltbildungen wie Ohrfisteln bzw. Ohrmuschel- oder Ohrläppchenfissuren) oder aus einer Störung von deren weiterer Entwicklung (Hypo- und Dysplasien wie bei der Mikrotie bzw. der Gehörgangs-stenose oder -atresie, Dystopien bei zu tiefem Ohrmuschelansatz).

Die Ohrmuschel bildet sich in der 6. Embryonalwoche (Embryo von 14 mm) aus sechs Aurikularhöckerchen, je drei vom Unterrand des 1. Kiemenbogens und vom Vorderrand des 2. Kiemenbogens. Die drei oberen und unteren Höcker verschmelzen in der 7. Woche zu zwei Falten, welche einen Spalt zwischen sich lassen (1. Kiemenfurche). Die beiden Falten gehen am oberen Ende der 1. Kiemenfurche ineinander über. Die vordere Falte liefert Tragus, Crus helicis, Helix ascendens und die vordere Gehörgangswand, die hintere Antitragus und Haupt-anteil der übrigen Ohrmuschel, insbesondere Anthelix. Nach anderer Auffassung entsteht die Ohrmuschel mit Ausnahme des Tragus nur aus dem 2. Kiemenbogen. Der Knorpel der Ohr-muschel entwickelt sich etwa ab der 7. Embryonalwoche ausgehend von einer plattenförmigen Verdickung des Mesoderms unter zunehmender Auffaltung seines Reliefs, das Ohrläppchen erst sehr viel später. Es fehlt meist noch im 4. Monat. In der 22. Embryonalwoche ist die end-gültige Form der Ohrmuschel erreicht. Der primäre äußere Gehörgang entsteht durch eine Vertiefung der Spaltbildung zwischen den erwähnten Falten in der 7. Woche (17 mm) und gelangt in der 8. Woche in das Niveau des Mittelohres, da sich während der Entwicklung die Anlage des äußeren Ohres durch Ausbildung des Unterkiefers nach hinten oben (cranio-dorsal) verschiebt. In der 9. Woche sproßt das Epithel vom Fundus des primären Gehörgangs in Form eines soliden flächenhaft-strangförmigen Gebildes (Gehörgangsplatte) aus. Diese Platte legt sich der Unterwand der Pauke an und endet dort in einer Verdickung. Durch spätere Aushöhlung des Strangs im 5. bis 6. Embryonalmonat entsteht eine Lichtung und durch Vereinigung mit dem primären der sekundäre (endgültige) äußere Gehörgang.

Eine typische Hemmungsmißbildung ist die *Mikrotie*. Man rechnet etwa 1 Fall auf 10000 bis 20000 Geburten (Zahlenangaben und Literatur zur Häufigkeit bei MÜNDNICH, 1965, zum Einfluß von Thalidomid auch bei KLEINSASSER u. SCHLO-

THANE, 1964). Bei der Mikrotie können drei Grade (I bis III) unterschieden werden (MARX, 1926 a, b). Es handelt sich auch beim schwächsten Grad nicht nur um eine einfache Verkleinerung der Ohrmuschel (Hypoplasie) sondern um eine Kombination mit mangelhafter Ausbildung der knorpligen Grundlage des Ohrmuschelreliefs (Dysplasie). Die abnorme Kleinheit ist beim ersten Grad sehr häufig mit einer Fehlkonfiguration ähnlich dem „Katzenohr" (s. dort) kombiniert. Bei diesem leichtesten Grad lassen sich die fehlgebildeten Teile der Muschel noch identifizieren (Abb. 1). Beim häufigsten zweiten Grad ist als Äquivalent der Helix eine senkrecht gestellte Leiste vorhanden (Abb. 2), beim dritten Grade nur noch uncharakteristische Gebilde, welche Aurikularanhängen ähneln (Abb. 3). Sehr selten fehlt die Ohrmuschel vollständig (Anotie). KLEINSASSER u. SCHLOTHANE (1964) betrachten die Anotie als den vierten, schwersten Grad einer Ohrmuscheldysplasie (Mikrotie, Grad IV). An Stelle der Ohrmuschel findet sich nur noch eine seichte Vertiefung

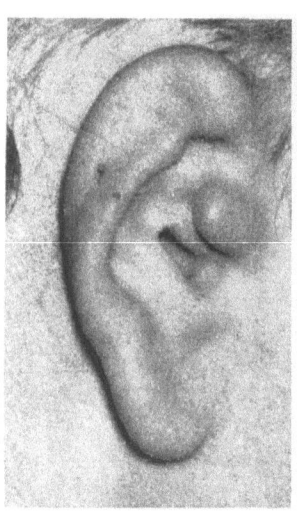 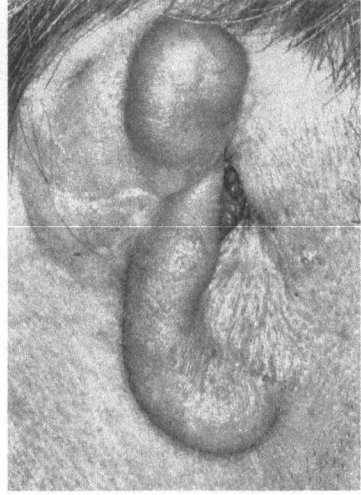 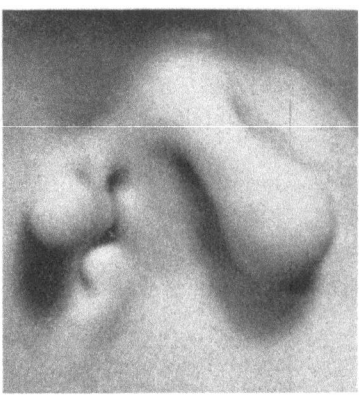

Abb. 1. Mikrotie I          Abb. 2. Mikrotie II          Abb. 3. Mikrotie III

oder eine flache warzenförmige Erhebung. Meist ist eine Mikrotie stärkeren Grades zumindest mit einer Gehörgangsstenose, oft aber mit einer Gehörgangsatresie verbunden (ALTMAN, 1955c). Bei der Mikrotie III sieht man nahezu regelmäßig, bei Anotien immer eine Gehörgangsatresie. Mikrotien sind nicht selten beidseitig vorhanden, oft beiderseits in unterschiedlicher Ausprägung, etwa vier- bis fünfmal häufiger werden sie aber nur einseitig angetroffen.

Die Mikrotie tritt in einer ganzen Reihe von Fällen sporadisch auf. Das wurde vor allem in der Thalidomidära beobachtet, kommt aber auch heute noch bei Rötelnembryopathien oder als Folge anderer pränataler Keimschädigungen vor. Häufig ist die Mikrotie allerdings erblich bedingt (SCHWARZ u. BECKER, 1964, Literatur). Die Merkmalsträger der erblichen Mikrotieform zeigen oft nur den ersten Grad im Sinne des Katzenohres (auch Tassen-, Kappen- oder Becherohr genannt) mit fast hufeisenförmiger Krümmung der Ohrmuschel durch seitliches Hervortreten der verkümmerten Helixpartien. Durch die stark verkürzte Helix und die fehlende Anthelixauffaltung rollen sich die oberen Muschelanteile nach vorne unten ein und verdecken oft kappenförmig den Gehörgangseingang.

*Gehörgangsatresien* können membranös oder knöchern sein. Beim häufigeren knöchernen Verschluß ist der knöcherne Anteil des Gehörgangs nicht angelegt und auch der knorplige Anteil meist nur angedeutet vorhanden. Eine knöcherne Atresieplatte liegt an Stelle des knöchernen Gehörgangs und auch des Trommelfells, so daß in diesen Fällen die Mißbildung immer das Mittelohr mitbeteiligt. Bei der membranösen Form ist an Stelle des knorpeligen Gehörgangs nur eine angedeutete Vertiefung sichtbar, welche sich als bindegewebiger Strang fortsetzt. Gehörgangsatresien kommen, wenn auch selten, gelegentlich bei normaler Ohrmuschel vor.

Bei Ausbleiben der embryonalen Verschiebung der Ohranlage in craniodorsaler Richtung sieht man atypisch weit vorne und unten im Bereich der Wange oder zum Mundwinkel hin sitzende Ohrmuschelrudimente (Melotie, Wangenohr), in extremen Fällen als „Halsohr" über der Mitte des Kopfnickers (MARX, 1911), bei schwachen Graden nur als „tiefer Ohrmuschelansatz" z. B. bei der Trisomie 13 bis 15 in Verbindung mit anderen Mißbildungen (TELLER u. PFEIFFER, 1964). Bei schwersten kombinierten Mißbildungen mit Aplasie des Unterkiefers (Agenie) kann es zum Zusammenrücken der halswärts verlagerten Ohrmuscheln nach der Mittellinie hin kommen (Synotie). Es sei hier auf den Beitrag von SEIFERT (1966) im ersten Band des vorliegenden Werkes verwiesen. Ohrtiefstand und Ohrmuscheldyplasien sind auch fakultativer Bestandteil mancher Mißbildungssyndrome z. B. des Bonnevie-Ullrich-Syndroms.

Ein *Fehlen des Ohrläppchens* ist sehr selten, ebenso eine *Spaltung der Ohrmuschel* in senkrechter oder querer Richtung (Coloboma auriculae), nicht so selten eine isolierte *Spaltung des Ohrläppchens* (Coloboma lobuli, Fissur des Läppchens) oder ein Teildefekt des Ohrläppchens. NEUMANN u. KRUSE (1973) fassen eine von ihnen beobachtete Furchung (angedeutete Doppelung) des Ohrläppchens als Hinweis für eine Entstehung aus einem mandibulären und hyoidalen Anteil auf. Hierfür spricht auch das Ergebnis ihrer Gefäßinjektionsstudien der Ohrmuschel, wobei das Ohrläppchen überwiegend von Ästen der A. temporalis superficialis (1. Kiemenbogen) versorgt wurde, teilweise aber auch von der A. auricularis post. (2. Kiemenbogen).

Eine Hemmungsmißbildung von praktischer Bedeutung stellt die *angeborene Ohrfistel* (Fistula auris congenita) dar, welche aus der unvollkommenen Verschmelzung einzelner Aurikularhöcker resultiert oder als rudimentärer Rest der 1. Kiemenspalte bzw. der Furche zwischen Ober- und Unterkieferfortsatz des 1. Kiemenbogens betrachtet werden kann. Ohrfisteln sind meist dünne epithelausgekleidete Gänge, seltener einfache Vertiefungen, welche von der Haut in der Ohrumgebung ihren Ausgang nehmen. Sie reichen etwa 1 cm, seltener auch erheblich weiter in die Tiefe, sind gelegentlich verzweigt und enden in der Regel blind. Ihre Wand besteht aus mehrschichtigem Plattenepithel mit Haaren und Schweißdrüsen (Abb. 4). Sie enthält fast nie Knorpelinseln. Durch Retention von Epithelabschilferungsprodukten können Ohrfisteln cystisch aufgetrieben erscheinen und an Atherome denken lassen. Bei Superinfektion ihres Inhalts erinnern sie an ein Furunkel (Abb. 5). In 20% sind Ohrfisteln beidseitig vorhanden. Das familiär

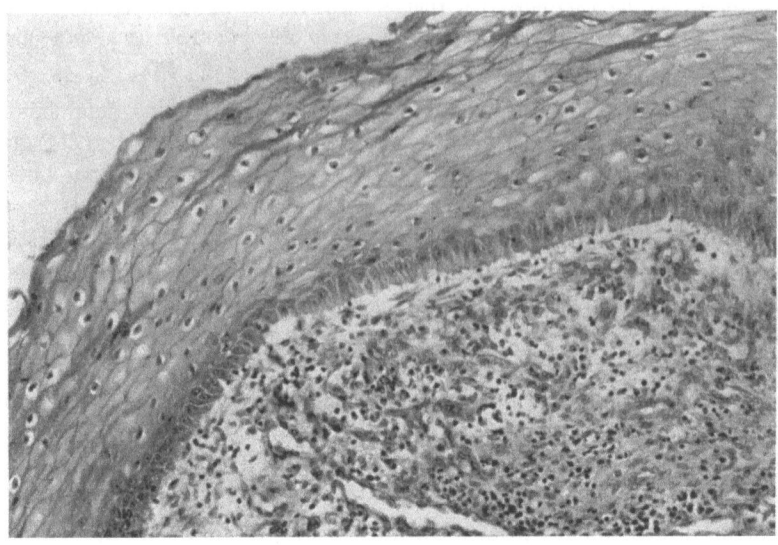

Abb. 4. Präaurikuläre Ohrfistel: Histologischer Ausschnitt aus dem Fistelgang. H.-E. Vergr.
125fach

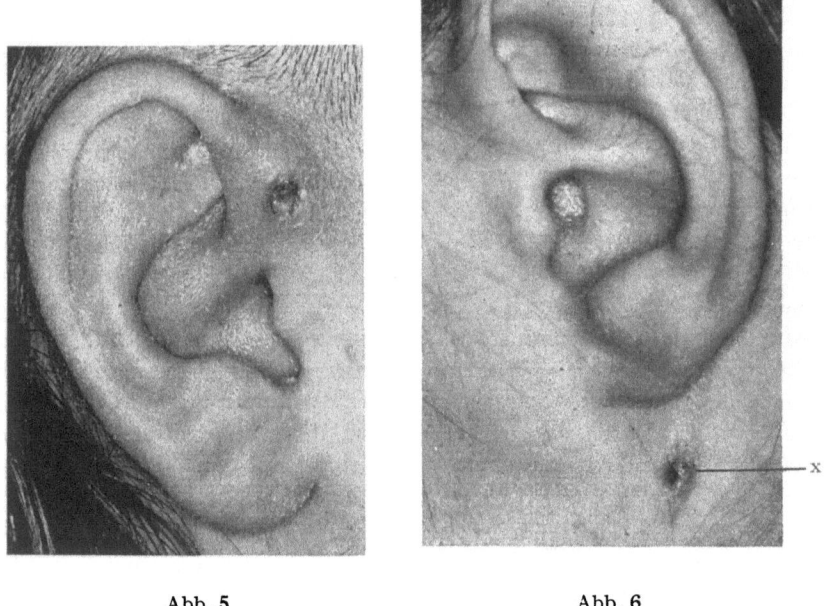

Abb. 5                              Abb. 6

Abb. 5. Präaurikuläre Fistel mit sekundärer Entzündung

Abb. 6. Subaurikuläre Fistel mit querer Furchung des Ohrläppchens. x Fistelöffnung

gehäufte Vorkommen weist auf ihre Erblichkeit hin (Literatur bei SCHWARZ u. BECKER, 1964). Man denkt an einen dominanten Erbgang mit unterschiedlicher Penetranz. Von BÖHME (1960) wurde auch die Heredität einer Kombination von Ohrfisteln und Halsfisteln über vier Generationen beschrieben. Entgegen der irreführenden Titelangabe dieser Publikation handelte es sich aber nicht um Ohr-Halsfisteln, sondern um Ohrfisteln zusammen mit lateralen Halsfisteln. Je nach Lokalisation der Fistelmündung einer angeborenen Ohrfistel spricht man von präauriculären Fisteln (vor dem Tragus oder zwischen Tragus und Helixansatz), Helixfisteln, Ohrläppchenfisteln, retroauriculären Fisteln und subauriculären Fisteln (Abb. 6). Die Fistelmündung findet sich bevorzugt als präauriculäre Fistel entlang einer V-förmigen Linie vor dem Ohr mit Basis des V am Tragus (Verschlußlinie zwischen dem Ober- und Unterkieferfortsatz des 1. Kiemenbogens bzw. Verschlußlinie zwischen 1. und 2. Kiemenbogen).

Als Einzelfälle sind in der Weltliteratur ins Mittelohr mündende Ohrfisteln (HALL u. ZIMMER, 1958) oder in den Rachen durchgehende Fisteln (VIRCHOW, 1864) beschrieben worden. Wir konnten bei einem Thalidomidkind einen Parallelfall zum Virchowschen Fall beobachten: Bei einer Mikrotie mit Gehörgangsatresie und Mittelohrmißbildung ging von einem Aurikularanhang eine Fistel aus, welche sich bei der Operation bis in den Rachen zum oberen Tonsillenpol hin verfolgen ließ.

Ebenso ist die Einmündung lateraler Halsfisteln als Rudimente der zweiten Kiemenfurche in den äußeren Gehörgang bekannt (Ohr-Halsfisteln oder hyomandibuläre Fisteln). Sie verlaufen vom Boden des äußeren Gehörgangs anterolateral über den hinteren Bauch des M. digastricus hinter oder in der Parotis (mit wechselnder Lagebeziehung zum N. facialis) zum Unterkieferwinkel hin und münden hier oder vor dem Vorderrand des M. sterno-cleido-mastoideus in der Haut (Literatur bei ALTMANN, 1965).

ALTMANN will die Bezeichnung „Ohr-Halsfisteln" lediglich topographisch verstanden wissen, da im postnatalen Zustand die embryogenetischen Verhältnisse im Einzelfall nur noch vermutet werden können. Es beschränkt sie also nicht auf die Fälle einer Vereinigung von Rudimenten der 1. und der 2. Kiemenfurche sondern dehnt sie auch auf reine Derivate der 1. Kiemenfurche aus, sofern diese im Ohr- und Halsbereich münden. Es sei daran erinnert, daß die 2. Kiemenfurche durch das besonders starke Wachstum des 2. Kiemenbogens gegenüber dem 3. und 4. Kiemenbogen sehr tief ausgeprägt ist. Der vom Sinus cervicalis ausgehende entsprechende 2. Ductus branchialis kann daher nicht nur nach innen bis zur 2. Schlundtasche gehen (2. innere Kiemenfurche, Tonsillarbucht) sondern auch sehr weit hinaufreichen und in nachbarschaftliche Beziehung zur 1. Kiemenfurche treten. Bei Verbindung zwischen Resten der 1. und 2. Kiemenfurche resultiert eine Ohr-Halsfistel. Persistiert eine Verbindung der 1. Kiemenfurche zur 2. Schlundtasche, so kommt es zum sehr seltenen Ereignis einer vom Ohr zum Rachen durchgehenden Fistel wie im oben erwähnten Virchowschen Falle, während die Persistenz einer Verbindung der 2. Kiemenfurche zur 2. Schlundtasche des öfteren als komplette laterale Halsfistel (mit innerer Pharynxfistel) beobachtet wird.

## 1.2.2. Überschußbildungen

*Aurikularanhänge* sind eine sehr häufige Form der Ohrmißbildung. Etwa 0,15% der Bevölkerung werden davon betroffen. Auch hier nimmt man eine Erblichkeit mit dominantem Erbgang an (WIRTH, 1962; SCHWARZ u. BECKER, 1964, Literatur). Es handelt sich um häufig mehrfach, teilweise auch beidseitig auftretende Überschußbildungen (chondrocutane Hyperplasien), welche in der Regel vor dem Ohr etwa in der Gegend des Tragus sitzen (Abb. 7). Die meist erbsgroßen bis haselnußgroßen, unregelmäßig rundlichen oder lappigen, manchmal gestielten Gebilde gleichen in ihrem Feinbau der normalen Ohrmuschel. Unter dem Hautüberzug findet sich ein elastischer knorpeliger Kern. Aurikularanhänge entstehen durch überzählig sich entwickelnde Aurikularhöcker an der Verschmelzungsstelle zwischen 1. und 2. Kiemenbogen, wobei die Ohrmuschel meist normal ist. Weniger häufig sitzen sie an der Verschmelzungslinie zwischen Ober- und Unterkieferfortsatz des 1. Kiemenbogens. Gelegentlich sind diese Aurikularanhänge mit anderen Ohrmißbildungen wie Mikrotien oder Spaltbildungen kombiniert. Eine Kombination mit queren Gesichtsspalten oder mit der Dysostosis mandibulo-facialis ist bei GROB (1957) beschrieben.

In seltenen Fällen kann der Eindruck einer mißgebildeten zusätzlichen Ohrmuschel entstehen. Diese Fälle sind als *Polyotie* bezeichnet worden. Von einer echten Polyotie kann man jedoch nur sprechen, wenn eine zweite gut ausgebildete

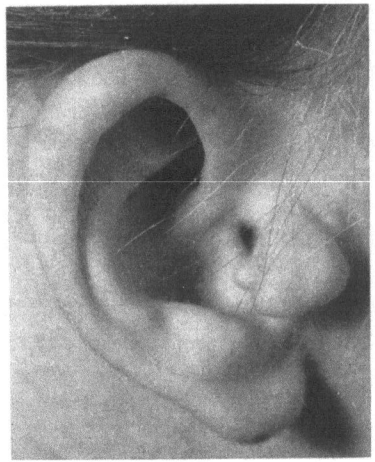

Abb. 7. Aurikularanhang

Ohrmuschel besteht. Das wurde allerdings erst einmal in Form einer spiegelbildlich doppelt angelegten Ohrmuschel mit fehlendem Tragus und einem einheitlichen Gehörgang beschrieben (BOL u. DE KLEYN, 1918). Aurikularanhänge sind nicht selten mit Ohrfisteln kombiniert.

Ein *doppelter Gehörgang* wurde in Einzelfällen beschrieben, wobei meist die Lichtung durch ein angeborenes Segel oder Septum in zwei Hälften unterteilt ist. Hier sind Rückbildungsstörungen der Gehörgangsplatte im Spiele (GURANOWSKI, 1899; HABERMANN, 1900a; CALDERA, 1922; WALDE, 1933; FRANZ, 1959; DENECKE, 1960; MINNIGERODE u. HAUBRICH, 1965 u. a.). Bei einfacher Mündung eines epithelausgekleideten Ganges in den äußeren Gehörgang dürfte es sich teilweise um hyomandibuläre Fisteln handeln, zumal diese Ohr-Halsfisteln wie gedoppelte Gehörgänge außer ihrer Plattenepithelauskleidung auch Haare und Talgdrüsen, gelegentlich sogar knorpelige Wandungen besitzen (Literatur bei ALTMANN, 1965). Die Auskleidung eines Ganges mit Plattenepithel und die Existenz von Hautanhangsgebilden (Haare, Talg- oder Schweißdrüsen) sowie von Knorpelinseln in der Wandung sind also *keine* Unterscheidungskriterien zwischen doppeltem Gehörgang und hyomandibulärer Fistel.

Die schwierige Abgrenzung eines gedoppelten Gehörgangs von einer Ohr-Halsfistel beleuchtet ein Fall von FRANZ (1959), der als gedoppelter Gehörgang beschrieben wurde, bei dem es sich aber genausogut um eine Ohr-Halsfistel handeln könnte. HABERMANN (1900) sah im Bereich der Concha unter einem normalen Gehörgang einen 7 mm langen, blind endenden Gang, der Haare und Cerumen enthielt. BRIEGER (1896) fand eine membranöse Doppelung des äußeren Gehörgangs, GURANOWSKI (1899) eine ähnliche Doppelung im knorpeligen Gehörgangsanteil durch ein knorpelhaltiges Septum. Eine Hälfte stellte nur einen Blindsack dar.

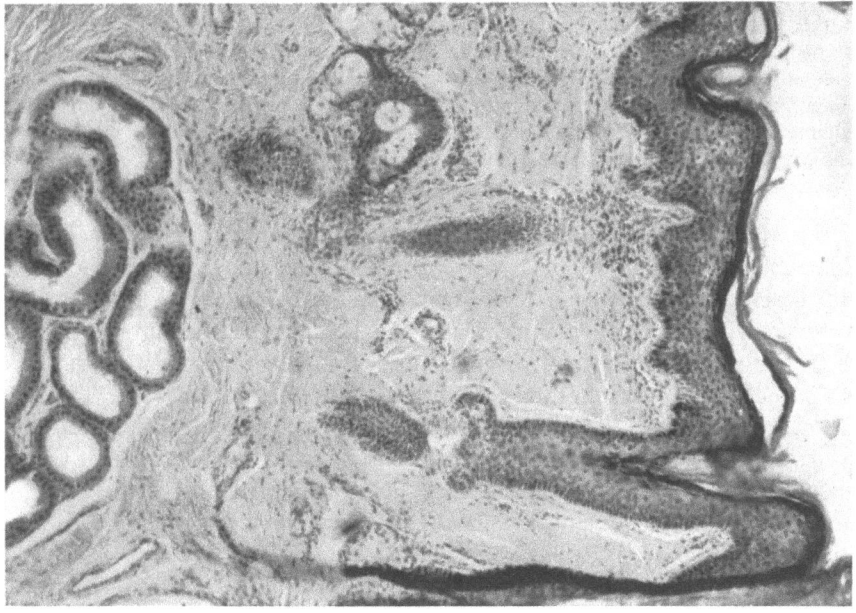

Abb. 8. Doppelter Gehörgang: Histologischer Wandausschnitt. H.-E. Vergr. 80fach

Im Falle von WALDE (1933) reichte ein dreiecksförmiges Segel vom Gehörgangsboden nach oben zu und in Richtung zum Trommelfell. Hier lag also nur eine teilweise Verdoppelung vor. Im Falle von CALDERA (1922) fand sich neben einer Doppelung des Gehörgangs eine Ohr-Halsfistel, welche in den zweiten Gehörgang einmündete.

In anderen Fällen liegt bei fistelartigem Abgang des zweiten Gehörgangs vom ersten eine Ausbreitung in die Parotis vor (Abb. 8). Bei einem von DENECKE (1960) mitgeteilten Fall lief der N. facialis unter dem gedoppelten Gehörgang hindurch, in zwei Fällen von STENNERT u. AROLD (1973) dagegen überkreuzte ein Hauptast des N. facialis den gedoppelten Gehörgang.

Man muß also festhalten, daß unter „doppeltem Gehörgang" von den beschreibenden Autoren zweierlei Formen subsumiert werden: Einmal eine regelrechte Doppelung durch eine Art Septum oder Segelbildung (bei einfacher Leistenbildung als inkomplette Variante)

und zum Zweiten der Abgang eines fistelartigen Ganges mit Plattenepithelauskleidung. Anhangsgebilden wie Talg- und Ceruminaldrüsen sowie knorpligen Wandbestandteilen vom ansonsten normal angelegten Gehörgang. Der Abgang eines doppelten Gehörgangs dieser zweiten Art findet sich meist am Boden des normalen Gehörgangs am Übergang vom knorpligen zum knöchernen Anteil, dort wo während der Embryonalentwicklung der Epithelstrang der Gehörgangsplatte als Vorläufer des sekundären, definitiven Gehörgangs ausgeht. Hier nehmen aber auch viele Ohr-Halsfisteln ihren Ausgang, welche ebenfalls in ihrer Wand Hautanhangsgebilde und Knorpel besitzen können. Das unterscheidende Kriterium im theoretischen Sinne ist die Einstufung eines doppelten Gehörgangs der zweiten Art als Überschußbildung (ausgehend von einer Verdoppelung der Gehörgangsplatte) und der Ohr-Halsfisteln als Hemmungsmißbildung (Ausbleiben der Obliteration von kommunizierenden Resten der 1. und 2. Kiemenfurche oder alleine der 1. Kiemenfurche, s. oben). Bei den gedoppelten Gehörgängen der ersten Art können durchaus reine Rückbildungsstörungen der Gehörgangsplatte im Spiele sein, wenn sich aus dem epithelialen Strang nicht ein einheitliches Lumen bildet sondern durch unvollkommene Rückbildung von Epithelzellen eine Septierung erhalten bleibt. Andererseits wurde auch für die Genese von Ohr-Halsfisteln neben reinen Hemmungsmißbildungen die Kombination einer Überschuß- und Hemmungsmißbildung diskutiert (FRANZ, 1959), sofern die aktiv proliferierende 2. Gehörgangsplatte zu Resten der 2. Kiemenspalte Anschluß gewinnt. Als einziges praktisches Unterscheidungsmerkmal zwischen einem gedoppelten Gehörgang der zweiten Art und hyomandibulären Fisteln kann die Existenz einer zweiten Fistelmündung im Bereich des Kieferwinkels oder am Vorderrand des M. sterno-cleido-mastoideus bei den Ohr-Halsfisteln gelten, während ein gedoppelter Gehörgang dieser Art ohne äußere Mündung lediglich in die Parotis hineinragt oder allenfalls bei entzündlicher Superinfektion eine sekundäre Fistelbildung ohne eigene Wandauskleidung entwickelt. In Grenzfällen wird die Unterscheidung willkürlich bleiben und von der Interpretation des Autors abhängen.

Eine *Makrotie* (abnorm große Ohrmuschel) kann nur bei einseitig kongenitalem Vorkommen eindeutig unter die hyperplastischen Mißbildungen eingereiht werden. Bei beidseitigen angeborenen Makrotien ist die Abgrenzung gegenüber Formanomalien willkürlich. Beidseitige Makrotien kommen im Verlauf des späteren Lebens meist im Rahmen einer Akromegalie vor, mehr oder weniger physiologisch auch im höheren Lebensalter, da die Ohrmuschel während des ganzen Lebens an Größe zunehmen kann. Allerdings handelt es sich bei dieser Vergrößerung nicht um ein echtes Wachstum im Sinne einer Zellvermehrung, sondern um eine Größenzunahme durch vermehrte Einlagerung von Interzellularsubstanz zwischen die Knorpelzellen bei gleichzeitigem Elastizitätsverlust des Knorpels durch Faserdegeneration (PELLNITZ, 1958).

*Angeborene Tumoren* der Ohrmuschel sind eine Rarität (s. auch unter Tumoren). So wurden vereinzelt arterio-venöse Fisteln (Hämangioma arteriale racemosum) beschrieben, ebenso Epidermoidcysten oder echte Dermoide. Teratoide Tumoren fanden sich im Bereich der Ohrmuschel (CARILI u. ANDRE, 1958) oder des äußeren Gehörgangs (ADAM u. GILMOUR, 1930; MARSHALL, 1936 u. a.). Sie können Derivate aller drei Keimblätter wie Knorpel, Zähne, Talg- oder Schweißdrüsen enthalten.

### 1.2.3. Fehlkonfigurationen und Stellungsanomalien der Ohrmuschel

Die große Variabilität der Ohrmuschel wurde schon erwähnt, so daß nur gröbere Abweichungen als Fehlkonfigurationen zu betrachten sind, wobei die Abgrenzung zur Mißbildung oft willkürlich wird. Fehlkonfigurationen kommen sowohl auf polygener erblicher Grundlage (s. hierzu SCHWARZ u. BECKER, 1964) als auch sporadisch vor.

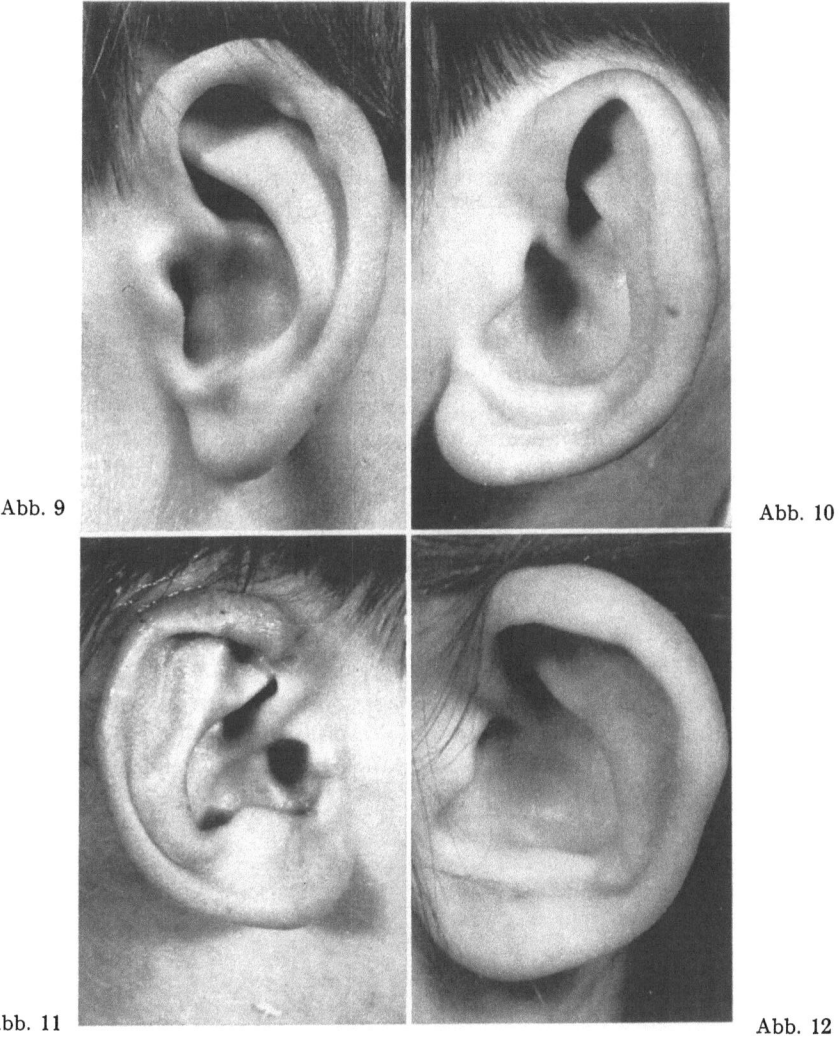

Abb. 9

Abb. 10

Abb. 11

Abb. 12

Abb. 9. Darwin-Ohr          Abb. 10. Cercopithecus-Ohr
Abb. 11. Vorspringende Anthelix   Abb. 12. Katzenohr

Typische Fehlformungen des Ohrmuschelreliefs stellen das *Darwinsche Spitzohr* und seine Abarten dar. Beim Darwin-Ohr im engeren Sinne findet sich im Bereich des oberen absteigenden Helixastes eine höckerförmige, nach vorne vorspringende Spitze oder Verdickung, der „vorspringende Punkt" (Abb. 9). Dieses Gebilde wird als Homologon der tierischen Ohrspitze aufgefaßt. Eine Variante des Darwin-Ohres mit nach hinten oben ausgezogenem spitzem Helixrand wird als „Macacus-ohr" oder „Satyrspitze" bezeichnet. Die Macacusform kommt übrigens nicht nur bei diesen Affen, sondern auch ziemlich konstant beim menschlichen Embryo zwischen dem 5. und 6. Monat vor.

Eine knötchenförmige Verdickung der Helix am vorspringenden Punkt mit
einer spitzen, zipfeligen Ausziehung der Helix nach oben nennt man *Cercopithecus-
ohr* (Abb. 10). Anomalien der Anthelix sind beim Wildermuthschen und beim
Stahlschen Ohr vorhanden. Bei der *Wildermuthschen Anomalie* springt der hyperplastische Anthelixwulst sehr stark über die Ebene der Helix vor (Abb. 11). Das
*Stahlsche Ohr* ist durch eine Dreiteilung der Anthelix gekennzeichnet, wobei das
hintere Crus anthelicis abnorm nach hinten oben verläuft und hier Kontakt zur
Helix gewinnt oder ein ähnlich verlaufender dritter Anthelixschenkel (Crus
anthelicis tertium) vorliegt.

Hypoplasie des Cavum conchae wird als *„Fehlen der Concha"* bezeichnet. An
Stelle eines Cavum ist eine konvexe Wölbung nach außen vorhanden. Eine auf-
fällige Fehlkonfiguration findet sich beim *Katzenohr* (Abb. 12). Hierbei erscheint
der hintere obere Ohrmuschelrand verdickt und gleichzeitig schüsselförmig nach
vorne außen und unten umgeklappt (Schüsselohr, Tassenohr, Becherohr, Kappen-
ohr) bzw. auch manchmal abnorm stark eingerollt (Schneckenohr). Eine solche
Umklappung ist vorübergehend während der Embryonalentwicklung im 3. Monat
vorhanden.

Die häufigste Stellungsanomalie der Ohrmuschel bildet das *Abstehen der Ohren*
(Otapostaxis). Der normale Ohr-Kopfwinkel beträgt 30°, der Winkel zwischen
Concha und Scapha etwa 90°. Zum Abstehen der Ohren kommt es bei Vergröße-
rung des Ohr-Kopfwinkels durch Hypertrophie der Concha mit normaler Anthelix,
durch Unterentwicklung der Anthelixfaltung oder durch eine Kombination beider
Ursachen (Abb. 13a und b). Bei ungenügender Anthelixfaltung kann dei Concha-
Scaphawinkel bis zu 150° vergrößert sein. Vergrößerungen des Ohr-Kopfwinkels
finden sich außer bei Conchahyperplasien auch bei vorspringendem Mastoid mit

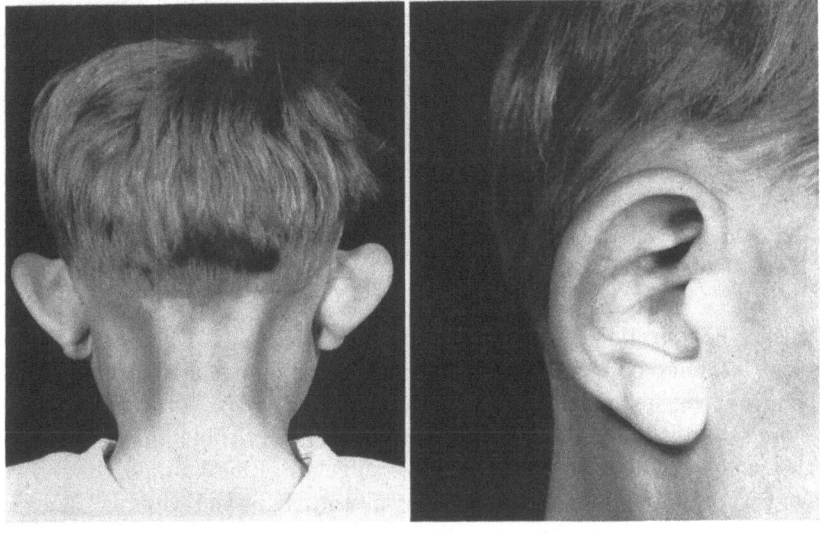

a                                                        b

Abb. 13a u. b. Abstehende Ohren

Verdrängung der Concha nach außen sowie bei Vergrößerung des Winkels zwischen Gehörgangsknorpel und Concha (MÜNDNICH u. TERRAHE, 1962). Bei abnormer Weichheit des Ohrknorpels mit einfachem Umklappen des oberen Muschelanteils nach vorne spricht man von einem Klappohr.

In seltenen Fällen beobachtet man eine Adhärenz der oberen Ohrmuschelpartie an den Schädel. Hier fehlt der obere Teil der retroaurikulären Falte und die Haut des Ohrmuschelrandes geht direkt in die Kopfhaut über, so daß der Eindruck einer Hauttasche entsteht (Taschenohr). Das „angewachsene Ohrläppchen" ist eine häufigere, jedoch praktisch nicht störende Anomalie.

## 1.3. Traumatische Schädigungen

Verletzungen des äußeren Ohres können durch thermische bzw. aktinische Einwirkungen (Erfrierung, Verbrennung, Sonnenbrand, Röntgenbestrahlung), durch chemische Noxen (Verätzungen) oder durch mechanische Gewalt (Schnitt-, Stich-, Riß-, Bißwunden, Quetschungen) zustandekommen.

*Erfrierungen* der Ohrmuschel sind relativ häufig, da hier der Haut-Unterhautfettgewebsquotient sehr ungünstig liegt und da die Ohren oft ganz ungeschützt der Kälte ausgesetzt sind. Es lassen sich drei Grade der Kälteschädigung beobachten: Beim ersten Grad ist die Haut durch extreme arterielle Gefäßverengung blaß und gefühllos. Es kommt zur Schädigung der Kapillarendothelien mit Stase und Flüssigkeitsaustritt ins Gewebe. Nach Wiedererwärmung wird die Haut durch Vasodilatation livide-rötlich (Erythema congelationis) mit schmerzhafter Schwellung der Ohrmuschel durch das interstitielle Ödem. Bei längerdauernder Unterkühlung tritt im Rahmen einer Erfrierung zweiten Grades eine tiefergreifende Schädigung mit Blasenbildung ein (Dermatitis congelationis). Der dritte Grad ist durch anoxämischen Gewebsuntergang infolge arterieller Thrombosen mit Intima- und Medianekrosen gekennzeichnet. Makroskopisch finden sich geschwürig zerfallende Nekrosen (Dermatitis congelationis gangränosa). In leichteren Fällen liegen isolierte Nekrosen am oberen Rand der Ohrmuschel vor, welche mit kleinen Defekten ausheilen. Häufiger als Nekrosen sieht man blaurote knotige Infiltrationen mit Beteiligung des Perichondriums (Frostbeulen). Differentialdiagnostisch ist bei mehr gelblich gefärbten Knötchen am oberen Ohrmuschelrand an *Gichttophi* zu denken, welche hier bevorzugt auftreten.

Bei schwerer Kälteschädigung kann es über eine Perichondritis zu einer Verkrüppelung der Ohrmuschel kommen. Bei wiederholter Kälteeinwirkung resultieren andererseits vasomotorische Störungen mit Übererregbarkeit der Gefäßnerven und Neigung zu Blaurotfärbung sowie Brennen der Ohrmuschel auch bei geringeren Kältegraden. Infolge von reparativen Gefäßeinengungen mit entsprechender Zirkulationsstörung neigen solche Ohren später zu Dermatitiden, insbesondere zu Ekzemen. Als Spätfolge einer Erfrierung sind Verknöcherungen des Ohrknorpels beschrieben worden (MARTIN, 1951).

Unter den aktinischen Einwirkungen spielt der *Sonnenbrand* der Ohrmuschel die größte Rolle, da die Ohrmuschel als exponierter Körperteil der Ultraviolettstrahlung der Sonne sehr stark ausgesetzt ist. Der Grad der Schädigung variiert von mäßiger Hyperämie bis zu erheblicher Dermatitis mit Blasenbildung. Ganz

analog ist die übermäßige Bestrahlung mit UV-Lampen zu sehen, während Rotlichtlampen im Sinne einer Verbrennung wirken können. Die Schädigung der
Ohrmuschel durch Röntgenstrahlen in Tumorbestrahlungsdosen fällt ebenfalls in
die Gruppe der aktinischen Einwirkungen. Sie kann auf die Haut beschränkt
bleiben oder aber den Knorpel im Sinne einer Strahlenperichondritis beteiligen
(s. Abb. 24). Chronische Schädigung, insbesondere durch ultraviolette Strahlen,
führt zu Hautatrophien der Ohrmuschel und zu Keratosen, auf denen sich Karzinome entwickeln können.

Örtliche Wärmewirkung schädigt das Ohr durch *Verbrennung* (Abb. 14) oder
*Verbrühung* (Haushaltsunfälle oder berufliche Noxen durch kochendes Wasser
oder glühendes Metall, heiße Dämpfe, aber auch Rotlichtlampen usw.). Ebenso
gehören die Auswirkungen des elektrischen Stroms bei Stromunfällen oder Blitzschlag in diese Kategorie. In ähnlicher Weise wirken auch Säuren oder Laugen

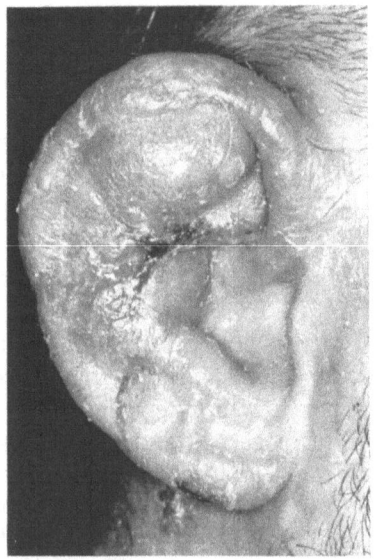

Abb. 14. Verbrennung der Ohrmuschel durch Brennspiritus

durch *Verätzung*. Je nach Intensität der Einwirkung kommt es analog zur Erfrierung entweder nur zur Rötung (entzündliche Hyperämie), Blasenbildung oder zu
mehr oder weniger tiefgreifenden Nekrosen mit Verschorfung oder Verkohlung.

Temperaturen zwischen 50 und 70° C führen schon nach wenigen Minuten zum Plasma-
austritt aus der Blutbahn, noch höhere Temperaturen zu Koagulationsnekrosen. Verbrennungen, Verbrühungen oder Verätzungen können außer der Ohrmuschel auch den äußeren
Gehörgang, bei flüssigem Metall oder glühenden Ascheteilchen nicht selten auch Trommelfell
und weitere Mittelohrstrukturen beteiligen.

Sofern die Substanz der Ohrmuschel nicht schon durch das Trauma teilweise
oder weitgehend zerstört ist, kann es sekundär über eine Mitbeteiligung des
Perichondriums (traumatische Perichondritis) zu Deformierungen der Ohrmuschel

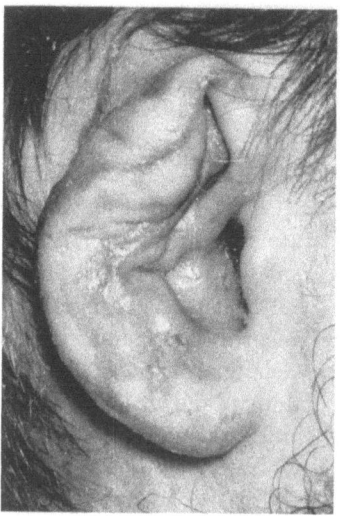

Abb. 15. Deformation der Ohrmuschel bei abgelaufener Perichondritis nach Verbrennung

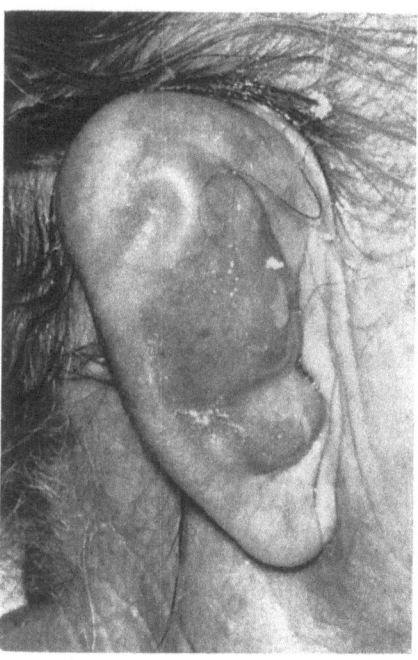

Abb. 16. Othämatom

kommen (Abb. 15). Auch sekundäre bakterielle Entzündungen lassen sich trotz antibiotischer Abschirmung nicht immer verhindern. Bei der Entstehung einer Perichondritis spielt das Bact. pyocyaneum eine führende Rolle.

Sehr häufig sind *mechanische Verletzungen* der Ohrmuschel, da das Ohr durch seine exponierte Lage von Gewalteinwirkungen besonders leicht betroffen wird. Bei Einwirkung stumpfer Gewalt entstehen Riß- oder Quetschverletzungen, bei scharfer Gewalt Schnitt-, Stich-, Hieb- oder Bißverletzungen (Hundebiß, Pferdebiß). Selbst Abrisse der Ohrmuschel können durch Annähen des Ohres chirurgisch versorgt werden, sofern nicht mehr als 2 Std seit dem Trauma verstrichen sind. Bestehen noch ernährende Hautbrücken zur abgerissenen Ohrmuschel, so kann sich diese Zeit erheblich verlängern. Riß- oder tiefgreifende Schnittverletzungen beteiligen oft den äußeren Gehörgang mit. Bei schlechter Primärversorgung können durch Granulationsbildung und Narbenschrumpfung posttraumatische Gehörgangsstenosen entstehen. Durch Superinfektion und Übergreifen auf den Knorpel von Gehörgang und Ohrmuschel kommt es auch bei mechanischen Verletzungen zuweilen zur Perichondritis. Schußverletzungen verursachen bei tangentialem Verlauf rinnenförmige Einkerbungen oder ausgestanzt wirkende Defekte im Bereich der Ohrmuschel. Spaltförmige Verletzungen des Ohrläppchens werden bei Ausreißen von Ohrringen beobachtet. Mechanisch eingesprengte Fremdkörper, welche nicht durch eine chirurgische Versorgung entfernt wurden, können zur Fistelbildung Anlaß geben.

Durch Einwirkung stumpfer Gewalt in tangentialer Richtung entsteht das *Othämatom* (Abb. 16). Bei Lastträgern oder bei Boxern und Ringern erfolgt durch wiederholte Traumen besonders häufig eine Abscheerung des Perichondriums vom Ohrknorpel (Voss, 1925). Auch spontan auftretende Othämatome sind beschrieben worden. Hier dürfte es sich ursächlich ebenfalls um inapparente Mikrotraumen des täglichen Lebens (z. B. längeres Liegen auf dem betreffenden Ohr mit Abknickung der Ohrmuschel) und somit um den gleichen Entstehungsmechanismus handeln. Im einfachsten Falle kommt es zu einem serösen Erguß zwischen Perichondrium und Knorpel, meist jedoch bei gleichzeitiger Zerreißung kleiner Blutgefäße zu einem Hämatom. Kleine Othämatome machen nur eine pralle rote Auftreibung an der Vorderseite der Ohrmuschel im Bereich der Fossa triangularis, größere beteiligen die Ohrmuschel fast in ganzer Ausdehnung. Sie sparen jedoch das knorpellose Ohrläppchen aus. Da wegen der Gefäßlosigkeit des Knorpels höchstens sehr kleine Hämatome resorbiert werden, tritt unbehandelt meist eine narbige Schrumpfung mit höckeriger Verdickung und Verhärtung der Ohrmuschel infolge reparativer Prozesse ein. Es kommt zu langwierigen Organisationen mit Neubildung von Knorpel oder Knochen (NEUSS, 1956) und letztlich zu einer hochgradigen Deformierung der Ohrmuschel.

Zum Problem der Ohrmuschelverknöcherung oder -verkalkung sei auf MARTIN (1951) sowie FLOCK (1960) verwiesen. Als Hauptursachen der Verkalkung des Ohrknorpels oder seiner Verknöcherung wurden Traumen (Frostschäden, Othämatom, Röntgenschäden) ferner Entzündungen (Perichondritis, Lues), endokrine Störungen (Diabetes mellitus, Akromegalie, Nebennierenrindenunterfunktion) sowie sehr hohes Alter angegeben. Sie kommen offenbar auch auf erblicher Basis vor, etwa beim dystrophischen Zwergwuchs. Veränderungen auf konstitutioneller Grundlage sind in der älteren Literatur zuweilen als ,,anlagemäßige Verknöcherung'' beschrieben worden (Abb. 17). KEUTEL u. Mitarb. (1971) fanden kürzlich ein neues erbliches Syndrom (multiple periphere Pulmonalstenosen, Brachytelephalangie, Innen-

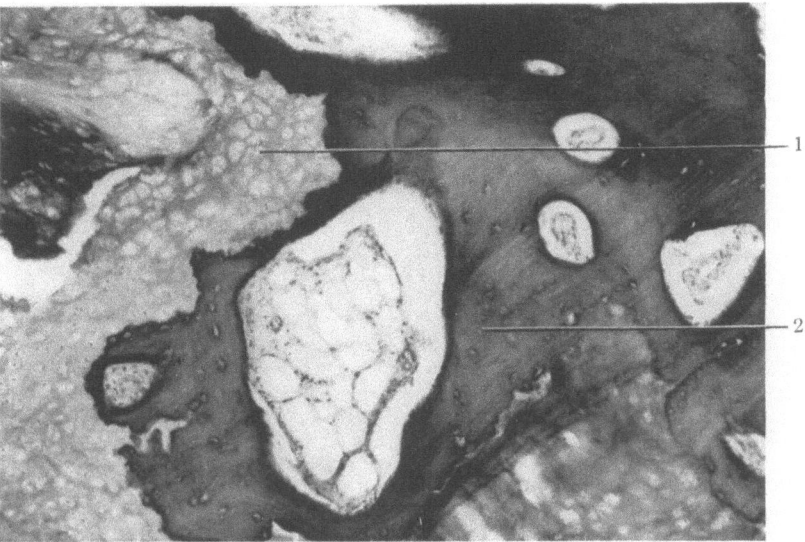

Abb. 17. Verknöcherung des Ohrmuschelknorpels. H.-E. Vergr. 125fach. *1* Knorpel der Ohrmuschel, *2* Neugebildeter Knochen

ohrschwerhörigkeit, Knorpelverkalkungen und -verknöcherungen), dessen augenfälligstes
Merkmal die Verkalkung der Ohrmuschel-, Nasen-, Kehlkopf- und Bronchialknorpel war.
An der Ohrmuschel zeigte sich histologisch eine perichondrale und enchondrale Knochen-
bildung.

Isolierte *Verletzungen des Gehörgangs* finden sich nach ungeschickten Reinigungsversuchen, besonders dann, wenn Holzstäbchen, Haarnadeln oder ähnliches
zur Entfernung von Cerumen benutzt werden. Auch scharfkantige Fremdkörper
können zu Verletzungen führen bzw. unsachgemäße Manipulationen beim Versuch einer Fremdkörperentfernung. Frakturen der knöchernen Gehörgangswand
kommen meist im Rahmen von Schläfenbeinfrakturen vor. Sie sollen mit diesen
besprochen werden. Es gibt jedoch auch Frakturen der Gehörgangsvorderwand
(indirekte Verletzungen) bei Kiefergelenkfrakturen. Durch Fall oder Stoß aufs
Kinn frakturiert die Kiefergelenkpfanne und der Gelenkfortsatz des Unterkiefers
wird gegen die vordere Gehörgangswand getrieben. Daraus resultiert eine Fissur
bzw. Fraktur der vorderen oberen knöchernen Gehörgangswand. In seltenen
Fällen dringt das Unterkieferköpfchen in den Gehörgang ein.

## 1.4. Fremdkörper

Das Eindringen von *Fremdkörpern* in den Gehörgang ist ein häufiges Ereignis.
Kinder oder Geisteskranke können sich Erbsen, Kirschkerne, Steinchen, Weiden-
kätzchen, Holzstückchen o. ä. ins Ohr stecken. Bei Erwachsenen findet man „ver-
gessene" Wattepfröpfe, Streichholzanteile, Strohhalme, Getreidegrannen, Ast-
stückchen usw. Auch lebende Fremdkörper wie Insekten (Fliegen, Ameisen,

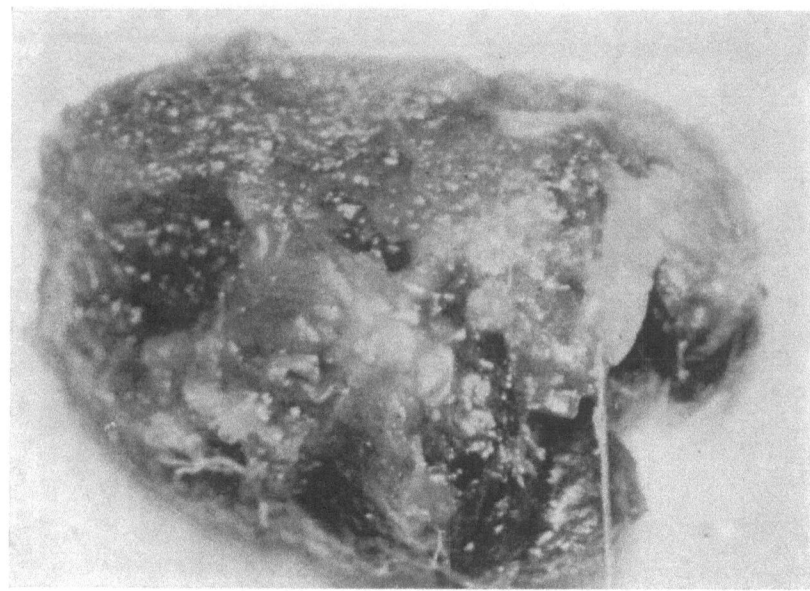

Abb. 18. Ceruminalpfropf mit Talg und Haaren

Käfer usw.) dringen ins Ohr ein, während tierische Parasiten wie Zecken oder Milben in unseren Breiten selten vorkommen.

Als endogenen „Fremdkörper" könnte man den Ceruminal- und den Epidermispfropf bezeichnen. Der *Ceruminalpfropf* entsteht aus einer Ansammlung und Verhärtung von Cerumen (Abb. 18). Die fettartige Grundlage des Cerumens wird von den Talgdrüsen des knorpligen Gehörgangsanteils gebildet. Es enthält außerdem abgestoßene Epithelien, Haare und von außen eingedrungene Staubpartikel. Ohrschmalz ist normalerweise von salbenartiger Konsistenz. Zu seiner Verflüssigung und gelblich-bräunlichen Färbung tragen die Glandulae ceruminosae mit ihrem Sekret und ihrem Pigment bei. Es wird auf der oberflächlichen Hautschicht durch das nach außen gerichtete Wachstum des Epithels zum Gehörgangseingang transportiert, unterstützt von Kaubewegungen, welche sich auf den Gehörgang übertragen. An der freien Luft trocknet es in Form kleiner Krümel oder schuppiger Membranen ein und kann so leicht beim Waschen entfernt werden. Die Neigung zur unphysiologischen Verhärtung und zu mehr pechartiger Konsistenz des Cerumens ist offenbar konstitutionell bedingt (MATSUNAGA u. EBBING, 1956), wobei trockene und feuchte Typen von Cerumen vorkommen. Gleichzeitig kann die Selbstreinigung des Gehörgangs auch gestört werden durch Zurückschieben des Cerumens mit Wattestäbchen, Bleistiften, Ohrlöffeln oder die gerollte Handtuchspitze. Hierdurch wird die Pfropfbildung begünstigt. Auch eine Reizung der Gehörgangshaut durch diese Manipulationen, durch Eindringen von Staub oder durch Entzündungen trägt zur Pfropfbildung bei. Andere begünstigende Faktoren sind ein enger Gehörgang oder eine mangelhafte Epithelregeneration bei alten Menschen, hier meist im Zusammenhang mit mangelhafter Cerumenverflüssigung bei sekretorischer Insuffizienz der Knäueldrüsen. Durch Störung des physiologischen Abtransportes und Konsistenzänderung des Cerumens kommt es zur Pfropfbildung und bei Eindringen von Wasser zur Aufquellung des Pfropfes und zur Verlegung des Gehörgangs (Cerumen obturans).

Der *Epidermispfropf* (HESSLER, 1896) besteht aus zwiebelschalenförmig ineinandergeschichteten Lamellen von abschuppendem Epidermisepithel. Er ist verhältnismäßig selten und wird meist bei alten Leuten beobachtet. Seine Farbe ist weißlich, bei Beimengung von Cerumen auch mehr gelblich bis braunschwarz, seine Konsistenz sehr hart. Durch zunehmenden Wachstumsdruck des Epithels kann er die Gehörgangswand usurieren (HAMMERSCHLAG, 1922) und zu Epitheldefekten mit Granulationsbildung, ja sogar zu oberflächlicher Knochennekrose Anlaß geben, was beim Ceruminalpfropf niemals vorkommt. Meist ist der Epidermispfropf durch die Gehörgangswand fest eingekeilt und schwer zu entfernen. Manche dieser Pfröpfe erweitern den Gehörgang erheblich und dehnen sich nach osteoklastischem Abbau des Knochens in den Warzenfortsatz aus. Die Ähnlichkeit ihres Aufbaus und ihrer Ausbreitung mit der Entstehung des Mittelohrcholesteatoms hat zu ihrer Bezeichnung als „Gehörgangscholesteatom" (KOLL, 1887) geführt. Diese primäre Cholesteatomentstehung im Gehörgang bei intaktem Trommelfell kann heute als gesichert gelten (vgl. hierzu OLTERSDORF, 1956b), man muß sich jedoch vor Verwechslungen mit primären oder sekundären Mittelohrcholesteatomen hüten (s. dort), welche sekundär (meist vom Warzenfortsatz aus) in den Gehörgang durchgebrochen sind.

Auch primäre Mittelohrcholesteatome können sich hinter dem intakten Trommelfell entwickeln, wenn sich zapfenförmige Epithelstränge als Ablösungen epidermaler Papillen im Bereich der Pars flaccida des Trommelfells in die Tiefe wachsend einsenken und sich cystisch erweitern. Die Unterscheidung hat schließlich nur akademischen Charakter, da Kombinationen von Gehörgangscholesteatom und Mittelohrcholesteatom vorkommen. In beiden Fällen handelt es sich genetisch um das gleiche trommelfellnahe Epithel, welches diese besondere Wachstumspotenz besitzt. Nach EIGLER (1949) ist in dieser Potenz („ektodermale Pneumatisationspotenz") des Abkömmlings der Gehörgangsplatte bzw. des sekundären Gehörgangs, welche zeitlebens erhalten bleibt, der Schlüssel für die Cholesteatomentstehung zu sehen.

## 1.5. Entzündungen

Die Entzündungen der Ohrmuschel und des äußeren Gehörgangs entsprechen mehr oder weniger denjenigen der Haut, jedoch mit verschiedenen örtlich bedingten Besonderheiten. Einige allgemeine Dermatosen können ebenfalls am Ohr nachweisbar sein und sollen zu Beginn dieses Unterkapitels kurz erwähnt werden. Bei verschiedenen Dermatosen ist die entzündliche Genese unsicher, obwohl histologische Entzündungsmerkmale auftauchen. In der Regel liegt bei diesen Dermatosen nur eine Mitbeteiligung des äußeren Ohres vor, und andere Hauterscheinungen stehen im Vordergrund.

So ist bei der *Psoriasis vulgaris* nicht selten die Ohrmuschel (GATSCHER, 1922; KELLER, 1955) bzw. der äußere Gehörgang beteiligt. Sie greift häufig im Rahmen der bei Kindern und Jugendlichen bevorzugt anzutreffenden Psoriasis capillitii vom behaarten Kopf auf das äußere Ohr über. An der Auricula, speziell im Cavum conchae, finden sich dann silbrig-weiß glänzende, leicht abkratzbare Schuppen („Kerzenfleckphänomen"), die aus der Ablösung der oberflächlichen parakeratotisch und hyperkeratotisch veränderten Epidermisschichten über der spongiosierten und acanthotisch verbreiterten Stachelzellschicht resultieren. Nach weiterem Kratzen mit Abhebung des subcornealen Häutchens kommt es zu punktförmigen Blutaustritten („blutiger Tau"). Der Papillarkörper erscheint im histologischen Schnitt langausgezogen und zeigt stark blutgefüllte Kapillarschlingen als Substrat der erythematösen Herde. Im Stratum spinosum entstehen zuweilen durch leucocytäre Infiltration Mikroabszeßchen (Munrosche Abszesse), die sich bei der pustulösen Psoriasis zu Eiterblasen weiterentwickeln. Bei kindlichen und jugendlichen Brillenträgern manifestiert sich oft der isomorphe Reizeffekt (Köbner-Phänomen) infolge von Druckwirkung unter Bildung von Herden in der oberen Umschlagfalte und an der Rückseite der Ohrmuschel.

Der *Pemphigus* wird unter anderem auch mit acantholytischen Blasen am Ohr beobachtet (v. Tröltsch, 1881), welche gelegentlich auf den Gehörgang und das Trommelfell übergreifen, ebenso der *Erythematodes* (Fowler, 1931) in Form druckschmerzhafter Infiltrate mit festhaftenden Hornschuppen. Histologisch sieht man neben perivaskulären Infiltraten eine fibrinoide Aufquellung der Kollagenfasern, im Epithel eine Atrophie der Stachelzellschicht bei Hyperkeratose der oberen Zellschichten.

In seltenen Fällen greift der *Lichen ruber planus* auf das Ohr über. Einzeln oder in Gruppen stehende rote Papeln zeigen eine geringe festhaftende oberflächliche Abschuppung. Histologisch bieten die stecknadelkopfgroßen Knötchen eine Auflockerung der basalen Epithelschicht mit lymphocytärer Infiltration der sägezahnähnlich ausgeprägten Papillen, Verbreiterung des Stratum spinosum und granulosum mit Hyperkeratose.

An der Helix sieht man häufig die brennenden, hellroten Papeln oder Blasen des *Erythema exsudativum multiforme,* bei der fibrinös-hämorrhagischen Form verbunden mit Erosionen und Blutkrusten.

Die *Akne vulgaris* auf seborrhoischer Grundlage wird nicht selten auch am äußeren Ohr beobachtet. Dies erklärt sich aus dem besonderen Reichtum der Ohrumgebung und mancher Stellen der Ohrmuschel an Talgdrüsen. Im Cavum conchae um den Gehörgangseingang trifft man die Komedonenakne in Form schwarzer erhabener Punkte oder stecknadelkopfgroßer Knötchen an, welche sich von Zeit zu Zeit zu einer oberflächlichen Pustel weiterentwickeln. Die pustulöse Akne und die knotenförmige Akne indurata finden sich mehr in der Umschlagfalte hinter dem Ohr. Auf das Vorkommen einer Chlorakne bei Chemiearbeitern durch chlorierte aromatische Verbindungen wurde erneut von Moser (1966) hingewiesen.

Ebenfalls auf seborrhoischer Grundlage entsteht das *Otophym,* ein dem Rhinophym analoges Krankheitsbild, wobei Talgretentionen in den knollenartig-hyperplastischen und teilweise superinfizierten Talgdrüsen zur knolligen Auftreibung des Ohrläppchens führen. Becker u. Theisen (1957) berichteten über ein Otophym bei einer Makrotie im Rahmen des Klippel-Trenaunay-Syndroms.

Von den tropischen Hautkrankheiten sei die Hautleishmaniosis („Orientbeule") erwähnt, die auch die Ohrmuschel beteiligen kann (Benjamins, 1926; Werner, 1965).

### 1.5.1. Bakterielle Entzündungen mit häufiger Manifestation am Ohr

Zu den Hautkrankheiten mit häufiger Manifestation am Ohr zählt das *Erysipel*. Die Entzündung wird durch Streptokokken verursacht. Sie breitet sich von kleinen Hautrissen am Gehörgangseingang oder der Ohrmuschel flächenhaft aus. Neben kleinen Kratzwunden oder Rhagaden können auch operativ gesetzte Wunden Eintrittspforten der Erreger sein. Die scharf begrenzte flammende Rötung und die infiltrative Schwellung mit leichter Erhabenheit der Haut sind für die Diagnostik wichtig. Die aufgetriebene Ohrmuschel zeigt oft blasige Abhebungen (Erysipelas bullosum) bei Ablösung der Epidermis. Das Erysipel kann vom Ohr auf die Gesichtshaut oder Kopfhaut übergreifen (BACON, 1888). Bei Rhagaden oder Exkoriationen am Kopfe ist auch der umgekehrte Weg möglich. Erysipele neigten, früher mehr als heute, zu rezidivierendem Auftreten mit starken Lymphödemen, Bindegewebswucherung und bleibenden Auftreibungen der Ohrmuschel (Elephantiasis). In der antibiotischen Ära werden solche Bilder nur noch ausnahmsweise beobachtet. Heute verläuft das Ohrerysipel in der Regel relativ harmlos.

Fast ausgestorben ist eine *Diphtherie des äußeren Gehörgangs*. Charakteristisch sind die fest haftenden schmutzig grün-weißen fibrinösen Beläge, deren Ablösung eine Blutung erzeugt.

Häufiger kommt die durch Streptokokken verursachte *Impetigo contagiosa* (vulgaris) vor, welche auch sekundär in Begleitung chronischer Mittelohreiterungen im Gehörgang und an der Ohrmuschel auftritt. Diese oberflächliche Pyodermie ist durch Bläschen gekennzeichnet, die nach ihrem Platzen Borken und Krusten hinterlassen. Durch den kratzenden Finger wird die Infektion weiter ausgebreitet. Typisch sind honiggelbe Krusten am Gehörgangseingang und auf der angrenzenden Haut. Die staphylogene Form mit Vorherrschen von Bläschen und späterer Borkenbildung wird am Ohr seltener gesehen. Das bakterielle Ekzem soll zusammen in der morphologisch ähnlichen Gruppe der Ekzeme besprochen werden.

### 1.5.2. Bakterielle, auf das Ohr beschränkte Entzündungen

Hier wählen wir bewußt eine Einteilung nach ätiologischen Gesichtspunkten. Sie läßt sich jedoch ohne Zwang nicht konsequent durchführen, da in der Klinik einige festumrissene Krankheitsbilder bekannt sind, deren Ätiologie uneinheitlich sein kann. Otitis externa bedeutet im strengen Sinne Entzündung des äußeren Ohres, also der Ohrmuschel und des äußeren Gehörgangs. In der Praxis ist sie aber meist auf den Gehörgang beschränkt und greift allenfalls auf die unmittelbar angrenzenden Teile des Cavum conchae über. Im klinischen Sprachgebrauch wird daher häufig „Otitis externa" synonym für „Gehörgangsentzündung" gebraucht. Die Ursachen einer Gehörgangsentzündung sind mannigfaltig und nicht etwa nur bakteriell. Bei der Otitis externa im klinischen Sinne unterscheidet man zwei Hauptformen: die diffuse Gehörgangsentzündung (Otitis externa diffusa) und die umschriebene Gehörgangsentzündung (Otitis externa circumscripta). Sonderformen wie die Otitis externa bullosa oder die nekrotisierende Gehörgangsentzündung werden uns in Unterkapiteln begegnen.

Die *Otitis externa diffusa* tritt selten primär auf. Meist wird sie sekundär durch eitrigen Ausfluß aus dem Mittelohr bei akuten oder chronischen Mittelohrentzündungen verursacht. Es handelt sich dann häufig um eine Mischflora aus Streptokokken, Staphylokokken, Pyocyaneus, Proteus und Coli (SCHÖNFELD u. Mitarb.,

1956). Die diffuse Gehörgangsentzündung ist zuweilen nicht bakteriell, sondern durch mechanische, chemische oder thermische Noxen bedingt oder zumindest mitbedingt. Bei bakterieller Mitwirkung liegen fast immer gramnegative Keime vor. Die Manifestation der primären diffusen Otitis externa wird durch feucht-heißes Wetter begünstigt. In der Badesaison wird sie öfter beobachtet (Badeotitis). Beim Säugling entsteht sie durch Badewasser oder durch zurückgebliebene Vernix caseosa. Auch länger liegende Fremdkörper sind oft im Spiele.

Die Gehörgangshaut ist stark gerötet und geschwollen, teilweise mazeriert. Im Gehörgang findet sich eitriges Exsudat, oft breiig umgeformt durch seinen Gehalt an abschilfernden Epithelien. Die Zersetzungsprodukte bedingen den fötiden Charakter des Eiters. Bei mehr fibrinöser Natur des Exsudats (Otitis externa fibrinosa) können weißliche Massen den Gehörgang ausgußartig ausfüllen. Nicht selten greift die Entzündung auf das Trommelfell über, das dann im Sinne einer Myringitis beteiligt ist. Während sich die Entzündung anfänglich in oberfläch-lichen Schichten der Gehörgangshaut abspielt, greift sie bei längerer Dauer auf die Subcutis über und schädigt dort die Anhangsgebilde, insbesondere die Talgdrüsen und die Glandulae ceruminosae. Die Gehörgangshaut ist dann schwartig verdickt und die Cerumenproduktion eingeschränkt. Durch Fehlen des natürlichen Schutz-films der Haut kann ein Circulus vitiosus mit Begünstigung des weiteren Ein-dringens der Erreger und chronischer Entwicklung in Gang kommen.

Eine Sonderform der diffusen Otitis externa ist die *nekrotisierende Otitis externa*. Sie geht mit schmerzhafter Granulationsbildung im Gehörgang, fötid-eitriger Absonderung und Übergreifen auf den Knochen des Schläfenbeins einher. Es handelt sich fast immer um eine Pyocyaneusinfektion bei älteren, resistenz-geschwächten Patienten mit Diabetes mellitus oder Prädiabetes. Häufig greift der Prozeß auch auf angrenzende Weichteile über und führt gelegentlich sogar zu Facialislähmungen („maligne" Otitis externa nach CHANDLER, 1968).

Die *Otitis externa circumscripta* tritt klinisch unter dem Bild des Gehörgangs-furunkels auf. Gehörgangsfurunkel sind auf den knorpligen Anteil des Gehörgangs beschränkt, da nur hier sich Talgdrüsen bzw. Haarbälge finden, in welche Kokken, in der Regel Staphylokokken, eindringen. Die sehr schmerzhafte Infektion wird meist durch Manipulationen am äußeren Gehörgang bei Kratzen im Ohr oder bei Reinigungsversuchen mit Instrumenten begünstigt, da hierbei kleine Verletzungen als Eintrittspforten entstehen. Weitere begünstigende Faktoren sind Allgemein-erkrankungen wie Diabetes mellitus oder örtliche Reizmomente beruflicher Natur (Zementstaub, Getreidestaub, Chemiestaub, Kohlestaub).

Die anfänglich umschriebene Schwellung sitzt meist vorne unten unmittelbar am Gehörgangseingang, seltener hinten und oben. Oft wird später die ganze Lichtung des Gehörgangs durch eine diffuse Schwellung verlegt. Manchmal ent-wickeln sich mehrere Furunkel gleichzeitig nebeneinander oder nacheinander, wobei die Schwellung ebenfalls unregelmäßig diffus erscheint. Aber auch einzelne Furunkel können zu diffusen Schwellungen Anlaß geben und sich erst später zu kugeligen oder kegelförmigen Gebilden entwickeln, auf deren Kuppe sich ein nekrotischer Pfropf bildet, worauf die Eiterentleerung in den Gehörgang erfolgt.

In ungünstigen Fällen ist eine phlegmonöse Entwicklung möglich, wobei sich der eitrige Prozeß in mehreren Richtungen ausbreiten kann. Bei Ausbreitung im Gehörgang selbst kommt es zu einem fluktuierenden Gehörgangsabszeß. Bei retroaurikulärer Ausbreitung erscheint

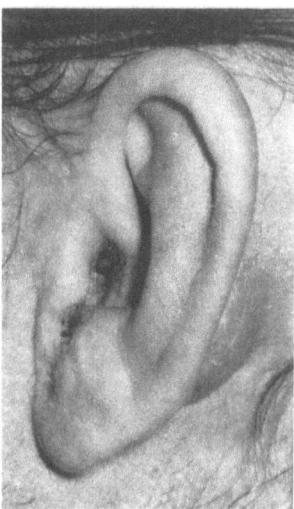

Abb. 19. Furunkel mit retroaurikulärem Abszeß

eine teigige Schwellung auf dem Mastoid (Pseudomastoiditis), welche zu differentialdiagnostischen Erwägungen gegenüber einer Mastoiditis Anlaß gibt. Die Schwellung durch ein kolla-
terales Ödem kann sich bis in die behaarte Kopfhaut fortsetzen. Ausbreitung nach vorne führt
zu einer Mitbeteiligung des Tragus, ja sogar zum Ödem der angrenzenden Gesichtsregion und
zum Lidödem. Durch die Santorinschen Spalten kann eine Überleitung zur Parotis erfolgen.
In Einzelfällen kommt es zur Abszedierung in der unmittelbaren Umgebung der Ohrmuschel
im Sinne von periaurikulären Abszessen (Abb. 19). Bei Übergreifen der Entzündung auf den
Knorpel resultiert eine Perichondritis der Ohrmuschel. Die Fortleitung kann schließlich auch
auf dem Lymphwege geschehen und zu entzündlicher Schwellung oder Abszedierung der regionalen Lymphknoten in Parotis oder am Kieferwinkel Anlaß geben.

### 1.5.3. Virusbedingte Entzündungen

Ebenso wie die bläschenförmigen Eruptionen bei *Varicellen* unter anderem
auch am Gehörgang und auf dem Trommelfell beobachtet wurden (BECKER, 1955),
so kommt auch der Herpes zoster mit Ohrlokalisation vor. Als Sonderform des
Herpes cephalicus ist dieses Krankheitsbild von KÖRNER (1904) als *Herpes zoster
oticus* neben dem Herpes zoster ophthalmicus abgegrenzt worden. Außer unterschiedlichem Hirnnervenbefall (Trigeminus, Abduzens, Facialis, Stato-acusticus),
von dem noch im Innenohrkapitel die Rede sein soll, interessiert in diesem Zusammenhang der Befall des äußeren Ohres (HAYMANN, 1922). Es finden sich auf
gerötetem Grund Bläschengruppen an der Ohrmuschel, in der angrenzenden Haut
der retroaurikulären Umschlagfalte und im äußeren Gehörgang (Abb. 20). Die
Bläschenbildung greift nur selten auf das Trommelfell über. Nach einigen Tagen
trocknen die Bläschen ein, wobei sich oberflächlich Krusten bilden. Sie heilen
meist reizlos ab und hinterlassen nur gelegentlich kleine pigmentierte Narben.
Blutbeimengungen in den Bläschen (Zoster hämorrhagicus) kommt verhältnismäßig selten vor.

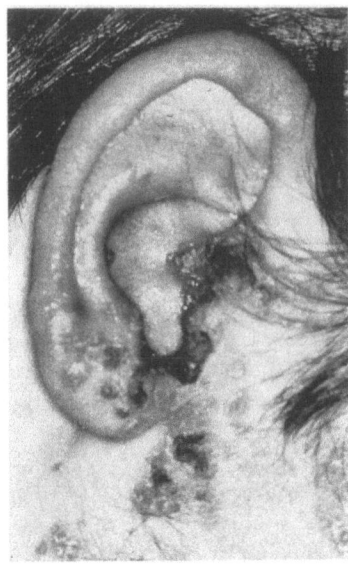

Abb. 20. Herpes zoster oticus

*Herpes simplex* wird am Ohr kaum beobachtet. Er ist dann meist mit Eruptionen im Mundbereich kombiniert. Typisch sind die gruppenweise angeordneten wasserhellen genabelten Bläschen verschiedener Größe (stecknadelkopf- bis linsengroß) auf gerötetem Grund. Nach 2 Tagen werden sie eitrig-trüb, selten hämorrhagisch, und trocknen dann ein. Der Heilungsverlauf kann durch bakterielle Sekundärinfektion (Kratzen) bei blutigen Krusten erheblich verzögert werden. Man sieht eine Weile rote Flecken, welche später vollständig ohne Hinterlassung von Narben verschwinden. Rückfälle an den gleichen Stellen sind nicht selten (Herpes recidivans).

Virusgrippe kann sich am äußeren Ohr als *Otitis externa bullosa* manifestieren, wobei Verwechslungen mit Herpeserkrankungen möglich sind. Charakteristisch ist eine Bildung von Blasen im knöchernen Gehörgang oder auf dem Trommelfell (Myringitis bullosa) mit klarem, trübem oder blutigem Inhalt im Sinne einer Otitis hämorrhagica externa (BURIAN, 1952). Manchmal wird der Gehörgang durch die Blutblasenbildung mehr oder weniger verlegt. Die Blasen öffnen sich meist spontan und heilen innerhalb von 2–3 Wochen ab.

Im Rahmen einer Pockenschutzimpfung kann es durch Übertragung des Impfvirus auf die Ohrmuschel oder den Gehörgangseingang zu einer *Vaccinia inoculata* kommen (BECKER, 1955). Die Übertragung kann vom Impfling selbst erfolgen (Vaccinia autoinoculata) oder von einer geimpften Person der Umgebung (Vaccinia heteroinoculata). Da die Veränderungen am Ohr oft nicht in Form einer typischen Impfpustel auftreten, ist die Diagnose häufig nur als Verdachtsdiagnose bei voraufgegangener Impfung zu stellen. Eine seltene Virusepitheliose am äußeren Ohr stellt das *Molluscum contagiosum* dar (HAUG, 1894; CRISCENTI, 1949). Kleine halbkugelige bis erbsgroße Erhabenheiten können zu größeren Gebilden zusammenfließen und auch ulzerativ zerfallen. Histologisch findet sich eine lappige Wucherung, ausgehend vom Stratum germinativum des Epithels.

### 1.5.4. Spezifische Entzündungen

*Luetische Primäraffekte* sind im Bereich des äußeren Ohres als Raritäten mitgeteilt worden (MÜNCHHEIMER, 1897; PROPPE, 1948 u. a.). Als Infektionsmodus kommen Kratzen, Biß oder Kuß in Frage. Luetische Sekundäraffektionen erscheinen gelegentlich als maculöse oder papulöse Effloreszenzen bei allgemeiner Syphilis der Haut auch am Ohr. Maculöse Eruptionen (Roseolen) sitzen mehr an der Ohrmuschel, trockene oder schuppende, teilweise krustig bedeckte Papeln häufiger am Gehörgangseingang oder in der retroaurikulären Umschlagfalte. Außerdem finden sich nässende Kondylome, welche in manchen Fällen die Öffnung des Gehörgangs einengen (MARX, 1947). Sie imponieren als graurote flache Erhabenheiten mit schmierigem Belag. Bei Einengung des Gehörgangs ist meist fötide

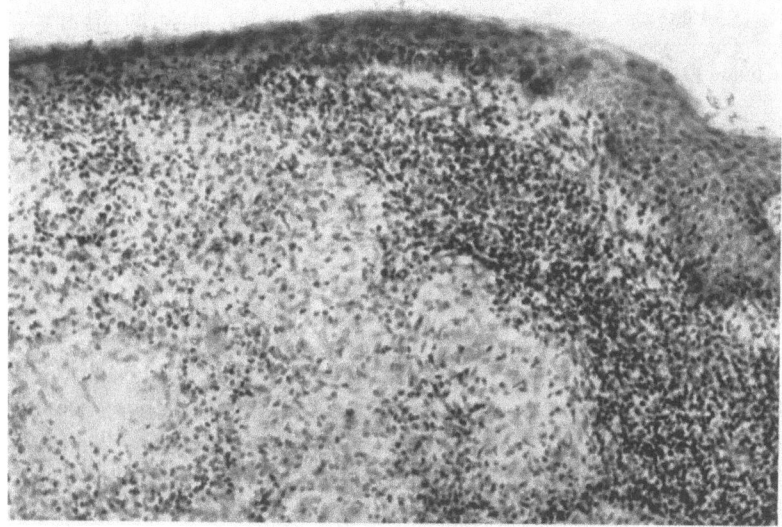

Abb. 21. Lupus vulgaris des Ohrläppchens mit Epitheloidzellgranulomen. H.-E. Vergr. 125fach

Absonderung vorhanden. Die Ausheilung der geschwürig zerfallenden Kondylome erfolgt narbig mit unterschiedlicher Stenosierung des Gehörgangs. Tertiäre Veränderungen in Form von Gummata sind am äußeren Ohr sehr selten. In der Regel liegt dann nur ein etwa erbsgroßer braunroter Knoten vor, der später geschwürig mit ausgestanzten Rändern sowie speckigem Grund zerfällt und bei seiner strahlignarbigen Abheilung größere Defekte der Ohrmuschel hinterläßt. Von BARATOUX (1886) ist ein Fall mitgeteilt worden, bei dem sich gleichzeitig 15 Gummata an der Ohrmuschel und ihrer Umgebung sowie im Gehörgang fanden.

Die *Tuberkulose des äußeren Ohres* kommt heute selten durch exogene Infektion (Inokulation nach kleinen Verletzungen), meist aber hämatogen zustande (CEMACH, 1926; THEISSING, 1926; Literatur). Die *knotige Form der Tuberkulose* (Tuberkulom)

ist auf das Ohrläppchen beschränkt (HAUG, 1891, 1894). Sie bevorzugt das weibliche Geschlecht. Das Tuberkulom wird etwa walnußgroß und ist von derber Konsistenz. Die gerötete oder bläulich livide Haut bleibt intakt.

Die häufigste Form tuberkulöser Manifestation an der Ohrmuschel ist der *Lupus vulgaris* (Abb. 21) in seinen verschiedenen Ausprägungen als Lupus maculosus (bräunlich-roter wachsartig glänzender Lupusfleck an der Ohrmuschel), Lupus tumidus (erhabene Vorwölbungen bis zu stärkeren hypertrophischen Wucherungen, in der Regel am Ohrläppchen) oder seltener als Lupus exulcerans (geschwüriger Zerfall mit späterer narbiger Abheilung). Der Lupus vulgaris ist meist nicht nur auf das Ohr beschränkt sondern zeigt sich auch an verschiedenen Stellen des Gesichts. Am Ohr sitzt er bevorzugt am Helixrand oder am Ohrläppchen. Die Lupusflecke oder -knötchen werden unter Glasspateldruck apfelgeleefarben. Die geknöpfte Sonde bricht leicht ins Gewebe ein (Sondendruckphänomen). Spontaner geschwüriger Zerfall ist allerdings selten. Er kommt auch im Gehörgang vor.

Die Sarkoidose (BESNIER-BOECK-SCHAUMANN) tritt gelegentlich auch am Ohr auf, worauf schon BESNIER hinwies. Das Ohrläppchen ist dann gewöhnlich unregelmäßig verdickt und erscheint blaurot verfärbt. Im Gegensatz zur mehr braunroten Färbung beim Lupus vulgaris läßt die livide Färbung an Frostbeulen denken („Lupus pernio").

### 1.5.5. Otomykosen

Es handelt sich hier um typische Gehörgangserkrankungen, welche meist von Aspergillusarten hervorgerufen werden (Übersicht bei MOSER, 1966). Die Pilze bilden mehr oder weniger ausgedehnte Rasen, die wie Puderstaub auf der Gehörgangswand aussehen. Sie können die intakte Haut nicht durchdringen und bleiben so oft symptomlos. Entstehen aber kleine Epitheldefekte, begünstigt durch Mazerationen der Haut bei feuchtem Milieu (häufiges Baden, subtropisches und tropisches Klima mit hoher Luftfeuchtigkeit, nässende Gehörgangsekzeme) so gewinnen die Pilze Anschluß an die Stachelzellschicht der Haut und es kommt zur *mykotischen Otitis externa* mit starkem Juckreiz. Aus ähnlichen Gründen (nässende, teilweise entepithelialisierte Oberfläche) siedeln sich Pilze häufig auch in Ohroperationshöhlen an (FENDEL, 1958), selten jedoch bei Trommelfellperforationen in der Paukenhöhle. Auch bei Befeuchtung des Gehörgangs infolge einer chronischen Mittelohrentzündung mit überwiegend schleimiger Absonderung können sich Pilze ansiedeln. Das Pilzwachstum wird jedoch durch stärkere Eiterbeimengungen unterdrückt.

Je nach Pilzart sind die membranförmigen Rasen verschieden gefärbt, z. B. schwärzlich bei Aspergillus niger, gelb bei Aspergillus flavus, grünlich bei Aspergillus fumigatus. Gelegentlich finden sich regelrechte Ausgüsse des Gehörgangs von Myzelien, Epithel und verborktem Sekret. Neben Aspergillen sieht man auch *Mucor- und Penicilliumarten* (SIEBENMANN, 1898), während *Soor* seltener vorkommt. Die von Candida albicans hervorgerufenen Rasen sind weißlich gefärbt. Eine Soorinfektion ist oft tiefgreifender. Sogar über Knochendestruktionen wurde vereinzelt berichtet (FENDEL, 1956).

Die Zahl der Pilzerkrankungen des Gehörgangs hat in den letzten Jahren in Europa deutlich zugenommen. Hierfür ist möglicherweise der vermehrte Antibioticagebrauch mit Zurückdrängung der pilzantagonistischen normalen Bakterienflora verantwortlich (MOSER, 1966).

Trotzdem sind Otomykosen aus den oben genannten Gründen in tropischen Ländern weitaus mehr verbreitet („Panama-Ohr"). Hier werden neben den häufigen Aspergillosen in größerem Umfang auch Blastomykosen und Nokardiomykosen angetroffen (BENJAMINS, 1926).

Die *Aktinomykose* kommt ebenfalls am äußeren Ohr, wenn auch selten, vor (DÖDERLEIN, 1925). Die Infektion erfolgt meist auf direktem Wege durch Kratzen im Ohr mit Strohhalmen oder ausgehend von Parotisaktinomykosen, welche sich über die Santorinschen Spalten in den Gehörgang ausbreiten.

## 1.5.6. Ohrekzeme

Wie an der übrigen Haut, so kommen auch am äußeren Ohr die Formen des Ekzems als Ohrmuschel- oder Gehörgangsekzem vor. Das Ohrmuschelekzem bevorzugt die Gehörgangsumgebung sowie die retroaurikulären Umschlagfalten. Am Ohr spielt das *endogene Ekzem* (Neurodermitis atopica constitutionalis) nur eine untergeordnete Rolle. Es beginnt häufig schon in der Kindheit und verläuft ausgesprochen chronisch mit Lichenifikation, Schuppung und Exkoriationen der Haut der Ohrmuschel und des Gehörgangs.

Weit häufiger trifft man das *mikrobielle Ekzem* mit Sensibilisierung gegen Bakteriensubstanzen und das *Kontaktekzem* mit Sensibilisierung gegen Kontaktallergene an. Die sensibilisierenden Stoffe sind meistens Haptene, welche erst durch Bindung an körpereigenes Eiweiß zu Vollantigenen werden. Das Hapten muß entweder eine hohe Penetrationsfähigkeit für die äußeren Hautschichten haben oder ein gutes Vehikel (z. B. Salbenbestandteile). Meist besteht eine Vorschädigung der Haut (Zerstörung des Säuremantels durch chronische Alkalinisierung, Mikrotraumen, toxische Vorschädigung durch Chemikalien). Das Kontaktekzem trifft man daher häufig als Gewerbeekzem an bei Staubeinwirkung (Metallstaub, Mehlstaub, Lederstaub) oder Arbeiten mit Ölen sowie Schmiermitteln usw. Es findet sich oft als iatrogenes Ekzem (Antibiotica in Ohrentropfen, Borsäurepulver, Jodoform o. ä.), als kosmetisches Ekzem (Make-up, Schminke, Seifen, Dauerwellen- oder Haarfärbemittel, Nagellack beim Kratzen) und schließlich durch Kontakt mit Kopfhörern, Telephonen, Brillenbügeln usw., welche mit ekzemerzeugenden Mitteln behandelt worden sind oder auch solche enthalten (z. B. Vulkanisationsbeschleuniger in Kunststoffen, Nickel bei Brillengestellen).

Ein Ohrekzem kann wie die Hautekzeme akut oder chronisch auftreten, wobei entweder Nässen infolge Flüssigkeitsaustritts des Ödems oder mehr Felderung der Haut mit Schuppung überwiegen. Das häufige Kontaktekzem kann bei Vermeidung des schädlichen Agens in kurzer Zeit ausheilen, bei prädisponierten Personen jedoch einen chronisch-rezidivierenden Verlauf nehmen, wobei sich schließlich die Überempfindlichkeit auf andere Substanzen ausdehnt. Das bakterielle Ekzem tritt meist im Gefolge einer langwierigen Mittelohreiterung auf.

Das *seborrhoische Ekzem* zeichnet sich durch geringe Rötung und feine kleieförmige Schuppung aus. Es findet sich im Gehörgang, besonders am Gehörgangseingang, und an der Ohrmuschel, vor allem auch in der retroaurikulären Falte. Bei seborrhoischen Patienten kommen hier häufig Talgretentionscysten vor.

Das Ekzem ist bekanntlich eine besondere Reaktionsform der Haut auf verschiedene Noxen exogener oder endogener Natur. Den Ekzemen gemeinsam ist die hyperämisch-exsudative Reaktion der Haut mit Spongiosierung der Epidermis. Im Corium findet sich eine entzündliche Hyperämie der Papillen, die Epidermis ist durch ödematöse Mikrobläschen und lymphocytäre Infiltration im Stratum spinosum spongiosiert. Oberflächlich bilden sich Bläschen, durch deren Platzen eine Exsudation erfolgt. Im Spätstadium kommt es zur Ausheilung unter Austrocknung und Abschuppung. Bei eitriger Superinfektion sieht man flächenhafte Krustenbildung, bei chronischem Verlauf stehen erhabene Felderung der Haut (Lichenifikation) und Schuppung im Vordergrund.

### 1.5.7. Nekrotisierende Entzündungen

Die verschiedenen Formen nekrotisierender Entzündungen sind an der Ohrmuschel alle Raritäten, wohl wegen der Doppelversorgung der Ohrmuschel von Ästen der A. temporalis superficialis und der A. auricularis post. Die *Ohrmuschelgangrän* wurde in Einzelfällen als Folge einer Druckschädigung (Verbände, Lagerung bei Schwerkranken) oder als beidseitige Gangrän bei der Raynaudschen Krankheit beschrieben (GRADENIGO, 1894), begrenzte Nekrosen auch nach Lokalanästhesien mit vasokonstriktorischen Zusätzen. Es handelt sich bei der Ohrmuschelgangrän teilweise um eine trockene Gangrän mit Durchlöcherung des Knorpels bzw. Defekten des Helixrandes oder erheblichen Substanzverlusten der Ohrmuschel, in anderen Fällen um eine schleichend verlaufende nekrotisierende Entzündung.

Das *Ekthyma gangraenosum* stellt eine pyodermische Ohrmuschelveränderung dar, welche zu tiefgreifenden Nekrosen führt. Auf linsengroßen Infiltraten bilden sich Pusteln, die zu geschwürigen Defekten mit ausgestanzt erscheinenden, derb infiltrierten Rändern zerfallen. Im blutig-eitrig belegten Nekrosegrund wird der freiliegende Knorpel sichtbar. Abheilung erfolgt mit scharf begrenzten, an den Rändern pigmentierten Narben. Die durch Streptokokken und Staphylokokken verursachte Erkrankung setzt eine besondere Reaktionslage des Organismus (Ernährungsstörungen bei atropisch-kachektischen Säuglingen, Resistenzminderung nach schweren Infektionskrankheiten) voraus.

Die *nekrotisierende Otitis externa* wurde bereits im Kapitel 1.5.2 als Sonderform der Otitis externa erwähnt.

Die *Noma* als tiefgreifende gangräneszierende Entzündung beginnt im Gehörgang als schwärzliche Verfärbung (HOFFMANN, 1906). Sie greift auf die Ohrmuschel über und führt zu deren Zerfall. In der Tiefe greift sie auf den Knochen über und bewirkt eine nekrotische Einschmelzung des Mittel- und Innenohres mit Facialisparese. Neben dem außerordentlich fötiden Geruch ist die auffallend reizlose Umgebung charakteristisch für dieses glücklicherweise extrem seltene Krankheitsbild. Ursächlich nimmt man eine schwerverlaufende Streptothrixinfektion in Symbiose mit fusiformen Stäbchen und Spirillen sowie anderen Fäulniserregern bei prädisponierenden Momenten (konsumierende Erkrankungen, Tuberkulose) an.

### 1.5.8. Entzündungen mit Beteiligung des Ohrknorpels

Die *Chondrodermatitis nodularis chronica helicis* (Abb. 22–25) ist ein erstmals von WINKLER (1916) beschriebenes Krankheitsbild, bei dem sich ein sehr schmerzhaftes hühneraugenähnliches Knötchen an der schmalen Kante des vorderen

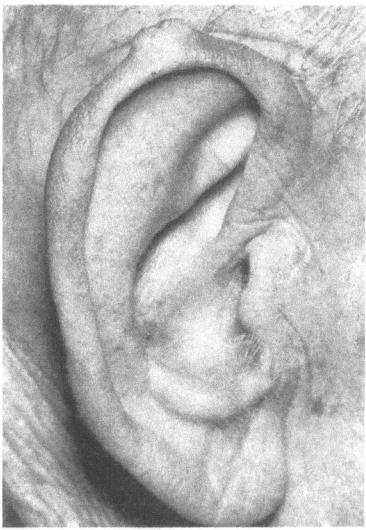

Abb. 22. Chondrodermatitis nodularis chronica helicis

oberen Helixrandes findet, seltener auch am vorderen Crus anthelicis. Das Knötchen erscheint blaßblau-rötlich oder mehr gelblich, von derber Konsistenz, mit dem darunter liegenden Knorpel verwachsen. Unter einer dünnen Epithelkruste besteht ein kleines, nabelförmig eingezogenes Geschwür. Das darunterliegende Corium weist chronisch-entzündliche Veränderungen mit Fibroblastenwucherung, Histiocyten und Riesenzellen auf (Abb. 23).

Der Feinbau dieser Veränderung wurde von OLTERSDORF (1956a) näher untersucht. Danach bedingt hauptsächlich die Wucherung jugendlichen Mesenchyms im Corium die knötchenförmige Gewebszunahme. Hier finden sich später Hyalinisierungen und Faserneubildungen, in der Nachbarschaft des Knorpels auch chondroide Strukturen. Die zentralen Knötchenabschnitte zeigen regressive Veränderungen, oberflächlich weist das Epithel eine zentrale Nekrose, in den Randpartien Acanthose und Hyperkeratose auf. Das verdickte Epithel neigt zu unregelmäßigem Tiefenwachstum (Abb. 23, 24). Da die zellige Proliferation des Coriums ihren Ausgang vom Perichondrium nimmt, wird dieses verdickt mit kappenförmigen Auflagerungen von Chondroid oder neugebildetem Knorpel. Der eigentliche Helixknorpel zeigt bei älteren Personen regressive Veränderungen mit Knorpelauflösungszonen durch Zelluntergang und Homogenisierung der Interzellularsubstanz (Abb. 25).

Die Erkrankung tritt weit überwiegend bei Männern (80%) im höheren Lebensalter auf. Die Ursache für das entzündliche Geschehen im Corium ist unbekannt. Man vermutet äußere Einflüsse (mechanische und thermische Traumen) im Zusammenwirken mit einer gestörten Blutversorgung am oberen Pol der Ohrmuschel, also an der entwicklungsgeschichtlichen Verschmelzungslinie des 1. und 2. Kiemenbogens (HALTER, 1936).

Die *Perichondritis der Ohrmuschel* und des Gehörgangsknorpels kann traumatisch bedingt sein, sich durch Übergreifen bakterieller Entzündungen (Gehörgangsfurunkel, tiefgreifende Gehörgangsentzündung, ulzerative Prozesse der Ohrmuschel) entwickeln oder im Rahmen von Allgemeinerkrankungen (rheumatische

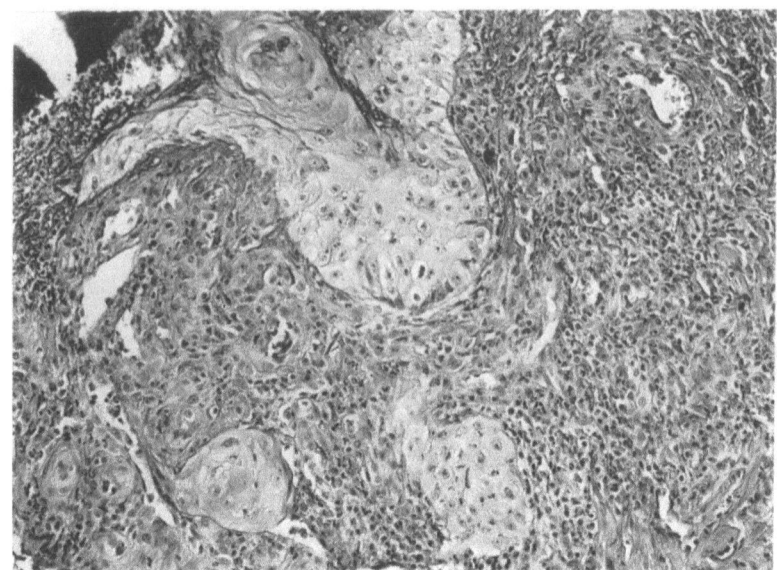

Abb. 23. Chondrodermatitis nodularis helicis: Ausgedehnte subepitheliale entzündliche Infiltrate. H.-E. Vergr. 160fach

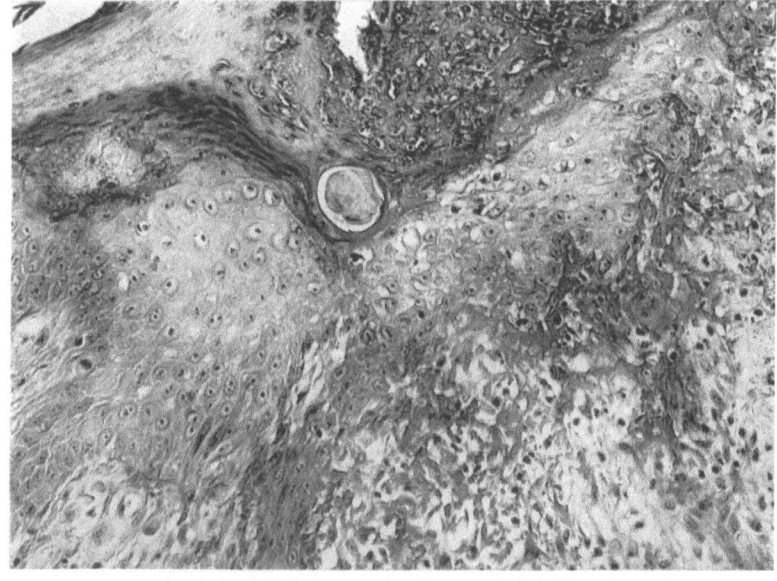

Abb. 24. Chondrodermatitis nodularis helicis: Reaktive Epithelproliferation im Entzündungsgebiet. H.-E. Vergr. 160fach

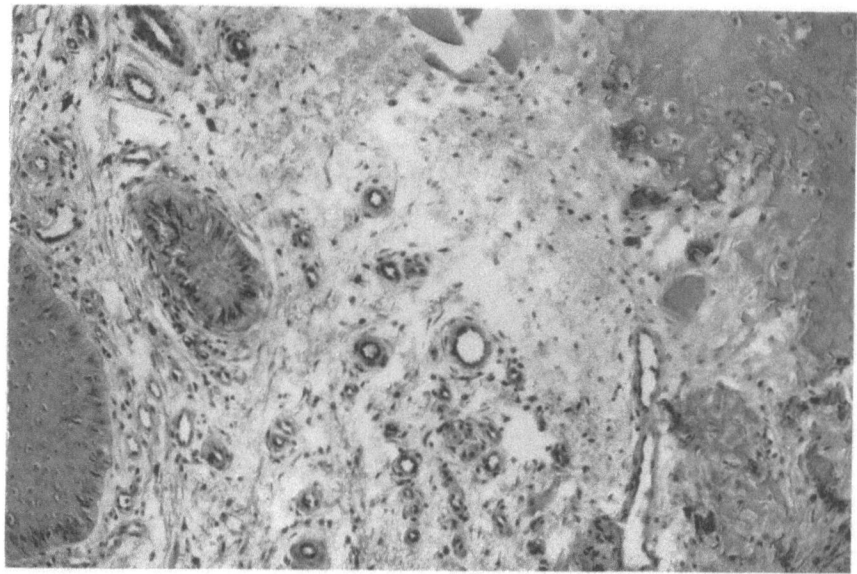

Abb. 25. Chondrodermatitis nodularis helicis: Perichondritis mit Knorpelauflösung. H.-E. Vergr. 160fach

Perichondritis bzw. Panchondritis) auftreten. Meist ist sie traumatisch, und sie entsteht nach Verbrennungen einschließlich aktinischer Schädigungen (Abb 26), Erfrierungen oder mechanischen Traumen der Ohrmuschel (wozu auch die operativ gesetzten Traumen des Ohrknorpels zählen) sowie durch Infektion eines unzureichend behandelten Othämatoms. Es gibt fließende Übergänge von der traumatischen zur bakteriellen Perichondritis. Auch die sog. Tumorperichondritis (Abb. 27) entwickelt sich meist durch Superinfektion bei ulzerativ-infiltrierend wachsenden Tumoren. Die von Eiterherden der Umgebung sich entwickelnden Perichondritiden (z. B. bei Ohrfurunkeln) kommen seltener als die traumatischen vor.

Infektionserreger der bakteriellen Perichondritis sind neben Eiterkokken vor allem gramnegative Stäbchen wie Pseudomonas aeruginosa (Bact. pyocyaneum). Die schmerzhafte Schwellung ist zunächst umschrieben. Sie kann später die gesamte Ohrmuschel bis auf das knorpelfreie Ohrläppchen ergreifen. Flukturierende teigige Schwellungen wechseln mit harten infiltrierten Bezirken ab. Ohne Behandlung kommt es zu spontanen Eiterdurchbrüchen, später zu narbiger Entstellung der Ohrmuschel durch Defektheilung nach nekrotischem Knorpelzerfall mit entsprechender Schrumpfung. Als Folge einer Perichondritis kann es zu einer Verknöcherung im Bereich des Ohrknorpels kommen (s. hierzu auch Kapitel 1.3).

Bei der seltenen *Panchondritis rheumatica* beteiligt sich auch der Ohrknorpel mit einer Perichondritis und Chondrolyse (BAUM, 1962). Das Krankheitsbild aus dem rheumatischen Formenkreis, welches mit Veränderungen des übrigen Knorpelsystems in Nase, Kehlkopf, Bronchien usw. sowie Polyarthritis und Myo-Endocarditis einhergeht, ist durch ein allergisch-hyperergisches Geschehen bedingt,

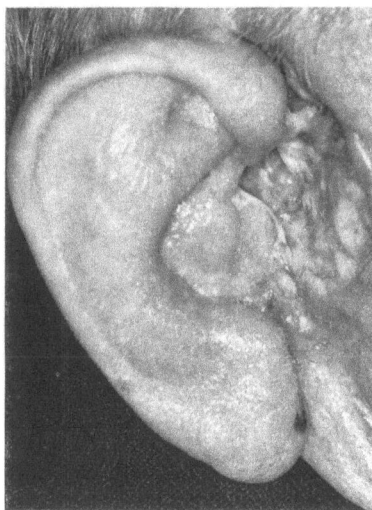

Abb. 26. Radiogene Perichondritis mit Radionekrose vor dem Ohr

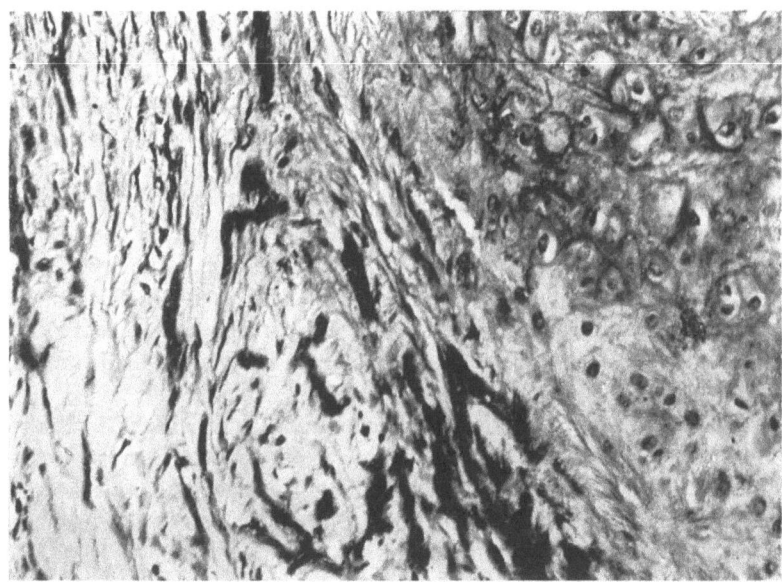

Abb. 27. Tumorperichondritis mit Knorpeldestruktion durch Tumorzellen. H.-E. Vergr.
160fach

wobei Infektionen mit hämolytischen Streptokokken eine Rolle spielen (SEIFERT
u. STROBEL, 1961). Histologisch (Abb. 28) sieht man einen Abbau des Knorpels
mit Abnahme saurer Mucopolysaccharide in der Grundsubstanz (Überwiegen von
Azidophilie statt der normalen Basophilie der Knorpelgrundsubstanz) sowie

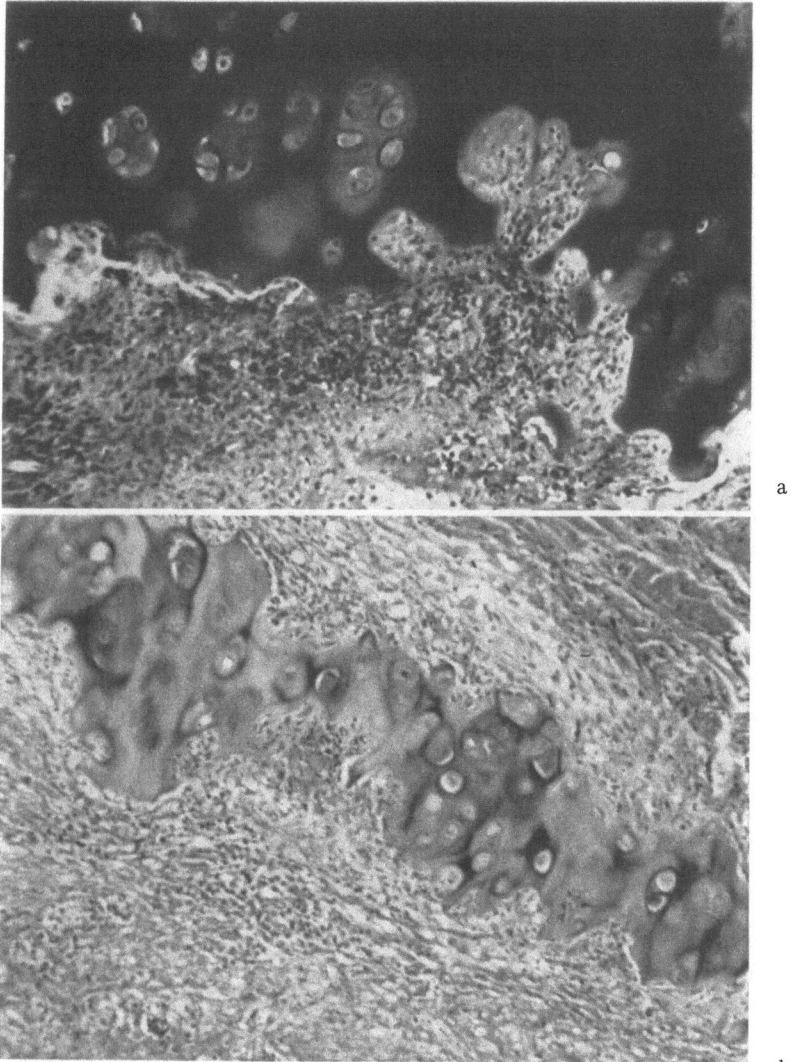

Abb. 28a u. b. Perichondritis rheumatica: a Deutliche Entzündung des Perichondriums mit lacunärer Auflösung des angrenzenden Knorpels (PAS-Reaktion), b Weitgehende Zerstörung des Knorpels mit kleinen Knorpelinseln inmitten des entzündlichen Granulationsgewebes (Astrablaufärbung). Vergr. 250fach. (Präparat: Prof. Dr. G. SEIFERT, Hamburg)

polarisationsoptisch eine Aufquellung der maskierten kollagenen Fasern, nur selten allerdings deren völlige Auflösung (STROBEL u. SEIFERT, 1961). In den veränderten Knorpel dringt vom Perichondrium her ein gefäßreiches Granulationsgewebe ein (SEIFERT u. STROBEL, 1961). Eine klinische Darstellung des Krankheitsbildes mit histologischer Beschreibung eines eigenen Falles findet sich bei BAERTHOLD (1965).

## 1.6. Tumoren

Gutartige und bösartige Tumoren aus der epithelialen und der bindegewebigen Reihe kommen am Ohr analog zu den Tumoren der Haut vor.

### 1.6.1. Gutartige Tumoren

Bei den gutartigen Neubildungen tritt zwar eine Vielzahl von Geschwülsten auch am äußeren Ohr auf, die Mehrzahl ist hier jedoch selten anzutreffen und einzelne müssen als Raritäten gelten wie z. B. das verkalkende Epithelioma Malherbe, das BECKER (1960) an der Ohrmuschel angetroffen hat.

#### 1.6.1.1. Keratome

Keratome werden am äußeren Ohr verhältnismäßig häufig gesehen. Man findet sie in Form der *senilen Warzen* (Verrucae seniles, Alterswarzen) und des *Keratoma senile.* Die *gewöhnlichen Warzen* (Verrucae vulgares) kommen ebenfalls als meist papillär gebaute, stecknadelkopf- bis erbsgroße längliche Erhebungen an der Ohrmuschel oder am Gehörgangseingang vor (Abb. 29). Die davon zu unterscheidenden *Alterswarzen* sind dagegen wie auf der übrigen Haut ovale, pilzhutförmige, lappige, manchmal auch mehr flache Gebilde von Pflaumenkerngröße oder Münzgröße. Ihre Oberflächenschicht erscheint talgartig-fettig, grauglänzend, bröckelig und leicht abkratzbar (Verrucae „seborrhoicae"). Es handelt sich histologisch um meist exophytisch wachsende basozelluläre Epitheliome, die von Hornkegeln durchsetzt sind und auch oberflächlich in Form einer follikulären Hyperkeratose verhornen. Sie können entzündlich superinfiziert sein, neigen aber im Gegensatz zum Keratoma senile nicht zu maligner Entartung. Man rechnet die senilen Warzen den spät auftretenden Naevi zu.

Das *Keratoma senile* ist meist flächenhaft ausgedehnt, d. h. die senile Keratose tritt in Form einzelner flachwarziger Erhebungen oder zusammenstehender Keratome auf. Die linsengroßen gelblich-bräunlichen Gebilde mit rauher warziger Oberfläche zeigen histologisch neben starker Verhornung mit hyperkeratotischen kegelförmigen Bezirken und säulenförmigen Parakeratosezonen atypisches Epithelwachstum. Die Epithelwucherungen gehen nicht selten in Plattenepithelkarzinome über.

Auch die *senile Hyperkeratose* der Ohrmuschel sei hier angeführt, obwohl sie nicht den Tumoren zuzurechnen ist. Sie stellt aber wie das Keratoma senile eine Präkanzerose dar und gibt in etwa 15-20% der Fälle zur Karzinomentstehung Anlaß. Die senile Hyperkeratose der Ohrmuschel ist Teilerscheinung einer allgemeinen Hyperkeratose des Gesichts. Die fleckförmigen, flach erhabenen gelbbraunen Herde zeigen eine starke lamelläre Verhornung. Unter der Hornkruste ist die Haut höckrig und entzündlich gerötet. Histologisch zeigt sich neben der starken Hyperkeratose eine Epithelhyperplasie im Bereich des Stratum spinosum mit erheblicher Kernpolymorphie (Abb. 30).

Im Alter entwickelt sich nicht selten ein größeres *Hauthorn* (Cornu cutaneum). Sein Lieblingssitz an der Ohrmuschel ist der freie Ohrmuschelrand. Hauthörner sind von der Haut ausgehende tierhornähnliche Gebilde, welche oft recht groß werden können (BOUVIER, 1911; MARX, 1926; Literatur) ehe sie von selbst ab-

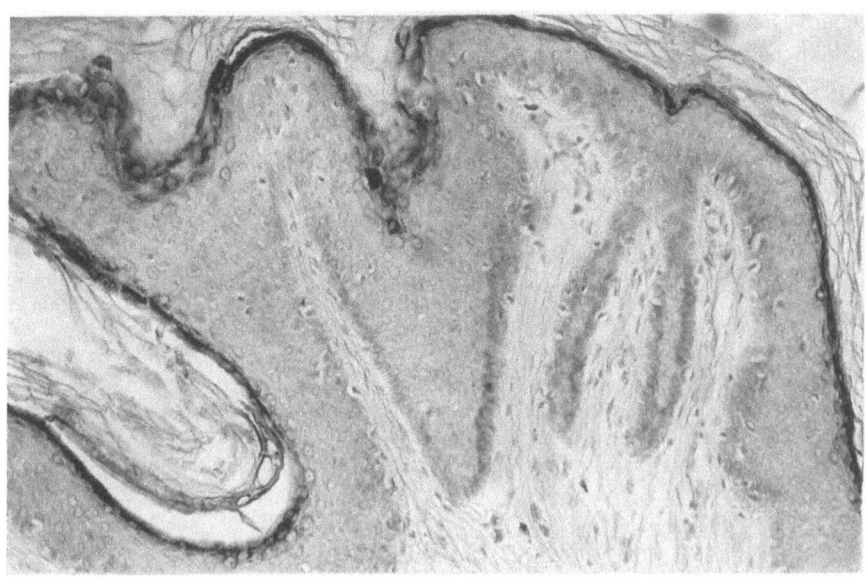

Abb. 29. Papilläre Warze an der Ohrmuschel: Histologischer Ausschnitt mit oberflächlichen Keratosen und Parakeratosen. H.-E. Vergr. 125fach

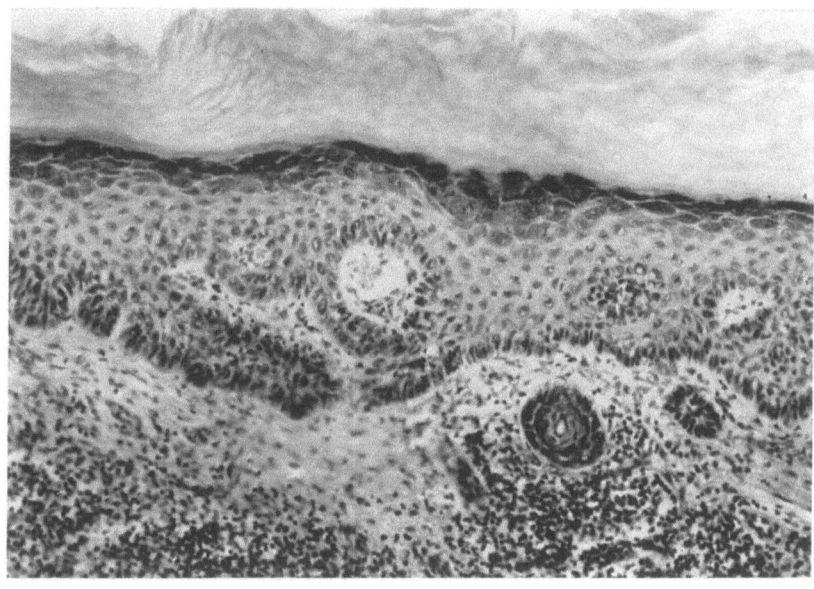

Abb. 30. Senile Hyperkeratose der Ohrmuschel: Breite keratotische Schicht mit Parakeratosen. H.-E. Vergr. 80fach

brechen. Die typischen großen Hauthörner stellen ebenfalls Präkanzerosen dar, während die bei Jugendlichen zu beobachtenden kleinen Hauthörner harmloser Natur sind. Es handelt sich um hyperkeratotische Naevi.

Das *Keratoacanthom* (Molluscum sebaceum, Molluscum pseudocarcinomatosum) kommt selten auch am Ohr vor. Charakteristisch ist die kraterförmige Einfaltung des Plattenepithels an den Rändern mit Verhornung bis zur Basis sowie zentralen Hornmassen. Das Gebilde ist in der Regel scharf zum Bindegewebe abgegrenzt, die Abgrenzung kann allerdings durch entzündliche Infiltrate in Einzelfällen schlecht sichtbar sein, was die Unterscheidung von Plattenepithelkarzinomen erschwert.

Die *Acanthosis nigricans* unbekannter Ätiologie (paraneoplastisch?) kann sich auch am Ohr manifestieren. Von BECKMANN (1955) wurde ein Fall beschrieben, bei dem beide Gehörgänge durch warzig-papilläre Wucherungen verlegt waren. Histologisch sieht man neben einer verstärkten Melanineinlagerung in die Basalschicht eine Acanthose und Hyperkeratose der höheren Epithelschichten sowie eine Vertiefung des Papillarkörpers mit ödematöser Auflockerung der Papillen.

### 1.6.1.2. Papillome

*Papillome* sind am äußeren Ohr nicht selten. Einzelne Fälle wurden auch an der Ohrmuschel beobachtet, meist sitzen sie aber am Gehörgangseingang oder im Gehörgang selbt (HAUG, 1894; BLEYL, 1913 u. a.). Makroskopisch ist die blumenkohlartige Form dieser Geschwülste charakteristisch, mikroskopisch der verzweigte bindegewebige Grundstock mit stark verdicktem und verhornendem Epithelüberzug (Abb. 31).

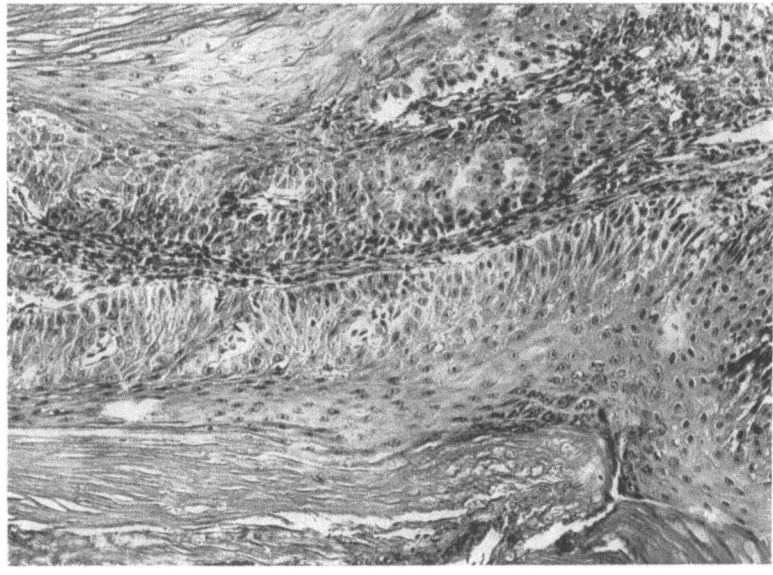

Abb. 31. Papillom der Ohrmuschel: Papillomartige Erhebungen des Plattenepithels und subepitheliale Rundzellinfiltrate. H.-E. Vergr. 125fach

Bei Lokalisation der Tumoren im Gehörgang erscheint dieser oft mehr oder weniger verlegt. In solchen Fällen ist häufig Sekret vorhanden. Man hat daher für die Genese der Gehörgangspapillome den Sekretreiz einer Otitis externa (BEN-JAMINS, 1926) oder einer gleichzeitig bestehenden chronischen Otitis media (CALDERA, 1912) angeschuldigt. Da Gehörgangspapillome oft gleichzeitig mit papillärer Warzenbildung in anderen Hautbezirken gesehen werden, ist auch eine Virusgenese diskutiert worden.

### 1.6.1.3. Atherome

*Atherome* kommen an der Ohrmuschel relativ häufig vor, was aus entwicklungsgeschichtlichen Gründen verständlich wird. Im Gehörgang treten sie hingegen selten auf. Sie sitzen meist als halbkugelige Gebilde am Ohrläppchen (Abb. 32) oder am hinteren Ansatz der Ohrmuschel. Sie sind vor allem bei Sitz in der retroaurikulären Umschlagfalte von einfachen *Talgdrüsenretentionscysten* („falschen Adenomen") zu unterscheiden, welche hier ihre bevorzugte Lokalisation haben. Letztere entstehen durch cystische Erweiterung des Haarfollikels bzw. der anhängenden Talgdrüsen oder ausgehend von freien, nicht haargebundenen Talgdrüsen. Echte Adenome entwickeln sich dagegen aus embryonal versprengten Epidermisanteilen mit Follikelanlagen (Epidermoidcysten). Ihr Wandepithel mit eigenem Papillarkörper („Balggeschwülste") ist abgeflacht und der Cystensack enthält neben abgestoßenen Epidermiszellen Talgmassen mit Neutralfetten und Cholesterin, jedoch keine Haare (Abb. 33). Gelegentlich kommt es zur Fistelbildung mit Entleerung von stinkendem Detritus nach außen, durch Superinfektion zur schmerzhaften Vereiterung. Atherome können familiär gehäuft mit unregelmäßig dominantem Erbgang auftreten.

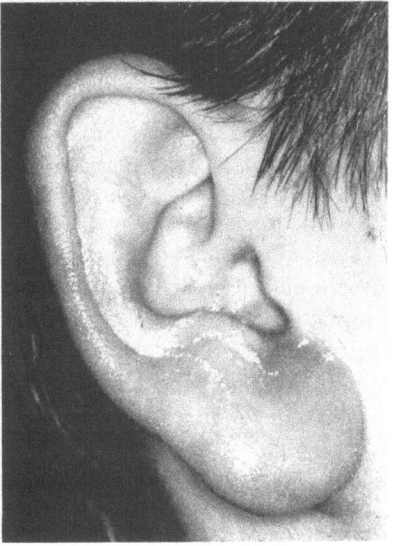

Abb. 32. Atherom des Ohrläppchens (lokalisiert im Bereich der vorderen und retroaurikulären Umschlagfalte)

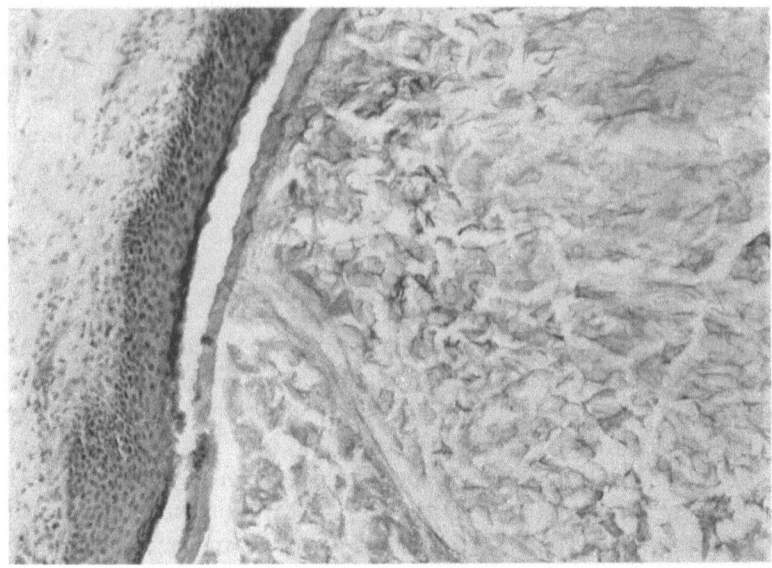

Abb. 33. Atherom des Ohrläppchens: Histologischer Ausschnitt. H.-E. Vergr. 160fach

Von den echten Epidermoidcysten abzugrenzen sind *traumatisch entstandene Epithelcysten.* Man sieht diese nicht selten im Bereich von Ohroperationsnarben, wenn es bei Ohroperationen zu traumatischer Epithelverlagerung und zu sekundärer Bildung traumatischer Epidermiscysten kommt.

Die *Dermoidcysten,* welche am Ohr sehr selten sind, lassen in ihrer Wand Hautanhangsgebilde (Haarfollikel, Talgdrüsen, Schweißdrüsen) und in ihrem breiigen Inhalt auch Haare erkennen. Sie kommen mehr vor oder hinter dem Ohr als an der Ohrmuschel vor und stehen meist mit dem darunterliegenden Periost des Schädelknochens in Zusammenhang. *Teratoide Tumoren* wurden schon bei den Mißbildungen erwähnt.

### 1.6.1.4. Adenome

Eine charakteristische, wenn auch seltene Geschwulst des äußeren Gehörgangs ist das *Hydradenom,* hier auch *Ceruminom* genannt (ADLER u. SOMMER, 1944). Es geht von den apokrinen Schweißdrüsen (Glandulae ceruminosae) des knorpligen Gehörgangs aus, welche durch ihr Sekret eher zur Verflüssigung des Cerumens als zur eigentlichen Cerumenbildung beitragen. Die Geschwulst imponiert meist als langsam wachsender grauweißer Gehörgangspolyp, welcher der Haut des knorpligen Gehörgangs mehr oder weniger breit aufsitzt und der schließlich aus dem Gehörgang herauswachsen kann.

Histologisch unterscheiden sich die Geschwülste kaum von den tubulären oder cystischen Schweißdrüsenadenomen der Haut (JOHNSTONE u. Mitarb. 1957). KLEINSASSER u. SCHARFETTER (1957) differenzieren einen Ductustyp (oberflächlicher Typ) von einem glandulären Typ (tiefer Typ), wobei der letztgenannte noch papilläre, zylindromatöse oder myoepitheliale Wuchsformen aufweisen kann (Abb. 34). Ein Teil dieser Geschwülste wird daher auch als Zylindrom beschrieben (z. B. CALVET u. Mitarb., 1962). Etwa 50% der Ceruminome rezidivieren nach lokaler Exstirpation, meist jedoch erst nach mehreren Jahren (FRASER, 1930; O'NEILL u. PARKER, 1957; JUBY, 1957; JOHNSTONE u. Mitarb., 1957). Wenn auch der Tumor nach der histologischen Struktur im allgemeinen als gutartig gelten kann, so muß doch in Einzelfällen mit infiltrierenddestruktivem Wachstum gerechnet werden, wie ein Fall von KLEINSASSER u. SCHARFETTER (1957) und einer der fünf Fälle von JOHNSTONE u. Mitarb. (1957) zeigt. Auch der Fall von HAUG (1894), beschrieben als „Adenokarzinom der Ohrschweißdrüse" dürfte hierher gehören.

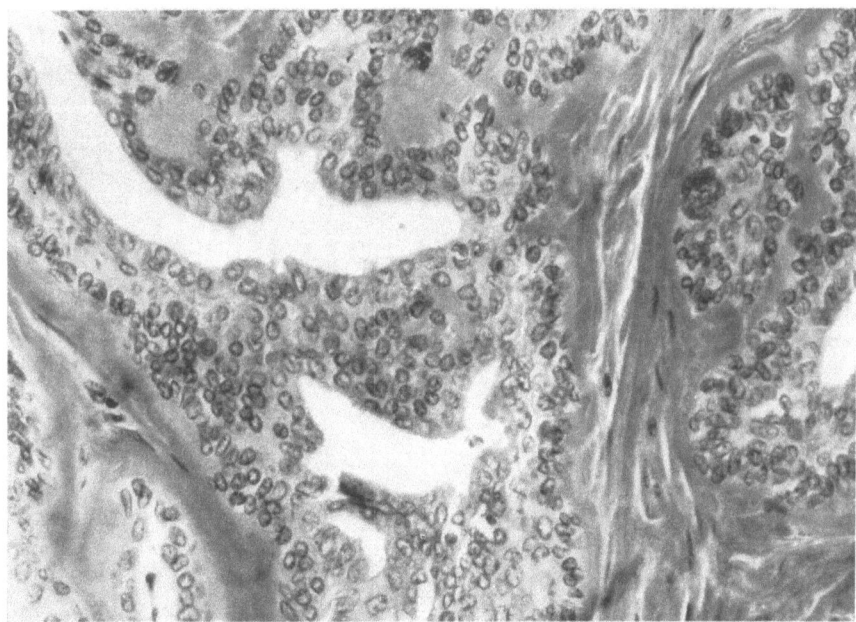

Abb. 34. Ceruminaldrüsenadenom: Aufbau aus papillären Epithelien und myoepithelialen Elementen. H.-E. Vergr. 250fach. (Präparat: Prof. Dr. O. KLEINSASSER, Marburg/Lahn)

Das Vorkommen eines *Talgdrüsenadenoms* im Gehörgang (HAUG, 1894) neben dem Ceruminom ist umstritten, da Verwechslungen mit talgdrüsenhaltigen Naevi oder mit talgdrüsenähnlichen differenzierten Basaliomen möglich sind. Ceruminome sind aber früher schon unter anderem Namen beschrieben worden („Zeruminaldrüsen-Adenom" von BROCK, 1926a).

Das *Adenoma sebaceum* im Rahmen eines Morbus Bourneville-Pringle, welches in Form kleiner talgdrüsenähnlicher Geschwülstchen neben Telangiektasien hauptsächlich im Gesicht auftritt, beteiligt nur extrem selten auch das äußere Ohr.

Schließlich werden auch die *verkalkenden Epitheliome* (MALHERBE) von adenomartig veränderten Talgdrüsen abgeleitet. Die lappigen und cystischen Drüsenvergrößerungen unterliegen leicht einer sekundären Verkalkung. BECKER (1960) beschrieb eine Lokalisation an der Ohrmuschel.

*Speicheldrüsenmischtumoren* (pleomorphe Adenome) im äußeren Gehörgang sind wohl in der Regel durch Ausbreitung von der Parotis dort hingelangt, da im Gehörgang kein ortsständiges Speicheldrüsengewebe vorkommt. Ausnahmen mit primärer Mischtumorentstehung im Gehörgang sind aber berichtet worden (OWENS, 1949; HEGEWALD u. WERNER, 1967 u. a.), die wohl auf Heterotopien von Speicheldrüsengewebe infolge von Keimversprengungen beruhen dürften. Als Rarität kann der Bericht über einen haselnußgroßen Speicheldrüsenmischtumor an der Rückfläche der Ohrmuschel ohne Zusammenhang mit der Parotis gelten (RAINER, 1936).

### 1.6.1.5. Fibrome, Lipome und Myome

*Fibrome* kommen an der Ohrmuschel und im Gehörgang selten vor (MARX, 1926). Sie sitzen dann meist im Cavum conchae, am Tragus oder an der Helix gestielt auf bzw. gehen vom äußeren Anteil des Gehörgangs aus. Die Tumoren

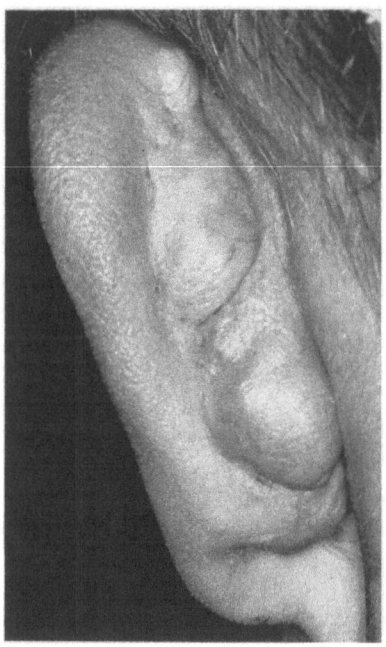

Abb. 35. Retroaurikuläres Narbenkeloid

imponieren als rötliche, weiche, rundliche Gebilde unterschiedlicher Größe. Gehörgangsfibrome werden oft zunächst für Mittelohrpolypen gehalten. Histologisch sind es hauptsächlich weiche Fibrome. Fibrome am Ohrläppchen (HAUG, 1894) sind in der Regel *Keloide*, welche durch das Tragen von Ohrringen zustande kommen. Bei Negern mit Ohrgehängen sind Keloide des Ohrläppchens von Eigröße beobachtet worden.

Retroaurikuläre *Narbenkeloide* sieht man nach Ohroperationen wie Mastoid-
ektomien, Ohrmuschelplastiken o. ä. (Abb. 35). Sie entstehen durch überschüssige
Fibroblastenaktivität mit vermehrter Kollagenfaser- und Grundsubstanzbildung
sowie atypischen Synthesen in der Heilungsphase (vermehrte Bildung von Prote-
oglykansulfat A).

*Lipome* sind an Ohrmuschel (GRUBER, 1897) und Gehörgang (BULL, 1898) nur
in Einzelfällen bekannt. Auch *Leiomyome* wurden nur als Zufallsbefunde an der
Ohrmuschel beschrieben (REMAGGI, 1942).

### 1.6.1.6. Angiomatöse Geschwülste

Gefäßgeschwülste sind oft im Kopfbereich lokalisiert, und häufig beteiligen
sie dann auch das Ohr (Abb. 36). Der *Gefäßnaevus* (Naevus telangiektaticus,
Naevus flammeus, Feuermal) geht auf embryonale Zellen zurück, die an der Stelle
embryonaler Spaltbildungen liegen geblieben sind („fissurales Angiom"). Diese

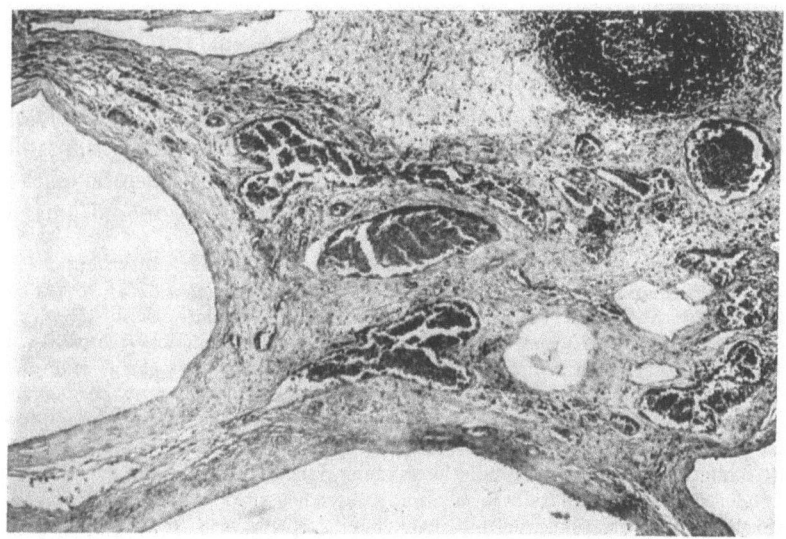

Abb. 36. Hämangio-Lymphangiom der Parotis mit Übergreifen auf das äußere Ohr. H.-E.
Vergr. 40fach

Gefäßnaevi imponieren als rote, im Niveau der Haut liegende Flächen (Angioma
planum). Bei Befall der Ohrmuschel sind oft auch die Wange und der Hals betroffen. Von der Ohrmuschel kann sich ein Gefäßnaevus in seltenen Fällen in den
Gehörgang bis zum Trommelfell ausdehnen. Er ist allerding nicht zu den echten
Geschwülsten zu rechnen. Es handelt sich vielmehr um eine angeborene Fehlbildung mit kapillären Ektasien ohne Proliferation der Wandzellen und ohne
geschwulstmäßiges Wachstum.

Die dilatierten und geschlängelten Kapillaren weichen im histologischen Bild nicht von
der Norm ab. Eine vermehrte Sprossung angioblastischer Elemente kann nicht nachgewiesen

werden. Oft sind Naevi vasculosi mit anderen Mißbildungen kombiniert. Vor allem kommen
sie im Rahmen der sog. Phakomatosen bei Angiophakomatosen (neurokutane Syndrome) vor
z. B. bei Morbus Bourneville-Pringle sowie beim Klippel-Trenaunay- oder Sturge-Weber-
Syndrom. KLEINE-NATROP u. AZZOLINI (1956) beschrieben das gleichzeitige Vorkommen von
Gefäßerweiterungen und Knorpel-Weichteilhyperplasie im Sinne des angiochondroplastischen
Riesenwuchses der Ohrmuschel (Angiektasia hypertrophicans), BECKER u. THEISEN (1962)
mit Zeichen des Klippel-Trenaunay-Syndroms (einseitiger Riesenwuchs) und Otophym.
Häufig kommen Naevi flammei bei einem Sturge-Weber-Syndrom (zusammen mit angio-
matösen Hirnmißbildungen und den pathognomonischen Gehirnverkalkungen) vor.

Unter den Hämangiomen können echte Geschwülste *(Hämangioblastome)* oft
nur schwer von geschwulstartigen Hyperplasien und Mißbildungen abgegrenzt
werden. An der Ohrmuschel gibt es *kapilläre* und *kavernöse Hämangiome*, welche
sich außer durch die Weite ihrer Gefäßräume auch durch ihren Wandbau unterscheiden, wobei das kavernöse Hämangiom auch eher Hamartomen als echten
Hämangioblastomen gleicht, während kapilläre Hämangiome strangförmige Pro-
liferationen von Gefäßwandzellen zeigen. Ihr Umfang reicht von Erbsgröße bis
zu Faustgröße. Sie treten meist in der Einzahl auf, gelegentlich jedoch multipel.
Kapilläre Hämangiome zeichnen sich klinisch gegenüber den Naevi flammei durch
ihre Wachstumsneigung aus (plano-tuberöse und tuberonodöse Angiome). Sie
können oberflächlich ulzerieren und führen dann zu flächenhafter Narbenbildung.
Kapilläre Hämangiome der Ohrmuschel sind selten angeboren, meist treten sie
erst im Säuglingsalter oder gar erst im Kleinkindesalter in Erscheinung. Sie
wachsen anfänglich besonders schnell, um dann aber einen Wachstumsstillstand
zu erreichen und sich teilweise sogar spontan wieder zurückzubilden. Seltener finden
sich auch im Gehörgang primär auftretende kapilläre und kavernöse Hämangiome.

Als Rarität kann das *Hämangiopericytom* des äußeren Ohres betrachtet werden (MURRAY
u. STOUT, 1942). Ebenso selten findet sich das *Hämangioma arteriale racemosum* (Aneurysma
cirsoides) als Derivat arterio-venöser Anastomosen, die ja normalerweise in der Ohrmuschel
häufig vorkommen. Es ist meist angeboren im Sinne einer Mißbildung (HORTON u. HEMP-
STEAD, 1938 u. a.), seltener traumatisch entstanden. Die Geschwulst ähnelt makroskopisch
einem kavernösen Hämangiom. Sie geht meist von der A. auricularis post. aus, seltener von
der A. temporalis superficialis. Im Zusammenhang mit den Gefäßgeschwülsten sei das *telangi-
ektatische Granulom* der Ohrmuschel erwähnt (MARX, 1947), welches aber oft keine echte Geschwulst sondern eine reaktive Granulationsbildung darstellt. Unter verhornendem Plattenepithel findet sich ein Granulationsgewebe mit zahlreichen stark erweiterten Kapilaren und
unterschiedlichem Infiltrationsgrad mit Leukocyten, Histiocyten und Lymphocyten. Das
etwa erbsgroße, dunkelrote oder bräunlichrote Geschwülstchen ist dem sog. blutenden Septum-
polypen verwandt. Manchmal ist es breitbasig aufsitzend, oft aber erscheint es pilzförmig gestielt („Granuloma pediculatum"). Es entwickelt sich meist nach einer kleinen Hautverletzung
und zeichnet sich durch Blutungsneigung bei Berührung aus, wobei es zu oberflächlicher
Verkrustung kommt. Vielfach wird es heute als echtes Angiom mit von Traumen begünstigter
Infektion („Granuloma pyogenicum") aufgefaßt und den kapillären Hämangiomen zugerechnet.

*Glomustumoren* der Ohrmuschel (nichtchromaffine Paragangliome) sind eine
Seltenheit. Sie kommen viel öfter im Mittelohr vor. In Begleitung des Ramus
auricularis ni. vagi können sich diese Geschwülste des tympanojugularen Para-
gangliensystems aber doch in Ausnahmefällen am äußeren Ohr manifestieren. So
sah ERTL (1943) einen erbsgroßen Glomustumor in der Übergangsfalte zwischen
Ohrmuschel und Planum mastoideum, OPITZ (1954) einen haselnußgroßen Glomustumor an der Anthelix.

*Lymphangiome* sind an der Ohrmuschel bekannt in Form einer weichen, schwammigen Verdickung der gesamten Muschel oder mehr umschrieben als tuberöses Lymphangiom. Lymphangiome sind praktisch immer angeboren. Später auftretende ähnliche Veränderungen mit Elephantiasis der Ohrmuschel durch Bindegewebswucherung mit Lymphstauung nach Defektheilung tiefgreifender Entzündungen sind den Lymphangiektasien zuzurechnen. Ein Hämangiolymphangiom der Parotis mit Ausdehnung ins äußere Ohr ist in Abb. 36 dargestellt.

### 1.6.1.7. Neurinome, Chondrome und Osteome

Neurinome des äußeren Ohres sind offensichtlich extrem selten. Es liegen nur Berichte über Einzelfälle vor (LANNOIS, 1901; BONANDINI, 1949). Wir sahen kürzlich ein *Neurofibrom* des äußeren Ohres im Rahmen einer Neurofibromatose bei einem 5jährigen Mädchen. Der Tumor hatte das Cavum conchae nach außen vorgewölbt und somit verstreichen lassen (Abb. 37, 38). HAUG (1894) berichtete über ein *traumatisches Neurom* an der Ohrmuschel.

Etwas häufiger sind *Chondrome* (Abb. 39). Sie wurden sowohl an der Ohrmuschel (FABRE u. LAPIERRE, 1957 u. a.) als auch im Bereich des knorpligen Gehörgangs (KONIETZKO, 1903 u. a.) beschrieben.

*Osteome* finden sich in der Ohrregion in zwei Formen: Größere Osteome und Osteofibrome der pneumatisierten Räume („Höhlenosteome" bzw. Mastoidosteome) und kleine kompakte Osteome der Kortikalis des knöchernen Gehörgangs (Gehörgangsexostosen, Kortikalisosteome). Hier interessiert zunächst im Zusam-

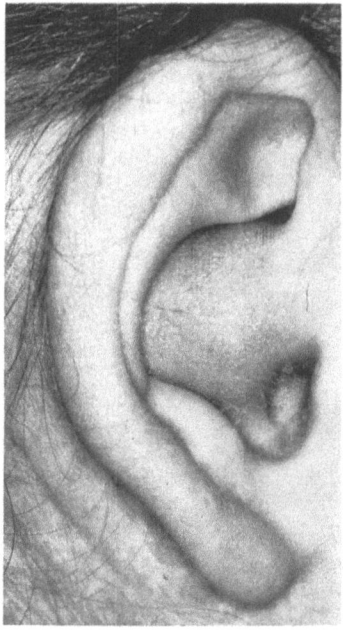

Abb. 37. Neurofibrom der Ohrmuschel (lokalisiert im Cavum conchae)

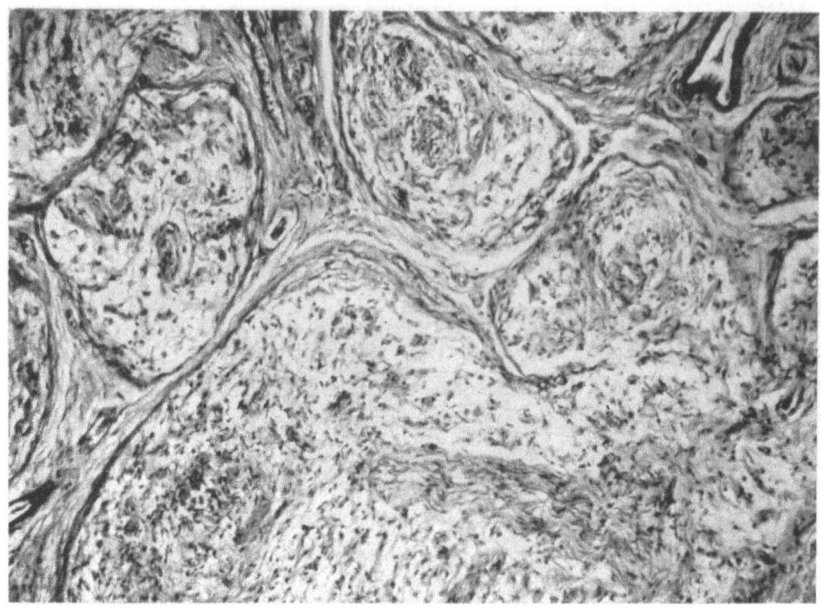

Abb. 38. Neurofibrom der Ohrmuschel: Histologischer Ausschnitt. VAN GIESON. Vergr. 80fach

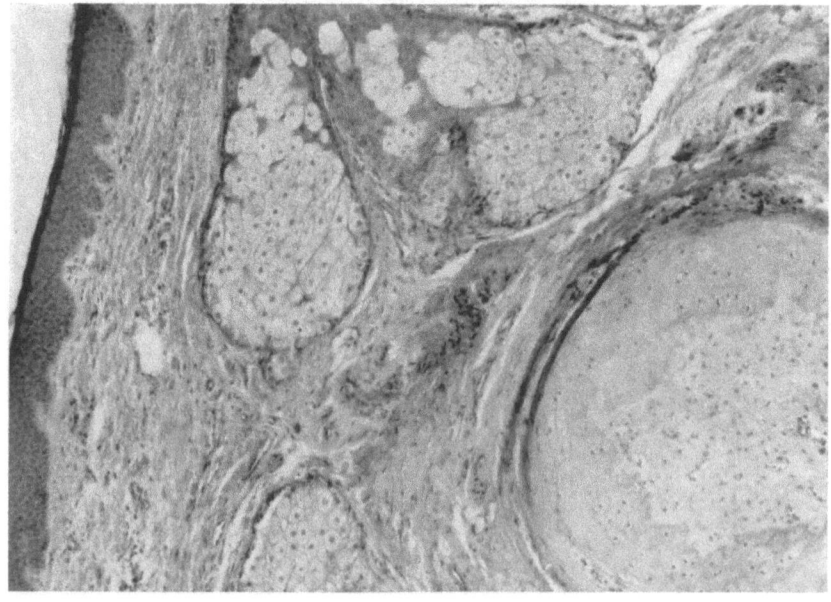

Abb. 39. Chondrom der Ohrmuschel: Histologischer Ausschnitt. H.-E. Vergr. 80fach

menhang mit der Abhandlung des äußeren Ohres die zweite Form. Die *Gehörgangsexostosen* sitzen gestielt oder mehr breitbasig der Kortikalis des Knochens der Gehörgangswand auf. Die glatten, gelblich-weißen Gebilde entstehen schon in der Jugend und wachsen sehr langsam. Sie treten nicht selten familiär gehäuft auf (KESSEL, 1924), und das Schwimmen und Tauchen in kaltem Wasser soll bei ihrer Entstehung mitwirken (VAN GILSE, 1938), indem der Kältereiz zur periostalen Knochenbildung anregt.

Nach RUTTIN (1933) kann zwischen mehr lateral (nach außen) gelegenen solitären Exostosen und mehr medial (vor dem Trommelfell) gelegenen multiplen, meist beidseitigen Exostosen unterschieden werden. Die großen medialen Exostosen lassen oft nur einen schmalen Spalt zum Trommelfell hin offen. Durch Ansammlung von abschilferndem Epithel hinter der Engstelle tritt oft eine Verlegung des Restlumens ein.

Neben den umschriebenen Gehörgangsexostosen gibt es diffuse *Gehörgangshyperostosen*, die nicht zu den Geschwülsten rechnen. Es sind einfache knöcherne Verdickungen der Gehörgangswand in der Längsrichtung mit Verengung des Gehörgangslumens, welche durch hyperplastische Knochenwucherungen entstehen. Oft ist aber eine Abgrenzung von Exostosen und Hyperostosen nur schwer zu treffen.

## 1.6.2. Bösartige Tumoren

Basaliome und Karzinome sind die häufigsten Tumoren der Ohrmuschel. Daneben kommen noch einige seltenere Malignomformen vor. In einer Statistik von CONWAY u. HOWELL (1954) waren unter 100 malignen Tumoren des äußeren Ohres 51 Basaliome, 42 Karzinome der Stachelzellschicht, 6 Melanome und 1 Angiosarkom vertreten. Solche Statistiken sind für eine erste Orientierung hinsichtlich der praktisch bedeutsamen Tumoren recht nützlich, sie berücksichtigen aber nicht die in weniger als 1% auftretenden Tumoren. Außerdem gibt es noch ausgesprochene Raritäten und interessante Einzelfälle, deren Kenntnis gelegentlich von Nutzen sein kann. So wurde etwa die tumorförmige Erstmanifestation einer chronisch-lymphatischen Leukämie an der Ohrmuschel von AUST u. Mitarb. (1973) beschrieben.

### 1.6.2.1. Basaliome

Das *Basaliom* zeigt sich wie an anderen Hautstellen oft auch an der Haut der Ohrmuschel, viel weniger häufig aber an der Gehörgangshaut. Bevorzugt wird das höhere Lebensalter befallen. Ein Ohrbasaliom entwickelt sich zunächst als flaches Knötchen, etwas später imponiert es als flache kleine Ulzeration mit perlartig verdickten Randpartien. Oberflächliche Krusten sind eingedickte Sekretmassen bzw. Detritus (Abb. 40).

Sitz der Basaliome ist oft der Helixrand, natürlich aber auch andere Stellen der Ohrmuschel. Bei Entwicklung im Cavum conchae ist eine kriechende Ausbreitung zum Gehörgang nicht selten. Das langsame Wachstum, die Neigung zu flacher Vernarbung in der Mitte bei am Rande ulzerativ fortschreitendem Wachstum (Ulcus rodens) sind weitere charakteristische Merkmale des Ohrmuschelbasalioms. Man sieht gelegentlich auch stärker vernarbende, oberflächlich schuppende Wachstumsformen (Epithelioma planum cicatrisans), selten eine tiefgreifende Destruktion (Ulcus terebrans). Solche destruierend und relativ rasch wachsenden Basaliome haben eine deutlich schlechtere Prognose.

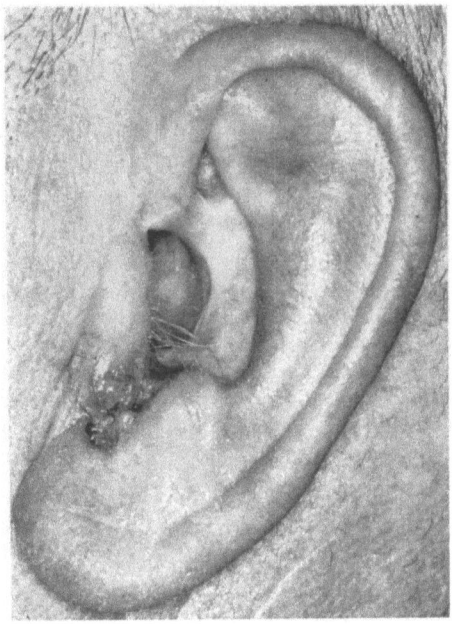

Abb. 40. Basaliom der Ohrmuschel (lokalisiert in der Incisura intertragica)

### 1.6.2.2. Karzinome

*Ohrmuschelkarzinome* entstehen nicht selten auf dem Boden einer senilen Hyperkeratose oder eines Ekzems. Außerdem wurden ätiologisch andere Reizmomente (Sonnenlicht, Brillentragen, Verbrennungsnarben, Lupusnarben) für Einzelfälle als kokarzinogenetische Faktoren angeschuldigt. Das Ohrmuschelkarzinom ist ein ausgesprochenes Alterskarzinom. Es bevorzugt Männer im höheren Lebensalter, während Frauen auffällig wenig an Ohrkarzinomen erkranken (unter 50 Fällen nur 8 Frauen, MARX, 1926c). Die an der Ohrmuschel entstehenden Karzinome können bei längerem Bestehen auf die Haut übergreifen, natürlich ist auch umgekehrt ein Übergreifen von Hautkarzinomen auf die Ohrmuschel möglich. Nicht selten wachsen Karzinome in die Parotis ein oder dehnen sich zum Gehörgang hin aus. Ohrmuschelkarzinome neigen meist zu oberflächlich-geschwürigem Zerfall (Abb. 41), etwas seltener zu exophytischem Wachstum mit geringer Ulzerationsneigung, noch weniger häufig ist nun in die Tiefe gerichtetes infiltrierendes Wachstum.

Histologisch handelt es sich in der weit überwiegenden Mehrzahl der Fälle um Plattenepithelkarzinome (Abb. 42). Sehr oft sind es Plattenepithelkarzinome mit breit ausgebildeter Stachelzellschicht (Carcinoma spinocellulare, Spinaliom), stärkerem Verhornungsgrad und relativ langsamem Wachstum („Kankroid"). Ihre Metastasierung erfolgt erst im Spätstadium in die regionären Lymphknoten (meist infraaurikulär oder in die obere Jugularisgruppe, gelegentlich in parotideale Lymphknoten).

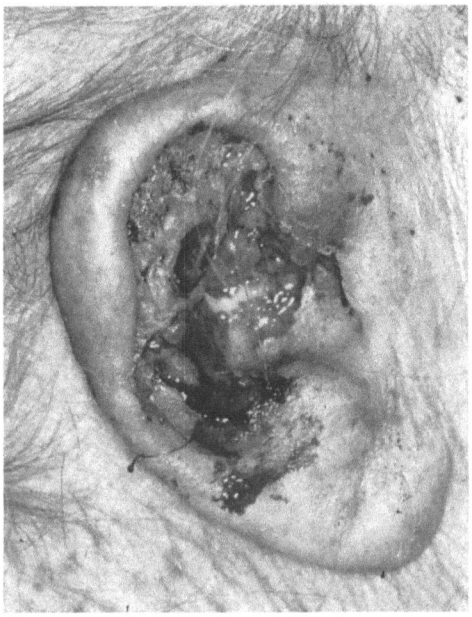

Abb. 41. Karzinom der Ohrmuschel mit Zerstörung von Anthelix und Crus helicis bei oberflächlich geschwürigem Zerfall

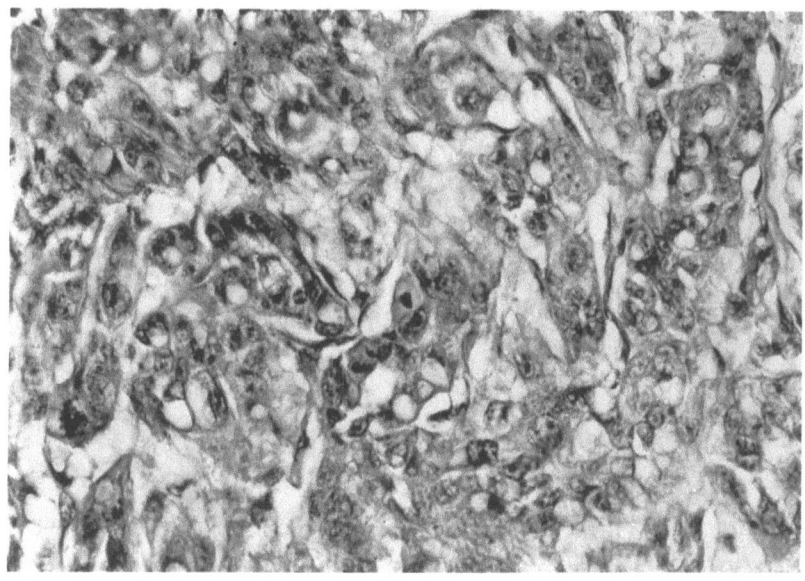

Abb. 42. Unreifes Plattenepithelkarzinom der Ohrmuschel mit zahlreichen Mitosen und Kern-
atypien. H.-E. Vergr. 310fach

Die primären *Karzinome des äußeren Gehörgangs* sind sehr viel seltener als die Ohrmuschelkarzinome. Nach der Statistik von LEROUX-ROBERT u. ENNUYER (1957) kommen neben 90% Ohrmuschelkarzinomen und 7% Mittelohrkarzinomen nur etwa 3% Gehörgangskarzinome vor. Sie werden oft nur bei fortgeschrittenem Wachstum beobachtet und haben eine erheblich schlechtere Prognose als das Ohrmuschelkarzinom. Das mittlere Lebensalter liegt bei Gehörgangskarzinomen deutlich niedriger als beim Ohrmuschelkarzinom. Auch Metastasen treten beim Gehörgangskarzinom viel häufiger als beim Ohrmuschelkarzinom auf (etwa in der Hälfte der Fälle). Gehörgangskarzinome sind in dieser Hinsicht viel eher mit dem Mittelohrkarzinom vergleichbar. Sofern das Mittelohr beteiligt ist, erscheint die Beurteilung des primären Ausgangs — Gehörgang oder Mittelohr — schwierig, wenn nicht unmöglich. Auch das Gehörgangskarzinom ist meist ein verhornendes Plattenepithelkarzinom.

*Karzinome vom unreifen Typ* kommen am Ohr selten vor, noch seltener sind *papillär gebaute Karzinome* bzw. *Adenokarzinome* (LUKENS, 1936). Ebenfalls sehr selten findet sich der *Morbus Bowen* an der Ohrmuschel (LOISEAU u. MARCHAND, 1959) oder im Gehörgang (BENNET u. DAVIS, 1953). Die atypischen Epithelveränderungen gehen in ein Spinaliom über.

### 1.6.2.3. Zylindrome

Primär entstandene *Zylindrome* (adenoid-cystische Karzinome) wurden nur im Bereich des Gehörgangs (Abb. 43), nicht jedoch der Ohrmuschel beschrieben, können sich jedoch durch infiltratives Wachstum auf die Nachbarschaft des Gehörgangs ausbreiten (FENDEL, 1961a) Sie sind insgesamt sehr selten. Da der

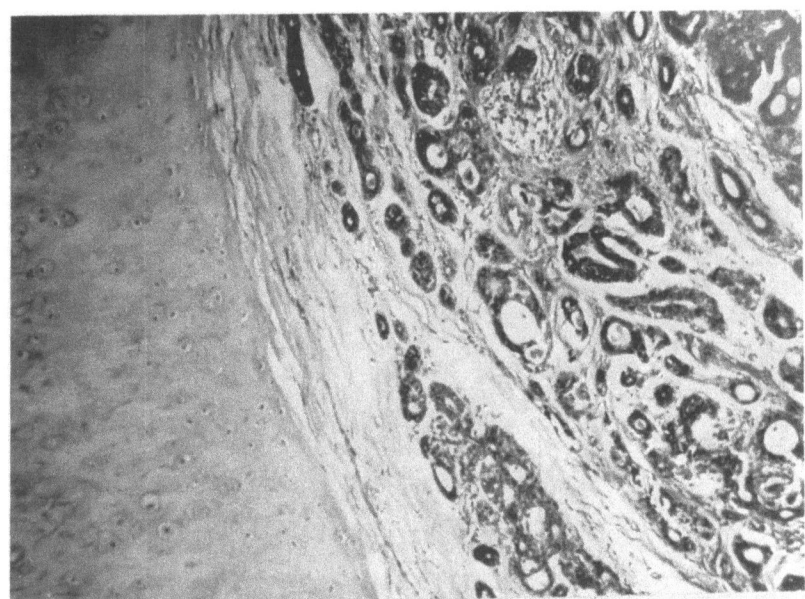

Abb. 43. Zylindrom des äußeren Gehörgangs: Vordringen der Zellverbände bis zum Perichondrium. H.-E. Vergr. 125fach

Gehörgang kein ortsständiges Speicheldrüsengewebe enthält, erkärt man ihre Entstehung ausgehend von embryonal versprengten Keimen. Man muß jedoch immer die Möglichkeit eines sekundären Eindringens von Parotiszylindromen in den Gehörgang im Auge behalten. Andererseits gibt es Tumoren mit zylindromatöser Wuchsform, z. B. zylindromatös umgewandelte Basaliome des äußeren Gehörgangs (NEUMANN, 1937 u. a.), welche irrtümlich für Zylindrome gehalten werden können. Ebenso sind Verwechslungen eines Zylindroms mit dem Ceruminom möglich, zumal bei diesem auch zylindromatöse Wuchsformen und Übergänge zu infiltrierend-destruktiver maligner Ausbreitung beschrieben worden sind (KLEINSASSER u. SCHARFETTER, 1957; CALVET u. Mitarb., 1962). In Anbetracht der epithelial-myoepithelialen Differenzierung der Zylindrome mit ihrer überwiegend myoepithelialen Histogenese und der sehr ähnlichen epithelial-myoepithelialen Grundstruktur der apokrinen Glandulae ceruminosae muß in Grenzfällen die Unterscheidung zwischen Zylindrom und Ceruminom überhaupt problematisch bleiben. Manche Autoren fordern daher für die primäre Zylindromentstehung im äußeren Gehörgang nicht mehr die Existenz heterotopen Speicheldrüsengewebes, sondern leiten die Zylindrome von den Glandulae ceruminosae ab. Der Kliniker muß die Zylindrome radikal chirurgisch behandeln, da sie zur mikroskopischen Ausbreitung in feinen Gewebsspalten (Lymphspalten, kleine Venen, Knochenkanälchen, peri- und intraneurales Wachstum) neigen, so daß ihre mikroskopische Ausdehnung in der Regel viel weitergehend als ihre scheinbare makroskopische Ausbreitung ist. Diese Tumoren sind überwiegend auch wenig strahlensensibel (Ausnahmen wurden allerdings berichtet), wohl weil ihr Zellbild mit weitgehender

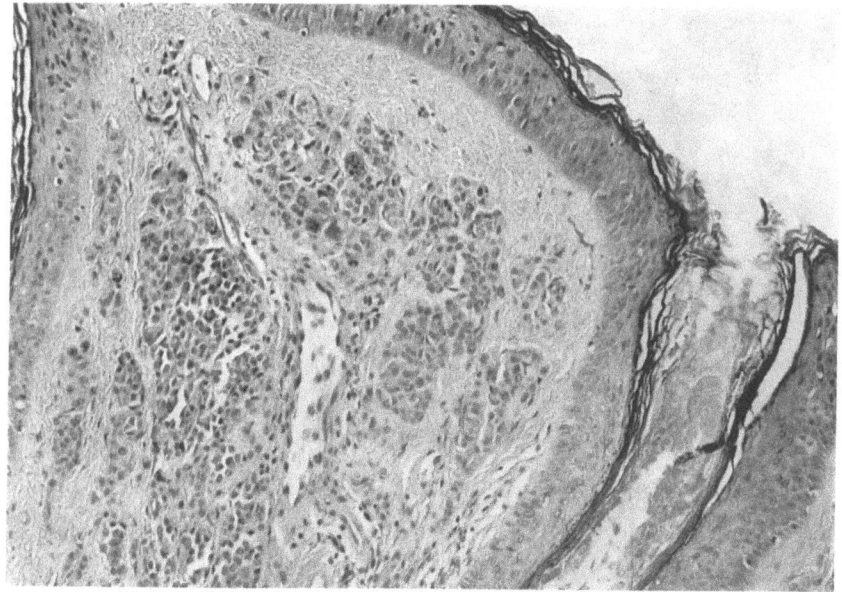

Abb. 44. Naevuszellnaevus der Ohrmuschel: Histologischer Ausschnitt mit den typischen Naevuszellnestern. H.-E. Vergr. 125fach

Isomorphie der Zellen und Zellkerne und spärlichen Mitosen in den siebartig durchlöcherten Epithelsträngen einen hohen Ausreifungsgrad aufweist.

### 1.6.2.4. Malignes Melanom

Das *maligne Melanom* gehört nicht zu den häufigen Ohrtumoren, ist aber auch keine Rarität (s. oben). Es kann sich um primäre Tumoren der Ohrmuschel (SYLVEN u. HAMBERGER, 1950; EVERS, 1954; SCHWETZ, 1954 u. a.) bzw. des äußeren Gehörgangs (CONWAY u. HOWELL, 1957 u. a.) oder um das Übergreifen eines malignen Melanoms der angrenzenden Gesichtshaut auf das äußere Ohr handeln. Wie an der übrigen Haut kann sich das Melanom aus einer Melanosis circumscripta praeblastomatosa (Lentigo maligna der anglo-amerikanischen Literatur) im Bereich eines Naevuszellnaevus oder auch spontan aus unveränderter Haut entwickeln. Es zeichnet sich durch schnellen Befall der regionären Lymphbahnen und Lymphknoten aus. Naevuszellnaevi sind wie an der sonstigen Haut im Bereich der Ohrmuschel keinesfalls selten (Abb. 44). Ihre maligne Entartung im oben erwähnten Sinne kommt aber nur in ganz wenigen Fällen vor. Pigmentierte Naevi sieht man zuweilen an der Ohrmuschel als blauschwarze bis graphitfarbene erhabene Flecken. Bei den malignen Melanomen gibt es melanotische und amelanotische Formen, wobei maligne Melanome des Ohres relativ oft pigmentarm erscheinen (Abb. 45).

### 1.6.2.5. Sarkome

*Sarkome* des Ohres sind viel seltener als Karzinome. Ohne Bevorzugung des Geschlechts sieht man sie in allen Lebensaltern, häufig auch schon bei Kindern und Jugendlichen. Im Gegensatz zum Ohrmuschelkarzinom haben die Sarkome

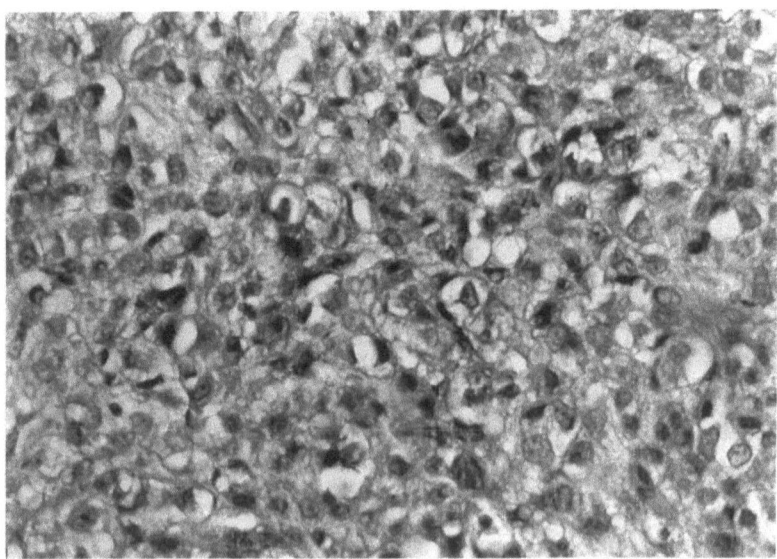

Abb. 45. Malignes Melanom der Ohrmuschel: Histologischer Ausschnitt. H.-E. Vergr. 400fach

des Ohres oft nur geringe Zerfallsneigung. Sie können apfelgroß werden ohne zu zerfallen (HAUG, 1894).

*Fibrosarkome* treten besonders am Lobulus auf in Form kleiner, schnell wachsender Knötchen (DENKER, 1912). Eine ausgereiftere, mehr gutartige Variante ist das Dermatofibroma protuberans (Dermatofibrosarkom), welches sehr langsam wächst und nur sehr selten metastasiert. Ein kasuistischer Beitrag von CALVET u. Mitarb. (1962) beschreibt eine Lokalisation an der Ohrmuschel. Daneben sind *Myxosarkome, Spindel-* und *Rundzellsarkome* sowie Angiosarkome an der Ohrmuschel beschrieben worden (HAUG, 1894; SENFF, 1896; HERZFELD, 1907; BRÜGGEMANN, 1921 u. viele andere, weitere Literatur bei MARX, 1926c sowie GRAF, 1965), isolierte Gehörgangssarkome jedoch nur in Einzelfällen. So hat SCHEIBE (1894) über ein gestieltes *Osteosarkom* ausgehend vom knöchernen Gehörgang berichtet. Über die Abgrenzung primärer Gehörgangssarkome von Mittelohrsarkomen gilt das bereits bei den Karzinomen Gesagte.

*Rhabdomyosarkome* sind am Ohr offenbar nicht so selten. Häufiger entstehen sie allerdings im Mittelohr (s. dort) und manifestieren sich als polypöse Massen im äußeren Gehörgang (DAVISON, 1966; GROSS u. Mitarb., 1969 u. a.), es gibt jedoch auch primäre Rhabdomyosarkome des äußeren Ohres. Wir selbst konnten ein kirschgroßes Rhabdomyosarkom an der Ohrmuschel beobachten. ANGERVALL u. Mitarb. (1972) berichteten über zwei Fälle von Rhabdomyosarkom am Ohrläppchen. Man sieht diese Tumoren meist bei Kindern in der ersten Lebensdekade. Bei schnellem Wachstum erfolgt früh eine Metastasierung auf dem Blutwege, so daß operative Maßnahmen in der Regel zu spät kommen. Wie der Name andeutet, leiten sich Rhabdomyosarkome von embryonaler quergestreifter Muskulatur ab. Die Querstreifung ist allerdings oft schwer zu erkennen, so daß Spezialfärbungen zu ihrem Nachweis erforderlich werden. Man unterscheidet eine embryonale, alveoläre und pleomorphe Wuchsform. Bei der pleomorphen Form können die Spindelzellen im histologischen Bild so weit überwiegen, daß eine Abgrenzung vom Spindelzellsarkom nur mit Spezialfärbungen möglich ist. Die sog. botryoide Form stellt eine polypöse, wenig gelappte Variante der embryonalen Form dar. Im Gehörgang (wie auch im Mittelohr) überwiegt die embryonale Form (STOUT u. LATTES, 1967) mit rundlichen oder mehr bandförmigen Rhabdomyoblasten, welche bereits in der HE-Färbung Querstreifung erkennen lassen. Durch die Massonsche Trichromfärbung oder Heidenhainsches Eisenhämatoxylin kann die Streifung besonders gut dargestellt werden.

Hier soll ein Hinweis auf das *fötale Rhabdomyom* folgen, das kürzlich als eigene Tumorgruppe abgegrenzt worden ist (ENZINGER, zit. nach ANGERVALL u. Mitarb., 1972). Die Mehrzahl der Fälle von ENZINGER war am äußeren Ohr lokalisiert. Diese Tumoren haben klinisch gutartigen Verlauf, eine differentialdiagnostische Abgrenzung vom Rhabdomyosarkom erscheint daher besonders wichtig. Histologisch weisen die hochdifferenzierten Geschwülste quergestreifte Muskelfasern und nur extrem selten Mitosen auf.

# 2. Mittelohr

## 2.1. Vorbemerkungen unter funktionellem Gesichtspunkt

Das Mittelohr dient der Schallübertragung vom äußeren Milieu zum Innenohr. Damit ist ein Übergang vom Luftschall des äußeren Gehörgangs auf Körperschall sowie die Fortpflanzung in einer Flüssigkeit (Perilymphe und Endolymphe) verbunden. Würde der Übergang des Schalls von Luft in Wasser unmittelbar erfolgen, so käme es zu großen Reflexionsverlusten, da der Schallwellenwiderstand wäßriger Medien um mehrere Zehnerpotenzen höher ist als der der Luft. Es muß also eine Anpassung der akustischen Widerstände erfolgen. Diese Impedanzanpassung ist eine wichtige Aufgabe des Trommelfells und des Gehörknöchelchenapparates, da in einem mittleren Frequenzbereich ihr Schallwellenwiderstand gleich dem der Luft ist. Bei Übertragung der Schwingungen der Hörknöchelchen auf die Perilymphe tritt eine annähernd verlustfreie Schallaufnahme ein. Zum zweiten kommt es durch den Trommelfell-Gehörknöchelchenapparat zu einer Verstärkung des Schalldrucks (Schalldrucktransformation), da der Schalldruck von einer großen Fläche (Trommelfell) auf eine kleine Fläche (Stapesfußplatte) im Verhältnis 17:1 übertragen wird. Zusammen mit der Hebelwirkung der Schallleitungskette (Hammer, Amboß, Steigbügel) ergibt sich eine 22fache Druckverstärkung an der Stapesfußplatte. Die weitere Übertragung der Druckschwankungen erfolgt von der Stapesfußplatte auf die praktisch inkompressible Perilymphe, welche erzwungene Mitschwingungen ausführt. Unterbrechungen der Hörknöchelchenkette durch pathologische Prozesse (Traumen, entzündungsbedingte Arrosionen) führen daher zu entsprechenden Schalleitungsverlusten (Schalleitungsschwerhörigkeit). Ebenso wirkt sich eine Behinderung der Schwingungsfähigkeit der Schalleitungskette aus (Sekret oder Schleimhautschwellungen bei Entzündungen, strangförmige oder flächenförmige Narben bei Adhäsivprozessen, Kalkeinlagerungen in der Paukenschleimhaut in Berührung mit den Hörknöchelchen bei der Paukensklerose, Luftresorption in der Pauke mit „eingezogenem" Trommelfell beim Tubenkatarrh).

Die Paukenhöhle ist nur ein verhältnismäßig schmaler, zwischen Trommelfell und medialer Paukenwand etwa 2 bis 4 mm breiter Raum, so daß Schleimhautschwellungen und Sekretansammlungen ohne weiteres Hemmnisse für die Schalleitung bilden können. Die Existenz von Schleimhautfalten im Kuppelraum der Pauke (Epitympanon, Atticus) begünstigt diese pathophysiologischen Auswirkung. Im Kuppelraum engen zudem Amboßkörper und Hammerkopf das Lumen schon normalerweise stark ein.

Kleine Perforationen im Trommelfell sind für das Hörvermögen bedeutungslos. Sofern sich jedoch eine Perforation vor dem runden Fenster findet, können Schalleitungsschwerhörigkeiten resultieren, da physiologischerweise das Trommelfell als „Schallschutz" für das runde Fenster dient. Der Schall trifft unter normalen Umständen nicht gleichzeitig auf das ovale und das runde Fenster auf. Diese müssen in verschiedener Phase schwingen können (z. B. Stapes einwärts, Membran des runden Fensters auswärts).

Das Trommelfell dient nicht zuletzt auch dem Abschluß der Mittelohrräume nach außen (Verhinderung des Eindringens von Wasser, pathogenen Keimen usw.). Es hält ein Luftpolster in der Paukenhöhle fest, welches aus hörphysiologischen Gründen erwünscht ist und welches bis zu einem gewissen Grade auch dem Einblasen von Erregern aus dem Nasenrachenraum über die Tube (beim Schneuzen usw.) Widerstand leistet.

Außer der Paukenhöhle mit ihrem Inhalt zählt man die Ohrtrompete (Tuba Eustachii) und den Komplex der pneumatischen Räume (Zellsystem im Warzenfortsatz, ggf. in der Schläfenbeinschuppe und im Felsenbein) zum Mittelohr. Die dem Druckausgleich zwischen äußerem Milieu und Mittelohr dienende Tube kann bei Schleimhautschwellung (Tubenkatarrh) oder tumorösem Verschluß ihres Lumens ihrer Aufgabe nicht mehr gerecht werden. Es kommt zur Luftresorption in der Pauke und zur Einziehung des Trommelfells durch Überwiegen des äußeren Luftdrucks mit Behinderung der Schwingungsfähigkeit des Schalleitungsapparates. Mangelnder Druckausgleich prädisponiert unter extremen Druckbedingungen (Druckschwankungen beim Fliegen oder Tauchen) sogar zu Trommelfellrupturen (s. Barotrauma).

Über die physiologische Bedeutung der Pneumatisation ist wenig Gesichertes bekannt. Eine gute Pneumatisation erleichtert den tubotympanalen Luftdruckausgleich, da sich ein größeres Luftvolumen leichter als ein kleines komprimieren läßt (TIEDEMANN, 1965). Sie dient wohl auch einer besseren Wärmeisolation (Erschwerung der Überleitung von Temperaturschwankungen auf das Labyrinth und damit geringere kalorische Erregung des peripheren Vestibularorgans). Umstritten ist dagegen die Schallschutzwirkung des Luftraumsystems durch größere Absorption von Knochenschall.

Die Besonderheit des Zellsystems mit Engstellen für den Sekretabfluß der Schleimhäute bei Entzündungen erklärt die Möglichkeit von Komplikationen bei Verselbständigung der Entzündung in einem Teilgebiet der pneumatischen Räume (Mastoiditis, Petrositis usw.). Weitere Komplikationsmöglichkeiten bei Entzündungen oder Traumen werden durch die enge räumliche Nachbarschaft der Mittelohrräume zur Groß- und Kleinhirndura, zu großen Blutgefäßen (Sinus sigmoideus, Bulbus venae jugularis, A. carotis interna) und zu Nerven (insbesondere N. facialis) verständlich.

## 2.2. Mißbildungen

Aus entwicklungsgeschichtlichen Gründen sind Mißbildungen des äußeren und des mittleren Ohres häufig kombiniert. Beide Ohrabschnitte haben ja eine zeitlich und räumlich gemeinsame Entwicklung aus der 1. Kiemenfurche bzw. dem 1. und 2. Kiemenbogen (s. Äußeres Ohr) und der 1. Schlundtasche. Mit Verfeinerung der röntgenologischen Technik und mit Erweiterung der operativen Indikationsstellung hat man aber zunehmend auch isolierte kleine und kleinste Mißbildungen („Piccolodysplasien") des Mittelohres kennengelernt, welche sich bei normalem äußerem Ohr hinter dem intakten Trommelfell verbergen. Andererseits gibt es auch Mißbildungen des äußeren und des mittleren Ohres, welche mit knöchernen Mißbildungen des Schädels bzw. allgemein des Skeletts kombiniert sind (z. B. bei Dysostosis mandibulo-facialis Francescetti oder Dysostosis cranio-facialis Crouzon).

In seltenen Fällen existieren Kombinationen mit Innenohrmißbildungen. Dies ist vor allem unter Thalidomideinwirkung beobachtet worden, kam jedoch auch schon vor der Thalidomidära vor. Das Innenohr entwickelt sich embryologisch unabhängig von den Kiemenbogenderivaten, und es galt lange Zeit als Dogma, daß Innenohrmißbildungen einerseits und Mißbildungen von Außen- und Mittelohr andererseits getrennt auftreten. Nun kann aber eine Noxe durchaus gleichzeitig auf Strukturen verschiedenen embryologischen Ursprungs einwirken. Entscheidend sind neben einer gewissen Organspezifität Zeitpunkt und vor allem Einwirkungsdauer dieser Noxe (MÜNDNICH, 1965). So liegt beispielsweise die teratogenetische Determinationsperiode für die Dysostosis mandibulo-facialis in der 6.–7. Embryonalwoche. Als Faktoren zur Verursachung einer Mittelohrmißbildung kommen die gleichen wie die beim äußeren Ohr beschriebenen in Frage.

Hammer und Amboß entwickeln sich als Abkömmlinge des 1. Kiemenbogens aus dem Meckelschen Knorpel vom Beginn der 6. Embryonalwoche ab, der Steigbügel schon 1 Woche früher überwiegend aus dem Mesenchym des 2. Kiemenbogens (Reichertscher Knorpel), teilweise (Ringband und Fußplatte) auch aus dem Blastem der Labyrinthkapsel. Die Ohrtrompete und die Paukenhöhle stellen als tubotympanaler Recessus eine dorsale Ausstülpung der 1. Schlundtasche dar. Vom 4. Embryonalmonat ab schiebt sich der Spaltraum dieses Recessus bis zur Innenfläche des Trommelfells vor, wobei das gallertige Gewebe des Paukenraums zunehmend resorbiert wird.

Es entsteht so die endgültige belüftete Paukenhöhle, in welcher die Hörknöchelchen in gefäßzuführende Schleimhautfalten eingebettet liegen. Die Belüftung (Pneumatisation) des Warzenfortsatzes beginnt — ausgehend vom Antrum mastoideum — manchmal schon in der Embryonalzeit (ab 35. Woche). Die weitere Pneumatisation der übrigen Anteile des Schläfenbeins (Schläfenbeinschuppe, Pyramide) zieht sich jedoch bis zum 5.–6. Lebensjahr hin, falls sie nicht ausbleibt.

Grobschematisch erfolgt in einer ersten Pneumatisationsperiode (Ende der Fötalzeit und 1. Lebensjahr) die Ausbildung der Pauke und ihrer Recessus sowie des Antrum mastoideum mit einigen periantralen Zellen. Der Warzenfortsatz ist zu diesem Zeitpunkt erst noch im Werden und weitgehend spongiös. In einer zweiten Periode (2.–4. Lebensjahr) schreitet dann die Pneumatisation normalerweise sehr lebhaft fort, und sie hat etwa im 5.–6. Lebensjahr ihren endgültigen Stand erreicht. Jedoch auch noch im späteren Leben (dritte Periode) kann im Rahmen normaler Vorgänge eine (geringe) Änderung des Zellbildes durch „interstitielle Pneumatisation" im bereits fertig ausgebildeten Zellsystem eintreten.

Hochgradige Mittelohrmißbildungen finden sich meist im Rahmen von sog. „großen" Ohrmißbildungen, d. h. zusammen mit schweren Fehlbildungen des äußeren Ohres und des Schädels. So sind Fälle von Dysostosis mandibulo-facialis häufig mit schweren Mißbildungen des äußeren und mittleren Ohres kombiniert (TERRAHE, 1968), wobei das Innenohr frei bleibt. Bei der Dysostosis cranio-facialis sah TERRAHE (1971) dagegen mehr Piccolomißbildungen (Fehlen des Steigbügels und des ovalen Fensters, tympanale Knochenspangen, Fehlkonfiguration der Hörknöchelchen) neben einer passiven Umgestaltung der Felsenbeinpyramide (Außenrotation mitsamt dem intakten Labyrinth, atypischer Facialisverlauf) als Teilerscheinung der Umgestaltung der Schädelbasis durch den dys-

plastischen Prozeß. Innenohrschwerhörigkeiten sind bei der Dysostosis cranio-
facialis Crouzon ebenfalls bekannt (s. Kapitel „Degenerative Erkrankungen des
Innenohres"). PARTSCH u. SCHMIDT-WITTKAMP (1965) beschrieben beim Bonnevie-
Ullrich-Syndrom neben einem Pterygium ebenfalls eine kleine Mißbildung
(Agenesie des Proc. lenticularis mit Verklumpung des Stapes) bei normalem
äußerem und innerem Ohr. Beim Bonnevie-Ullrich-Syndrom können fakultativ
auch Mißbildungen des äußeren Ohres (Ohrtiefstand, Ohrmuscheldysplasien, Gehörgangsatresien) und Facialislähmungen vorliegen.

Hochgradige Mittelohrmißbildungen gehen in der Regel mit einer knöchernen
Atresie des äußeren Gehörgangs einher, oder es existieren feine Bindegewebs-
stränge bzw. Fistelgänge an Stelle des Gehörgangs. Die Paukenhöhle erscheint
zumindest verkleinert, oft spaltförmig verengt, in schweren Fällen überhaupt
nicht angelegt (MARX, 1926a, b; OMBRÉDANNE, 1951 u. a.). Ossicula sind nicht
auszumachen oder nur als Reste vorhanden. In diesen Fällen ist das Schläfenbein
nicht pneumatisiert, die Tube nicht durchgängig bzw. ebenfalls nicht angelegt.

Bei geringeren Graden (sog. „einfache" Ohrmißbildungen) kann bei normaler
oder mäßig deformierter Ohrmuschel und mehr oder weniger verengtem bis
atretischem Gehörgang an Stelle des Trommelfells eine knöcherne Atresieplatte
vorkommen (Abb. 46), mit welcher ein mißgebildeter Hammer oder ein ver-
klumptes Hammer-Amboßrudiment verwachsen sind. In selteneren Fällen ist
auch hinter einer fistelförmigen Gehörgangseinengung (nur extrem selten aber
hinter einer Gehörgangsatresie) ein Trommelfell vorhanden. Die Paukenhöhle erscheint bei diesem Mißbildungsgrad angelegt, häufig auch ein Antrum und weitere
pneumatische Zellen, die Gehörknöchelchen sind aber mißgebildet, rudimentär
entwickelt oder teilweise fehlend.

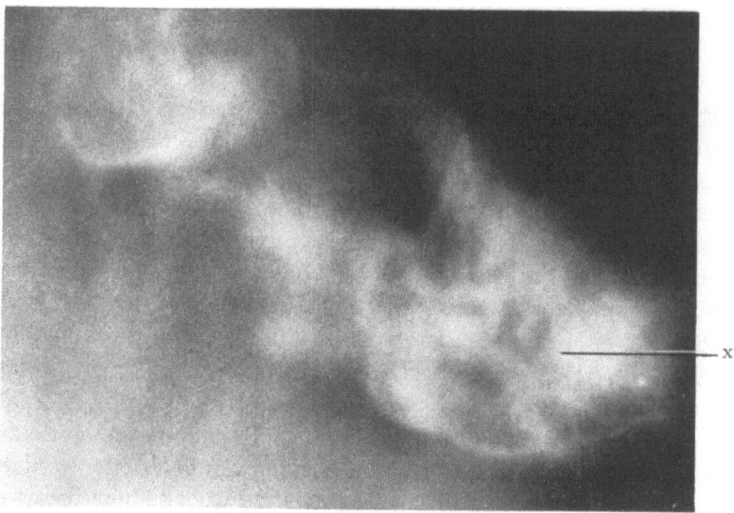

Abb. 46. Mittelohrmißbildung: Röntgenologische Darstellung (Tomographie in anterior-
posteriorem Strahlengang) mit knöcherner Obliteration des äußeren Gehörgangs. x Knöcherne
Obliteration des äußeren Gehörgangs

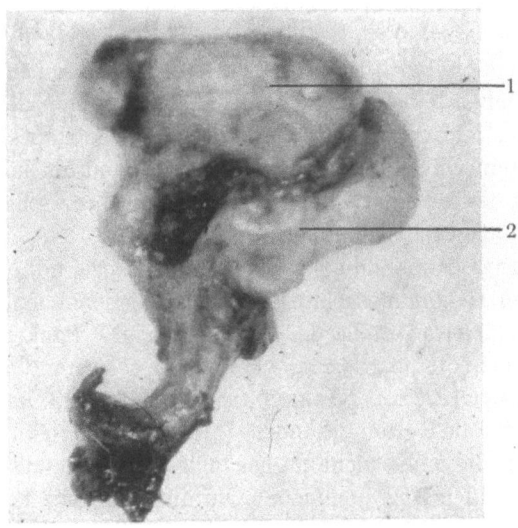

Abb. 47. Ossiculamißbildung: Verklumpung des Hammerkopfes (2) mit dem rudimentär ausgebildeten Amboßkörper (1)

„Kleine" Mißbildungen bleiben auf die Ossicula beschränkt (Literatur und
Übersicht bei MÜNDNICH, 1965 sowie ALTMANN, 1965). Entsprechend ihrer ge-
meinsamen embryologischen Abstammung sind Hammer und Amboß oft zusammen mißgebildet (Abb. 47), z. B. Verplumpung von Hammer und Amboß
manchmal mit Verbreiterung des Manubrium mallei, Fehlen des Crus longum
incudis und damit fehlende Verbindung zum Stapes, knöcherne Fixation des
Hammers zur lateralen Wand des Epitympanons oder knöcherne Fixation eines
Hammer-Amboßagglomerats an der gleichen Stelle, wobei der Stapes meist intakt,
in anderen Fällen auch beteiligt ist. Es kommen auch isolierte Steigbügelmiß-
bildungen vor (Fehlen von Teilen des Steigbügels besonders der Schenkel, Verschmelzung zu einem einzigen Schenkel, Verknöcherung der Stapediussehne oder
Knochenbrücken zur Labyrinthwand, knöcherne Fixation der Stapesfußplatte,
vollständiges Fehlen des Steigbügels sowie Verknöcherung des ovalen Fensters
bzw. Fehlen einer ovalen Nische überhaupt). Die Mißbildungen der Steigbügel-
fußplatte bzw. des ovalen Fensters entsprechen schon einer Innenohrmißbildung,
und sie sind auf eine Entwicklungsstörung der Labyrinthkapsel zu beziehen.
Andere Paukenstrukturen können gleichfalls fehlgebildet sein (Literatur bei
MARX, 1926a, b). Der M. stapedius kann mitsamt der Eminentia pyramidalis fehlen
(HOUGH, 1958), die A. stapedia persistieren (ALTMANN, 1957, 1965). Dieses Gefäß
bildet sich normalerweise zurück. Es entspringt aus der A. carotis interna, dringt
am Boden der Paukenhöhle ein und verläuft am Promontorium sowie zwischen
den Stapesschenkeln aufwärts zum Facialiskanal. Andererseits werden ungenügende Ausbildung der A. stapedia oder vorzeitige Rückbildung dieses Gefäßes
(bevor eine Umstellung der Gefäßversorgung auf Äste der A. carotis externa erfolgt ist) für das Auftreten von Mittelohrmißbildungen und Dysplasien des Unterkiefers verantwortlich gemacht (WAARDENBURG u. NAVIS, 1949).

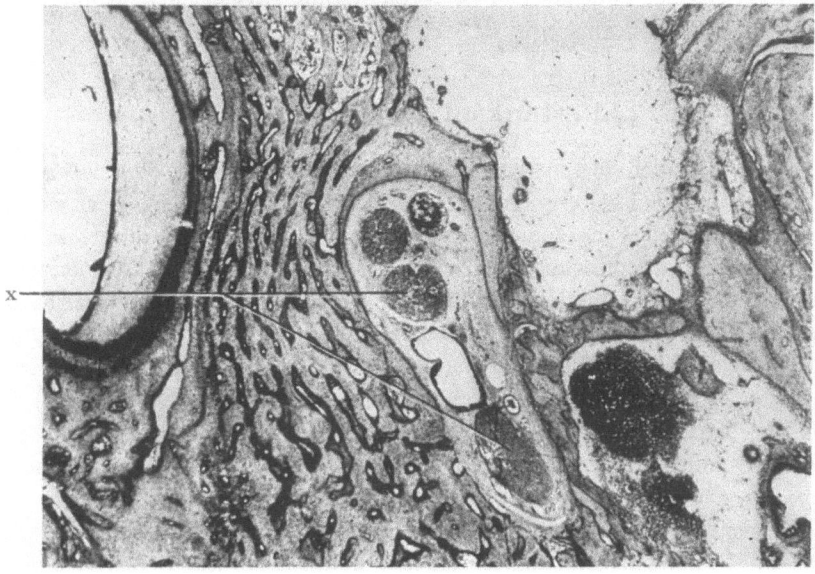

Abb. 48. Zweiteilung des N. facialis (*x*): Doppelung des Nerven in seiner intralabyrinthären Verlaufsstrecke. Nicht rückgebildete V. capitis lateralis. H.-E. Vergr. 12fach. (Aus A. MIEHLKE, 1973)

Auch Chorda tympani und Facialis können einen anomalen Verlauf durch die Mittelohrräume nehmen (Übersicht bei MIEHLKE, 1960, 1973). Es kommen konvexe Kurvenbildungen des Facialis unterhalb des lateralen Bogengangs, Verläufe in der vorderen Gehörgangswand oder umgekehrt extrem weit nach hinten zum Vorderrand des Sinus sigmoideus, Zweiteilungen (Abb. 48) oder sogar Dreiteilungen des Nerven vor. Facialislähmungen durch knöcherne oder fibröse Einengung des Nervenkanals sind daher nicht selten mit Mißbildungen des Ohres vergesellschaftet.

## 2.3. Traumen

Das Mittelohr kann von vielerlei Traumen betroffen werden, wobei direkte und indirekte Gewalteinwirkungen möglich sind. Gewöhnlich ist das Mittelohr durch seine versteckte Lage vor direkter Einwirkung relativ geschützt, so daß insgesamt der indirekte Verletzungsmodus überwiegt. Neben direkten Verletzungen durch Pfählung, Verbrennung oder gefährliche Fremdkörper kommen somit hauptsächlich Läsionen durch Luftdruckeinwirkung (Barotrauma, Explosionstrauma) und durch Schläfenbeinfrakturen vor.

### 2.3.1. Verletzungen des Trommelfells

Wir wählen hier eine topographische Einteilung unter Berücksichtigung ätiologischer Faktoren, da im allgemeinen das Ausmaß der örtlichen Schädigungen

über den Grad der funktionellen Beeinträchtigung entscheidet und somit für das
Krankheitsbild bestimmend wird.

### 2.3.1.1. Direkte Trommelfellverletzungen

In vielen Fällen bieten der S-förmig gekrümmte, mehr oder weniger enge
Gehörgang und die Lage des Trommelfells in 2,5–3 cm Tiefe einen gewissen Schutz
vor unmittelbaren Verletzungen. Es gibt jedoch auch weite, relativ kurze und
wenig gekrümmte Gehörgänge, bei denen dieser Schutz fehlt, oder die verletzenden
Gegenstände können durch ihre Härte bzw. große Gewalt solche Schutzmechanis-
men überspielen. Der häufigste Verletzungstyp dieser Art ist die *Perforation des
Trommelfells* (Abb. 49) durch „Reinigungsinstrumente" (Haarnadeln, Zahnstocher,
Bleistifte, Streichhölzer) oder durch eindringende Zweige (Forstarbeiter). Oberflächliche Verletzungen des Trommelfells sind belanglos, perforierende jedoch
schwerwiegender, da es zu einer Infektion (traumatische Otitis media) kommen
kann.

Weniger häufig kommen Verletzungen durch Funkenflug, glühende Ascheteilchen (Hochofenarbeiter) oder glühende Metallperlen (Schweißer) vor (s. auch
Abb. 54). Im letztgenannten Falle sieht man hin und wieder nicht nur Trommelfellperforationen, sondern auch tiefgreifende Verbrennungen der Paukenhöhlen-
wände und des Paukenhöhleninhalts, ja sogar von Labyrinthanteilen. Wegen der
damit verbundenen Koagulationsnekrosen kommt es viel häufiger als bei den
einfachen Trommelfellverletzungen zu langwierigen Mittelohreiterungen.

Auch Zerstörungen von Trommelfellanteilen durch heiße Flüssigkeiten oder
Verschorfungen durch ätzende Flüssigkeiten werden beobachtet. Bei Verbrühungen, Verbrennungen oder Verätzungen kann zunächst nur eine nicht perforierende
Verletzung vorhanden sein, bis es nach Tagen durch Nekrosen zur Perforation
kommt. Am seltensten sind mechanisch eingesprengte Fremdkörper (Metall-
splitter, Granatsplitter, Steinsplitter o. ä.). Relativ seltene Verletzungen sind
auch die iatrogenen Trommelfellverletzungen bei Ohrspülungen (ungenügende

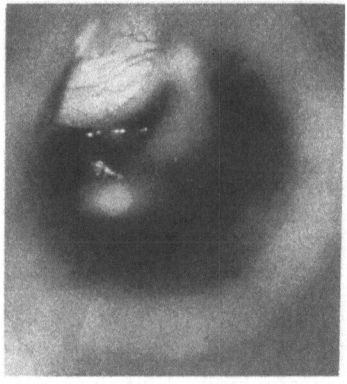

Abb. 49. Traumatische Trommelfellperforation: Aufnahme durch das Operationsmikroskop

Fixierung des Ansatzes der Ohrspritze, Abbrechen der Ansatzspitze, zu hoher Druck der Spülflüssigkeit). Zwar widersteht das normale Trommelfell dem üblichen Spüldruck, es können aber dünne atrophische Narben rupturieren.

### 2.3.1.2. Indirekte Trommelfellverletzungen

Sie erfolgen meist durch *Luftdruckeinwirkungen,* seltener als Trommelfellrandbrüche bei Schläfenbeinfrakturen (s. dort). Schon eine Ohrfeige kann zur Trommelfellruptur führen. Dabei ist die Kraft der Einwirkung nur von untergeordneter Bedeutung. Ursächlich viel wichtiger erscheint das stempelförmige Einpressen von Luft gegen das Trommelfell bei quasi luftdichtem Abschluß des Gehörgangs nach außen (Überdruckruptur). Der gleiche Mechanismus spielt bei Sportverletzungen eine Rolle (Auftreffen eines Balls auf das Ohr, Sprung ins Wasser mit seitlichem Aufschlagen des Ohrs auf die Wasserfläche). Nach DIETZEL (1958/59) enthält der Ohrmuscheltrichter 4,8 cm³ Luft, welche zu den 1,1 cm³ Luft des Gehörgangs gepreßt werden. Auch ein Kuß aufs Ohr hat schon zu Trommelfellperforationen geführt. Rupturen des Trommelfells bei starkem Schneuzen oder bei Tubendurchblasungen kommen nur vor, wenn atrophische Narben bestehen.

Führen Luftdruckveränderungen bei schnellem Höhenwechsel (Fliegen, Bergbahnfahrten) oder beim Tauchen zu Trommelfellverletzungen, so spricht man vom *Barotrauma* sensu stricto. Neben Rötungen und Blutungen im Trommelfell kommen kleine Einrisse oder auch größere Perforationen vor. Voraussetzung ist eine Tubenventilationsstörung (z. B. Tubenkatarrh), da dann der Druckausgleich über die Tube mehr oder weniger fehlt. Unter normalen Umständen erfolgt der Druckausgleich durch einfaches Schlucken. Bei Druckabnahme in der Außenwelt (Aufsteigen) entweicht der Überdruck in der Pauke passiv (Ventilmechanismus des pharyngealen Tubenostiums nach ZÖLLNER, 1942), bei äußerer Druckzunahme (Absteigen) ist aber eine aktive (muskuläre) Öffnung der Tube erforderlich, um den Unterdruck in der Paukenhöhle auszugleichen. Als besonders kritisch muß also bei schnellem Höhenwechsel der Abstieg gelten. Analog kommt es beim Tauchen mit zunehmender Wassertiefe zu steigendem Druck auf das Trommelfell. Es wölbt sich nach innen ein und kann bei mangelhaftem Druckausgleich seitens der Tube rupturieren.

Auch in der Paukenhöhle bzw. den Mittelohrräumen ganz allgemein lassen sich unter diesen Bedingungen oft Veränderungen nachweisen, die als *Barootitis* oder Aerootitis bezeichnet werden (ARMSTRONG u. HEIM, 1937), obwohl es sich nicht immer um eine Entzündung handelt. Manchmal liegen nur submuköse Blutungen oder ein vakuumbedingter seröser bzw. serös-blutiger Erguß als Folge von Sogwirkungen („squeeze") ähnlich dem Schröpfkopfmechanismus in der Paukenhöhle vor. In anderen Fällen infizieren sich diese Ergüsse sekundär von der Tube her. Solche Bilder sind von der *Caissonkrankheit* schon lange bekannt. Bei dieser stehen allerdings die Innenohrauswirkungen durch Mikroembolien (Stickstoffbläschen) der Innenohrgefäße im Vordergrund.

*Explosionstraumen,* welche im Kriege häufig als Detonationstraumen beobachtet wurden, sind in Friedenszeiten glücklicherweise selten. Bei schweren Explosionstraumen kann es außer zu Trommelfellzerreißungen auch zu Frakturen oder Luxationen der Gehörknöchelchen und zu schweren Innenohrschädigungen kommen. Außer von der Gewalt des Luftdruckstoßes oder des Sogs hängt die Auswirkung eines Explosionstraumas auf das Ohr auch von der Stellung und Entfernung zum Explosionsherd und von Reflexionsmöglichkeiten der Explosionswelle ab. Auch der Mündungsknall größerer Waffen kann wie eine Explosion wirken d. h. zwischen Explosions- und *Knalltrauma* bestehen in dieser Hinsicht nur quantitative Unterschiede. So sieht man bei Knalltraumen gelegentlich kleinere Trommelfellperforationen mit blutig-zackigen Rändern, leichtere Knalltraumen wirken sich ohne Trommelfellschädigung nur auf das Innenohr aus. Typisch für die schwerere Art des Knalltraumas sind Trommelfellverletzungen durch Detonation von Knallkörpern oder Luftballons vor dem Ohr.

## 2.3.2. Verletzungen der pneumatischen Räume

Funktionell am bedeutsamsten sind die Verletzungen der Paukenhöhle und ihres Inhalts, aber auch die übrigen pneumatischen Räume spielen durch ihre Nachbarschaft zu wichtigen Strukturen eine Rolle.

### 2.3.2.1. Direkte Verletzungen

Es begegnen uns hier die gleichen Ursachen, die schon zu Trommelfellverletzungen Anlaß gegeben haben. Spitze, durchs Trommelfell eindringende Hölzchen oder Nadeln können zu *Frakturen und Luxationen der Ossicula* führen. Bei Beteiligung des langen Amboßschenkels kommt es oft zu einer Unterbrechung der Schalleitungskette. Auch an falscher Stelle (hinten oben statt unten) durchgeführte Parazentesen bewirken eine Unterbrechung im Amboß-Steigbügelgelenk. Heftige Berührungen des Stapes haben (außer einem Druckstoß auf das Innenohr) eine Fraktur der Stapesschenkel, eine Subluxation des Stapes mit Verlagerung der Fußplatte oder sogar ein teilweises Einpressen des Stapes ins Vestibulum labyrinthi zur Folge. Besonders gefährlich sind — wie erwähnt — glühende Metallteilchen, die ausgedehnte Verbrennungen verursachen können (s. Abb. 54). Neben Ossiculadefekten, Verkohlungen der Labyrinthwand u. U. mit Facialislähmung stellen sich intensive Schleimhautschwellungen im Sinne der *traumatischen Otitis media* ein. Bei Verletzungen des Trommelfells durch glühende Metallpartikel (z. B. Schweißperlen) muß übrigens nicht unbedingt der Gehörgang mitverletzt sein, sofern dieser genügend weit ist.

Hier sind auch die direkten *Schußverletzungen* des Mittelohrs zu erwähnen. Sie zeichnen sich durch häufige Sinus- und Durabeteiligung (MÜNDNICH, 1944) sowie durch primäre und sekundäre Infektionen aus, da der Fremdkörper infiziert ist und im Gegensatz zu den Frakturen zu starker Zertrümmerung mit Knochensplitterbildung Anlaß gibt. Sogar Verletzungen der A. carotis interna kommen vor. Sie werden allerdings kaum jemals überlebt. Eine Durazerreißung erfolgt durch das Geschoß selbst oder durch eine Splitterfraktur. Sie ist meist im Bereich der mittleren Schädelgrube lokalisiert, oft mit Hirnkontusionen verbunden und führt gelegentlich zu Hirnabszessen. Trommelfell, Gehörknöchelchen und Innenohr sind in unterschiedlichem Ausmaß beteiligt, das letztere häufiger durch indirekte Labyrintherschütterung (Commotio labyrinthi) als durch direkte Zertrümmerung.

### 2.3.2.2. Indirekte Verletzungen

Hier handelt es sich meist um Schläfenbeinfrakturen. Die luftdruckbedingten Mittelohrveränderungen wurden bereits erwähnt. Als Kuriosität kann eine Beobachtung von Lesoine (1969) gelten, wo es zu einer Amboßfraktur nach Ohrspülung ohne Trommelfellverletzung gekommen war. Auch die *Geburtstraumen* des Mittelohres müssen den indirekten Verletzungen zugerechnet werden. Es zeigen sich Blutungen im Zellsystem und in der Schleimhaut neben stark gefüllten gestauten Blutgefäßen und interstitiellen Blutungen ins Innenohr. Veränderungen dieser Art wurden von Voss (1923) analog zum Cephalhämatom gedeutet und auf Druckerhöhungen im Kopfbereich während des Geburtsvorgangs bezogen. Blutansammlungen in der Pauke hinter geschlossenem Trommelfell bezeichnet man als *Hämatotympanon*. Man sieht es meist bei Frakturen, gelegentlich auch bei der Barootitis. Selten ist es entzündlich (s. idiopathisches Hämatotympanon).

*Schläfenbeinfrakturen* sind weit überwiegend durch ein stumpfes Schädeltrauma, nur selten durch indirekte Knochenverletzungen bei Ohrschüssen bedingt. Obwohl auch Biegungsbrüche (Impressionsfrakturen) bei Einbruch an der Stelle umschriebener Gewalt vorkommen, handelt es sich bei den Schläfenbeinfrakturen doch meist um Berstungsbrüche infolge Fernwirkung breit angreifender

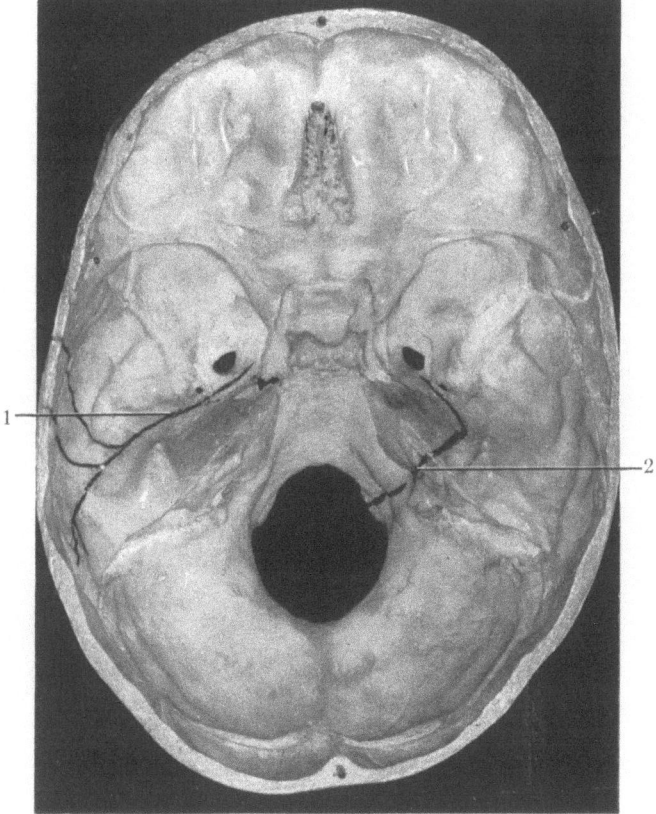

Abb. 50. Pyramidenlängs- (*1*) und Pyramidenquerfraktur (*2*): Schematische Darstellung. Links Längs-, rechts Querfraktur

Gewalt bei einem Schädelbasisbruch im Bereich der Otobasis (laterobasale Brüche). Die Schädelbasis ist ja durch ihre unterschiedliche Knochenstruktur mit zahlreichen dünnen Knochen (z. B. der pneumatischen Räume) weit anfälliger für Berstungsbrüche als die Konvexität. Je nach Verlauf der Frakturlinie zur Längsachse des Felsenbeins unterscheidet man bei den Schläfenbeinfrakturen Felsenbeinlängsbrüche und Felsenbeinquerbrüche (Pyramidenlängs-

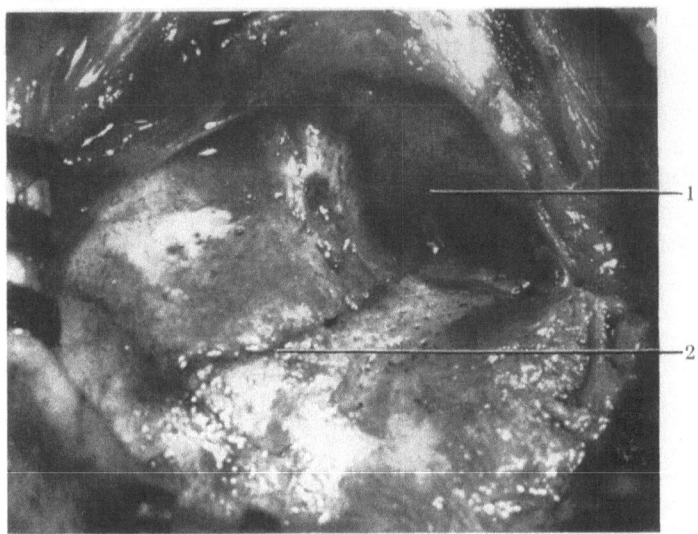

Abb. 51. Frakturlinie in der hinteren oberen Gehörgangswand (Operationsphoto). *1* Äußerer Gehörgang, *2* Frakturlinie

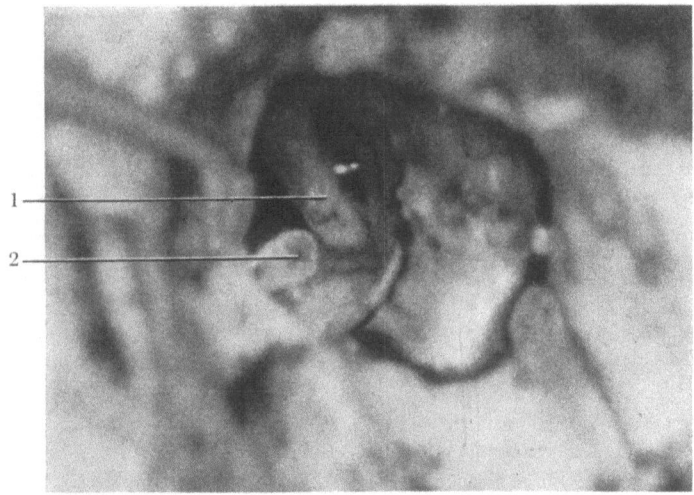

Abb. 52. Amboßluxation: Langer Amboßschenkel (*1*) vom Steigbügelkopf (*2*) getrennt (Operationsphoto, Pfeilmarkierung)

und Pyramidenquerfrakturen, Abb. 50). Es handelt sich hier um eine klinisch sehr nützliche jedoch schematische Unterscheidung, da atypische Frakturverläufe und Kombinationen von Längs- und Querfraktur vorkommen.

Der *Felsenbeinlängsbruch* ist etwa neunmal häufiger als der Querbruch (BOEN-NINGHAUS, 1965). Er entsteht oft durch Einwirkung seitlicher Gewalt auf die Temporal- oder Parietalregion. Hier spielt der Mechanismus des Biegungsbruchs eine größere Rolle. Meist entspringt er in der Schläfenbeinschuppe, seltener im Scheitelbein oder im Hinterhauptsbein und strahlt über das Dach des Mittelohres zur Pyramide hin aus. Der Frakturverlauf hängt vom Ursprungsort ab. KLEY (1966) unterscheidet *drei typische Verlaufsrichtungen:*

Meist zieht die Frakturlinie durch die hintere obere Gehörgangswand (Abb. 51) in der Gegend der „Brücke" (über den Aditus ad antrum) und setzt sich auf die mediale Wand des Aditus fort, um dann vor dem Labyrinth entlang der Vorderkante der Felsenbeinpyramide zu verlaufen. Nur ausnahmsweise ist der Verlauf entlang der Pyramidenhinterkante („hintere Längsbrüche"). In diesem Falle sind Mittel- und Innenohr nicht beteiligt. Der Annulus tympanicus wird schräg von hinten oben durchsetzt (Trommelfellrandbruch mit Einriß des Trommelfells). Bei stärkerer Versetzung der Bruchkanten entsteht hier eine sog. Stufenbildung. In einigen Fällen kann die Frakturlinie in die vordere Gehörgangswand u. U. sogar bis ins Kiefergelenk reichen. Dieser Frakturtyp ist oft mit Fraktur und/oder Luxation der Ossicula (Abb. 52) verbunden (Amboßluxation, Abriß des langen Amboßschenkels mit Dislokation des Amboß nach oben und hinten, selten Fraktur der Stapesschenkel), gelegentlich auch mit Facialisparesen. Falls eine Durazerreißung eintritt, erfolgt diese im Bereich des Tegmen antri.

Ein *zweiter Typ* strahlt mehr in die obere Wand des knöchernen äußeren Gehörgangs bzw. von oben in den Margo tympanicus ein, fissuriert das Tegmen tympani und kann hier zu Duraverletzungen oder zu Hammerluxation bzw. Hammer-Amboßluxation führen.

Der seltene *dritte Typ* entspricht einer „Warzenfortsatzquerfraktur" mit Einstrahlung der Frakturlinie in die Hinterwand des äußeren Gehörgangs. Bei diesem Typ kommt es häufiger zu einer Blutung aus dem Sinus sigmoideus, nicht selten auch zu einer Facialislähmung. Facialisparesen sind im übrigen bei Längsfrakturen seltener als bei Querfrakturen.

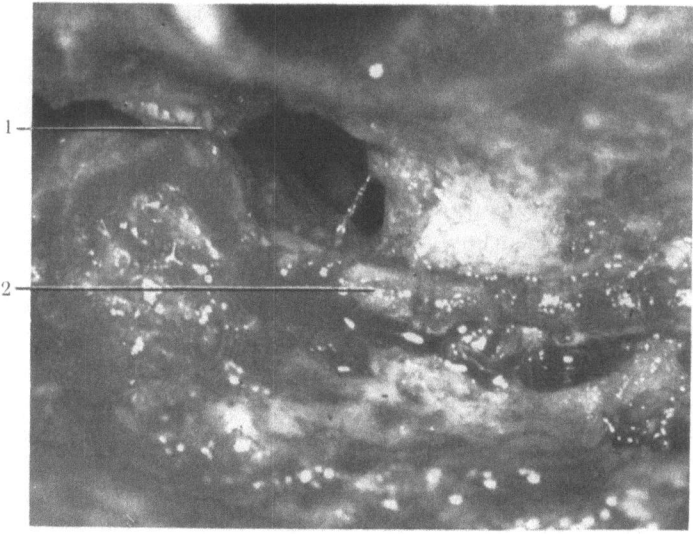

Abb. 53. Frakturlinie im Facialiskanal (*1*): Nerv (*2*) teilweise operativ freigelegt

Sie kommen nur in etwa 10 % (Ulrich, 1926) bis 20 % der Fälle vor (Miehlke, 1965, Boenninghaus, 1966). Im typischen Fall wird der Facialis bei Längsfrakturen am Übergang von
seiner tympanalen zur mastoidalen Verlaufsstrecke verletzt, also etwa in Höhe des lateralen
(horizontalen) Bogengangs oder mehr distal vom lateralen Bogengang (Abb. 53).

Wenn beim *dritten Typ*, d. h. bei der Warzenfortsatzquerfraktur, die Dura zerreißt, so
ist es die Kleinhirndura. Felsenbeinlängsfrakturen sind ansonsten bezogen auf die Schädelbasis überwiegend Frakturen der mittleren Schädelgrube. Sie treffen in erster Linie das Mittelohr und beteiligen das Innenohr allenfalls in Form feiner Fissuren der Labyrinthkapsel oder
indirekter traumatischer Labyrinthschädigungen im Sinne der Commotio labyrinthi. Zur
Blutung, ggf. zum Liquorabfluß aus dem Gehörgang, kommt es jedesmal, wenn die Fraktur
das Trommelfell einreißt. Anderenfalls (jedoch viel seltener) sieht man ein Hämatotympanon
oder Liquortympanon.

Der *Felsenbeinquerbruch* ist wesentlich seltener als der Längsbruch. Meist
handelt es sich um einen Berstungsbruch bei Einwirkung stumpfer Gewalt auf
Hinterkopf oder Stirn. Die Frakturlinie verläuft senkrecht zur Pyramidenlängs-
achse durch den inneren Gehörgang (innere Querbrüche) oder durch das Labyrinth
(äußere Querbrüche) mit Beteiligung der medialen Paukenwand (Promontorium,
Facialiskanal, Stapesfußplatte). Sie reicht also von der hinteren Schädelgrube
(Foramen occipitale magnum und/oder Foramen jugulare) quer durch die Felsenbeinpyramide (innerer Gehörgang oder Labyrinthblock) bis in die mittlere Schädelgrube (teilweise bis zum Foramen lacerum oder spinosum). Es kommt bei Querfrakturen oft — aber nicht immer — zum Abriß der Nn. VII und VIII im inneren
Gehörgang oder zur Zerstörung des Labyrinths und Schädigung des N. facialis in
seiner intralabyrinthären oder tympanalen Verlaufsstrecke. Facialislähmungen
werden bei 50% der Querbrüche gesehen (Ulrich, 1926; Miehlke, 1965; Boenninghaus, 1966 u. a.). Fast immer sind es sog. Sofortlähmungen, welche von
Beginn des Unfallereignisses an bestehen.

Bei Labyrinthfrakturen sind im allgemeinen Hör- und Gleichgewichtsorgan
gleichzeitig betroffen (Taubheit mit Spontannystagmus). Ausnahmsweise können
feine Labyrinthkapselfissuren aber zu isoliertem Ausfall der Schnecke oder des
Bogengangsystems führen. Das Trommelfell ist bei Querfrakturen intakt. Es
läßt bei Blutung in die Pauke durch Transparenz ein Hämatotympanon erkennen.
Falls die Dura im Bereich der mittleren oder hinteren Schädelgrube zerrissen ist,
sieht man u. U. ein Liquortympanon mit Abfluß von Liquor über die Tube. Bei
seltenen frakturbedingten Tubenläsionen kann der Liquor auch einmal direkt
über die Tube abfließen. Doppelseitige Felsenbeinquerfrakturen sind als Raritäten beschrieben worden.

*Kombinierte Längs- und Querfrakturen* zeichnen sich durch gleichzeitiges Vorkommen von Bruchlinien im Längs- und Querverlauf aus. Sie werden klinisch
wahrscheinlich, wenn bei Zeichen einer Längsfraktur auch noch Symptome eines
Labyrinthausfalls bestehen. Ebenso sind Absprengungen der Pyramidenspitze
mit Trigeminus- und Abducensläsionen bei Kombinationsbrüchen möglich.

*Sekundäre Verwicklungen* resultieren aus der Möglichkeit von Infektionen.
Diese Gefahr ist besonders bei Trommelfellzerreißungen durch Infektion vom
Gehörgang her gegeben, aber auch bei geschlossenem Trommelfell durch tubogene
Infektion. Eine zunächst sich einstellende *traumatische Otitis media* kann über
die Frakturspalten fortgeleitet werden und zur Meningitis Anlaß geben *(Früh-
meningitis)*. Da Spaltbildungen der Labyrinthkapsel oft nur bindegewebig und
nicht knöchern verheilen und da im Bereich einer feinen Duranarbe cystische

Arachnoideaprolapse entstehen können, entwickelt sich gelegentlich noch nach Jahren ausgehend von einer banalen Otitis media eine *Spätmeningitis* über die veränderte Dura oder labyrinthogen über den inneren Gehörgang.

Durch Einwachsen von Hautepithel in den Bruchspalt der hinteren oberen Gehörgangswand bei Längsfrakturen, durch Schußverletzungen im Gehörgangsbereich mit Epidermisverschleppung in das zertrümmerte Mittelohr oder im Anschluß an eine Trommelfellzerreißung bei Explosionstraumen kann es zur Ausbreitung von Plattenepithel in den Mittelohrräumen kommen (THULIN, 1947; STEURER, 1950; ESCHER, 1959b; ECKEL, 1966 u. a.). Dieses *traumatische Cholesteatom* entwickelt sich ganz analog zu den Cholesteatomen bei der chronischen Otitis media (s. auch dort) und birgt die gleichen Komplikationsmöglichkeiten in sich.

### 2.3.3. Verletzungen der Tube

Sie sind außerordentlich selten. *Frakturbedingte Verletzungen* kommen ebenso wie *Schuß-, Splitter-* oder *Stichverletzungen* vor. Meist ist die zugrundeliegende Hauptverletzung so schwerwiegend, daß der Patient verstirbt oder daß Tubenverletzungen bei dem schweren Zustandsbild zunächst übersehen werden. Sie manifestieren sich erst später durch die Zeichen der Tubeneinengung bzw. des Tubenverschlusses.

Verletzungen des *pharyngealen Tubenostiums* werden gelegentlich iatrogen bei Adenotomien durch Ringmesser, abgebogene Zangen zum Fassen von restlichem Rachenmandelgewebe neben den Tubenwülsten oder beim unvorsichtigen Hantieren mit Tubenkathetern bzw. Tubenbougies verursacht. In früheren Jahren wurde zuweilen eine Tubenverletzung nach Elektrokoagulation des Ggl. Gasseri mit der Kirschner-Nadel beobachtet.

*Pfählungsverletzungen* des pharyngealen Tubenostiums sieht man als Raritäten bei perforierenden Verletzungen des weichen Gaumens (spitze Stöcke o. ä.), die im allgemeinen nicht so tiefgreifend sind. Auch Verletzungen durch andere Fremdkörper (z. B. Nägel) sind beschrieben worden.

### 2.4. Fremdkörper

Bei der Besprechung der Fremdkörper des Mittelohres ergeben sich zwangsläufig Überschneidungen zum vorangegangenen Kapitel, da die überwiegende Mehrzahl der Mittelohrfremdkörper traumatisch eingedrungen ist und Fremdkörperverletzungen bewirkt. Nur ein kleiner Teil gelangt durch vorbestehende Perforationen bei der chronischen Otitis media ins Mittelohr. Noch seltener dringen Fremdkörper oder Parasiten über die Tube ins Mittelohr vor, da die Tube durch ihre versteckte Lage vor einem solchen Ereignis relativ geschützt ist. Die Möglichkeit des *traumatischen* Eindringens glühender Metallteile in die Pauke wurde schon erwähnt (Abb. 54), ebenso die Einsprengung von Steinsplittern und das Eindringen von Projektilen oder Granatsplittern. Als Rarität dürfte die iatrogene Beförderung eines Fremdkörpers ins Mittelohr bei unglücklichen Extraktionsversuchen eines Gehörgangsfremdkörpers gelten.

Auf *nicht traumatischem* Wege kommen in den Gehörgang geratene Fremdkörper nur in die Paukenhöhle, falls eine Trommelfellperforation besteht und

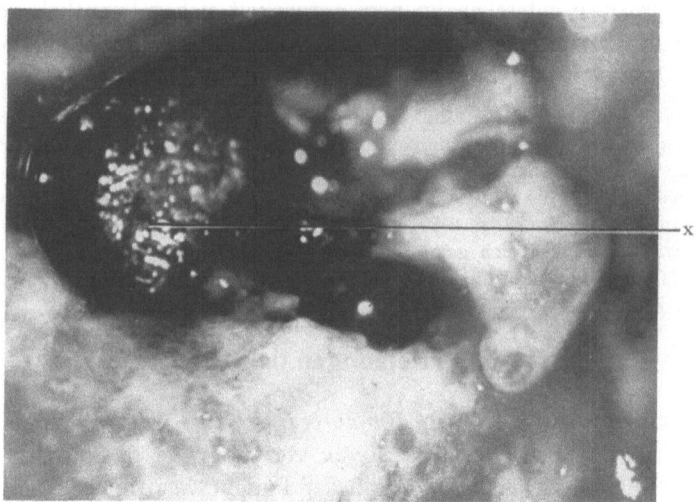

Abb. 54. Schweißperlenverletzung des Trommelfells und der Hörknöchelchen mit Fremdkörper in der Paukenhöhle. Operationsphoto. (Aus A. MIEHLKE, 1973). *x* Schweißperle

falls der Fremdkörper nicht größer als diese Perforation ist. Gelegentlich sieht
man Kunststoffpartikel, welche beim Ohrabdruck im Rahmen einer Anfertigung
von Ohrpaßstücken für Hörgeräte durch eine Perforation in die Pauke gelangt
sind. Als parasitäre Fremdkörper sind Absiedlungen von Fliegenlarven (Schmeiß-
fliegen) in der Paukenhöhle bei chronischer Otitis media bekannt.

Fremdkörper können von der Tube her ins Mittelohr wandern (etwa Getreidegrannen). Gleiches ist als Kuriosität von Parasiten berichtet worden, welche —
vor allem bei Kindern — wohl beim Brechakt durch die Tube in die Pauke
gepreßt wurden (Literatur bei KIESSELBACH, 1893; MARX, 1947). Iatrogene
Fremdkörper dieser Art sind abgebrochene Tubenbougieteile, die ins Mittelohr
vordringen. Meist verlassen aber solche Fremdkörper die Tube wieder spontan
zum Nasen-Rachenraum hin bzw. sie werden durch Muskelbewegungen heraus-
gepreßt. Andererseits wurde schon beobachtet, daß Nadeln o. ä. Fremdkörper
den umgekehrten Weg genommen haben. Sie drangen vom Gehörgang ins Mittelohr ein und verließen es wieder durch die Tube.

## 2.5. Entzündungen

### 2.5.1. Tubenmittelohrkatarrh

Das Krankheitsbild des Tubenmittelohrkatarrhs wurde lange Zeit hinsichtlich
der Ätiologie und Pathogenese nicht als einheitliche Mittelohraffektion angesehen.
Die Vielzahl der Meinungen dokumentiert sich in der Vielzahl der Definitionen
und Krankheitsbezeichnungen, deren Nachteil darin zu suchen war, daß eine
klare pathologisch-anatomische Untermauerung des Krankheitsprozesses fehlte.
Wie der Begriff „Tubenmittelohrkatarrh" aussagt, handelt es sich um eine Er-

krankung der Ohrtrompete und des Mittelohres, die von den eitrigen Mittelohrentzündungen abgetrennt werden sollte. ZÖLLNER (1942) führte zur Vereinheitlichung den Begriff der ,,serösen Entzündungen des Mittelohres'' ein, unter dem
sich zwanglos die verschiedenen Formen des Mittelohrtubenkatarrhs einordnen
lassen.

In der Mehrzahl der Fälle geht der Erkrankung eine Einengung oder Verlegung
der Tuba auditiva voraus (Abb. 55), was durch entzündliche Veränderungen im
Bereich des Nasen-Rachenraumes, durch den Nasen-Rachenraum verlegende
Prozesse (vergrößerte Rachenmandeln, Tumoren), durch lymphatisches Gewebe
an der Tubenmündung (Tubenmandel) sowie Narbenbildungen nach Verletzungen
bewirkt wird. Infolge eines partiellen oder totalen Abschlusses des Mittelohrs
vom Nasen-Rachenraum kommt es zur Luftresorption und konsekutiv zu einem

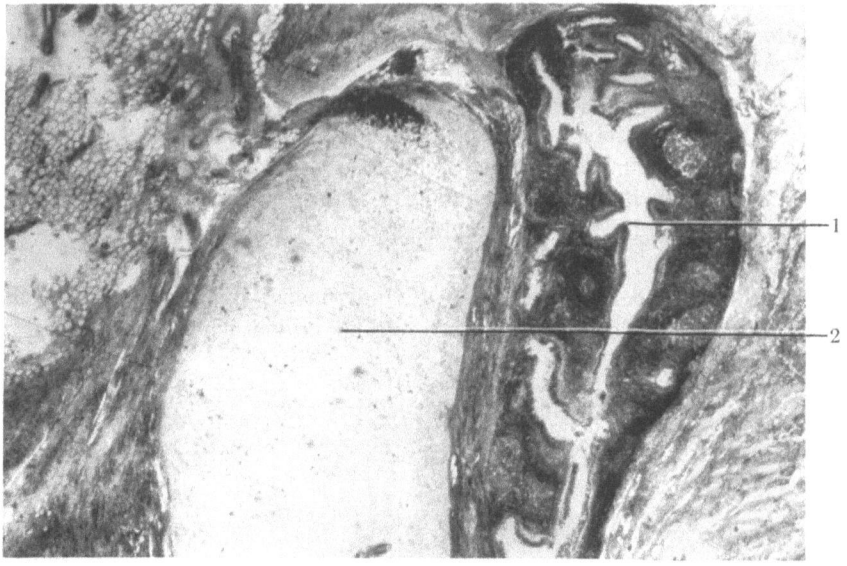

Abb. 55. Mäßige Schwellung der Tubenschleimhaut mit erhaltener Lichtung. H.-E. Vergr.
12fach. 1 Lichtung der Tuba auditiva, 2 Tubenknorpel

Unterdruck im Mittelohr, dem der höhere atmosphärische Druck im äußeren
Gehörgang entgegensteht. Otoskopisch zeigt sich das Bild der *Trommelfell-*
*einziehung*, welches kennzeichnend für dieses Krankheitsbild ist.

Die oftmals zu beobachtenden *Ergüsse* im Mittelohr wurden von verschiedenen
Autoren als nicht entzündlich bedingt angesehen (ZAUFAL, 1870; POLITZER, 1878;
BEZOLD, 1906; SCHEIBE, 1926). Diese Ansicht wurde durch neuere Untersuchungen
widerlegt. Nahmen die früheren Untersucher an, daß durch einen Vakuumsog
im Mittelohr ein Transsudat entstehen würde, so konnten andere Autoren nachweisen, daß es sich bei dem Erguß auf Grund chemischer Untersuchungen um

ein eiweißreiches entzündliches Exsudat handelt (CLAUS, 1930; GOEDEL u. KUTSCHER, 1933; SCHLANDER, 1947; SIIRALA u. LAHIKAINEN, 1952; SIIRALA u. VUORI, 1954; SIIRALA, 1957; VUORI, 1959).

Nach alledem sollte zur Klarstellung der Begriffe und zur Vereinheitlichung der Nomenklatur dem Vorschlag von ZÖLLNER (1942) gefolgt werden: Die entzündlichen, nicht eitrigen (und im allgemeinen abakteriellen) Affektionen der Ohrtrompete und des Mittelohres sollte man als „seröse Mittelohrentzündung" bezeichnen. Unter diesem Krankheitsbegriff läßt sich ohne Schwierigkeiten der sog. trockene Mittelohrtubenkatarrh (ohne Exsudat in der Paukenhöhle, nur mit Schleimhautinfiltration und interstitiellem Ödem) und der feuchte (mitExsudat) einordnen. Andererseits sollte die klinisch kennzeichnende Ausdrucksweise „Tubenmittelohrkatarrh" nicht völlig außer acht gelassen werden, da sie die pathogenetische Einheit von Ohrtrompete und Mittelohr ausdrücklich unterstreicht. Synonyma für die „seröse Otitis media" sind Serotympanon, Hydrotympanon, Otosalpingitis sowie Tubotympanitis, in der angloamerikanischen Nomenklatur sehr oft auch „glue ear" (verklebtes bzw. verleimtes Ohr) oder „mucoid ear".

### 2.5.1.1. Akuter Tubenmittelohrkatarrh

Histologisch zeichnet sich die seröse Otitis media durch eine Hyperämie der Schleimhaut mit Ödem, Rundzellinfiltration, Abschilferungen des Oberflächenepithels (Desquamation) und in vielen Fällen durch eine Exsudatbildung in den Mittelohrräumen (Abb. 56) aus. Dabei reagieren in unterschiedlichem Ausmaß immer auch die Schleimhäute in den Zellen des Warzenfortsatzes mit. Die verschiedenen Ursachen für die Entstehung der serösen Otitis media haben keinen wesentlichen Einfluß auf den Entzündungsablauf mit seinem umrissenen histologischen Korrelat.

Bei Fortbestehen der entzündlichen Veränderungen kommt es zu epithelialen Metaplasien in der Schleimhaut, deren Intensität in deutlicher Abhängigkeit zur

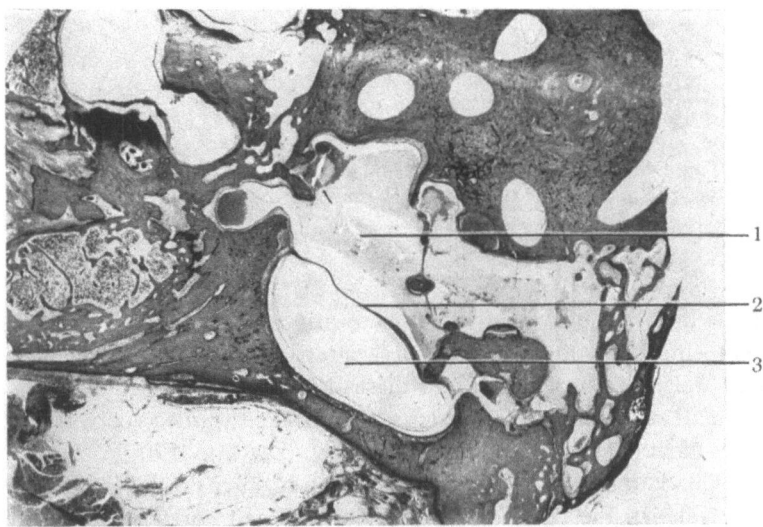

Abb. 56. Transsudat in den Mittelohrräumen bei Tubenverschluß. H.-E. Lupenübersicht.
1 Exsudat in der Paukenhöhle, 2 Trommelfell, 3 Äußerer Gehörgang

Länge des Krankheitsablaufes steht. Die ursprünglich flachen Epithelien werden in manchen Fällen durch ein Flimmerepithel ersetzt, was WITTMAACK (1926) als Einwachsen dieses Epithels vom Tubenostium in das Mittelohr deutete. Jedenfalls kommt es zur Ausbildung von Becherzellen in der Paukenschleimhaut, die nach EGGSTON u. WOLFF (1947) an dieser Stelle normalerweise nicht angetroffen werden sollten. Dem entgegen stehen aber neuere Ansichten von SADÉ (1966a), LIM u. Mitarb. (1967) sowie HUSSL u. LIM (1969), die schon unter physiologischen Bedingungen Becherzellen in der Paukenschleimhaut nicht nur im Tubenwinkel sondern auch trommelfellnahe nachweisen konnten. Bei pathologischen Zuständen wie der serösen Otitis media kann die Zahl der Becherzellen erheblich zunehmen (SADÉ, 1966b; ZECHNER, 1969; TOS u. BAK-PEDERSEN, 1973 u. a.).

Die Exsudate werden nach ihrer Konsistenz in seröse, schleimige und gallertige unterschieden. Insgesamt zeichnen sie sich durch einen hohen Eiweißgehalt aus (BAUER u. WODAK, 1961; LESOINE, 1962; CLAUS. 1930; GOEDEL u. KUTSCHER, 1933; SCHLANDER, 1947 u. a.).

Aus den beschriebenen pathologischen Veränderungen im Bereich der Tuba auditiva und des Epi- und Mesotympanons mit entzündlicher Schleimhautschwellung, Exsudatbildung, Unterdruck im Mittelohr infolge der Verlegung der Tubenlichtung mit Retraktion des Trommelfells und daraus sich entwickelnder Versteifung der Hörknöchelchenkette ergibt sich das morphologische Substrat für die Schalleitungsstörung im Rahmen der serösen Otitis media.

Als häufigste Ursache für diese Erkrankung gelten die Infekte der oberen Luftwege, die Rhino-Pharyngitis. Beim Kind stehen die Rachenmandelhyperplasie als begünstigendes und die Rhino-Pharyngitis als auslösendes Moment weit im Vordergrund. Nicht zuletzt aber kann ein Mittelohrtubenkatarrh auf einen tumorösen Prozeß im Nasen-Rachenraum hinweisen, eine Tatsache, die nur allzuoft übersehen wird, da die Geschwulst manchmal nur sehr geringe Ausmaße erkennen läßt. Die Entzündungen im Bereiche der Tuben und des Mittelohres können sich andererseits im ganzen Bereich des Pharynx und Larynx ausbreiten, wie es z. B. bei Virusinfektionen immer wieder beobachtet wird (KRASSNIG, 1958, 1960).

Das Barotrauma (etwa bei einer raschen Flugzeuglandung) kann durch die erheblichen Schwankungen des Luftdrucks infolge von auftretenden Mittelohrergüssen sowie von plötzlichen Tubenverlegungen durch Schleimhautschwellung (akuter Tubenverschluß) zu ähnlichen Bildern und Schalleitungsstörungen Anlaß geben, welche differentialdiagnostisch abgegrenzt werden müssen.

### 2.5.1.2. Chronischer Tubenmittelohrkatarrh

Es ist vielfach die Frage diskutiert worden, inwieweit und ob es überhaupt berechtigt ist, von einem chronischen Tubenmittelohrkatarrh zu sprechen, da sich Abgrenzungen zu protrahierten Verlaufsformen des akuten Tubenmittelohrkatarrhs und zu rezidivierenden, aufeinander folgenden akuten Katarrhen schwer ziehen lassen. Aus praktischen Gesichtspunkten sollte jedoch zwischen dem akuten und chronischen Mittelohrtubenkatarrh unterschieden werden, schon deswegen, weil sich eine differente Symptomatik aus den Krankheitsbildern ableiten läßt.

Der chronische Tubenmittelohrkatarrh (Synonym: chronisch-exsudative bzw. chronisch-seröse Otitis media) kann sich über Wochen, Monate oder Jahre hinziehen, wobei sich — im Gegensatz zum Barotrauma — schleichend die Symptome einstellen, denen unterschiedliche pathomorphologische Substrate zugrunde liegen. Das Trommelfell wird durch den bestehenden Unterdruck in den Mittelohrräumen immer mehr retrahiert, das Exsudat in den Hohlräumen (Sero- bzw. Mucotympanon) ändert unter Abnahme des Zell- und Wassergehalts seine Quantität und Qualität und damit seine Konsistenz. Es wird nach den Untersuchungen von VUORI (1959) noch eiweißreicher. Nach BELEITES u. LOTZ (1969) enthält es reichlich Hexosamine, die auf eine starke Beteiligung von Mucopolysacchariden hinweisen, was auch die hohe Viskosität des Exsudats erklärt. Seine Hauptbestandteile stammen zwar aus dem Blutserum, bestimmte Anteile resultieren jedoch auch aus der Sekretion (Becherzellen) der pathologisch veränderten Schleimhaut. Die klinischen Begriffe des Sero- oder Mucotympanons bei akuten und chronischen Verlaufsformen korrelieren daher eng mit der Zusammensetzung des Exsudats. Das flüssigere Exsudat, welches sich weit überwiegend aus dem Blutserum rekrutiert, entspricht einem Serotympanon. Stark visköses und daher zähflüssiges Exsudat kommt durch stärkere Beimischung von sauren Glykanen der Becherzellen zustande und entspricht einem Mucotympanon (Abb. 57).

Entscheidend für die Prognose des Krankheitsbildes ist die Lichtungsweite der Tuba auditiva. Es hat sich immer wieder gezeigt, daß gerade beim chronischen Tubenmittelohrkatarrh komplette Stenosen der Tubenlichtungen gehäuft auftreten, die in den meisten Fällen irreversibel und determinierend für die Chronizität des Krankheitsprozesses sind.

Infolge der vermehrten Viskosität des Mittelohrexsudates und der Epitheldesquamation kann es bei längerem Bestehenbleiben zur Organisation des Exsudats durch Einwachsen von Bindegewebe mit Ausbildung ausgedehnter Ver-

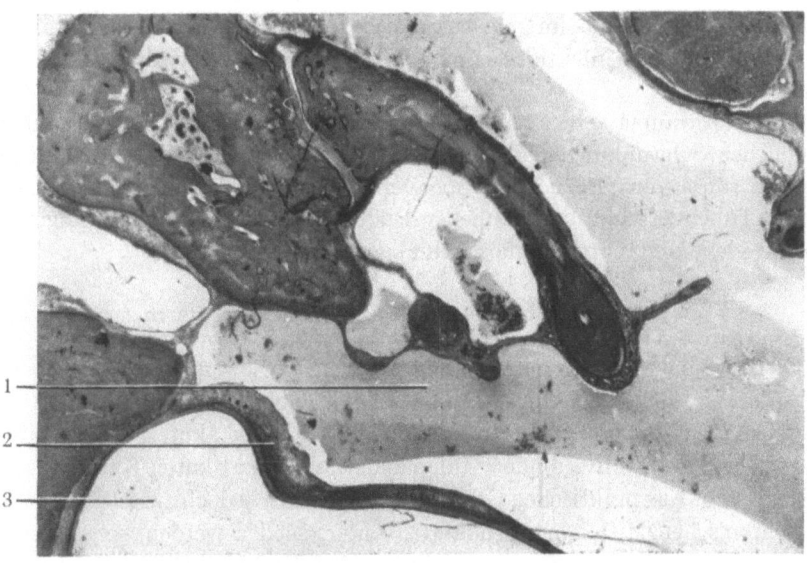

Abb. 57. Eingedicktes und zähflüssiges Exsudat bei Mucotympanon. H.-E. Vergr. 12fach. *1* Paukenhöhle mit eingedicktem Exsudat, *2* Trommelfell, *3* Äußerer Gehörgang

wachsungen zwischen Trommelfell und medialer Paukenwand kommen. Aus diesem Zustandsbild resultiert der Begriff des Adhäsivprozesses (Synonym: chronisch-adhäsive Otitis media), ein dem Kliniker wohlbekanntes Krankheitsbild. Im vorliegenden Falle hat die chronische Verlaufsform der Mittelohrventilationsstörung (in der Regel während der Kindheit) zu einer praktisch irreversiblen Beeinträchtigung der Funktion des Mittelohres geführt. Dieser Endzustand findet sich meist erst im Jugendlichen- oder Erwachsenenalter. SIIRALA (1960, 1963, 1964) nimmt auf Grund seiner Untersuchungen an, daß im Ablauf des chronischen Krankheitsprozesses der serösen Otitis media zunächst ein Stadium mit eingedicktem Sekret besteht, klinisch als chronische hyperplastische (geschlossene) Otitis und Mastoiditis imponierend, dem dann das gefürchtete Narbenstadium im Bereich der Mittelohrräume folgt, der Adhäsivprozeß.

Adhäsivprozesse sind typischerweise Defektheilungszustände nach chronisch-seröser Otitis media, sie können aber auch als narbige Ausheilungsvorgänge in der Pauke bei chronischer Mittelohreiterung entstehen. Defektheilungszustände am Trommelfell (dünne atrophische Narben, Kalknarben bzw. Kalkimprägnationen oder zirkumskripte Einziehungen) werden als „Residuen" abgelaufener Mittelohrentzündungen bezeichnet.

In der antibiotischen Ära hat die Behandlung der akuten und subakuten Otitiden zu einem interessanten Gestaltwandel im Krankheitsablauf und in der morphologischen Manifestation der akuten entzündlichen Mittelohrerkrankungen geführt (LINK, 1961; TIEDEMANN, 1964). Immer mehr Beobachtungen sprechen dafür, daß vielfach akute eitrige Otitiden eher in das Bild einer serösen Otitis media (Mittelohrtubenkatarrh) übergehen und nicht, wie in der vorantibiotischen Zeit, zu einer eitrigen Mastoiditis führen. Auch bei der chronisch-eitrigen Otitis media lassen sich Verschiebungen zugunsten der mesotympanalen Form nachweisen.

Schwerwiegende Komplikationen werden im Verlaufe der serösen Otitis media praktisch nicht beobachtet. Nach MÜLLER (1960) soll hin und wieder eine Beteiligung der knöchernen Begrenzung der Mittelohrhohlräume vorkommen, andere Autoren beobachteten Alterationen des Knochens im periantralen Bereich sowie an der Pyramidenspitze (KREJCI, 1951; HITSCHLER, 1955). Schließlich soll nach BEZOLD (1906) die Entwicklung einer Cholesteatomerkrankung durch Retraktionen im Bereich der Shrapnellschen Membran begünstigt werden.

Neben den Begriffen des Sero- und Mucotympanon als symptomatischer Ausdruck der serösen Otitis media sei noch das Krankheitsbild des *idiopathischen Hämatotympanons* erwähnt, eine etwas mißverständliche Bezeichnung, da sich der Prozeß in der Regel auf dem Boden einer serösen Otitis media entwickelt und als Sonderform dieser Erkrankung gelten kann. Der relativ seltene Krankheitsprozeß ist durch Blutabsonderungen in die Mittelohrhohlräume und eine Chronizität des Krankheitsablaufes gekennzeichnet (SHAMBAUGH, 1929; JOHNSTONE, 1953).

Otoskopisch findet man ein bläulich-rötliches oder mehr stahlblaues vorgewölbtes Trommelfell („blue ear" der angloamerikanischen Literatur), bei Eröffnung der Mittelohrräume ein schokoladenfarbenes Sekret. Funktionell liegt in der Mehrzahl der Fälle eine Schalleitungsstörung vor, die Pneumatisation kann gehemmt oder normal sein.

Zur kausalen Genese des idiopathischen Hämatotympanons sind viele Fragen offen geblieben. Mit Sicherheit werden die Blutungen in die Mittelohrräume nicht

durch eine erhöhte Gefäßdurchlässigkeit bewirkt, was auf Grund morphologischer
und angiologischer Untersuchungen hin und wieder behauptet wird. Auffallend
ist die Tatsache, daß im Rahmen dieses Krankheitsbildes fast immer sog. Cholesteringranulome auftreten, die als Ursache für die Blutungen verantwortlich
gemacht wurden.

Das Cholesterin wirkt als auslösender Reiz für die Granulombildung (ZECHNER, 1969;
HYBASEK, 1969), die Herkunft des Cholesterins (Erguß, letztlich also Blutserum oder aus
zerfallenden Makrophagen bzw. aus sonstigem verfettetem Zellmaterial im Cavum tympani)
wird dagegen unterschiedlich beurteilt.

Andererseits soll die Entstehung dieser Granulome eine Blutung in den Mittelohrräumen zur Voraussetzung haben (MATZKER, 1964). Wie verschiedene Beobachtungen gezeigt haben, läßt sich für die Entstehung des idiopathischen Hämatotympanons folgender Weg aufzeichnen: Als Folge der serösen Otitis media (seröser
Mittelohrtubenkatarrh) entwickeln sich Cholesteringranulome, die als Blutungs-
quelle die Voraussetzung für die Entstehung des Hämatotympanons bilden, oder
von vornherein blutige Beimengungen (infolge Epithelabschilferungen mit Frei-
liegen von Blutgefäßen) begünstigen diesen Vorgang im Sinne eines Circulus
vitiosus, d. h. in diesem pathomorphologischen Ablauf liegt bereits die Chronizität
des Krankheitsprozesses begründet (SIIRALA, 1960, 1964; HYBÁSEK, 1969 u. a.).

## 2.5.2. Akute Mittelohrentzündung

Die akute Otitis media, in früheren Jahren ein überaus häufig anzutreffendes
Krankheitsbild mit vielen möglichen Komplikationen, hat insofern eine Änderung
erfahren, als die Erkrankung weitaus seltener und in ihrem Ablauf infolge vielfältiger therapeutischer Maßnahmen, insbesondere durch Anwendung von Sulfon-
amiden und Antibiotika, atypischer geworden ist. Die Sichtung der Literatur läßt
eine große Anzahl umfassender Arbeiten auf diesem Gebiet erkennen (s. FLEISCHER,
1966). Tendenz dieses Beitrages soll daher eine zusammenfassende Übersicht sein,
aus der die morphologischen Krankheitssubstrate der akuten Otitis media unter
dem heutigen Gesichtswinkel deutlich gemacht werden.

Ursache der akuten Otitis media ist in der Mehrzahl der Fälle ein Infekt der
oberen Luftwege bakterieller oder viraler Genese. Die Erkrankung befällt die das
Mittelohr auskleidende Schleimhaut und das Mucoperiost, wobei im allgemeinen
auch das Zellsystem des Warzenfortsatzes im Sinne der Schleimhautschwellung
mitreagiert. Die akute Otitis media kann mit Ergüssen im Mittelohr einhergehen,
aber auch ohne jede Flüssigkeitsansammlung in den Hohlräumen auftreten.

Otoskopisch findet man als einheitliches Symptom eine Rötung des Trommelfells, welches
sich in Abhängigkeit vom Mittelohrinhalt (z. B. eitriges Exsudat) mehr oder weniger stark
vorwölben kann, sofern es nicht durch den Exsudatdruck oder durch Nekrosen zur Spontan-
perforation kommt (Otitis media acuta perforata bzw. perforativa).

Der Versuch einer Klassifizierung der akuten Otitis media auf Grund des
pathomorphologischen Substrates und der sie auslösenden Erreger führt zu erheblichen Schwierigkeiten, da z. B. der gleiche Erreger klinisch verschiedenartig
imponierende Krankheitsbilder auslösen kann.

Mit Sicherheit ist die Annahme berechtigt, daß über Länge und Schwere des
akuten Krankheitsprozesses die Disposition zur Erkrankung der Mittelohrschleim-

häute determinierend ist. In diesem Zusammenhang muß auch das Problem der chronischen Verlaufsformen gesehen werden, denen in vielen Fällen sog. Übergangsformen vorangestellt sind. Will man jedoch auf Grund klinischer Gesichtspunkte eine Einteilung treffen, so sollte man dem Vorschlag von FLEISCHER (1966) folgen, der die Otitiden in leichte, schwere, latente und protrahierte Formen einteilt.

Insgesamt ist auch heute noch die akute Otitis media kein seltenes Krankheitsbild. Seltener sind ihre möglichen schwerwiegenden Komplikationen geworden, was auf die moderne Therapie zurückzuführen ist. Der Altersgipfel der Erkrankung liegt im 1. und 2. Lebensjahrzehnt.

*Krankheitserreger* der akuten Otitis media sind beta-hämolysierende Streptokokken (hauptsächlich beim Erwachsenen), Pneumokokken (besonders bei Kindern), Staphylokokken, Haemophilus influenzae, Pseudomonas aeruginosa, Klebsiella pneumoniae, Proteus vulgaris u. a. sowie verschiedene Viren. Nach klinischen Studien sind beta-hämolysierende Streptokokken am häufigsten als Erreger der Otitis media beteiligt (25–68%, Literatur bei FLEISCHER, 1966). Immer wieder versuchte man die Virulenz der Erreger für den Schweregrad einer Otitis media verantwortlich zu machen. Wie WIRTH (1934 a, b) aber zeigen konnte, läßt sich ein direktes Verhältnis zwischen Art und Verlauf der Erkrankung und der Virulenz des Erregers nicht konstruieren. Vielmehr spielt die Disposition zur Ohrerkrankung eine nicht zu unterschätzende Rolle.

Als Infektionsweg kommt bei den weitaus meisten Fällen die Ohrtrompete in Betracht. Über sie werden aus dem Nasen-Rachenraum stammende Infektionserreger in das Mittelohr eingeschleust. Nach Untersuchungen von SENTURIA et al. (1962) wird durch die Infektion eine Schädigung der Flimmerzellen der Ohrtrompete bewirkt, was wiederum das Aszendieren von Bakterien in der Tube zum Mittelohr hin begünstigt. Ursachen für die besonders häufig im Säuglings- und Kleinkindesalter auftretenden akuten Otitiden sind die zu diesem Zeitpunkt noch relativ kurze und weite Tube sowie die vergrößerte Rachenmandel, in deren Krypten sich reichlich Bakterien nachweisen lassen, die dann bei Entzündungen auch im Mittelohrhohlraumsystem angetroffen werden (WIRTH, 1934 a, b; VAN DISHOECK et al., 1959).

In selteneren Fällen werden auf hämatogenem Wege Mittelohrentzündungen ausgelöst, wie z. B. bei Virus- und Tuberkuloseinfektionen sowie Scharlach- und Typhuserkrankungen.

Wie schon angedeutet, lassen sich aus klinischen Verlaufskontrollen und experimentellen Untersuchungen verschiedene, eine akute Otitis media begünstigende Faktoren eruieren: Einmal spielt die sog. Disposition eine nicht unwichtige Rolle, zum anderen wird dem Lebensalter des Patienten eine Bedeutung hinsichtlich Art und Schwere der Erkrankung beigemessen. Auffallend sind darüberhinaus die offensichtlichen Zusammenhänge zwischen dem Pneumatisationsgrad der Mittelohrräume und der Häufigkeit von Otitiden. Inwieweit die entzündlichen Veränderungen im frühen Lebensalter zu einer Pneumatisationshemmung führen oder aber die Entzündungen erst durch eine Pneumatisationshemmung begünstigt werden, kann in diesem Rahmen nicht erörtert werden. Entscheidende Arbeiten finden sich bei WITTMAACK (1926a); ALBRECHT (1931); SCHWARZ (1949); MÜLLER (1960) u. a.

### 2.5.2.1. Typische Verlaufsform

Die Veränderungen bei der Otitis media acuta simplex bestehen in einer entzündlichen Reaktion der Schleimhaut, die durch ödematöse Auflockerung, Hyperämie und Zellinfiltrationen charakterisiert ist. Die erhebliche Schleimhautschwellung betrifft in den meisten Fällen alle Mittelohrhohlräume, d. h. auch das Zellsystem im Warzenfortsatz. Im Vordergrund steht zunächst die ödematöse Auflockerung mit starker Hyperämie. Das normalerweise flache endothelartige Schleimhautepithel wird in kubische bis zylindrische Zellformen umgewandelt, wobei der Epithelbelag in seiner Kontinuität unverändert bleiben oder aber teilweise zerstört werden kann. Im letzteren Falle dringen die Krankheitserreger in die tieferen Schleimhautschichten ein, so daß sich nun entzündliche zellige Infiltrationen (polymorphkernige Leukocyten, Lymphocyten, Plasmazellen) nachweisen lassen. Während die Zellinfiltrate in der Paukenschleimhaut diffus auftreten, sind sie im Warzenfortsatz oftmals überwiegend perivasculär lokalisiert, somit in der Quantität der entzündlichen Veränderungen geringgradiger als in der Paukenhöhle ausgeprägt. Immer wieder wird eine erhebliche phagocytotische Aktivität beobachtet, ein Phänomen, das unter anderem für die bekannte hohe resorptive Leistung der Mittelohrschleimhaut spricht (SINGER, 1933).

In diesem Zusammenhang ist eine Einteilung der Schleimhauttypen des Mittelohres in normoplastische, hyperplastische, hypertrophische und hypoplastische Varianten erwähnenswert, da sie gewisse, wenn auch unsichere Rückschlüsse auf die Reaktionsweise der Schleimhaut bei entzündlichen Reizen zuläßt (WITTMAACK, 1926a; LANGE, 1928; SCHWARZ, 1949 u. a.).

Die Exsudation in die Mittelohrräume ist ein häufiges Ereignis. Das abgesonderte Exsudat kann je nach Art und Intensität des entzündlichen Prozesses serös, serös-eitrig oder blutig sein. Durch die Flüssigkeitsansammlung im Mittelohr wird eine Drucksteigerung hervorgerufen, deren Beseitigung grundsätzlich auf drei Wegen möglich ist: Das pathologische Sekret wird — unterstützt durch therapeutische Maßnahmen — von der Schleimhaut resorbiert (geschlossene Form, Otitis media non perforativa). Der Druckausgleich vollzieht sich durch Ablaufen des Sekrets über die Ohrtrompete in den Nasen-Rachenraum, zum anderen über eine Trommelfellperforation, die den Austritt des Exsudats in den äußeren Gehörgang erlaubt (offene Form, Otitis media acuta perforativa, Abb. 58)*. Durch die entzündlichen Veränderungen am Trommelfell wird die Perforation bereits vorgebahnt.

Insgesamt kann auf Grund der beschriebenen Schleimhauteigenschaften die akute Mittelohrentzündung ohne Residuen wieder abheilen. Die Restitutio ad integrum ist außer von den Faktoren der Disposition auch abhängig von der Stärke und Dauer der Entzündungsprozesse. In manchen Fällen kommt es zur Organisation des Mittelohrexsudates, zu tiefgreifendem bindegewebigem Umbau im Bereich der Schleimhaut mit Narbenbildung und Schleimhautsklerosierungen, die zu strangförmigen Verwachsungen bis zur Verödung im Bereich des Paukenraums und des Mastoids führen können. Nicht zuletzt sind in diesen Fällen auch Veränderungen im Knochen des Schläfenbeins nachweisbar. Pathologisch-anato-

---

* Wir danken Herrn Prof. Dr. R. LINK für die Überlassung von Präparaten aus der Wittmaack'schen Felsenbeinsammlung der Univ.-HNO-Klinik Hamburg.

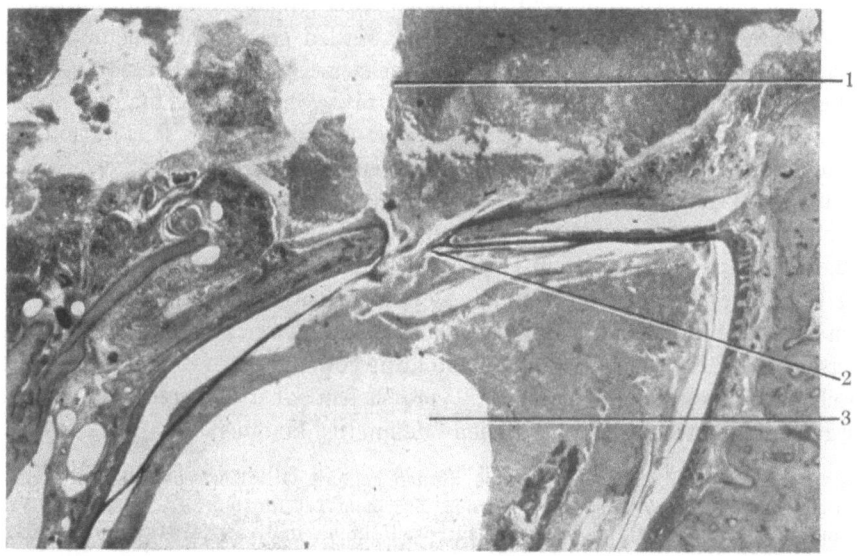

Abb. 58. Akute Otitis media mit Perforation des Trommelfells und Exsudat in Pauke und Gehörgang. H.-E. Vergr. 12fach. *1* Exsudat in der Paukenhöhle, *2* Zentrale Trommelfell-perforation, *3* Exsudat im äußeren Gehörgang

misch handelt es sich hier — wie bei den Folgen der chronisch-serösen Otitis media (chronischer Tubenmittelohrkatarrh) — um den gefürchteten Adhäsiv-prozeß, der mit schwerwiegenden funktionellen Beeinträchtigungen einhergeht.

### 2.5.2.2. Besondere Verlaufsformen

#### *Mucosus-Otitis*

Unter den besonderen Verlaufsformen kommt der sog. Mucosus-Otitis besondere Bedeutung zu. Zur Verdeutlichung dieses Krankheitsbegriffes sei angeführt, daß unter ihm nicht nur Otitiden verstanden werden, die durch den Pneumococcus mucosus-Typ III verursacht werden (wenn das auch der hauptsächliche Erreger ist, welcher der Erkrankung den Namen gegeben hat), sondern ganz allgemein eine besondere Verlaufsform von Otitiden mit schleichendem Beginn und diskreten Krankheitszeichen. Solche Otitiden werden daher auch als latente Formen bezeichnet (MELLER, 1943; FLEISCHER, 1966). So können Streptokokken und Staphylokokken ebenso für eine Otitis vom Mucosus-Typ in Frage kommen (URBANTSCHITSCH, 1924; ECKERT-MÖBIUS, 1926; MAYBAUM u. DRUSS, 1939; MELLER, 1943; BOLLOBAS, 1955). Wesentliche Gründe für die besondere Art der protrahierten Verlaufsform wurden in der geringen Virulenz der Erreger in Verbindung mit ihrer besonderen Widerstandskraft gegen Abwehrmechanismen des Organismus gesehen (vor allem bei der Schleimhülle des Pneumococcus mucosus).

Entscheidend neben dem schleichenden, überwiegend schmerzlosen Krankheitsablauf, der oftmals die schwerwiegenden Komplikationsmöglichkeiten nicht recht erkennen läßt, ist die entzündlich bedingte Knochenbeteiligung im späteren

Verlauf, die sich nicht nur in der Paukenhöhle, sondern auch im Hohlraumsystem des Warzenfortsatzes abspielt. Nicht selten werden gerade gut pneumatisierte Warzenfortsätze befallen. Das Trommelfell weist meistens nur eine geringgradige streifige Rötung auf. Es ist aber sukkulent infiltrativ verdickt, was man als „blasse Infiltration" bezeichnet hat. Unter der Voraussetzung einer Perforation, die jedoch ein nicht obligates Symptom darstellt, entleert sich ein zähflüssiges Sekret in den äußeren Gehörgang (Abb. 59). In der Pauke sowie in den übrigen Mittelohrräumen stehen langwierige Schleimhautschwellungszustände im Vordergrund (Abb. 60). Das Hohlraumsystem enthält ein fadenziehendes Sekret. Die Erkrankung kann über Wochen und Monate verlaufen, ehe sich Komplikationen von seiten der retrotympanalen Räume einstellen. Diese Verwicklungen sind zunächst in verschleierter Form als „latente" Mastoiditis vorhanden, da sie keine charakteristischen Beschwerden und Symptome verursachen. Überraschend kann es dabei aber zu endokraniellen Komplikationen (Meningitis) kommen.

Als Folge der antibiotischen Therapie werden gehäuft Otitiden beobachtet, die einen derartigen Verlauf vom Mucosus-Typ nehmen. Zu einem Teil dürften diese geänderten Verläufe auf unterschwellige Antibiotikagaben zurückzuführen sein (EVANS, 1951; ESCHER, 1954a; BEICKERT, 1955; FLISS, 1959; LINK, 1961). Die Erkrankung kann in jedem Lebensalter auftreten. Aus bisher unbekannten Gründen werden aber Männer im höheren Lebensalter bevorzugt befallen (Männer:Frauen wie 5:1, Erkrankungsgipfel um das 60. Lebensjahr).

### Scharlach-Otitis

Grundsätzlich können bei verschiedenen allgemeinen Infektionskrankheiten wie Scharlach, Typhus, Diphtherie, Masern oder Grippe akute Mittelohrentzündungen auftreten. In diesem Rahmen ist die Scharlach-Otitis wegen ihrer weitreichenden Mittelohr- und Innenohrschädigung von besonderer klinischer Bedeutung. Wenn sie auch in der heutigen Zeit wegen der wirksamen antibiotischen Behandlungsmöglichkeiten des Scharlachs nur noch selten beobachtet wird, soll doch das gut abgegrenzte Krankheitsbild mit seinen Variationsmöglichkeiten aus differentialdiagnostischen Gründen dargestellt werden.

Man unterscheidet drei Entzündungsformen, die im Krankheitsbild vorherrschen können: Differenziert werden die gewöhnliche akute Otitis media, die sich als Otitis media bei einer Scharlacherkrankung bezeichnen läßt und die sich somit von der üblichen akuten Otitis media nicht unterscheidet. Zum zweiten gibt es die nekrotisierende Form, welche schwere Veränderungen an der Schleimhaut und am Knochen hervorruft (typische Scharlach-Otitis), und schließlich steht zwischen beiden Entzündungsabläufen die sog. Übergangsform.

Bei der nekrotisierenden Scharlach-Otitis kommt es zu ausgedehnten Zerstörungen des Trommelfells (Abb. 61), der Mittelohrschleimhaut und des Knochens einschließlich des Labyrinthknochens, woraus sich die Veränderungen des Innenohres mit schweren Funktionsausfällen ableiten lassen. Die Schleimhaut weist große, bis in die tiefen Schichten reichende Defekte auf (Abb. 62), welche sich manchmal sogar bis in die Ohrtrompete ausdehnen, die Gehörknöchelchen werden zerstört. Der nekrotisierende Prozeß führt zu Sequesterbildungen im Bereich der Pauke und des Warzenfortsatzes. Sekundär kann bei randständigen Perforationen das Einwachsen von Plattenepithel aus dem äußeren Gehörgang über die Trommelfellperforation in das Mittelohr beobachtet werden d. h. es entwickelt sich ein

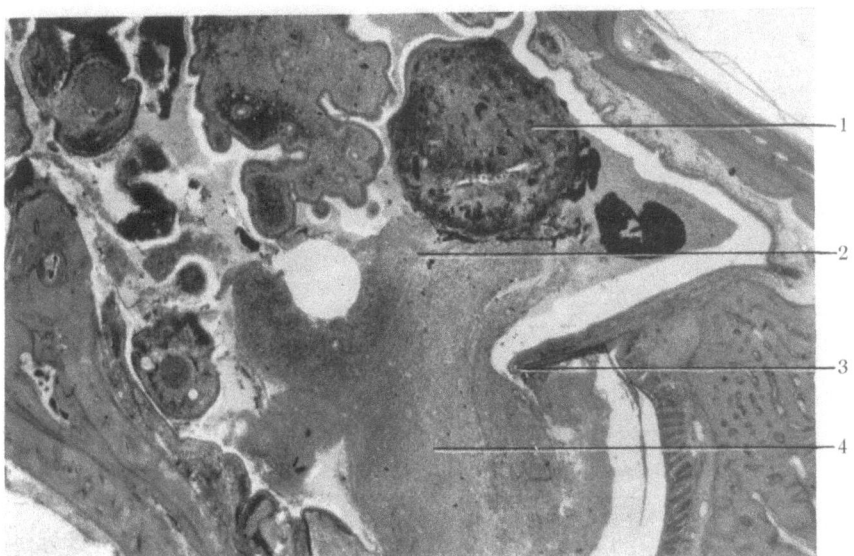

Abb. 59. Mucosus-Otitis mit Trommelfellperforation und zähflüssigem Sekret in der Pauke und im Gehörgang. H.-E. Vergr. 12fach. *1* Teil eines Gehörknöchelchens, *2* Paukenhöhle, *3* Trommelfellrest bei einer großen Perforation, *4* Äußerer Gehörgang mit Exsudat

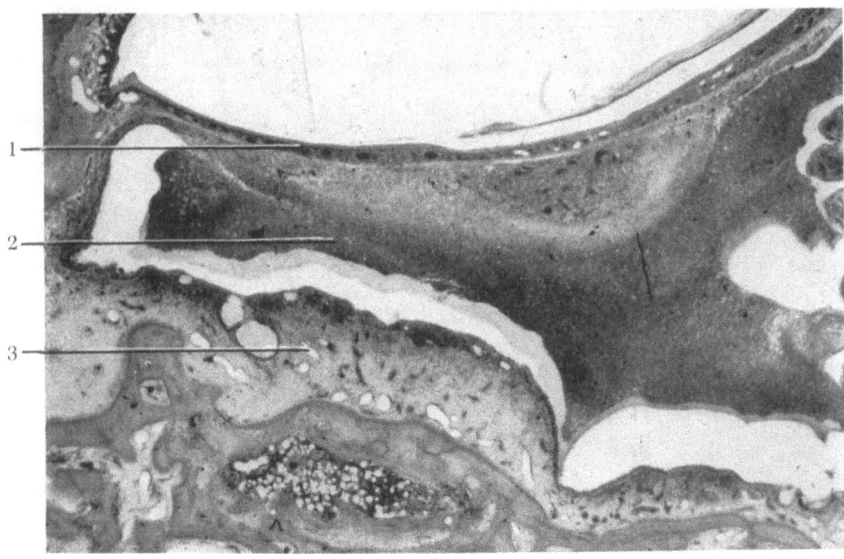

Abb. 60. Mucosus-Otitis mit starker Schwellung der Paukenschleimhaut und zähflüssigem Exsudat. H.-E. Vergr. 12fach. *1* Trommelfell, *2* Paukenhöhle, *3* Verdickte Paukenschleimhaut

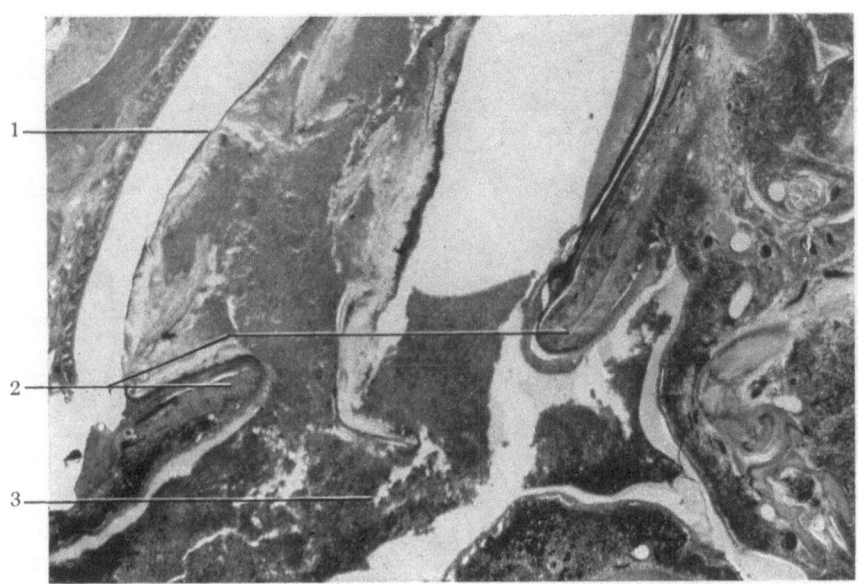

Abb. 61. Scharlach-Otitis: Nekrose des Trommelfells mit großer zentraler Perforation. H.-E. Vergr. 12fach. *1* Äußerer Gehörgang, *2* Trommelfellränder (zentrale Trommelfellperforation), *3* Paukenhöhle

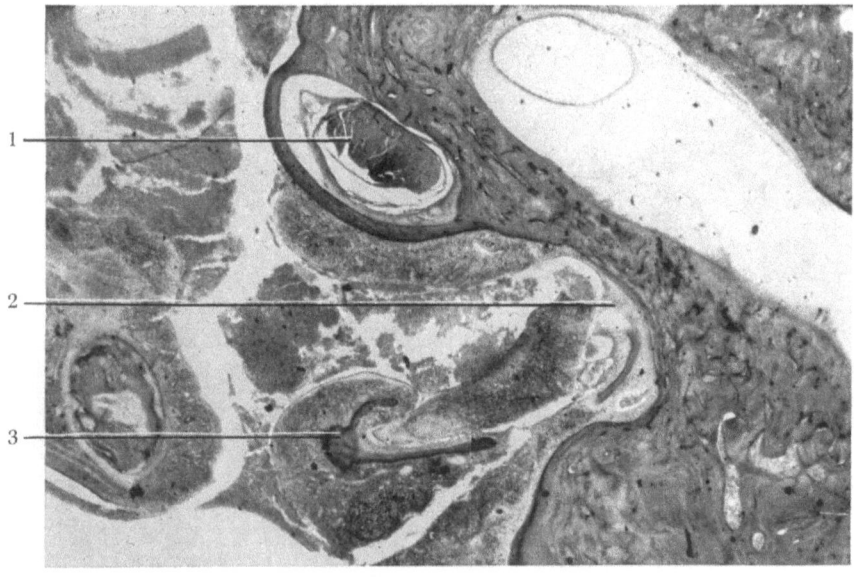

Abb. 62. Scharlach-Otitis: Verdickte Schleimhaut in der Stapesnische sowie Schleimhautnekrose mit freiliegendem Knochen. H.-E. Vergr. 12fach. *1* N. facialis, *2* Nische zum ovalen Fenster, *3* Steigbügel

Cholesteatom. Diese gravierende Form der akuten Otitis media verursacht erhebliche Funktionsausfälle im Bereich des schallübertragenden Apparates und ggf. auch der Innenohrleistung.

Es ist vielfach darüber diskutiert worden, wie der Infektionsweg bei der Scharlach-Otitis zu verstehen ist. MARX (1947) nahm am ehesten die hämatogene Infektion an, da sich beim Scharlach gleichzeitig Krankheitserscheinungen im Bereich der Nasennebenhöhlen und der Lymphknoten nachweisen ließen. Nicht zuletzt kommt jedoch bei der Scharlach-Otitis auf Grund der Toxinausschwemmung eine Auswirkung auf das Kapillargebiet der Mittelohrschleimhaut in Betracht. Hier finden sich reichlich Mikrothrombosen, so daß die toxisch bedingte Mikrozirkulationsstörung wahrscheinlich die Ursache der nekrobiotischen Veränderungen ist.

Die Übergangsform bei der Scharlach-Otitis geht mit einer großen, später meist bleibenden Trommelfellperforation und länger dauernden Sekretion einher. Später liegen ausgedehnte Verwachsungen in den Mittelohrräumen als Folgen des Entzündungsprozesses vor.

## Masern-Otitis

Die hämatogene akute Otitis media durch das Masernvirus ist bei der Masernerkrankung eine häufige Begleiterscheinung des katarrhalischen Stadiums, die sich nicht wesentlich von der Otitis media acuta simplex unterscheidet. Sie wird in vielen Fällen erst manifest durch sekundäre, tubogene Infektionen mit Streptokokken oder Staphylokokken. Die katarrhalische Otitis media tritt somit bereits im Prodromalstadium der Virusinfektion auf. In einzelnen Fällen von Masern-Otitis entwickeln sich nekrotisierende Entzündungsprozesse am Trommelfell (mit späterer Dauerperforation). Knochennekrosen sind jedoch extrem selten. Die Infektion des Mittelohres kann aber (gegenüber der einfachen Otitis media überdurchschnittlich häufig) auf das Labyrinth übergreifen und so zu meist irreversiblen Schädigungen des Innenohres führen oder mit endokraniellen Verwicklungen einhergehen. Nach MARX (1947) sollen etwa 3–4 % der erworbenen Taubheiten auf das Konto von Masern gehen.

Als Ursache der Hörschädigung werden außer einer Labyrinthitis eine toxische Neuritis des N. acusticus diskutiert oder aber die hin und wieder zu beobachtende Masernencephalitis bzw. Meningoencephalitis mit Beteiligung des N. acusticus. Nicht zuletzt besteht die Möglichkeit, daß sich aus der masernbedingten akuten Otitis media eine chronische Verlaufsform mit bleibender Trommelfellperforation entwickelt.

## Grippe-Otitis

Im Rahmen von grippalen Infekten lassen sich häufig Otitiden beobachten, deren typisches morphologisches Substrat eine hämorrhagische Entzündungsform darstellt. YOSKIE (1955, 1962) gelang es erstmalig durch Überimpfen von Grippeviren, von denen bislang eine Reihe durch immunologische Untersuchungen differenziert werden konnten, eine typische hämorrhagische Otitis media auszulösen. Damit war der Beweis einer virusbedingten Otitis media erbracht. Im weiteren Verlauf der Erkrankung kommt es dann meist zu einer Superinfektion mit Bakterien, wie man sie bei der Otitis media acuta simplex nachweisen kann.

Der Verlauf der Grippe-Otitis ist ungleich schwerer als bei den bakteriell bedingten Mittelohrentzündungen. Im Vordergrund steht die schwere hämorrhagische Entzündung mit Blutaustritten in das Gewebe, mutmaßlich Folge toxischer Gefäßwandschädigungen. In den Mittelohrräumen sammelt sich ein blutiges Exsudat an, dem sich nach der bakteriellen Superinfektion dann ein eitriges Sekret zugesellt. Nicht selten lassen sich am Trommelfell Blutblasen nachweisen, die auch auf den trommelfellnahen Anteilen des äußeren Gehörgangs beobachtet werden (s. Kapitel Äußeres Ohr). Infolge von Trommelfellperforationen entleert sich das blutig-eitrige Exsudat meist in den äußeren Gehörgang. Ungleich häufiger als bei der banalen Otitis media entwickeln sich aus der Grippe-Otitis bedrohliche Komplikationen von seiten des Innenohres und des Endokraniums, was möglicherweise auf die erheblich herabgesetzte Resistenz des Organismus und die damit vorhandene begünstigende Wirkung auf die bakterielle Besiedelung des Mittelohres zurückzuführen ist.

Verschiedene Autoren beobachteten cochleäre und vestibuläre Störungen sowie eine zentrale cochleär-vestibuläre Symptomatik, die sie als virämisch-toxisch oder embolisch-metastatisch auffaßten (ZIPPEL, 1956; MEHMKE, 1962; BAGATSCH u. KANZENBACH, 1963; ZIPPEL, 1964). Die Diagnose einer typischen Grippe-Otitis läßt sich nicht allein aus dem Vorliegen einer Grippeerkrankung stellen. Nach ZIPPEL (1963) sollen 3/4 der Mittelohrentzündungen im Rahmen von Grippeerkrankungen auftreten. BECKER (1955) sah ähnliche Entzündungsabläufe bei der sog. Mucosus-Otitis. Da die Isolierung der Viren vielfach schwierig ist, wird die Diagnose der Grippe-Otitis mehr nach den klinischen Aspekten in Korrelation zum pathomorphologischen Substrat gestellt.

### Diphtherie des Mittelohres

Die Diphtherie des Mittelohres stellt jetzt nur noch ein sehr seltenes Ereignis dar. Nach DOWNES (1959) wird sie in 0,3% der Fälle von Diphtherie beobachtet. Man unterscheidet die entzündlichen Veränderungen der Mittelohrschleimhaut, die während einer Diphtherieerkrankung als unspezifische Reaktion ablaufen können und die spezifisch diphtherische Entzündung des Mittelohres mit den typischen Membranbildungen und oft weitgehender Zerstörung des Trommelfells durch nekrotisierende Entzündung. Diagnostische Schwierigkeiten bereiten die atypischen Verlaufsformen, die durch Fehlen oder diskretes Auftreten der diphtherischen fibrinösen Membranen charakterisiert sind. Bei solchen Fällen ist der bakteriologische Nachweis des Erregers unter Umständen beweisend.

### Akute Otitis media im Säuglingsalter

Die akute Säuglings-Otitis stellt insofern eine Sonderform dar, als ihre Entstehung zum großen Teil durch andersartige anatomische Verhältnisse, wie sie im Mittelohr des Säuglings herrschen, bedingt wird. Die Mittelohrschleimhaut weist im Vergleich zum älteren Kind und zum Erwachsenen eine erhebliche Dicke auf, verursacht durch das subepithelial gelegene, noch unvollkommen rückgebildete embryonale myxomatöse Gewebe. Beim älteren Kind und beim Erwachsenen ist die Schleimhaut nur noch sehr dünn, d. h. sie bildet normalerweise lediglich einen sehr zarten Überzug des Knochens (Mucoperiost). Aus den anatomischen Verhältnissen beim Säugling resultiert eine Verkleinerung der Mittelohrhohlräume mit zahlreichen Nischenbildungen, die das Auftreten von entzündlichen Veränderungen begünstigen.

Zum anderen ist die Tuba auditiva beim Säugling noch sehr kurz und weit, eine anatomische Gegebenheit, die wegbereitend für das Eindringen von Erregern aus dem Nasen-Rachenraum in das Mittelohr sein kann. Ein weiteres wichtiges Moment für die gehäuften akuten Otitiden im Säuglings- und Kleinkindesalter stellt die überaus häufig zu beobachtende lymphatische Diathese dar. Die Neigung zu lymphatisch-infiltrativen Reaktionen und zur Hyperplasie von lymphatischem Gewebe wirkt sich besonders erschwerend für eine regelrechte Belüftung des Mittelohres aus, etwa bei Verlegung des Nasenrachenraums durch eine vergrößerte Tonsilla pharyngea (adenoide Vegetationen, s. auch Kapitel „Akute Otitis media") oder durch Wucherung des diffusen sowie mehr agglomerierten lymphatischen Gewebes der Tube selbst (Tubenmandel) mit Verlegung der Tubenlichtung. Nicht zuletzt lassen sich die gehäuften akuten Otitiden auf die immunologisch bedingte Infektanfälligkeit im Säuglingsalter zurückführen.

Die bakteriologischen Befunde unterscheiden sich nicht wesentlich von denen der Erwachsenen. Auch bei der Säuglings-Otitis finden sich Streptokokken und Pneumokokken, wobei letztere häufiger als Streptokokken nachgewiesen werden (VAN DISHOEK et al., 1959; GRÖNROOS et al., 1964). Immer wieder werden auch E. coli im Mittelohr beobachtet — oft im Zusammenhang mit schweren dyspeptischen Erkrankungen —, die an ein Übertreten der Bakterien vom Nasenrachenraum ins Mittelohr durch das Erbrechen denken lassen (EIGLER, 1949c; BIESALSKI, 1958).

Die entzündlichen Veränderungen bei der Säuglings-Otitis lassen sich wie folgt beschreiben: Es finden sich hohe zylindrische Epithelien mit subepithelial gelege-

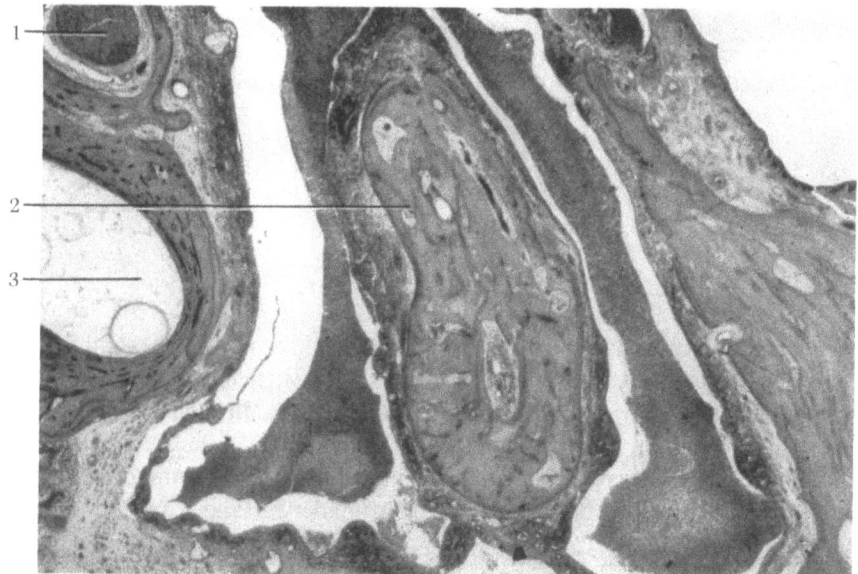

Abb. 63. Säuglings-Otitis: Myxomatös verdickte Schleimhaut. H.-E. Vergr. 12fach. *1* N. facialis, *2* Teil des Amboß, *3* Lateraler Bogengang

nen Anhäufungen von Rundzellen in der erheblich verdickten myxomatösen Schleimhaut (Abb. 63). Interessanterweise ergeben sich manchmal schon bei Routineuntersuchungen an Neugeborenen und jungen Säuglingen geringgradige Zeichen entzündlicher Veränderungen im Bereich des Mittelohres, die sehr häufig auch schon histologisch objektiviert wurden. Man erklärt sie durch Eindringen von Fruchtwasser über die Tuba auditiva ins Mittelohr (sog. Fremdkörper-Otitis nach WITTMAACK, 1926a). Mit großer Wahrscheinlichkeit ist diesem Phänomen aber kein wesentlicher Krankheitswert beizumessen, wenn auch eine begünstigende Rolle für andersartige Infektionen durch die Fruchtwasseransammlung im Mittelohr nicht vollkommen abgelehnt werden kann. Nach WITTMAACK (1926a) soll diese latente Otitis media (Fremdkörper-Otitis) eine Voraussetzung für die mangelhafte Rückbildung des embryonalen Gewebes in den Mittelohrräumen sein. Dadurch wird die Umwandlung der hyperplastischen, verdickten Schleimhaut des Säuglings mit dickem subepithelialem Gewebspolster in die dünne Schleimhaut des Erwachsenen behindert. Insgesamt ergibt sich daraus nach WITTMAACK ein negativer Einfluß auf die spätere Pneumatisation der Mittelohrräume. ALBRECHT (1931) dagegen vertritt auf Grund von Untersuchungen der Pneumatisation an eineiigen Zwillingspaaren die Ansicht, daß die mangelhafte Rückbildung des embryonalen Gewebes auf konstitutionellen Faktoren beruht, d. h. genetisch fixiert ist, was von seinem Schüler SCHWARZ (1949) später noch weiter untermauert wurde.

Andere Autoren (MARX, 1930; SINGER, 1933) sehen — ähnlich wie WITTMAACK — in der exsudativen Entzündung den Hauptgrund oder zumindest eine wesentliche Mitursache für die später manifest werdende Pneumatisationshemmung. Für die zusätzliche Bedeutung von Entzündungen neben konstitutionellen Faktoren spricht insbesondere das Vorkommen von beiderseits verschiedenen Pneumatisationsgraden (z. B. eine Seite gut pneumatisiert, die andere Seite gehemmt pneumatisiert). Dieser vermittelnde Standpunkt (Beeinflussung der genetisch fixierten biologischen Wertigkeit der Schleimhaut durch frühkindliche Entzündungen) dürfte den tatsächlichen Verhältnissen am besten gerecht werden. Als dritter Faktor sei noch auf die Bedeutung der Belüftung der Mittelohrräume durch die Tube für eine ungestörte Pneumatisation hingewiesen (LINK u. HANDL, 1954 u. a.). Auch SCHWARZ (1952) kommt in einer späteren Arbeit zum Schluß, daß die mangelhafte Pneumatisation nicht in jedem Falle Ausdruck einer biologisch minderwertigen Schleimhaut ist. Der kompakte Warzenfortsatz sei z. B. bei Mißbildungen des Gaumens mit Fehlbildung des pharyngealen Tubenostiums und gestörter Tubenfunktion als „Phänokopie" zu deuten.

### 2.5.3. Chronische Mittelohrentzündungen

Nach den Auffassungen von WITTMAACK (1926a), ALBRECHT (1931) und SCHWARZ (1949) stellt die lokale Schleimhautdisposition in den Mittelohrräumen eine wesentliche Voraussetzung für die chronische Entzündung des Mittelohres dar. Während WITTMAACK — wie vorstehend ausgeführt — banale Entzündungen im Säuglingsalter für die Disposition verantwortlich machte, nahmen ALBRECHT sowie SCHWARZ eine genotypisch-konstitutionelle Schleimhautminderwertigkeit an.

Die hier abgehandelten chronischen Mittelohrentzündungen stellen die chronischen Mittelohrentzündungen im engeren Sinne dar. Sie sind morphologisch durch eine bleibende Trommelfellperforation charakterisiert („offene Formen" nach ZÖLLNER, 1969). Daneben gibt es noch die bereits erwähnten chronischen Mittelohrentzündungen im weiteren Sinne ohne

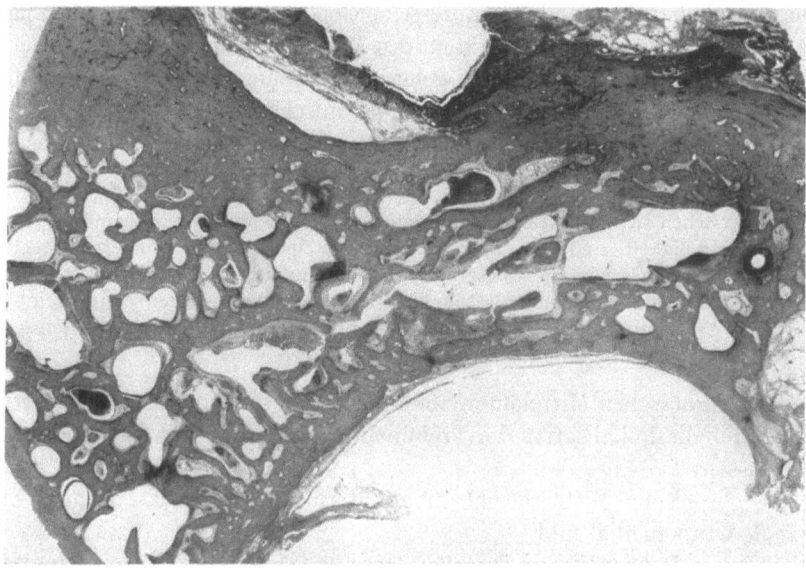

Abb. 64. Mittelgradige Pneumatisation des Warzenfortsatzes. H.-E. Lupenübersicht

Trommelfellperforation („geschlossene Formen" nach ZÖLLNER, 1969). Hierunter versteht man den chronischen Tubenmittelohrkatarrh (Synonym: chronisch-seröse oder chronisch-exsudative Otitis media) und dessen Endstadium den Adhäsivprozeß (Synonym: chronisch-adhäsive Otitis media).

Die chronische Mittelohrentzündung sensu stricto mit Dauerperforation des Trommelfells geht in den meisten Fällen nicht aus einer akuten Mittelohrentzündung hervor, sondern nimmt von vornherein einen chronischen Verlauf. Normalerweise heilt die akute Otitis media in einem fest umrissenen Zeitraum fast spurlos aus, wenn man von einer „biologisch hochwertigen" Schleimhaut ausgeht (Abb. 64). Folgende Faktoren wirken sich begünstigend für die Entstehung der chronischen Mittelohreiterung aus:

1. die bereits angeführte Schleimhautdisposition, hier im Sinne der biologischen Minderwertigkeit der Mittelohrschleimhäute,

2. bleibende Trommelfellperforationen, die eine stetige Infektionsmöglichkeit von äußeren Gehörgang zum Mittelohr darstellen (z. B. auch traumatische Perforationen) und eine tubogene Infektion beim Naseschneuzen erleichtern, da sie dem Eindringen von Luft und Fremdmaterial vom Nasen-Rachenraum her nicht genügend Widerstand entgegensetzen,

3. besonders schwere akute Entzündungen im Rahmen allgemeiner Infektionskrankheiten (s. Scharlach, Diphtherie),

4. Herabsetzung der Resistenz durch konsumierende Allgemeinerkrankungen oder Stoffwechselstörungen (z. B. Diabetes mellitus),

5. nicht zuletzt auch Veränderungen im Bereich des Nasen-Rachenraums, die zu einer Störung der Mittelohrventilation infolge Tubenverlegung führen können (adenoide Vegetationen, Kiefer-Gaumenspalten, Tumoren u. a.).

Die chronischen Entzündungsprozesse spielen sich nicht allein im Tympanon, sondern im gesamten Hohlraumsystem des Mittelohres ab. Daraus resultiert die Feststellung, daß in der Regel eine gehemmte Pneumatisation des Warzenfortsatzes morphologisches Äquivalent für die chronische Entzündung ist, d. h. chronische Mittelohreiterung und gehemmte Pneumatisation bilden nosologisch eine Einheit.

Auch hier stehen sich zwei Ansichten gegenüber: Die Pneumatisationshemmung und die Entzündungsanfälligkeit sind Ausdruck der gleichen biologischen Minderwertigkeit der Schleimhaut, d. h. der Pneumatisationsgrad ist nur ein Indikator für die Reaktionsweise der Schleimhaut, die gehemmte Pneumatisation kann aber ebenfalls aus einer sekundären Sklerosierung des Warzenfortsatzes (mit Rückbildung des primär gut angelegten Zellsystems) resultieren. Beide Möglichkeiten könnten in verschiedenen Einzelfällen zutreffen.

Bei den chronischen Mittelohrentzündungen unterscheidet man zwei Formen, die sich durch die Lokalisation der Trommelfellperforation und das klinische Bild trennen lassen:

1. die chronische Mittelohrschleimhauteiterung (Synonym: chronisch-mesotympanale Otitis media) und

2. die chronische Mittelohrknocheneiterung (Synonyma: chronisch-epitympanale Otitis media mit oder ohne Cholesteatom bzw. Cholesteatomeiterung).

Bei der chronischen Mittelohrschleimhauteiterung liegt eine „zentrale" Trommelfellperforation vor. Diese Perforation muß nicht im strengen Sinne im Zentrum des Trommelfells gelegen sein, sie wird aber vollständig von Trommelfellgewebe umgeben. Bei der chronischen Mittelohrknocheneiterung besteht ein „randständiger" Trommelfelldefekt mit Auflösung des Annulus fibrosus im Bereich der Pars tensa oder bei Lokalisation im Bereich der Pars flaccida, welche bekanntlich keinen Sehnenring besitzt. Neben dem randständigen Trommelfelldefekt liegt meist auch ein knöcherner Defekt der hinteren oberen Gehörgangswand oder bei Perforationen der Pars flaccida (Shrapnell-Membran) der lateralen Wand des Epitympanon (lateralen Kuppelraumwand) vor. Die chronische Mittelohrknocheneiterung wird im klinischen Sprachgebrauch häufig auch als Cholesteatomeiterung bezeichnet, weil neben der Knocheneiterung durch eine granulierende Ostitis meistens ein Cholesteatom nachzuweisen ist.

Die Unterscheidung der beiden Entzündungsformen ist insofern berechtigt, als neben der morphologischen Verschiedenartigkeit auch erhebliche Unterschiede im Ablauf der Erkrankungen vorliegen. Die chronisch-mesotympanale Otitis media hat ihre Prädilektionsstelle im mesotympanalen Bereich und führt nicht selten zu lang anhaltenden schleimig-eitrigen, aber meist geruchlosen Absonderungen aus dem Ohr. Diese Absonderung ist jedoch nicht obligat, da viele Ohren über Monate und Jahre trocken bleiben können (chronisch-mesotympanale Otitis media z. Z. „trocken"). Schwerwiegende Komplikationen gehen von dieser Form der Ohrerkrankung nicht aus oder finden sich höchstens ausnahmsweise einmal, dann meist im Rahmen eines akuten Schubs.

Bei der chronisch-epitympanalen Otitis media stehen die Destruktionsvorgänge am Knochen und die Bildung von Cholesteatomen im Vordergrund. Hieraus resultieren Veränderungen, die zu schweren funktionellen Ausfällen und darüber hinaus infolge der unmittelbaren Nachbarschaft zum Neurokranium zu lebensbedrohlichen Komplikationen führen können.

Bakteriologisch findet sich bei der chronischen Mittelohreiterung meist eine Mischflora von Staphylokokken, Proteus, Pyocyaneus, teilweise saprophytärer Natur. Beim Cholesteatom überwiegen oft anaerobe Fäulnisbakterien, die neben den Zerfallsprodukten von Knochensequestern für den fötiden Geruch des abgesonderten Ohrsekrets verantwortlich sind.

## 2.5.3.1. Chronische mesotympanale Otitis media

Die chronisch-mesotympanale Otitis media geht mit einer persistierenden zentralen Perforation nach Nekrosebildung im Stratum fibrosum des Trommelfells einher. Wenn es zu einer Epithelialisierung des Perforationsrandes gekommen ist, besteht keine Möglichkeit mehr zum spontanen Verschluß der Perforation. Die entzündlichen Vorgänge spielen sich überwiegend in der Schleimhaut des Mittelohres ab (daher auch die Bezeichnung „chronische Mittelohrschleimhauteiterung") und lassen den Knochen weitgehend aus.

Histologisch findet man eine verdickte Schleimhaut, die besonders in ihrem subepithelialen Bereich diffuse und zirkumskripte Lymphocytenansammlungen aufweist (Abb. 65). Es bilden sich dabei Schleimhautpolster, so daß eine höckerige Oberfläche imponiert. Das abgesonderte entzündliche Sekret wird in vielen Fällen von der Schleimhaut durch Einwanderung von Fibroblasten, Histiocyten und Einsprießen von Kapillaren organisiert, was gleichzeitig eine unregelmäßige Oberfläche verursacht. In dem entstehenden Bindegewebe finden sich oftmals von einem flach-kubischen Epithel ausgekleidete cystische Hohlräume, die sich besonders im Grenzbereich zwischen Schleimhaut und früherem Exsudat nachweisen lassen. Im weiteren Ablauf der Erkrankung können Verkalkungen und Verknöcherungen des neugebildeten Bindegewebes entstehen, wodurch eine zunehmende Verkleinerung der Paukenhöhle mit teilweiser Verlegung der Fensternischen bewirkt wird. Die angeführten Veränderungen betreffen auch die Gehörknöchelchen, die von fibrosiertem Bindegewebe überzogen und dadurch in ihrer Beweglichkeit beeinträchtigt werden. Darüberhinaus kommt es manchmal zu knöchernen Destruktionen an den einzelnen Gehörknöchelchen, insbesondere an der schwächsten Stelle der Gehörknöchelchenkette im Bereich des langen Amboßfortsatzes mit Unterbrechungen der Ossiculakette (Abb. 66). Hieraus erklären sich die oft festzustellenden Schalleitungsstörungen, außerdem natürlich durch Fixierungen der Kette mit Behinderung ihrer Schwingungsfähigkeit.

Therapieresistente Absonderungen lassen sich auf ostitische Prozesse im Antrumbereich zurückführen, wie überhaupt hartnäckig eitrige Absonderungen auf einen Befall des Knochens hindeuten (KÖRNER, 1899a; MAYER u. RICCABONA, 1942; BERG u. FALKENBERG, 1949; GÜNNEL, 1956). Der Knochenbefall ist jedoch vergleichsweise selten. Entzündlich destruierende Knochenprozesse an den Ossicula bleiben oft oberflächlich und zeigen eine große Abheilungstendenz.

Im Verlaufe der Ausheilung der chronischen mesotympanalen Otitis media stehen regressive Veränderungen ganz im Vordergrund. Besonders im Kuppelraum, der oftmals keinen guten Abfluß zum Mesotympanon hat, kommt es infolge von Keimretentionen leichter als anderswo zu ostitischen Vorgängen mit sekundären Verkalkungen und Einengungen des epitympanalen Raums.

Eine wichtige Folge der chronischen Mittelohrentzündung stellt in manchen Fällen der Umbau der Schleimhaut in eine derbe, oftmals mit Kalk- und Knochenplatten versehene Oberflächenauskleidung der Mittelohrräume dar, die als *Paukensklerose* bezeichnet wird. Die Paukensklerose (nicht zu verwechseln mit der Oto-

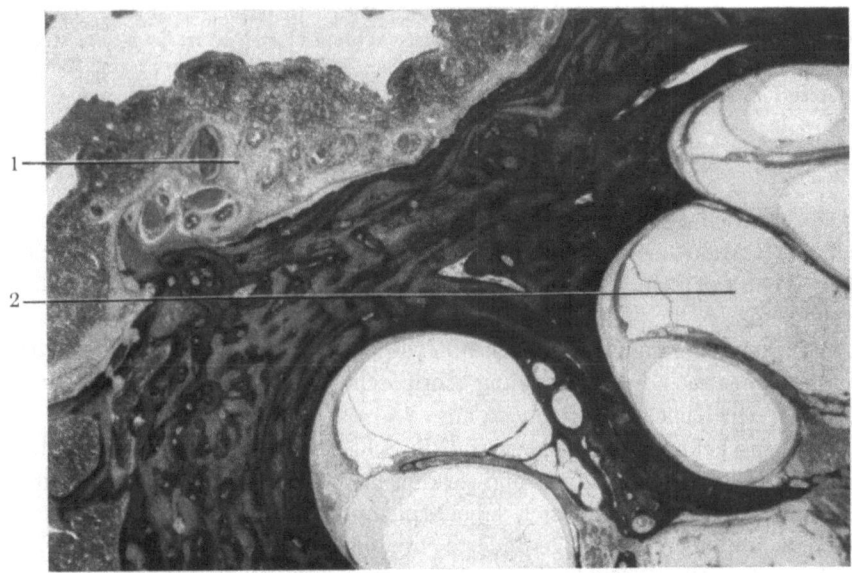

Abb. 65. Chronische Otitis media mit verdickter Paukenschleimhaut. H.-E. Vergr. 12fach.
*1* Verdickte Paukenschleimhaut, *2* Schnecke

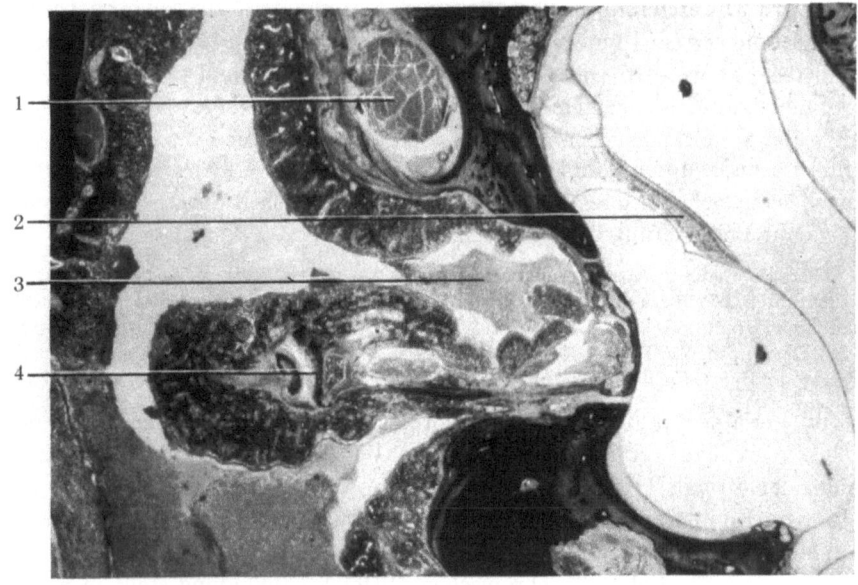

Abb. 66. Chronische Otitis media: Verdickte Schleimhaut in der ovalen Nische mit Arrosion
des Stapes. H.-E. Vergr. 12fach. *1* N. facialis, *2* Macula sacculi, *3* Exsudat in der Nische zum
ovalen Fenster, *4* Arrodierter Steigbügel

sklerose) wurde erstmals durch V. TRÖLTSCH (1873) näher beschrieben. In neuerer Zeit beschäftigten sich ZÖLLNER u. BECK (1955), ZÖLLNER (1956), SHEEHY u. HOUSE (1962), FUJISAMA (1962) u. a. mit dem Problem der Tympanosklerose.

Pathologisch-anatomisch kommt es bei der Paukensklerose zu einem zwiebel-schalenartigen Einbau von Kalkplatten in die bereits fibrosierte und hyalinisierte Paukenauskleidung (Abb. 67), wiederum in besonderem Ausmaß im Kuppelraum und im Bereich des ovalen Fensters mit Fixation des Steigbügels. Dieser besonderen Reaktionsform der Paukenschleimhaut können allergische Momente zu Grunde liegen (ZÖLLNER u. BECK, 1955; s. auch SCHÄTZLE u. AROLD, 1972).

Letztlich besteht in einzelnen Fällen die Neigung zur weitgehenden Obliteration der Paukenhöhle durch die verschwartete Paukenschleimhaut mit Umklammerung des Hammer-Amboßgelenkes oder Ummauerung des Stapes durch die Sklerosemassen bzw. bindegewebiger Fixation der Hörknöchelchenkette. Komplikationen wie Sinusthrombose, Labyrinthbeteiligung oder endokranielle Verwicklungen sind bei der chronisch-mesotympanalen Otitis media im Vergleich zur Knocheneiterung sehr selten.

Eine gewisse Gemeinsamkeit zur chronischen Mittelohrknocheneiterung hat die hin und wieder zu beobachtende *Granulations*- und *Polypenbildung* im Mittel-ohr. Durch den Trommelfelldefekt können sich zirkumskript hyperplastische Schleimhautbereiche in den äußeren Gehörgang hineinstülpen. Es liegen also keine Polypen im engeren Sinne vor, sondern eine entzündlich bedingte, polypöse Schleimhautverdickung („Schleimhautpolypen", Abb. 68). Die Oberfläche dieser „Polypen" kann aus zylindrischem Epithel und Becherzellen, aber auch aus meta-plastischem Plattenepithel bestehen. Im Gegensatz zu den beschriebenen Polypen

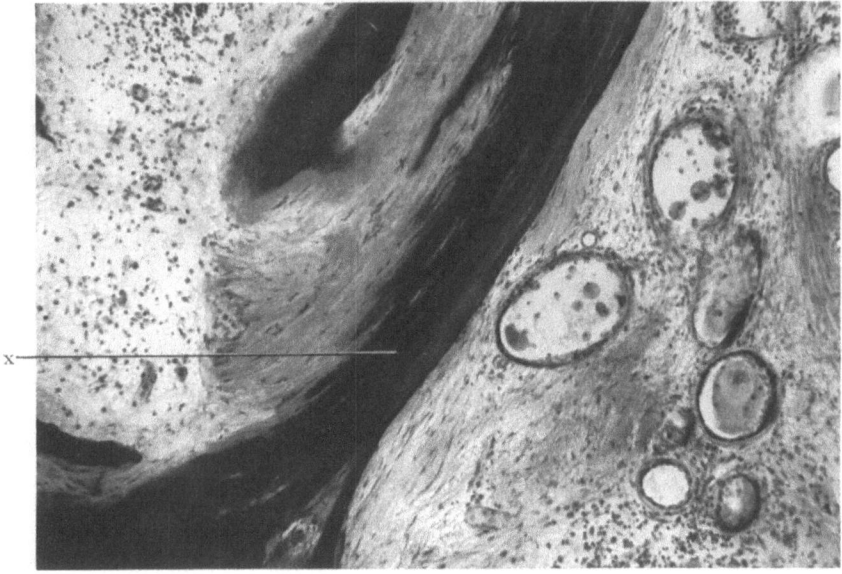

Abb. 67. Paukensklerose mit erheblichen Kalkeinlagerungen in Form von Platten in der Schleimhaut. H.-E. Vergr 16fach. (Präparat: Prof. Dr. E. MÜLLER, Kiel). *x* Kalkplatte in der Paukenschleimhaut

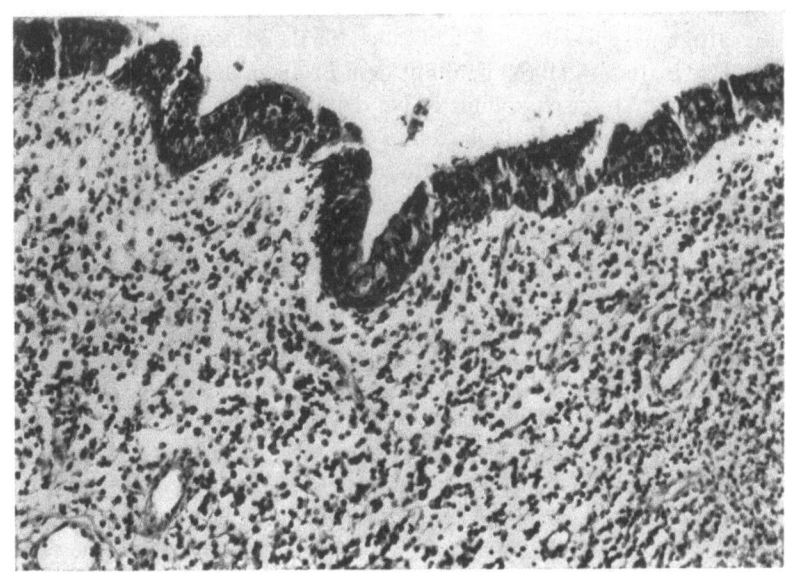

Abb. 68: Schleimhautpolyp: Histologischer Ausschnitt mit epithelialem Überzug. H.-E. Vergr. 125fach

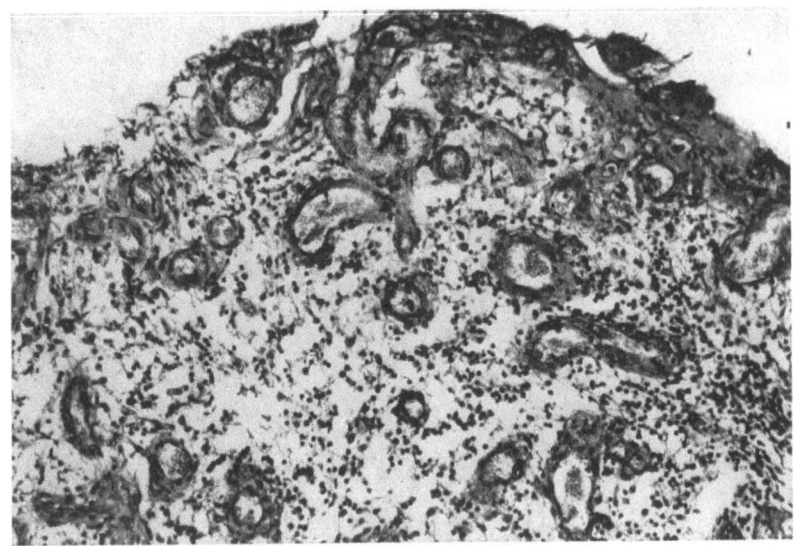

Abb. 69. Gefäßreicher Granulationspolyp: Histologischer Ausschnitt mit zahlreichen Gefäß-neubildungen. H.-E. Vergr. 125fach

entstehen die sog. Granulationspolypen an Stellen der Schleimhaut mit Epithel-defekten, was beinhaltet, daß die Granulationspolypen in der Regel nicht von einem Epithel bedeckt werden (Abb. 69). Da ihre Kapillaren oberflächlich frei liegen, bluten Granulationspolypen leicht bei Sondenberührung.

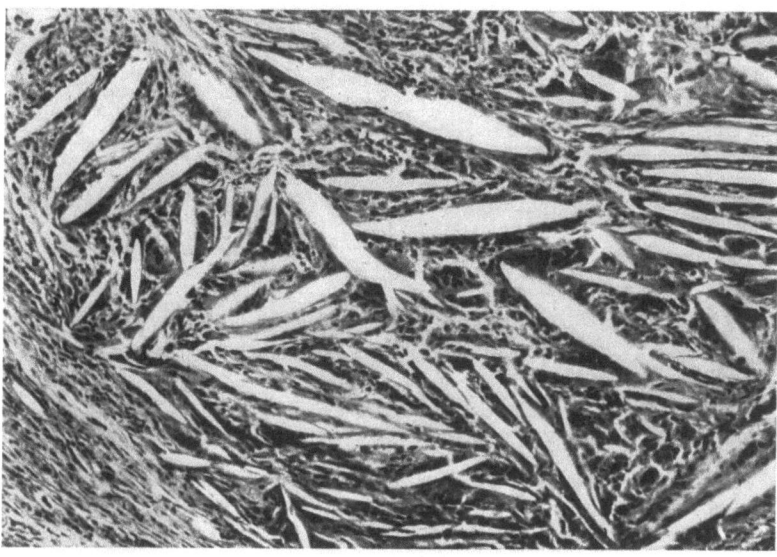

Abb. 70. Cholesteringranulom mit nadelförmigen Hohlräumen (durch histologische Aufarbeitung herausgelöste Cholesterinkristalle). H.-E. Vergr. 125fach

Wie bereits beim chronischen Mittelohrtubenkatarrh beschrieben, finden sich auch bei der chronischen Mittelohrschleimhauteiterung nicht selten *Cholesteringranulome* in den Mittelohrräumen. Sie lassen histologisch neben Hämosiderinablagerungen hauptsächlich Cholesterinnadeln, Fibroblasten, Histiocyten und Riesenzellen erkennen (Abb. 70).

### 2.5.3.2. Chronische epitympanale Otitis media

Die als schwerwiegende Erkrankung des Mittelohres anzusehende chronische epitympanale Otitis media ist pathomorphologisch durch einen randständigen Trommelfelldefekt, meistens im hinteren oberen Quadranten der Pars tensa oder aber in der Shrapnellschen Membran gekennzeichnet (Abb. 71). Nach SCHEIBE (1917) sollen 91% der Fälle der auch als chronische Mittelohrknocheneiterung bezeichneten Erkrankung mit Ausbildung von Cholesteatomen einhergehen. MAYER u. BEYER (1929) vertraten sogar die Auffassung, daß es bislang noch nicht geklärt sei, ob überhaupt eine chronische Mittelohrknocheneiterung ohne Cholesteatombildung vorkomme. BROCK (1926b) hingegen äußerte ebenfalls die Vermutung, daß nicht jede epitympanale Entzündung mit einer Cholesteatombildung einhergehen müsse. Da in der heutigen Zeit chronische Mittelohrknocheneiterungen schon sehr frühzeitig operiert werden, stellte man immer wieder das Fehlen von Cholesteatomen im Ablauf von ostitischen Prozessen auch bei randständigem Trommelfelldefekt fest. Somit ist es nach MÜLLER (1966) berechtigt, von Knocheneiterung mit und ohne Cholesteatombildung zu sprechen. Bei den Trommelfellperforationen handelt es sich um kleine randständige Defekte, welche nur eben unter dem Mikroskop erkennbar sind, oder um alle Größen bis zum Totaldefekt.

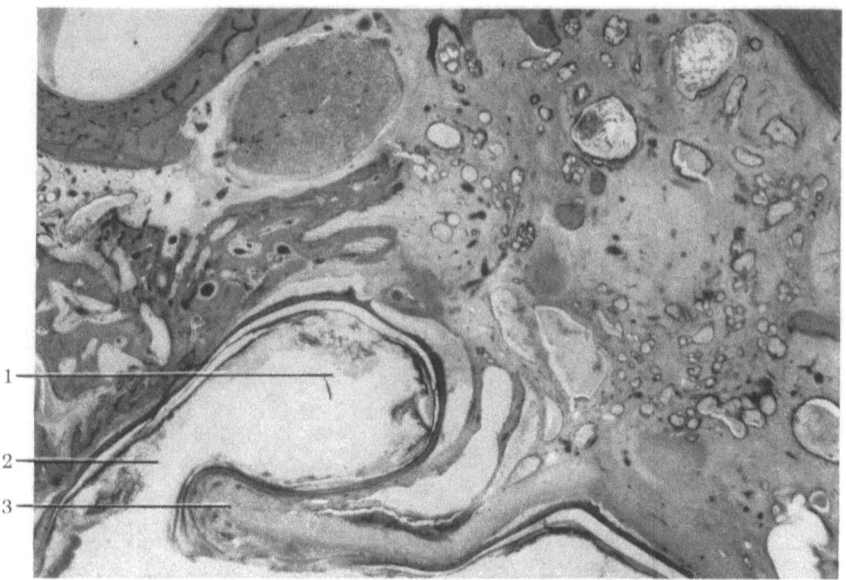

Abb. 71. Randständiger Trommelfelldefekt bei Cholesteatom. H.-E. Vergr. 12fach. *1* Paukenhöhle mit Cholesteatommatrix, *2* Randständiger Trommelfelldefekt, *3* Trommelfell

Sie treten manchmal schon bei Kindern, vielfach bei Jugendlichen auf, gehen mit
ostitischen Veränderungen (häufig im Kuppelraum) einher und werden von
fötider Absonderung sowie Granulationsbildung bei Epitheldefekten und granu-
lierender Ostitis begleitet. Der Knochen der hinteren oberen Gehörgangswand
oder der lateralen Kuppelraumwand wird durch die entzündlichen Vorgänge
destruiert. Die epitympanalen und retrotympanalen Räume sind von einer granulierenden Schleimhaut überzogen, welche auch die Gehörknöchelchenkette über-
zieht. Die Granulationen werden durch Umbauvorgänge zunehmend derber, so
daß eine Einmauerung der Kette eintreten kann.

Wie MÜLLER (1966) in seinem Handbuchbeitrag betont, stellt die *chronische
Mittelohrknocheneiterung ohne Cholesteatom* einen osteomyelitischen Prozeß im
Bereich der lateralen Kuppelraumwand dar, der in vielen Fällen auf dem Boden
einer besonderen Schleimhaut- und Knochenstruktur im Jugendalter entsteht.
Die cholesteatomfreie Knocheneiterung verursacht dementsprechend wesentlich
weniger Komplikationen, als es bei der Cholesteatomeiterung der Fall ist. Klinisch
imponieren leichte bis mittelschwere Funktionsstörungen des schallübertragenden
Apparates im Mittelohr. Spontane Ausheilungen sind nicht selten. Letztlich wird
aber die Möglichkeit zur Cholesteatombildung durch eine frühzeitige Operation
wesentlich verringert.

Die *chronische Knocheneiterung mit Ausbildung eines Cholesteatoms* stellt wegen
der möglichen Komplikationen im Bereich des Mittelohres und Innenohres sowie
in den benachbarten Regionen des Neurokraniums eine sehr ernstzunehmende
Erkrankung dar. Das Cholesteatom besteht aus zwiebelschalenartig angeordneten,
abgestoßenen Epidermismassen, die von der sog. Cholesteatommatrix umschlossen

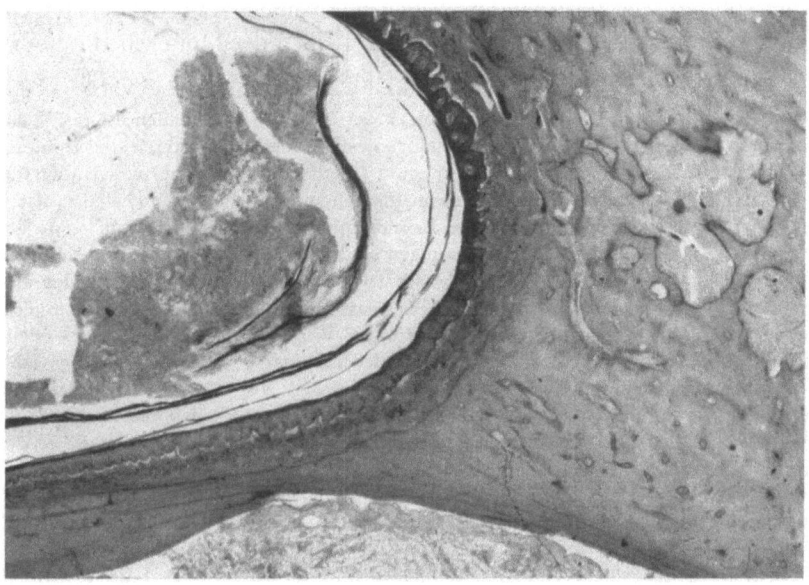

Abb. 72. Cholesteatom: Zwiebelschalenförmig geschichtete und zentral abgestoßene Epidermismassen. H.-E. Vergr. 12fach

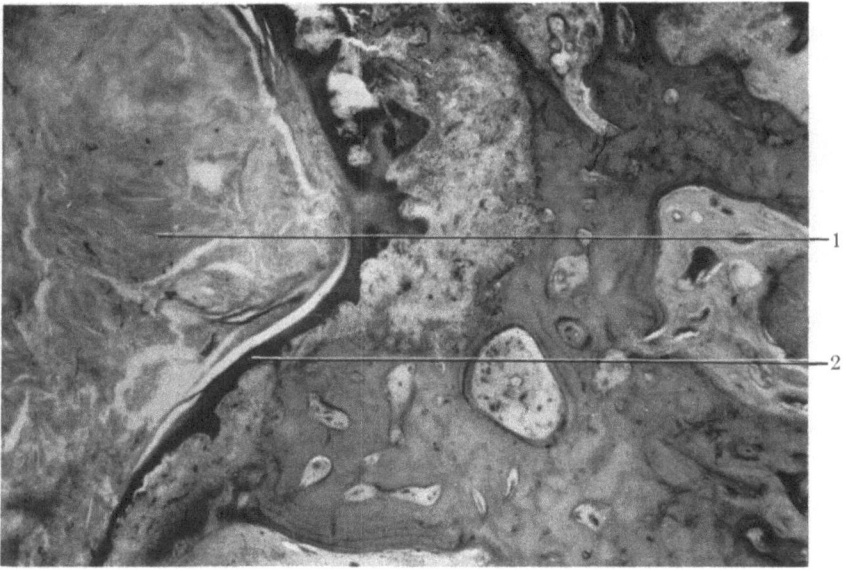

Abb. 73. Cholesteatommatrix mit Knochenabbau im Bereich der Perimatrix. H.-E. Vergr. 20fach. *1* Cholesteatom, *2* Cholesteatommatrix

werden (Abb. 72). Die Matrix unterscheidet sich von der Haut des äußeren Gehörgangs, von der sie abgeleitet wird, durch das Fehlen der typischen Hautanhangsgebilde wie Haare, Talgdrüsen und Schweißdrüsen (Abb. 73).

Unter den Begriff des Cholesteatoms (JOHANNES MÜLLER, 1838) fallen die sog. „echten" oder „wahren" Cholesteatome und die „Pseudocholesteatome". Die ersteren sind Epidermoide durch embryonale Keimversprengung (also echte Geschwülste im Sinne von Hamartomen), die letzteren entstehen durch Einwachsen von Plattenepithel ins Mittelohr, stellen also keine echten Geschwülste dar (insofern hat die Bezeichnung „Pseudocholesteatom" eine gewisse Berechtigung). Diese historischen Bezeichnungen sind aber eher verwirrend und sollten daher besser vermieden werden. Die „Pseudocholesteatome", von denen im vorliegenden Kapitel die Rede ist, sind die eigentlich zahlenmäßig bedeutsamen Cholesteatome. Bei den „echten" Cholesteatomen handelt es sich klinisch um Raritäten. Wir bevorzugen für sie die Bezeichnung „Kongenitale Cholesteatome" (ZÖLLNER, 1969). Bei ihnen ist in aller Regel kein geweblicher Zusammenhang mit dem äußeren Gehörgang nachzuweisen. Vor allem die isolierten Cholesteatome an der Pyramidenspitze („echte Felsenbeincholesteatome") gehören in diese Gruppe. Die übrigen Cholesteatome lassen sich in primäre (genuine) Cholesteatome (meist ausgehend von Epitheleinsenkungen der Shrapnell-Membran nach frühkindlichen Mittelohrkatarrhen) und in sekundäre Cholesteatome unterteilen (meist ausgehend von Epitheleinwucherungen des Gehörgangsepithels ins Mittelohr bei entzündlich entstandenem randständigem Defekt der Pars tensa, seltener nach traumatischer Zerstörung des knöchernen Trommelfellrandes, gelegentlich auch ausgehend von Einstülpungen dünner Narben des Pars tensa). Histomorphologisch unterscheiden sich die verschiedenen Arten von Cholesteatomen nicht voneinander.

Hinsichtlich der Entstehung des Cholesteatoms werden verschiedene Theorien diskutiert, die sich in folgende Stichworte fassen lassen: Die Tumor-, Metaplasie- und Emigrationstheorie (siehe auch MÜLLER, 1966). VIRCHOW (1855) vertrat die Ansicht, daß es sich beim Cholesteatom des Mittelohres um eine heterologe Geschwulst handele, welche sich aus in die Mittelohrräume versprengten Epithelkeimen entwickelt (heute nur noch für die kleine Gruppe der kongenitalen Cholesteatome akzeptiert). In der nachfolgenden Zeit wurde immer wieder auf diese Entstehungsursache hingewiesen, obwohl strenge pathologisch-anatomische Beweise für den angeführten Entwicklungsablauf meistens fehlten. Die einen begegneten der Theorie mit großer Skepsis, während andere sie völlig ablehnten (HABERMANN, 1889; STEURER, 1929; MARX, 1947; ALBRECHT, 1950; KINDLER, 1951; RÜEDI, 1957 b; SCHWARZ, 1962 a, b). MANASSE (1917) hielt das Cholesteatom für einen Implantationstumor, der sich auf Grund entzündlicher Reize entwickelt. Die Schwierigkeiten in der histologischen Diagnostik beruhen darauf, daß es zwischen dem primären (genuinen) Cholesteatom und dem sekundären Cholesteatom morphologisch keine Unterschiede gibt. Zum anderen kann eine fehlende Überleitung von der Haut des äußeren Gehörgangs zum Mittelohrcholesteatom nicht als Beweis für ein genuines Cholesteatom angesehen werden, da durch Abbau- und Umbauvorgänge diese Epithelbrücke verloren gehen kann.

Die Metaplasietheorie der Cholesteatomentstehung beruht auf der Ansicht, daß sich durch den Entzündungsreiz einer chronischen Otitis media auf die Paukenschleimhaut das dort vorhandene flache bis kubische Epithel in ein Plattenepithel umwandelt (WENDT, 1874 a und b). Diese Theorie ist heute vollständig verlassen worden, da in vielen morphologischen Untersuchungen niemals plattenepitheliale Metaplasien im Mittelohr nachgewiesen werden konnten (RÜEDI, 1957 b; FRIEDMANN, 1959).

In neuerer Zeit wurde von BIRRELL (1958) angeführt, daß durch den Reiz von Cholesteringranulomen plattenepitheliale Metaplasien in der Paukenschleimhaut induziert werden könnten. Er prägte hierfür den Begriff der Plattenepithel-Cholesteatosis. Gelegentlich sieht man auch Plattenepithelmetaplasien auf Schleimhautpolypen. Mit ziemlicher Sicherheit spielen im Zusammenhang mit der Cholesteatomentstehung Cholesteringranulome keinerlei Rolle. Sie können zwar selbst makroskopisch mit einem Cholesteatom verwechselt werden, treten aber auch bei andersartigen Entzündungen auf.

Die Emigrationstheorie für die Entstehung eines Cholesteatomes fordert als Voraussetzung den randständigen Trommelfelldefekt der Pars tensa oder Pars flaccida (bzw. deren tiefe Einsenkung), durch welchen das Plattenepithel des äußeren Gehörgangs, begünstigt durch die chronischen Entzündungsvorgänge in den Mittelohrräumen, eindringen kann (BEZOLD, 1890, 1891; HABERMANN, 1900b, 1922). Die eindringende Epidermis weist eine erhebliche Wachstumstendenz auf, die sich auf den chronisch entzündlichen Reiz gründet.

Als Voraussetzung für die Ausbreitung des Cholesteatoms werden besonders die entzündlichen Vorgänge mit Sekretretention im Kuppelraum angeführt. Das Plattenepithel breitet sich nicht nur in den Hohlräumen des Mittelohres aus, sondern es dringt teilweise in die Submucosa der Mittelohrschleimhaut ein, was WITTMAACK (1926a) als Kampf zweier hochdifferenzierter Epithelformationen bezeichnete (s. hierzu auch PRECECHTEL, 1956; RÜEDI, 1958). Die Cholesteatombildung ist daher nicht gleichzusetzen mit einer einfachen Epidermisierung wie bei Ausheilungsvorgängen (etwa der Epidermisierung einer Ohrradikaloperationshöhle). Das Epithel der Cholesteatommatrix besitzt eine besondere Wucherungstendenz. Es kleidet nicht nur verschiedene Mittelohrräume oberflächlich aus, sondern dringt in vielen Fällen strangförmig in die Tiefe, wo einzelne Zapfen sich weiterentwickeln können, indem in ihrem Inneren Abschilferungen von oberflächlichen Epidermislagen stattfinden. Die Wucherungstendenz ist wahrscheinlich bedingt durch den Entzündungsreiz (insbesondere auch durch die zerfallenden und sich zersetzenden Epidermisprodukte), da nach Beseitigung der Entzündung durch operative Eingriffe diese Tendenz aufhört, selbst wenn in Radikaloperationshöhlen die Cholesteatommatrix belassen wird.

Immer wieder wurde die Tumortheorie für die Entstehung des Cholesteatoms ins Feld geführt, wobei u. a. auf die Beobachtung von MARX (1947) hingewiesen wurde, der bei Ablehnung dieser Theorie die Karzinomentwicklung aus einem Cholesteatom beobachtet hatte. Letztlich hat sich jedoch unter dem maßgeblichen Einfluß von RÜEDI (1958) und anderen weitgehend die Meinung durchgesetzt, daß das Cholesteatom durch Emigration von Plattenepithel aus dem äußeren Gehörgang ins Mittelohr entsteht.

In der Epidermis des äußeren Gehörgangs besteht auch als embryologisches Relikt eine besondere Wachstumstendenz mit starker Neigung zum Tiefenwachstum. EIGLER (1949a, 1949/50, 1951) sowie SCHRÖER (1957) weisen darauf hin, daß sich in der fetalen Gehörgangsplatte starke Epithelsprossungen am trommelfellnahen Rand des Gehörgangs nachweisen lassen.

Nach Abgrenzung des kongenitalen Cholesteatoms werden somit zwei Cholesteatomarten unterschieden:

1. das primäre oder genuine Cholesteatom und
2. das sekundäre Cholesteatom.

Das *primäre oder genuine Cholesteatom* nimmt mit großer Wahrscheinlichkeit seinen Ausgang von einem scheinbar oder tatsächlich oberflächlich intakten Trommelfell. Am bekanntesten sind die Cholesteatome der Shrapnell-Membran.

Sie gehen entweder von feinen Perforationen dieser Membran aus oder entwickeln sich über tiefe Einziehungen dieser Membran (meist nach frühkindlichen Mittelohrkatarrhen) mit Tiefenwachstum des Plattenepithels in das hier noch vorhandene mesenchymale Füllgewebe.

Als Ursache für die Plattenepithelproliferation im Shrapnell-Membranbereich lassen sich verschiedene Faktoren anführen. STEURER (1950a) stellt fest, daß eine besondere anatomische Prädisposition gegeben sein muß, damit es zu einer plattenepithelialen Wucherung in den Kuppelraum kommen kann. Das Stratum germinativum des Plattenepithels muß einem lockeren Bindegewebe aufliegen, da nur so ein Eindringen des Epithels in das Bindegewebe möglich wird. Hinter der Shrapnell-Membran findet sich als Restzustand der Fötalperiode häufig noch ein Mesenchym, welches sich aus dem embryonalen Gewebe des Prussakschen Raumes herleiten läßt (WITTMAACK, 1926a; ALBRECHT, 1950; STEURER, 1950a; LANGE,1925, 1951 a, b).

Neben den angeführten anatomischen Besonderheiten im Shrapnell-Bereich, welche bei Neugeborenen und Säuglingen bis ungefähr zum Ende des 1. Lebensjahres angetroffen werden, spielt die schon mehrfach erwähnte erhebliche Wachstumpotenz des trommelfellnahen Gehörgangsepithels eine wesentliche Rolle für die Entwicklung eines Cholesteatoms. Durch besondere Reize, zumeist entzündlicher aber auch nicht entzündlicher Natur kommt es zum Einwachsen des Plattenepithels in das myxomatöse Bindegewebe mit Vordringen in den Kuppelraum (Kuppelraumcholesteatom), der oftmals durch eine Enge zum Mesotympanon abgegrenzt ist (1. Anatomische Enge nach FALK, 1950 b, 1971).

Das primäre Cholesteatom kann sein Wachstum im Bereich der Shrapnell-Membran in der Regel nur so lange aufrecht erhalten, als ein ernährendes Mesenchym vorhanden ist. Sobald dieses mit zunehmendem Wachstum des Cholesteatoms aufgebraucht ist, stößt sich letzteres in vielen Fällen spontan ab, womit sich die Spontanheilung einiger dieser Cholesteatome erklären läßt. Zurück bleiben lediglich Narbenbildungen im Bereich der Pars flaccida des Trommelfells, die otoskopisch häufig als scharfe Retraktionen einen Hinweis auf einen abgelaufenen entzündlichen Prozeß (allerdings nicht zwangsläufig ein Cholesteatom) abgeben. Da sich das primäre Cholesteatom, wie aus vielen Beobachtungen bekannt ist, weiter in Richtung Aditus ad antrum, ins Antrum selbst und noch weiter in den Warzenfortsatz ausdehnen kann, bedarf es einer entzündlich veränderten granulierenden Schleimhaut in dem beschriebenen Bereich, die als Ernährungsgrundlage und somit Wegbereiter des Cholesteatoms dient.

Klinisch imponieren oft nur kleinste Defekte in der Shrapnell-Membran, die häufig das sich dahinter verbergende ausgedehnte Cholesteatom nicht erkennen lassen. Im weiteren Verlauf der Erkrankung kann die zuvor intakte Pars tensa des Trommelfells ebenfalls durch das Cholesteatom zerstört werden, wenn sich das Cholesteatom sackförmig ins Mesotympanon ausbreitet. Hinsichtlich der Cholesteatomentstehung kann nun auch die Emigration von Plattenepithel aus dem Gehörgang in Frage kommen (oder hinzukommen), wie man es beim sekundären Cholesteatom annimmt. Primäre Cholesteatome können sich in Ausnahmefällen auch hinter der intakten Pars tensa entwickeln (ESCHER, 1959a, u.a.).

Das *sekundäre Cholesteatom*, dessen Entstehungsursache durch die Emigrationstheorie weitgehend abgeklärt ist, setzt in der Regel einen randständigen Trommelfelldefekt voraus. Von hier aus ist die Einwanderung des Plattenepithels in das

Mittelohr möglich. Ebenso wie beim primären Cholesteatom wird auch das Wachstum des sekundären Cholesteatoms durch granulierende entzündliche Veränderungen in den Mittelohrräumen begünstigt. Es kann als Komplikation einer Masern-Otitis oder einer nekrotisierenden Scharlach-Otitis hinzutreten und den Krankheitsablauf weiterhin ungünstig beeinflussen.

Jeder randständige Trommelfelldefekt beinhaltet grundsätzlich die Möglichkeit zur Cholesteatomentstehung d. h. auch entzündlich nicht veränderte Mittelohren können der Cholesteatomentwicklung keinen Einhalt bieten. Infolge von Verletzungen des Trommelfells mit Perforationsbildung — meist mit Fraktur des knöchernen Trommelfellrahmens, seltener durch Frakturspalten in der hinteren oberen Gehörgangswand — lassen sich die *traumatischen Cholesteatome* herleiten. Zahlreiche Beobachtungen bestätigen einwandfrei diese Entstehungsmöglichkeit eines Cholesteatoms (STEURER, 1950 b; ESCHER, 195 4b; SCHRÖER, 1958; ESCHER, 1959 b; SEIFERTH, 1961; ECKEL, 1962 u. a.) Durch Pyramidenlängsfrakturen (s. Kapitel Verletzungen der pneumatischen Räume) werden in einzelnen Fällen plattenepitheliale Inseln über den Frakturspalt in das Mittelohr eingeschleust. Im Unterschied zur entzündlich bedingten Ausbreitung des Cholesteatoms, wobei in der Regel eine gehemmte Pneumatisation des Warzenfortsatzes nachweisbar ist, findet sich beim traumatischen Cholesteatom fast immer eine normale Pneumatisation des Processus mastoideus. Dieser Feststellung kommt gutachterlich eine große Bedeutung zu, wenn es um die Frage des traumatisch bedingten Cholesteatoms in Abgrenzung zur chronischen Mittelohrknocheneiterung mit Cholesteatombildung geht.

Unter der Rubrik „Atypische Cholesteatome" lassen sich die Gehörgangscholesteatome (s. auch Kapitel „Äußeres Ohr") und die sog. Lappencholesteatome einordnen. Das *Gehörgangscholesteatom* entsteht meistens im Bereich des tympanomeatalen Winkels, welcher durch den Gehörgangsboden und das zu ihm im spitzen Winkel stehende Trommelfell gebildet wird. In diesem prädisponierten Bereich sammeln sich abgeschilferte Epithelien an, die, begleitet von sekundären entzündlichen Veränderungen, alsdann zu einem Cholesteatom führen können. Andere Ursachen für das Gehörgangscholesteatom sollen entzündliche Veränderungen im Mittelohr selbst sein, die ihrerseits über Sekretabsonderungen durch einen Trommelfelldefekt entzündliche Alterationen am Gehörgangsboden mit Epithelproliferationen bedingen (POLITZER, 1891; HABERMANN, 1900 b; MEYER, 1935). Weiterhin werden mögliche osteomyelitische Veränderungen am Gehörgangsboden für die Entwicklung des Gehörgangscholesteatoms verantwortlich gemacht (MÜLLER, 1966). Das Gehörgangscholesteatom gehört also zu den Erkrankungen des äußeren Ohres. Es wird hier nur nochmals aus differentialdiagnostischen Gründen aufgeführt.

Nach Einführung der operativen Methode der Trommelfellplastiken werden gelegentlich Cholesteatombildungen beobachtet, die ihren Ausgang von einem ins Mittelohr eingebrachten Hauttransplantat nehmen (BEICKERT, 1958, BURIAN u. CANCURA, 1959). Es sind dies die sog. *Lappencholesteatome*, welche sich vom Epithel des Hautläppchens entwickeln. Ursache für diese Art der Cholesteatomentstehung ist oftmals ein unsachgemäß verdünntes Hauttransplantat, wo sich dann aus angeschnittenen Haarfollikeln ein Cholesteatom bildet (BEICKERT, 1958; KLEY, 1960).

Das Cholesteatom entfaltet seine Zerstörungskraft durch die Destruktion von Schleimhaut und Knochen im Mittelohr bei den hier durchweg sehr engen räumlichen Verhältnissen. Dadurch ergeben sich vielfältige Komplikationsmöglichkeiten, wobei primäre (genuine) und sekundäre Cholesteatome letztlich die gleichen Veränderungen bewirken. Das Cholesteatom kann auf die Paukenhöhle beschränkt bleiben (bei primären Cholesteatomen meist im Epitympanon als „Kuppelraumcholesteatom" oder auch sackförmig ins Mesotympanon herunterreichend), häufig breitet es sich aber zum Antrum mastoideum hin aus, und es kommt in Einzelfällen sogar zu umfangreichen Zerstörungen im Bereich des Warzenfortsatzes (Abb. 74).

Die Wirkungsweise von Cholesteatomen kann auf verschiedenen Wegen zustande kommen. Im Vordergrund stehen die von der subepithelialen Schicht der Matrix ausgehenden entzündlichen Veränderungen im Sinne einer chronisch-

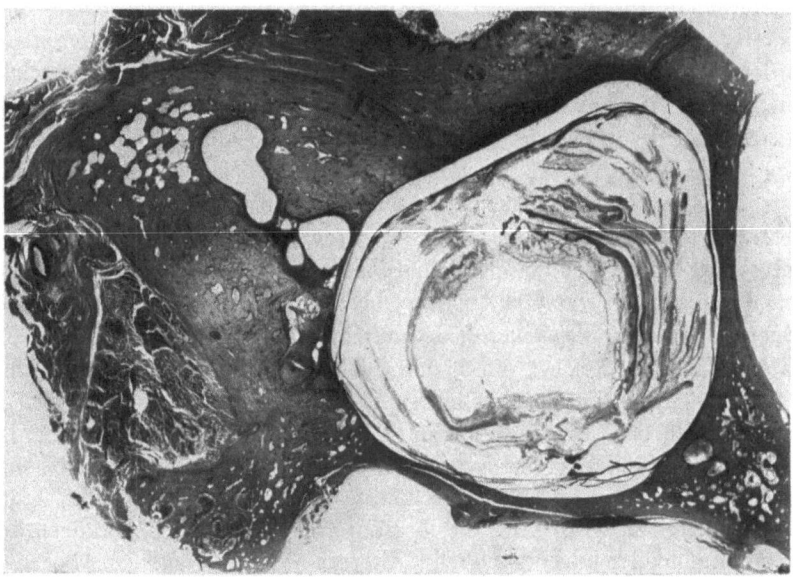

Abb. 74. Warzenfortsatzcholesteatom. H.-E. Lupenübersicht

rarefizierenden Ostitis. Andererseits ist auch ein Abbau des Knochens durch Druckusuren möglich (OPPIKOFER, 1929; LANGE, 1951 a, b). Neben der Zerstörung oder Arrosion von Gehörknöchelchen verursacht die chronische Ostitis einen Knochenabbau im Bereich des Tegmen tympani oder antri (mögliche Überleitungsstelle einer Infektion zur mittleren Schädelgrube) bzw. im Winkel zwischen Sinus sigmoideus und Kleinhirndura (mögliche Überleitung zur hinteren Schädelgrube). Außerdem kann die hintere Gehörgangswand weitgehend abgebaut werden, ein Vorgang, dem der Kliniker den Begriff der „Spontan-Radikalhöhle" zugeordnet hat, da hierdurch eine breite Verbindung der Mittelohrräume mit dem äußeren Gehörgang wie bei einer Ohrradikaloperationshöhle entsteht.

Das Cholesteatom kann schließlich mit seinen zahlreichen Zapfen nach Abbau des Knochens in Richtung Innenohr vordringen (labyrinthgefährdendes Cholesteatom). Prädilektionsstelle der Destruktion ist die knöcherne Kapsel des lateralen (horizontalen) Bogengangs, nach deren Zerstörung das häutige Labyrinth freiliegt (Abb. 75, s. auch Kapitel Labyrinthitis, Abb. 110). Eine weitere Prädilektionsstelle stellt die Tractusnische dar (WULLSTEIN, 1949 b). Der Tractus subarcuatus ist ein aus der Fossa subarcuata hervorgehender Gefäß-Bindegewebsstrang, der in manchen Fällen auch pneumatische Zellen als Zweig des oberen Zellzuges der Pyramide enthält. Hier ist der Knochen weniger kompakt, und die persistierenden Gefäß-Bindegewebskanäle begünstigen eine granulierende Entzündung mit Abbau des Labyrinthknochens. Bei zapfenförmiger Umwachsung des Labyrinthblocks und Ausbreitung des Cholesteatoms im Felsenbeinbereich können jedoch die Labyrinthweichteile auch noch an anderen Stellen freigelegt werden. Nach Auf-

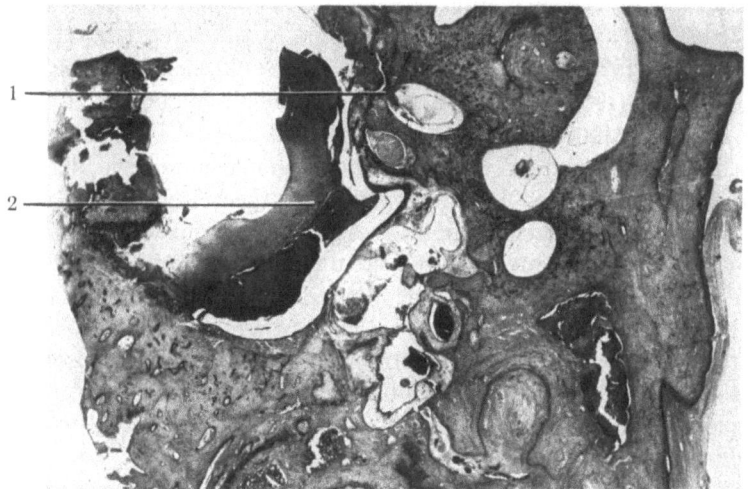

Abb. 75. Labyrinthgefährdendes Cholesteatom (2) mit Bogengangsfistel (1): Vertikalschnitt durch das Felsenbein. H.-E. Lupenübersicht

treten der Komplikation einer Arrosion der knöchernen Labyrinthwand — vom Kliniker als „Labyrinthfistel" bzw. „Bogengangsfistel" bezeichnet (obwohl es sich nur um eine Öffnung im Knochen und nicht um eine Fistelbildung im chirurgischen Sinne handelt) — entsteht eine schwere Gefährdung des häutigen Labyrinthes, welches infolge der entzündlichen Veränderungen Schädigungen des Schallperzeptions- und Vestibularisapparates ausgesetzt wird (s. Kapitel Labyrinthitis). In seltenen Fällen dringt das Cholesteatom ins Innenohr selbst ein (Innenohrcholesteatom) und führt dann durch Ausbreitung in den Bogengängen zur direkten oder indirekten (sekundär entzündlichen) Zerstörung des Labyrinths (UFFENORDE, 1924; Literatur; FALK, 1950 a). Eine Arrosion der Schneckenkapsel (in der Regel dann im Promontorialbereich) kommt nicht häufig vor.

Da der N. facialis einen sehr langen Verlauf im Falloppischen Kanal durch das Mittelohr nimmt, wird dieser gleichfalls durch das Cholesteatom gefährdet. Nicht selten entsteht im Ablaufe einer lange andauernden Cholesteatomeiterung durch Knochenabbau der Wand des Falloppischen Kanals eine Facialisparese, deren Entstehung auf zwei Wegen möglich ist: Einmal kann es infolge der entzündlichen Abbauvorgänge zu einer toxischen Schädigung kommen, zum anderen ist auch die Möglichkeit einer Kontinuitätsunterbrechung von Axonen bei direkter Kompression oder Einwachsen von Cholesteatomzapfen in den Nervenkanal gegeben.

## 2.5.4. Spezifische Entzündungen

### 2.5.4.1. Tuberkulose

Die Tuberkulose des Mittel- und Innenohres wird in der Häufigkeit ihres Auftretens vielfach unterschätzt, zumal die klinische Diagnostik der Erkrankung immer wieder Schwierigkeiten bereitet. Nach den Arbeiten von TURNER u. FRASER (1915), CEMACH (1926), COX u. DWYER (1929), ASSHEUER (1933), BRÜGGEMANN (1939) und AROLD (1959) sind etwa 3–5% aller Mittelohrentzündungen spezifischer Natur. THEISSING (1966) gab jedoch zu bedenken, daß die Häufigkeit der tuberkulösen Mittelohrentzündungen offensichtlich regional unterschiedlich ist, da er in seinem Krankengut von Ohrpatienten nur 1,3% spezifische Mittel- und Innenohrerkrankungen nachweisen konnte. Diese Zahl entspricht wohl am ehesten den heutigen Verhältnissen. Zudem stellte AROLD (1959) zwar bei 10% der tuberkulösen Patienten eine Mittelohrentzündung fest, jedoch nur bei 3–5% der Tuberkulosekranken handelte es sich um eine spezifische Mittelohraffektion. Demnach wird die Entstehung einer unspezifischen Otitis media durch die Tuberkuloseerkrankung mit ihrer Disposition für das Angehen banaler Krankheitserreger begünstigt.

Pathologisch-anatomisch werden die primäre und sekundäre Mittelohrtuberkulose unterschieden:

Die *primäre Mittelohrtuberkulose* kommt ausschließlich bei Neugeborenen und Säuglingen vor, wobei als Infektionsweg das Eindringen von Tuberkelbakterien über die Tube in das Mittelohr in Betracht gezogen wird. Somit kann nur beim Säugling von einem tuberkulösen Primärkomplex im Mittelohr mit Beteiligung der aurikulären Lymphknoten gesprochen werden (GOHN u. KUDLICH 1926). Weitere autoptisch gesicherte Beobachtungen stammen von ZARFL (1927), KLEINSCHMIDT u. SCHÜRMANN (1928), v. SCHULTHESS (1952), BAUER (1956) u. a. Insgesamt stellt jedoch die primäre Mittelohrtuberkulose ein seltenes Ereignis dar.

Weitaus häufiger ist die *sekundäre* oder *postprimäre* (metastatische) *Mittelohrtuberkulose* des älteren Kindes und des Erwachsenen. Als Infektionswege kommen die canaliculäre und die hämatogene Aussaat von Tuberkelbakterien in die Mittelohrräume in Betracht. Von besonderer Bedeutung ist der hämatogene Infektionsweg, der überwiegend im Kindesalter beobachtet wird. Bei einer offenen Lungentuberkulose ist aber grundsätzlich auch der Infektionsweg über die Tuba Eustachii möglich, indem z. B. beim Husten die Krankheitserreger in die oberen Luftwege gelangen und von hier aus über den angegebenen Weg in das Mittelohr eingeschleust werden. Vom Mittelohr kann der spezifische Entzündungsprozeß über rundes oder ovales Fenster auf das Innenohr übergreifen (s. Kapitel „Spezifische

Labyrinthitis"). Ebenso ist bei der Erkrankung des Innenohres der Infektionsweg von einer tuberkulösen Meningitis in Richtung auf das Labyrinth möglich.

Die spezifische Entzündung kann die Schleimhaut und den Knochen mit seinen Markräumen befallen, wobei die Prädilektionsstelle des Erstbefalls im Bereich des Mittelohres immer wieder diskutiert wurde. Während BRIEGER (1913) die primär mucöse Entzündung als häufigste Lokalisation der spezifischen Veränderungen ansah, machten andere Autoren die primär ossäre Infektion des Mittelohres geltend (KÖRNER, 1899b; HENRICI, 1904; GRÜNBERG, 1917; THEISSING, 1932, 1943, 1955). Die Untersuchungen erfolgten überwiegend an Patienten, die an einer Miliartuberkulose erkrankt waren. Die mucöse und die ossäre Entzündungsform kommen in vielen Fällen nebeneinander vor. Das Hauptgewicht scheint jedoch beim Menschen der primär mucösen Entzündung zuzukommen, während unter tierexperimentellen Bedingungen nach THEISSING (1932) die primär ossäre Entzündung überwiegt.

Die Entzündungsart der spezifischen Erkrankung des Mittelohres hängt neben anderem von der Virulenz der Erreger, der Abwehrkraft des Organismus und von immunologischen Vorgängen ab. Man unterscheidet die produktive und die exsudative Tuberkulose des Mittelohres. Die letztgenannte geht mit ulzerierend-nekrotisierenden Prozessen einher, wobei sich die Entzündungserscheinungen auf die Mittelohrräume (ggf. auch das Innenohr) beschränken und nur in seltenen Fällen auf das Schädelinnere übergreifen. In manchen Fällen kommt es zu einem Nebeneinander von produktiver und exsudativer Entzündungsart der Mittelohrtuberkulose, oftmals kombiniert mit unspezifischen serösen, fibrinösen oder eitrigen Entzündungserscheinungen. Am häufigsten findet sich die exsudative Entzündungsart als Ausdruck einer Tuberkuloseinfektion des Mittelohres.

Die *produktive Reaktionsform* ist pathologisch-anatomisch durch subepithelial gelegenes, flächenhaft ausgebreitetes spezifisches Granulationsgewebe gekennzeichnet, in manchen Fällen auch durch miliare Tuberkel. Darüber hinaus kann sich eine polypöse Schleimhautwucherung entwickeln, die gegen den angrenzenden Mittelohrknochen vordringt. Günstigenfalls bleibt die spezifische Entzündung auf die Schleimhaut beschränkt, in anderen Fällen wird der Knochen am Krankheitsprozeß beteiligt. Es liegen dann Knochennekrosen mit Sequesterbildungen vor, die zu umfänglichen Zerstörungen der Mittelohrräume und im Zusammenhang damit zu erheblichen Funktionsbeeinträchtigungen führen. Ebenso ist die Ausbildung eines tuberkulösen Fungus möglich. MANASSE (1917) und GRÜNBERG (1917) wiesen darauf hin, daß Tuberkulome das ganze Schläfenbein durchsetzen können.

Die *exsudativ-ulzerierende-nekrotisierende spezifische Entzündung* befällt meistens die gesamten Mittelohrräume. Es entwickeln sich lokalisierte und flächenhafte Nekrosen der Schleimhaut und des Knochens mit käsigem Zerfall. Die Entzündungserscheinungen verlaufen schubweise, Remissionen mit Abkapselungen von spezifischen Herden kommen vor. Destruktive Entzündungsprozesse befallen bevorzugt die Gehörknöchelchen, die mediale Paukenwand einschließlich der Labyrinthfenster mit Überleitungsmöglichkeiten auf das Innenohr (s. Kapitel „Spezifische Labyrinthitis") und den knöchernen Facialiskanal mit Beteiligung des N. VII im Sinne einer interstitiellen Neuritis. Entwickelt sich die Entzündung in Richtung Pyramidenspitze, so besteht die Gefahr des Einbruchs in den Carotiskanal, wobei tödliche Arrosionsblutungen der A. carotis interna auftreten können.

Die spezifische Mastoiditis, welche überwiegend im Kindesalter vorkommt, imponiert meist als tuberkulöser Fungus. Andererseits treten auch schwere Eiterungen mit Sequesterbildung und konsekutiven Fisteln im Mastoidbereich, besonders am Planum mastoideum, auf. Die Fisteln penetrieren die Corticalis des Planum mastoideum, und es entstehen die sog. kalten Abszesse im Bereich der Halsweichteile.

Von SIEBENMANN (1913), OPPIKOFER (1944), MARX (1947) und ESCHER (1957) wurde im Zusammenhang mit der spezifischen Erkrankung und der daraus resultierenden Trommelfellzerstörung die Entstehung eines sekundären Cholesteatoms mitgeteilt. Wenn auch diese Möglichkeit besonders im Rahmen der abheilenden Tuberkulose gegeben ist, so scheint es sich dennoch um ein seltenes Ereignis zu handeln (FLEISCHER, 1955 a).

Die Ausheilungsvorgänge der spezifischen Mittelohrentzündungen werden durch Ausbildung von bindegewebigen Narben und auch Knochenneubildungen bestimmt, während gleichzeitig noch floride Entzündungserscheinungen vorliegen können. Das Trommelfell ist narbig verändert und häufig stark verdickt.

Für die klinische Diagnostik einer Mittelohrtuberkulose kommt den manchmal nur unter dem Auflichtmikroskop erkennbaren Veränderungen am Trommelfell eine erhebliche Bedeutung zu. Längere Zeit bestehende, vielfach radiär angeordnete Gefäßektasien und Vorwölbungen des Trommelfells sowie die in 20–30% der Fälle zu beobachtenden Schwartzeschen miliaren Tuberkel geben Hinweise für das Vorliegen einer spezifischen Mittelohrerkrankung. LÜSCHER u. ROTTMANN (1936) erhoben detaillierte mikroskopische Trommelfellbefunde bei spezifischen Mittelohrerkrankungen. Besondere Bedeutung kommt der Beschreibung kleiner Knötchen (20% der Fälle) zu, die einzeln oder diffus über das ganze Trommelfell ausgebreitet sind und von den Autoren als tuberkulotoxische Reaktion des Gewebes gedeutet wurden (nicht zu verwechseln mit den angeführten miliaren Tuberkeln des Trommelfells). Die gleichen Autoren prägten auch den Begriff der „herdförmigen infiltrativ-nekrotisierenden tuberkulösen Trommelfellentzündung", von den Untersuchern als pathognomonisches Substrat der Mittelohrtuberkulose dargestellt. Aus dieser herdförmigen Entzündung entstehen die für die Mittelohrtuberkulose typischen mehrfachen Perforationen des Trommelfells, die bis zum Totaldefekt reichen können.

### 2.5.4.2. Syphilis

Die Syphilis kann sich am äußeren, mittleren und inneren Ohr manifestieren, weist jedoch eine eindeutige Tendenz zum Befall des Innenohres auf (s. Kapitel „Spezifische Labyrinthitis").

Unter den verschiedenen statistischen Aussagen zu diesem Punkt kommt der Arbeit von LUND (1922) die größte Bedeutung zu. Nach seinen Untersuchungen an einem großen Krankengut liegt bei etwa 50% der an Syphilis erkrankten Personen eine Störung im statoakustischen Organ vor. Bei den metaluischen Erkrankungen wie Tabes oder Paralyse fällt die Irritation des N. stato-acusticus in 40–70% der Fälle ins Gewicht (THEISSING u. THIELEMANN, 1928; ALEXANDER, 1929).

Pathologisch-anatomisch bestehen hinsichtlich der Alterationen im Mittelohr keine wesentlichen Unterschiede zwischen angeborener und erworbener Lues. Auffallend häufig wird bei der Syphilis eine akute Mittelohrentzündung beobachtet, die jedoch meistens unspezifischer Natur, hervorgerufen durch banale Krankheitserreger, ist. Sie stellt eine Begleiterscheinung dar und muß als Otitis media *bei* Lues gegenüber der luetischen Otitis media abgegrenzt werden. Die eigentliche luetische Mittelohrentzündung scheint ein überaus seltenes Ereignis zu sein, denn in der Literatur existieren nur sehr wenige überzeugende kasuistische Mitteilungen (BEYER, 1921; GRÜNBERG, 1911; BRISOTTO, 1925; ZANNI, 1925). Diese Autoren konnten bei ihren Untersuchungen den Spirochätennachweis erbringen und damit die Existenz der luetischen Mittelohrentzündung erhärten.

Insgesamt sind auch heute noch die Kenntnisse über den morphologischen Krankheitsablauf der luetischen Entzündung im Mittelohr nur spärlich und lückenhaft. Im Sekundärstadium der Erkrankung werden an der Schleimhaut papilläre Effloreszenzen beschrieben. Immer wieder wurde auf die Tatsache hingewiesen, daß sich bei der Lues spezifische und unspezifische Entzündungserscheinungen im Mittelohr nur unwesentlich oder gar nicht voneinander unterscheiden lassen und daß dadurch die Schwierigkeiten in der diagnostischen Abgrenzung verständlich werden. So sind Erkrankungsbilder am Mittelohr mitgeteilt worden, die einer tuberkulösen Entzündung oder aber einer Mucosus-Otitis durchaus ähneln. WITTMAACK (1926 a) glaubte, daß sich die sekundären Effloreszenzen auf dem Boden einer hyperplastischen Mittelohrschleimhaut entwickeln würden.

Bei der Lues im Tertiärstadium sind verschiedene Veränderungen im Mittelohr angegeben worden, die sich besonders am Knochen manifestieren. Es gibt Beobachtungen über exostosenähnliche Knochenwucherungen an der Promontorialwand mit periostitischen Verdickungen, es kommen jedoch auch granulierende und nekrotisierende Prozesse, z. B. an der Gehörknöchelchenkette, vor (MANASSE, 1901; GRÜNBERG, 1911; THEISSING, 1966). Im Bereich des Warzenfortsatzes sind seit langer Zeit ostitisch-gummöse Prozesse bekannt.

### 2.5.4.3. Aktinomykose

Die Aktinomykose des Mittelohres ist eine seltene Erkrankung, deren pathologisch-anatomisches Substrat durch ein Granulationsgewebe in den Mittelohrräumen mit Neigung zur Verschwielung des Bindegewebes und einer granulierenden Ostitis mit Sequester- und Fistelbildung über dem Planum mastoideum bestimmt wird. Der Knochenbefall kann sich bis in die Felsenbeinspitze ausdehnen, so daß intrakranielle Komplikationen möglich werden. Bislang liegen nur sehr wenige morphologische Beschreibungen einer solchen Mittelohrerkrankung vor (DÖDERLEIN, 1925; ROCKEMER u. WIRTH, 1929; THEISSING, 1933; ZÖLLNER, 1943; SCHUBERT, 1951). Von THEISSING (1933) sowie BARTH (1933 a) wurde ein Einbruch des aktinomykotischen Entzündungsprozesses in den Bulbus venae jugularis mit nachfolgender hämatogener Ausstreuung der Aktinomycesdrusen in die Lungen beschrieben.

Der Erreger der Erkrankung ist der anaerobe Strahlenpilz Wolff-Israel aus der Ordnung der Aktinomycetales, der in der modernen Systematik den Bakterien zugerechnet wird. In bezug auf den Infektionsweg werden auch bei dieser Erkrankung die primäre und sekundäre Aktinomykose des Mittelohres unterschieden, soweit eine solche Unterscheidung auf Grund des nur geringen Beobachtungsmaterials überhaupt zulässig ist. Bei der primären Mittelohraktino-

mykose geht der Infektionsweg über ein zerstörtes Trommelfell oder die Ohrtrompete, bei der sekundären von einem Krankheitsprozeß in der Mundhöhle, der
Ohrspeicheldrüse oder des Nasen-Rachenraums ins Mittelohr.

Komplikationen der Mittelohraktinomykose stellen sich durch Einbruch der
Entzündung im Bereich der Schädelbasis ins Endokranium ein. Todesursachen
sind in diesen Fällen schwere Hirnkomplikationen. Hinsichtlich der Diagnostik
der Aktinomykose ist hervorzuheben, daß die typischen Aktinomycesdrusen im
histologischen Schnitt häufiger als im untersuchten Eiter nachzuweisen sind.

## 2.6. Entzündliche Komplikationen

Wir unterteilen sie in knöcherne Komplikationen im Bereich des Schläfenbeins
selbst und in Hirnkomplikationen einschließlich der Hirnhäute und der Hirnblutleiter.

### 2.6.1. Knöcherne Komplikationen im Schläfenbein

#### 2.6.1.1. Mastoiditis

Die Mastoiditis ist die häufigste Komplikation einer akuten Mittelohreiterung.
Sie stellt eine Erkrankung der Schleimhaut *und* des Knochens im Warzenfortsatz
dar. Definitionsgemäß versteht man also darunter nicht die einfache begleitende
Schleimhautentzündung im Warzenfortsatz, wie sie bei jeder akuten Otitis media
auftreten kann, sondern lediglich die Verselbständigung des Krankheitsprozesses
im Warzenfortsatz mit Knocheneinschmelzung (Abb. 76). WITTMAACK (1926 b) be-

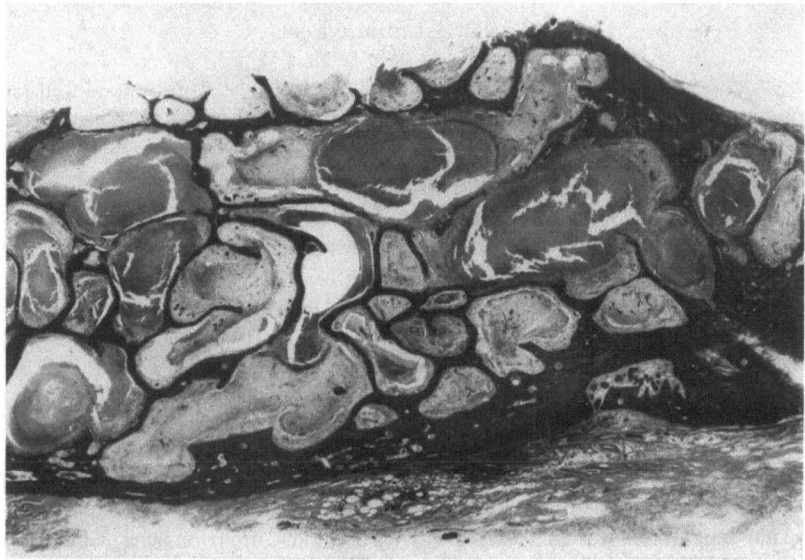

Abb. 76. Mastoiditis mit massiver Exsudatansammlung in den pneumatischen Zellen. H.-E.
Lupenübersicht

schrieb für klinische Belange die Mastoiditis als „an eine Schleimhautentzündung der pneumatischen Zellen des Warzenfortsatzes sich anschließende Knochenerkrankung". Von W. UFFENORDE (1942) stammt die mehr topographische Bezeichnung „retrotympanale Otitis". MARX (1947) umschrieb dieses Krankheitsbild mit dem Begriff der Ostitis mastoidea.

Unter klinischen Gesichtspunkten grenzte LANGE (1928) die Mastoiditis bei chronischer Mittelohrentzündung gegenüber der Mastoiditis nach einer akuten Otitis media ab. Damit wird die Gegenüberstellung von akuter und chronischer Mastoiditis vermieden, da es sich auch bei der Mastoiditis nach akuter Mittelohrentzündung um Knochenveränderungen im Warzenfortsatz handelt, die morphologisch einem chronischen Krankheitsprozeß entsprechen, während klinisch ein akutes Krankheitsbild vorliegt.

Im Ablauf einer akuten Otitis media entwickelt sich in vielen Fällen auch eine mastoidale Schleimhautentzündung, da die Mittelohrschleimhaut als zusammenhängender Schleimhautbezirk mehr oder weniger in ihrer Gesamtheit auf den Entzündungsreiz reagiert. Nach Abklingen der entzündlichen Erscheinungen in der Paukenhöhle heilt die begleitende Schleimhautentzündung im Warzenfortsatz zumeist spurlos ab. Selbst bei tiefergreifenden Schleimhautläsionen ist oft eine Restitutio ad integrum möglich.

Aus verschiedenen Gründen (Virulenz der Erreger, verminderte Abwehrkraft des Organismus und nicht zuletzt besondere anatomische Verhältnisse im Mastoid) kann der Entzündungsprozeß auf den Mastoidknochen übergreifen und hier zum Knochenabbau führen (Abb. 77). An Stelle der normalen Schleimhaut der pneumatischen Zellen bildet sich ein gefäßreiches Granulationsgewebe mit Wachstums-

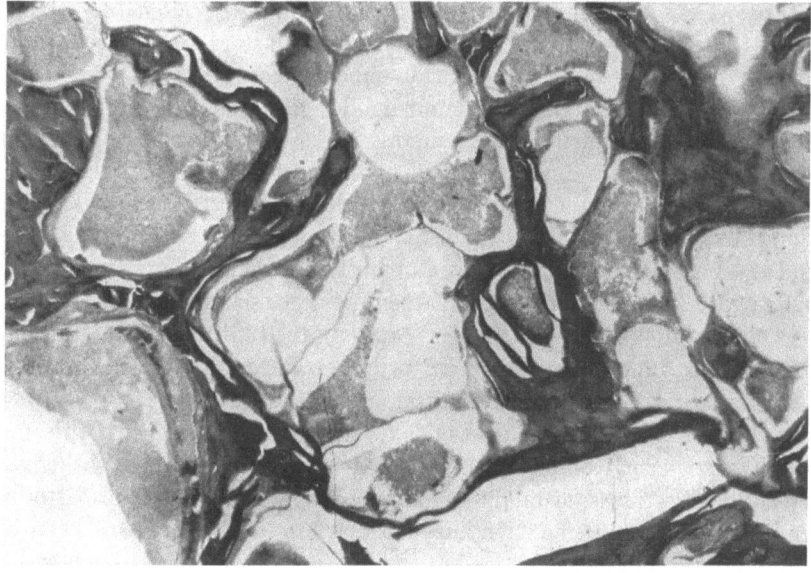

Abb. 77. Mastoiditis: Detail mit Einschmelzung von Zellsepten und Anhäufung eines eiweißreichen Exsudats in den pneumatischen Räumen. H.-E. Vergr. 16fach

tendenz in Richtung des angrenzenden Knochens. An den Knochensepten des Zellsystems kommt es dann zum typischen lacunären Abbau, wobei sich zahlreiche Osteoklasten nachweisen lassen. Die Knochendestruktion erfolgt ausgehend von der Oberfläche der Zellsepten oder wird über die Knochengefäße und Markräume bewirkt. Granulationsgewebe dringt in den Knochen ein und führt zu umschriebenen Gewebseinschmelzungen.

Als begünstigender Faktor für diesen Krankheitsablauf muß die Ansammlung von eitrigem Exsudat im Zellsystem des Warzenfortsatzes infolge schlechter Abflußbedingungen genannt werden. Für die Abflußbehinderung pathologischen Sekrets in verschiedenen Mittelohrräumen zur Pauke hin sind drei präformierte anatomische Engen im Zellsystem verantwortlich (FALK, 1950 b, 1971). Die erste Enge findet sich zwischen Kuppelraum und Mesotympanon. Sie spielt vor allem für die Ausbildung der epitympanalen Variante einer akuten Otitis media (Vorwölbung der Shrapnell-Membran, ggf. mit späterem Eiterdurchbruch an dieser Stelle) eine Rolle. Die zweite anatomische Engstelle besteht zwischen Warzenfortsatz und Pauke im Bereich des Aditus ad antrum, zumal sich hier noch die Kontur des lateralen Bogengangs einengend vorwölbt. Sie interessiert in unserem Zusammenhang für die Entstehung einer Mastoiditis. Die dritte (inkonstante) anatomische Enge liegt zwischen Pyramidenspitze und Paukenhöhle bzw. Antrum. Sie wird durch Einengung von Zellzügen durch den Labyrinthblock verursacht und findet sich naturgemäß nur bei einer Pneumatisation der Pyramidenspitze. Diese dritte Enge ist für die Entstehung einer Petrositis von Bedeutung.

Mikroskopisch finden sich bei der Mastoiditis verschiedene Entzündungsstadien nebeneinander: Granulationsgewebe mit zahlreichen Kapillarsprossen neben osteoklastischen Abbauvorgängen, aber auch osteoplastischen Prozessen. Nach Zerstörung von Zellsepten entstehen größere oder kleinere eiterhaltige Hohlräume, die stellenweise gegeneinander abgeschottet sind, was zur Exsudatverhaltung weiter beiträgt. FLEISCHER (1966) betont, wie selten (und dann oft nur geringgradig) die Markräume des Knochens im Mastoid an den Entzündungserscheinungen beteiligt sind (s. auch Schläfenbeinosteomyelitis).

Neben Destruktionsvorgängen kommt bei der Mastoiditis — wie bereits angedeutet — auch Knochenneubildung (zumeist in der Abheilungsphase) vor. Durch neugebildeten Knochen, zunächst in Form von Osteoid, und Organisation des vorhandenen Granulationsgewebes resultiert in der folgenden Zeit eine weitgehende Verödung des Warzenfortsatzes durch Sklerosierung und Eburnisierung des Gewebes. Bei Überwiegen der produktiven über die destruktiven Vorgänge kann die anfänglich gute Pneumatisation des Warzenfortsatzes sekundär reduziert werden (KRAINZ, 1926; MÜLLER, 1960; HERRMANN u. RIEHM, 1961 u. a.). Diese sekundäre Pneumatisationshemmung muß von der primären Pneumatisationshemmung abgegrenzt werden (s. Kapitel „Akute Mittelohrentzündung").

Die Mastoiditis als Komplikation der akuten oder chronischen Otitis media kann ihrerseits wieder Komplikationen bedingen, die durch einen Knochenabbau im Bereich der Corticalis zustande kommen. Besonders am Planum mastoideum werden Knochendurchbrüche nach außen beobachtet, die den Austritt von Eiter unter das Periost ermöglichen. Es entwickelt sich der Subperiostalabszeß, der retroaurikulär gelegen zu einer erheblich abstehenden Ohrmuschel führt. Eine weitere Prädilektionsstelle des Eiterdurchbruchs liegt an der Warzenfortsatzspitze. Von dort kann der Eiter in die Halsweichteile und damit bis ins Mediastinum gelangen. Diese Form der Warzenfortsatzentzündung wird als Bezoldsche Mastoiditis bezeichnet, ein unter der modernen Therapie nur noch selten auftretendes Krankheitsbild. Grundsätzlich ist auch ein Eiterdurchbruch aus der Schläfenbeinschuppe und bei gut pneumatisiertem Jochbogen auch von dieser Stelle aus möglich (Zygomatizitis). Manchmal kommt es zum Eiterdurchbruch — oder auch nur zum kollateralen Ödem — im knöchernen Bereich des äußeren Gehörgangs. Der Kliniker sieht dann eine „Senkung" der hinteren oberen Gehörgangswand. Gefürchtet sind die sekundären intrakraniellen Verwicklungen einer Mastoiditis infolge Durchbruchs der Eiterung durch die Tabula interna in das Schädelinnere sowie die Beteiligung des Sinus sigmoideus am Entzündungsprozeß (s. Kapitel „Hirnkomplikationen"). Auch hier ist das Granulationsgewebe mit seiner Wachstumstendenz in den Knochen für die Abbauvorgänge verantwortlich zu machen. Schließlich kann eine Mastoiditis als weitere Komplikation eine entzündlich bedingte Facialisparese mit sich bringen.

Hinsichtlich des zeitlichen Ablaufs einer Mastoiditis lassen sich keine festen Regeln aufstellen. Der Verdacht auf das Vorliegen einer Verselbständigung der Entzündung im Warzenfortsatz muß immer dann auftauchen, wenn eine akute Otitis media nicht im Laufe von 2–3 Wochen abheilt. Beim Kleinkind kann ausnahmsweise auch schon vor der 3. Woche eine Mastoiditis auftreten. Andererseits kann die Mastoiditis auch erst nach 3–4 Wochen manifest werden, in manchen Fällen benötigt sie Monate bis zur vollen Entwicklung. Dies wird heute gelegentlich nach unzureichender antibiotischer Behandlung gesehen. Schwierigkeiten der klinischen Diagnostik ergeben sich zuweilen bei gehemmt pneumatisierten Warzenfortsätzen. Von STEURER (1951) stammt die Bezeichnung „gefährlicher Warzenfortsatz", worunter man eine Entzündung in einem gehemmt pneumatisierten Warzenfortsatz mit dicker Corticalis versteht. Durch diese anatomischen Besonderheiten können sich entzündliche Veränderungen weitgehend der Diagnostik entziehen. Zusammenfassende Darstellungen mit ausführlicher Literatur zur Mastoiditis finden sich bei MANASSE (1917), BECK (1926), KRAINZ (1926), O. MAYER (1928), M. MEYER (1928), SINGER (1933), MARX (1947) sowie FLEISCHER (1966).

### 2.6.1.2. Petrositis

Unter der Petrositis versteht man die entzündlichen Veränderungen im Zellsystem des Felsenbeins und seiner Umgebung. Auch bei diesem Krankheitsbild liegen verschiedene Nomenklaturen vor, um die Erkrankung korrekter zu kennzeichnen. Der Befall der Felsenbeinzellen wird durch den Terminus „Pyramidenzelleneiterung" verdeutlicht, kann aber den pathologischen Gegebenheiten nicht ganz gerecht werden, da neben den Pyramidenzellen auch der angrenzende Knochen und das Knochenmark an der Entzündung beteiligt sein können. VOSS (1949) stellte deswegen der von MARX (1947) bevorzugten Bezeichnung „Pyramidenzelleneiterung" den umfassenderen Begriff der „Pyramideneiterung" entgegen. UFFENORDE (1942) spricht in Analogie zur retrotympanalen Otitis media (Mastoiditis) von der petrotympanalen Mittelohrentzündung.

Voraussetzung für die Entstehung einer Petrositis ist die Pneumatisation der Felsenbeinpyramide mit direkten Kommunikationsmöglichkeiten zu den zentralen

Mittelohrräumen. Allerdings sind auch hämatogene Infektionen beschrieben worden. Bei Pneumatisation der Pyramide ist das Zellsystem besonders im paralabyrinthären Bereich und zur Pyramidenspitze hin ausgebildet. Nach BELINOFF und BALAN (1930) besteht in 35% der untersuchten Felsenbeine ein Zellsystem zwischen dem vertikalen Bogengang und der Pyramidenspitze. Hinsichtlich der Lage der Pyramidenzellen kann man etwas schematisierend mit UFFENORDE (1942), FALK (1950b, 1971) u. a. einen hinteren, oberen, unteren und vorderen Zellzug unterscheiden. Da die Kenntnis dieser vier Zellzüge für das Verständnis der von einer Pyramideneiterung ausgehenden Komplikation wichtig ist, seien sie kurz anatomisch definiert:

1. der hintere Zellzug, ausgehend vom Antrum, umgreift den hinteren Bogengang und erstreckt sich entlang der hinteren Pyramidenfläche über das Dach des inneren Gehörgangs bis zur Pyramidenspitze,

2. der obere Zellzug, ausgehend vom Kuppelraum und vom Aditus, erstreckt sich über dem oberen Bogengang (teilweise auch diesen umgreifend und ggf. mit einer Gabelung den Tractus subarcuatus bildend) entlang der Pyramidenoberkante bis zur Spitze,

3. der untere Zellzug, ausgehend vom Hypotympanon, zieht unter der Schnecke zur Pyramidenspitze hin (oft mit einem Zweig in Verbindung mit den unteren Schwellenzellen des Warzenfortsatzes hinter dem Facialis zum Bulbusdach reichend),

4. der vordere Zellzug, ausgehend vom Recessus hypotympanicus und peritubaren Zellen, dehnt sich entlang des Carotiskanals in Richtung Pyramidenspitze aus.

Begünstigend für die Entstehung einer Petrositis wirkt sich die 3. anatomische Enge nach FALK (1950b, 1971) aus. Man versteht darunter die Einengung des Zellsystems der Pyramide durch den Labyrinthblock. Dadurch werden Sekretverhaltungen im Zellsystem bei Entzündungen gefördert.

Die Petrositis tritt im Zusammenhang mit einer akuten Mittelohrentzündung auf. Sie ist in ihrer zeitlichen und morphologischen Manifestation vergleichbar mit einer Mastoiditis. Neben exsudativen, zunächst nur die Schleimhaut der Zellen betreffenden Entzündungen bildet sich oftmals nachfolgend ein Granulationsgewebe, welches wiederum zum Knochenabbau, ganz wie bei der Mastoiditis, führt. Durch den Knochenabbau entstehen größere, von Granulationsgewebe und Eiter ausgefüllte Hohlräume, deren Verbindung zu den anderen Mittelohrräumen durch Schleimhautschwellung in Höhe der dritten anatomischen Enge abgeschnitten wurde. Neben destruktiven Vorgängen finden sich auch produktive im Sinne der Neubildung von Knochen und Organisation des Granulationsgewebes. Im Gegensatz zur Mastoiditis kommt bei der Petrositis relativ häufiger ein Übergreifen der Entzündung auf das Knochenmark vor, so daß sich schleichend eine Osteomyelitis des Felsenbeines einstellt (VOSS, 1949; O. MAYER, 1951). Die Osteomyelitis bleibt vielfach nicht auf das Felsenbein beschränkt, sondern breitet sich in Richtung Hinterhauptbein oder Keilbein aus. Diese Art der Osteomyelitis muß gegen die später zu besprechende, wesentlich seltenere akute septische Osteomyelitis des Schläfen- und Felsenbeines abgegrenzt werden. Im letzteren Falle handelt es sich um ein schwerwiegendes Ereignis mit einer erheblichen klinischen Symptomatik. Vom entzündlich veränderten Knochen aus entwickeln sich in manchen Fällen Senkungsabszesse, die im Rachen-Halsbereich manifest werden.

Die verschiedenen sekundären Komplikationsmöglichkeiten bei der Pyramideneiterung liegen in den engen nachbarschaftlichen Beziehungen zum Schädelinneren, zum Labyrinth und zu den Hirnblutleitern begründet. Einem Vorschlag von FLEISCHER (1966) folgend kann man die entzündlichen Veränderungen nach ihrer Lokalisation im Felsenbein in paralabyrinthäre Eiterungen und Pyramidenspitzeneiterungen einteilen.

Bei der *paralabyrinthären Entzündung* (Abb. 78) breitet sich der Krankheitsprozeß in unmittelbarer Umgebung des Bogengangsystems aus und kann sich bis zum inneren Gehörgang erstrecken. Damit ergibt sich eine Kommunikationsmöglichkeit zur Dura der hinteren Schädelgrube, zu den Bogengängen und dem inneren Gehörgang. Folglich können aus dieser Lokalisation Sekundärkomplikationen wie Labyrinthitis, Meningitis, Epi- und Subduralabszeß, Schädigungen des N. facialis und des N. stato-acusticus sowie der hinteren Hirnnerven (Nn. glossopharyngeus, vagus, accessorius und hypoglossus) resultieren. Fortgeleitet von einer Thrombose des unmittelbar der Hinterfläche des Felsenbeins anliegenden Sinus petrosus inferior entwickelt sich in manchen Fällen eine Sinus-Cavernosusthrombose, die wiederum durch die unmittelbare Nachbarschaft der Nn. oculomotorius, trochlearis, trigeminus und abducens zu einer Irritation dieser Nerven führt. Allerdings ist der genaue Mechanismus der Nervenbeteiligung im Rahmen der Petrositis noch nicht sicher aufgeklärt.

Die von der paralabyrinthären Eiterung abzugrenzende *Pyramidenspitzeneiterung* (Petroapicitis, Abb. 79) weist insgesamt etwas weniger Komplikationen auf. Relativ häufig sind jedoch Thrombosierungen des Sinus petrosus, Sinus cavernosus und des Sinus caroticus, aber auch des Bulbus venae jugularis, ausgehend von erkrankten Zellen des unteren Zellzuges. Aus den verschiedenen pathologischen Veränderungen ergibt sich eine komplexe klinische Symptomatik, die ZANGE (1937) treffend als „retrolabyrinthärer Symptomenkomplex" bezeichnet hat. GRADENIGO (1907) beschrieb die Symptomatik der Petroapicitis durch eine Trias (Mittelohrentzündung, Trigeminusschmerz sowie Lähmung von Augenmuskelnerven, meist des N. abducens), die aber nur in wenigen Fällen zutreffend ist. Das Substrat der schweren Schmerzattacken konnte pathologisch-anatomisch nicht mit Sicherheit ermittelt werden. Klinisch nahm man entzündliche Veränderungen im Bereich des an der Pyramidenspitze liegenden Ganglion Gasseri an (ULRICH, 1924; LOEBELL, 1926 u. a.). Ferner wurden entzündlich bedingte Durchblutungsstörungen des Ganglion oder toxische Schädigungen der Hirnnerven diskutiert, und schließlich wurde auch eine umschriebene Leptomeningitis für die Alterationen am Ganglion Gasseri oder an den Nerven verantwortlich gemacht. OPPIKOFER (1928) sowie O. MAYER (1951) u. a. haben allerdings bei histologischen Untersuchungen am Ganglion Gasseri im Rahmen einer eitrigen Petrositis keine pathologischen Befunde erheben können.

Wie anfangs schon betont, ergibt sich die Topik der sekundären Komplikationen aus der Entzündungslokalisation im Felsenbein. Der Labyrinthdurchbruch führt zur Labyrinthitis (Spätlabyrinthitis), zumeist mit Arrosion des oberen Bogengangs, der Ausbruch in die mittlere und hintere Schädelgrube zum Epidural- oder Subduralabszeß bzw. auch zur Meningitis. Bei Erreichung der großen Hirnblutleiter kommt es zur Thrombose dieser Gefäße mit der Gefahr einer otogenen Sepsis. Schließlich sind extrakranielle Senkungsabszesse zur Tuba auditiva,

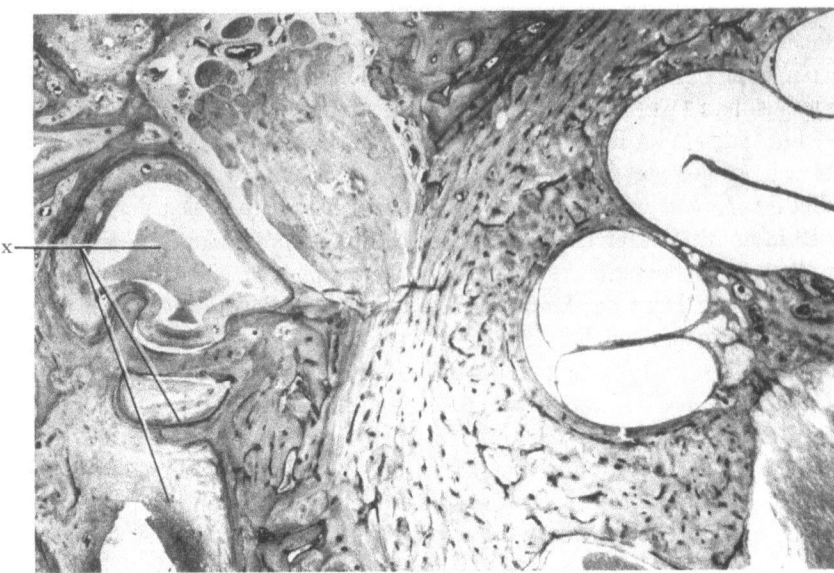

Abb. 78. Paralabyrinthäre Eiterung mit Ansammlung von Exsudat in den Zellzügen um die Schnecke bei normalem Innenohr. H.-E. Vergr. 12fach. x Paralabyrinthäre Zellen mit entzündlichem Exsudat

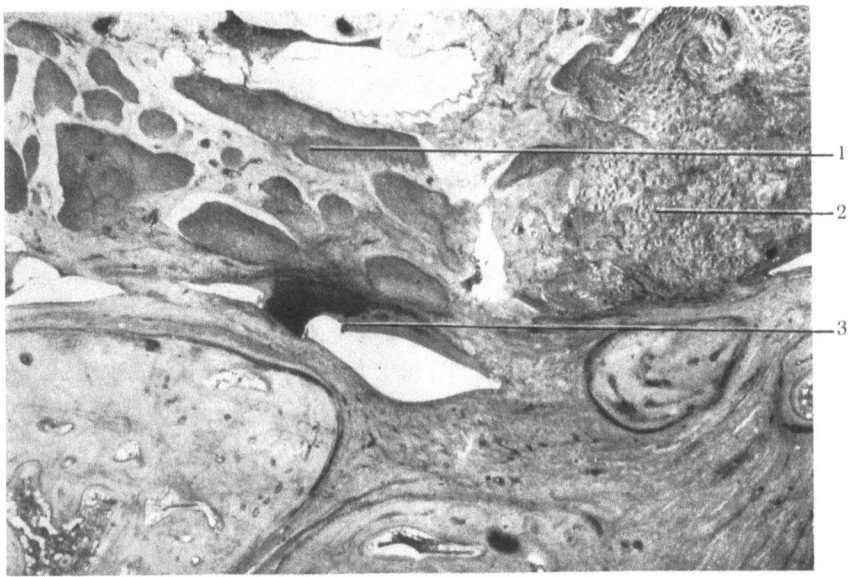

Abb. 79: Pyramidenspitzeneiterung mit Beteiligung des Ganglion Gasseri und des N. abducens. H.-E. Vergr. 12fach. 1 N. abducens, 2 Ganglion Gasseri, 3 Exsudat in einer Pyramidenspitzenzelle

zum retropharyngealen und parapharyngealen Raum bzw. in die Halsweichteile möglich (zusammenfassende Literatur bei GRÜNBERG, 1917; WITTMAACK, 1926b; UFFENORDE, 1937a, b; RICHTER, 1940, 1953; FLEISCHER, 1966 u. a.), in Einzelfällen auch Einbrüche in den Carotiskanal mit pericarotischen Abszessen und tödlicher Arrosionsblutung aus der A. carotis interna (FALK, 1941). Durch Drainage des Abszeßinhaltes im Felsenbein z. B. in die Tuba auditiva kann eine Spontanheilung der Petrositis eintreten. Zum anderen bewirken die Organisation des Granulationsgewebes (Abb. 80) und die Knochenneubildung einen Restitutionsprozeß, wie er sich besonders in röntgenologischen Studien darstellen läßt (WULLSTEIN, 1948; E. G. MAYER, 1959 u. a.).

Abschließend sei darauf hingewiesen, daß seit Einführung der Antibiotica sowie der verfeinerten diagnostischen Methoden die Häufigkeit der eitrigen Petro-

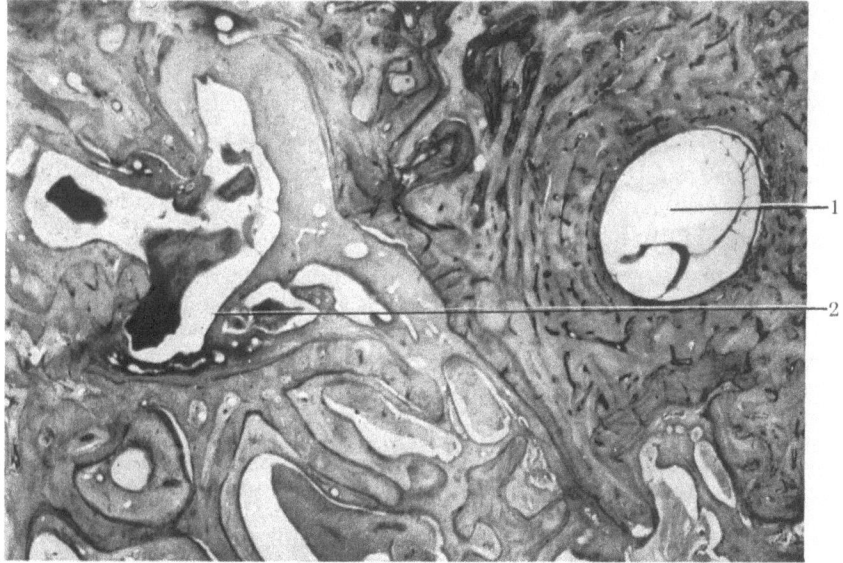

Abb. 80. Organisation im Zellsystem (2) in Höhe des Bogengangs (1). H.-E. Vergr. 12fach

sitis und in besonderem Maße deren Komplikationen eindrucksvoll abgenommen hat. So gehören die fortgeleitete Osteomyelitis des Felsenbeines und die beschriebenen extrakraniellen Senkungsabszesse heute zu den otologischen Raritäten.

### 2.6.1.3. Akute septische Osteomyelitis des Schläfenbeins

Die akute septische Osteomyelitis des Schläfenbeins (SCHILLING, 1926; LABHARDT, 1937; W. UFFENORDE, 1937; MARX, 1947; H. UFFENORDE, 1950), ein in früheren Jahren schon seltenes und unter der antibiotischen Therapie noch seltener gewordenes Krankheitsbild, befällt in der Regel nur jüngere Kinder, bei denen als begünstigendes Moment der noch enge Kontakt zwischen dem pneumatischen System des Mittelohres mit seiner auskleidenden Schleimhaut und den Markräumen des Knochens angenommen wird. Zudem sind beim Kleinkind wegen der noch nicht abgeschlossenen Pneumatisation noch erheblich mehr Markräume vorhanden als im späteren Lebensalter. Meist liegt bei den erkrankten Kindern eine erheblich herabgesetzte Abwehrkraft infolge schwerer anderer Erkrankungen vor. Das foudroyant verlaufende, in vielen Fällen zum Tode führende Krankheitsbild, muß mehr als klinischer als aus pathologisch-anatomischer Sicht gegenüber der im Rahmen einer Petrositis zuweilen auftretenden, schleichend verlaufenden Knochenmarksentzündung abgegrenzt werden. Die Seltenheit der Erkrankung unterstreichen die Angaben von SCHILLING (1926), der bis zum damaligen Zeitpunkt nur etwa 50 Publikationen einer Schläfenbeinosteomyelitis gesammelt hatte.

Histologisch liegen schwere Markeiterungen mit umfangreichen Knochennekrosen sowie Thrombosierungen kleiner Markgefäße vor. Der Entzündungsprozeß breitet sich schrankenlos in die Umgebung aus, so daß es zu schweren subperiostalen Eiterungen infolge von Knochendurchbrüchen im gesamten Bereich des Schläfenbeins kommt. Vermutlich wird die schwere nekrotisierende Entzündung über die Knochenvenen fortgeleitet.

Als Infektionsweg der Osteomyelitis kommt in erster Linie ein Übergreifen der Entzündung von einer Otitis media in Frage, andererseits sind auch hämatogen-metastatische Schläfenbeinosteomyelitiden beobachtet worden (LABHARDT, 1937; VOSS, 1949 u. a.). H. UFFENORDE (1950) betont, daß sich bei der hämatogen-metastatischen Osteomyelitis immer eine Otitis media anschließt. Dadurch können Schwierigkeiten in der Beurteilung des Infektionsweges auftreten.

Im Rahmen der hämatogen-metastatischen Felsenbeinosteomyelitis läßt sich die sog. Osteomyelitistaubheit erklären. Sie entsteht durch hämatogene Verschleppung von Keimen aus einem osteomyelitischen Extremitätenherd ins Labyrinth, wie histologische Untersuchungen ausgewiesen haben. Damit werden gelegentliche schwere Funktionsausfälle des Innenohres im Rahmen einer Extremitätenosteomyelitis hinreichend erklärt (G. C. MÜLLER, 1926).

Die sog. *okkulte Säuglingsmastoiditis* oder Antritis („schleichende Mastoidinfektion" nach BIESALSKI, 1960) ist trotz vieler Arbeiten auf diesem Gebiet in ihrem Wesen noch nicht endgültig geklärt (Literaturübersicht bei KELLER, 1941; THOENES u. MÜLLER, 1952 sowie bei FLEISCHER, 1966). Im Gegensatz zur manifesten Antritis des Säuglings tritt sie nicht selten beidseitig auf. Man findet sie bei Säuglingen mit ätiologisch unklaren fieberhaften dyspeptischen Störungen und nur angedeuteter otitischer Symptomatik. Durch Antrotomie kann sich das Zustandsbild rasch bessern. Die okkulte Säuglingsmastoiditis ist wahrscheinlich — bei Übergreifen einer antral-periantralen Entzündung auf die angrenzenden spongiösen Räume — durch eine schleichend verlaufende Osteomyelitis bedingt (BIESALSKI, 1960). Beim Säugling sind erst Antrum und einige periantrale Zellen angelegt, während der restliche Knochen noch meist aus spongiösen, markhaltigen Strukturen besteht. Der bei der Geburt fehlende Warzenfortsatz bildet sich erst postnatal unter der Zugwirkung des M. sterno-cleidomastoideus aus einem oberen squamalen und einem unteren petrösen Anteil, wobei sich zwischen beiden oft noch im späteren Leben die Fissura petro-squamalis (Fissura squamomastoidea) nachweisen läßt. Da der Warzenfortsatz im Säuglingsalter praktisch nicht ausgebildet ist, wird von einigen Autoren die Bezeichnung „Antritis" bzw. „okkulte Antritis" gegenüber „Säuglingsmastoiditis" bzw. „okkulter Säuglingsmastoiditis" bevorzugt. Das Krankheitsbild der okkulten Säuglingsmastoiditis ist in der antibiotischen Ära sehr selten geworden.

### 2.6.1.4. Tympanogene Labyrinthitis

Im Zusammenhang mit den knöchernen Komplikationen muß auch die Labyrinthitis kurz erwähnt werden, obwohl es sich nur bei einem Teil der Labyrinthitisfälle um knöcherne Komplikationen handelt. Um Wiederholungen zu vermeiden, soll die Labyrinthitis außerdem erst im Abschnitt „Innenohr" ausführliche Besprechung finden. An dieser Stelle sei aber der Hinweis gestattet, daß eine Labyrinthitis als Komplikation einer akuten oder chronischen Otitis media auftreten kann. Bei dieser häufigsten Entstehungsweise einer Labyrinthitis als Folge einer Mittelohreiterung spricht man etwas vereinfachend von „tympanogener Labyrinthitis".

Bei der akuten Otitis media wird die Labyrinthitis in der Regel über die Labyrinthfenster induziert. Sie kann schon in den ersten Tagen einer akuten Otitis media auftreten (sog. Frühlabyrinthitis) oder als sekundäre Komplikation etwa bei einer Petrositis imponieren (sog. Spätlabyrinthitis). Zur Arrosion des knöchernen Labyrinths kommt es — von den heute seltenen nekrotisierenden akuten Mittelohrentzündungen abgesehen — bei sekundären Komplikationen akuter Eiterungen und vor allem bei der chronischen Mittelohrknocheneiterung (s. dort), wenn eine granulierende Ostitis oder meist ein Cholesteatom zu einer „Labyrinthfistel" geführt haben.

## 2.6.2. Hirnkomplikationen

Die Komplikationen von Seiten des Hirns, der Hirnhäute und der großen Hirnblutleiter werden auch als intrakranielle Komplikationen im engeren Sinne des Wortes „intrakraniell" bezeichnet (synonym: Endokranielle Komplikationen). Die otogenen intrakraniellen Komplikationen nahmen im älteren Schrifttum vor der antibiotischen Ära einen breiten Raum ein. Sie sind heute wesentlich seltener geworden, stellen allerdings hinsichtlich der Prognose quoad vitam nach wie vor schwerwiegende Ereignisse dar. COURVILLE (1955) gibt in einer großen Sektionsstatistik die Häufigkeit otogener endokranieller Komplikationen für 1933 mit 2,5%, für 1954 jedoch nur mit 0,25% der behandelten entzündlichen Ohrerkrankungen an. LINK (1961) betont ebenfalls die Abnahme vom Ohr ausgehender endokranieller Verwicklungen.

Als Entstehungsursache kommen in fast allen Fällen entzündliche Veränderungen des Mittel- und Innenohres in Betracht, die sich auf verschiedenen Wegen in das Schädelinnere ausbreiten können. Ein Wandel in der kausalen Genese dieser Komplikationen ist insofern eingetreten, als früher die akute Otitis media ganz im Vordergrund bei der Verursachung intrakranieller Komplikationen stand (fast 2/3 der Erkrankungsfälle nach MARX, 1947), während heute derartige Verwicklungen überwiegend bei chronischen Entzündungsprozessen im Mittel- und Innenohr auftreten.

Versucht man eine Rangfolge der möglichen Komplikationen zu geben, so steht an erster Stelle die Meningitis (Pachy- und Leptomeningitis), gefolgt von der Thrombose des Sinus sigmoideus und den Hirnabszessen (MOSER u. OEKEN, 1966).

Die Überleitung der Entzündung kann auf drei Wegen ins Schädelinnere erfolgen:

1. durch Kontaktinfektion infolge knochendestruktiver Prozesse,
2. über präformierte Wege zwischen Mittelohr und Schädelinnerem und
3. über das Labyrinth.

Prädilektionsstellen für die Kontaktinfektion nach Knochennekrosen sind einmal die Zellen des Warzenfortsatzes, von wo sich die Entzündung über die Dura in die mittlere oder hintere Schädelgrube ausbreitet. Über das Tegmen antri et tympani gelangen die Infektionen in den Bereich der mittleren Schädelgrube, über die Zellen an der Kleinhirndura (Abb. 81) und meist über perisinuöse Abszesse in den Bereich der hinteren Schädelgrube. MARX (1935) betonte demgegenüber die Bedeutung der perilabyrinthären Zellen für die Überleitung der Infektion hauptsächlich zur hinteren, aber auch zur mittleren Schädelgrube, da er in vielen Fällen dort histologisch Knochendestruktionen und Einschmelzungshöhlen fand. An seinem Material war eine primäre otogene Meningitis zehnmal auf diese Weise entstanden und nur einmal vom Warzenfortsatz ausgegangen. Auch durch Einschmelzungen des Knochens im Zellsystem der Pyramidenspitze kann es an der Hinterfläche der Pyramide zum Kontakt mit der Dura der hinteren Schädelgrube kommen.

Eine weitere Überleitungsmöglichkeit stellen die präformierten Wege zwischen Mittelohr und Schädelinnerem dar. Insbesondere kommen dafür Verbindungen von Knochengefäßen des Mittelohres mit Duragefäßen in Frage. Dieser Weg muß angenommen werden, wenn sich bei der Operation einer otogenen Meningitis makroskopisch keine Überleitung im Durabereich finden läßt (was verhältnismäßig häufig der Fall ist) und wenn sorgfältig Überleitungsmöglichkeiten im perilabyrinthären und labyrinthären Bereich ausgeschlossen wurden. An der Fissura petrosquamosa kann — vor allem noch im Kleinkindesalter — ein direkter Kontakt zwischen dem Duraperiost und der Mittelohrschleimhaut bestehen, ebenso — wenn auch verhältnismäßig selten — bei knöchernen Deziszenzen des Tegmen tympani oder antri. Dem Ausbreitungsweg der Entzündung über den

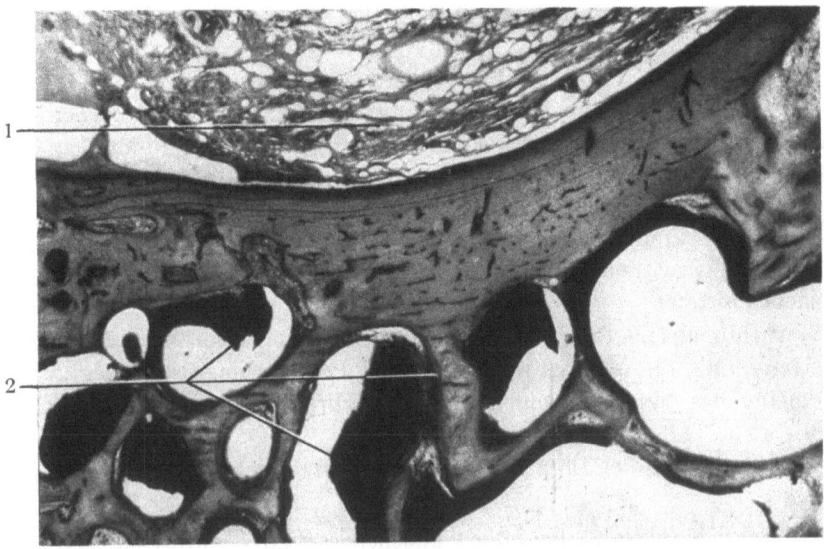

Abb. 81. Fortgeleitete Pachymeningitis ausgehend von einer Mastoiditis. H.-E.Vergr. 12fach. *1* Pachymeninx, *2* Zellsystem des Warzenfortsatzes mit entzündlichem Exsudat

Facialiskanal kommt nur eine geringe Bedeutung zu (ZANGE, 1919). Wesentlich wichtiger sind die Gefäßverbindungen zwischen den Mittelohrhohlräumen und dem Sinus sigmoideus. Durch Dehiszenzen am Boden der Paukenhöhle sind direkte Kontaktmöglichkeiten zum Bulbus venae jugularis und über die Caniculi carotico-tympanici zum Carotiskanal gegeben. Es wird verständlich, daß der Entzündungsweg über die beschriebenen Gefäßverbindungen entscheidend für die sog. endokraniellen *Frühkomplikationen* ist. Nicht zuletzt muß den Gefäßverbindungen auch deswegen große Aufmerksamkeit beigemessen werden, da sie in besonderem Maße im Kleinkindesalter als Überleitungsweg der otogenen Entzündung in Betracht zu ziehen sind. Der Warzenfortsatz des Kleinkindes ist noch kaum pneumatisiert und daher stärker vaskularisiert.

Die Überleitung vom Labyrinth zum Endokranium kann ihrerseits wieder auf verschiedenen Infektionswegen zustande kommen. An erster Stelle steht der innere Gehörgang (ZANGE, 1919), dessen Fundus ja einem Sieb gleicht. Die Entzündung breitet sich entlang der Bündel des N. statoacusticus aus und kann sich, wie später noch zu besprechen sein wird, auf den inneren Gehörgang beschränken. Nach ZANGE (1919) wird die Entzündung besonders auch durch die Gefäße und Venen des Vestibularorgans weitergeleitet. Ein beträchtlicher Prozentsatz von Infektionen (etwa 10%) greift über den Aquaeductus vestibuli bzw. den Ductus und Saccus endolymphaticus auf das Schädelinnere über. Durch ein Empyem des Saccus endolymphaticus, der sich in einer Duplikatur der Dura mater an der Hinterfläche der Pyramide befindet, entwickelt sich in Einzelfällen ein *intraduraler Abszeß*, welcher als Übergangsstadium vor der Entwicklung eines Subduralabszesses aufgefaßt werden kann. Zuweilen findet man auch intradurale Abszesse als Mikroabszesse an der Hinterfläche der Pyramide unabhängig vom Saccus. In diesem Falle gehen sie von perilabyrinthären Zellen in Höhe der Bogengänge aus. Wesentlich seltener kommt der Aquaeductus cochleae für die Fortleitung der Entzündung in Frage, obwohl er eine Verbindung zwischen dem Perilymphraum des Innenohres (Scala tympani der Basalwindung) und dem Liquorraum darstellt. Falls dieser Gang nicht schon physiologischerweise durch bindegewebige Barrieren eingeengt ist, wird er häufig bei Entzündungen durch Granulationen verschlossen (ZANGE, 1919) und kommt deswegen für eine Überleitung nur selten in Betracht.

Letztlich muß auch eine Fortleitung der Entzündung über die knöcherne Labyrinthkapsel erwähnt werden. Dies ist jedoch nur durch destruierende Prozesse am knöchernen Labyrinth möglich, wie sie bei ostitischen Vorgängen in Erscheinung treten. Prädilektionsstelle einer solchen Überleitung ist der hintere Bogengang mit Befall der Pyramidenhinterfläche (zusammenfassende Darstellungen mit ausführlicher Literatur bei MANASSE, 1917; ZANGE, 1919; WITTMAACK, 1926 a, b; HAYMANN, 1927 a; MOSER u. OEKEN, 1966).

### 2.6.2.1. Pachymeningitis externa (Extraduralabszeß)

Die Pachymeningitis externa stellt die häufigste endokranielle Komplikation entzündlicher Prozesse im Mittelohr dar. Während pathologisch-anatomisch streng zwischen dem Extraduralabszeß (synonym: Epiduralabszeß) und der Pachymeningitis externa zu unterscheiden ist, werden die beiden Begriffe vom Kliniker gleichbedeutend verwendet.

Nach MOSER u. OEKEN (1966) kommt für die Ursache der Pachymeningitis externa in etwa der Hälfte der Fälle eine akute, in der anderen Hälfte eine chronische Mittelohrentzündung in Frage. MARX (1947) hielt zum damaligen Zeitpunkt die akute Otitis media als auslösendes Moment in der Mehrzahl der Fälle für für wahrscheinlich. Ein entscheidendes klinisches Merkmal der Pachymeningitis externa ist deren Symptomlosigkeit, so daß nicht selten ein entzündlicher Durabefall während der Operation zufällig aufgedeckt wird. In anderen Fällen ergeben sich Hinweise durch meningitische Reizerscheinungen infolge einer „sympathischen" Leptomeningitis.

Bei den Entzündungen der Dura mater lassen sich die produktiv-granulierenden den produktiv-exsudativen Prozessen gegenüberstellen. Die erste Form findet sich mehr bei den flächenhaften Entzündungen der eigentlichen Pachymeningitis, die andere kennzeichnet das morphologische Bild des Extraduralabszesses an der Dura. Im ersten Falle ist die Dura polsterartig von Granulationen bedeckt, und die Veränderungen bleiben auf die äußere Duraschicht beschränkt, so daß der Kliniker sie prognostisch günstiger einschätzt. Im zweiten Falle ist die Dura in ihrer ganzen Dicke erfaßt. Mikroskopisch liegen längsgestreckte Infiltrate vor, die sich zu interlamellären Mikroabszessen weiterentwickeln können. Makroskopisch erscheint die Dura grau-grünlich, „schmierig belegt", mit Ansätzen zu örtlicher Nekrosebildung. Gelegentlich finden sich auch schlaffe Granulationen. Durch nekrotische Einschmelzung kann der Prozeß zur Tiefe hin fortschreiten, er kann aber auch durch Bindegewebsneubildung narbig ausheilen. Im Abheilungsstadium entsteht eine mehr oder weniger schwartige Narbe, die manchmal erhebliche Dicke aufweisen kann.

Die Lokalisation der Pachymeningitis steht in Abhängigkeit zu den bereits erwähnten Überleitungsmöglichkeiten der Entzündung und zu der Festigkeit, mit der die Dura mater dem Knochen anhaftet. Prädilektionsstellen der epiduralen Abszesse sind die hintere Schädelgrube (Abb. 81) in der Nachbarschaft des Sinus sigmoideus und die mittlere Schädelgrube in der Umgebung des Tegmen tympani. Nach LANGE (1917) löst sich hier die Dura mater besonders leicht vom Knochen ab. Als weitere Prädilektionsstelle ist noch die hintere Schädelgrube im Bereich der hinteren Pyramidenfläche zu nennen.

Der Entzündungsprozeß an der Dura ist meist viel ausgebreiteter als die Überleitungsstelle. Die Knochendefekte, die als Überleitungsstelle der Entzündung in Betracht kommen, sind häufig klein und erlauben keine Rückschlüsse auf die Größe einer sich dahinter verbergenden Duraveränderung bzw. eines Epiduralabszesses. Bei Operationen muß daher eine möglichst breite Freilegung der Dura bis ins Gesunde vorgenommen werden.

Dem weiteren Vordringen der Entzündung in das Schädelinnere setzt die Dura auf Grund ihres morphologischen Feinbaus und der entzündlich bedingten Granulationen in vielen Fällen einen erheblichen Widerstand entgegen. Auch bei ausgedehnten extraduralen Prozessen beobachtet man häufig nur eine geringe Reaktion der Meningen. Bei lange bestehender Ohrerkrankung mit Knochendestruktionen wird schließlich aber die Schranke der Dura durchbrochen, so daß sich die Entzündung relativ unbehindert mit allen möglichen Konsequenzen (Meningitis, Sinusthrombose, Hirnabszeß) ausbreiten kann. Besonders gefährlich sind in dieser

Hinsicht chronische Mittelohrerkrankungen mit Cholesteatombildung, die zu breiten Freilegungen der Dura führen können.

Ein in der heutigen Zeit seltenes Ereignis stellt die spontane Entleerung eines Epidural-abszesses über die natürlichen Öffnungen der Schädelbasis dar (Foramen jugulare, Foramen lacerum, Foramen ovale). Der Eiter senkt sich in die Halsweichteile ab und imponiert als Parapharyngeal- oder Retropharyngealabszeß.

### 2.6.2.2. Pachymeningitis interna (Subduralabszeß)

Nach Auflösung der Duraschranke durch den otogenen Entzündungsprozeß breitet sich dieser im Subduralraum aus. Seine morphologische Manifestation steht in Abhängigkeit von der Entzündungsart. Man unterscheidet auch hier eine mehr produktive Entzündung, die nach ERTL (1941) öfter in Erscheinung tritt, und eine exsudativ-eitrige Entzündung, deren morphologisches Substrat dem Subduralempyem und bei zirkumskriptem Auftreten dem Subduralabszeß entspricht (LANGE, 1917; GOERKE, 1927; GÜTTICH, 1927 u. a.).

Häufigste Ursache der insgesamt glücklicherweise recht seltenen Erkrankung ist die chronische Otitis media, insbesondere eine Cholesteatomeiterung mit Kontaktinfektion nach Knocheneinschmelzung. Gefährlich sind in dieser Hinsicht vor allem Cholesteatome, welche den Labyrinthblock umwachsen und die zur Labyrintharrosion bzw. sogar zur fortschreitenden Labyrinthkapselnekrose führen.

Daneben breitet sich bei akuter oder chronischer Otitis media die Entzündung auch hämatogen-metastatisch auf dem Wege der knochendurchsetzenden Gefäße aus. Nur so ist es zu erklären, daß sich über der Hirnhemisphäre an mehreren Stellen, oftmals in weiter Entfernung vom Ohr, Abszesse bilden können, was dem Bild einer Haubenmeningitis entspricht.

Auch den Pyramidenzellen kommt eine große Bedeutung für die Entstehung der Pachymeningitis interna zu. Aus entzündlichen Veränderungen in diesem petrotympanalen Zellbereich entwickeln sich in manchen Fällen ausgedehnte Sub-duralempyeme, die sich über die Schädelbasis im Bereich der hinteren Schädel-grube erstrecken. Das gleiche gilt für labyrinthitische Schübe mit Überleitung der Infektion über den inneren Gehörgang.

Durch produktive Entzündungsvorgänge kommt es in unterschiedlichem Ausmaß zu Verklebungen zwischen Dura und Arachnoidea, teilweise mit Granulationsbildung, so daß mehrere voneinander getrennte, mit Eiter angefüllte Hohlräume entstehen können. Nicht selten tritt eine diffuse Leptomeningitis als Folge einer Pachymeningitis interna auf. Eine zirkumskripte Leptomeningitis im Sinne der örtlichen Mitbeteiligung der weichen Hirnhäute ist sowieso immer bei der Pachymeningitis interna vorhanden. Greift der Subduralabszeß auf die Hirnrinde über, so entwickelt sich der sog. *Rindenabszeß* (MACEWEN, 1898; MIODOWSKY, 1908).

### 2.6.2.3. Otogene Meningitis

Die otogene Meningitis (Leptomeningitis) zählt zu den relativ häufig vorkommenden Komplikationen entzündlicher Ohrerkrankungen. Wenn auch kein Zweifel daran besteht, daß nach Einführung der Sulfonamide und Antibiotika die Anzahl der Erkrankungen deutlich zurückgegangen ist, so beobachtet man doch immer wieder schwere, oft letal endende Meningitiden. Unsere Feststellung stimmt mit den von MOSER u. OEKEN (1966) am Leipziger Krankengut erhobenen Befunden überein.

Die otogene Meningitis kommt bei der akuten und chronischen Mittel- und Innenohrentzündung vor, wobei sich die Verlaufsformen unter dem Einfluß der modernen Therapie gewandelt haben (UNTERBERGER, 1941; TONNDORF, 1942; RUTHERFORD, 1956; TIKHONOVA, 1957 u. a.). Ausgesprochen häufig finden sich heute larvierte Formen, welche in bezug auf die Diagnostik Schwierigkeiten bereiten.

Der Kliniker unterscheidet eine Früh- und Spätform der Leptomeningitis. Unter der *Frühform* versteht man eine klinisch oft weitgehend symptomlos ablaufende Meningitis mit einem nur geringfügigen pathologischen Liquorbefund (geringe Zellzahl, überwiegend lymphocytäre Elemente), während die *Spätform* durch ein schweres Krankheitsbild und einen erheblichen krankhaften Liquorbefund (hohe Zellzahl, überwiegend polymorphkernige Granulocyten) gekennzeichnet ist.

Zudem wird die bakterielle gegenüber der abakteriellen Entzündung abgegrenzt, was jedoch diagnostisch auf Schwierigkeiten stößt, da in nicht wenigen Fällen im Liquor keine Bakterien, an den pathologisch veränderten Meningen aber zahlreiche Krankheitserreger nachgewiesen werden können. Solche Befunde sind durch die Wirksamkeit der antibiotischen Behandlung zu erklären, die sich meist primär im Liquor dokumentiert (MOSER u. OEKEN, 1966).

Hinsichtlich der Topik der meningitischen Veränderungen wird zwischen der zirkumskripten und der diffusen Meningitis differenziert. Die *zirkumskripte Meningitis* nimmt überwiegend ihren Ausgang vom petrotympanalen Zellsystem und einer möglichen sekundären Labyrinthitis und breitet sich dementsprechend im Bereich der hinteren Schädelgrube aus. Sie wird oft als Folge von Subduralabszessen gesehen. Bei der zirkumskripten Meningitis liegt somit eine Kontaktinfektion vor (MARX, 1947). Für die wesentlich häufigere Meningitisform, die *diffuse Meningitis* mit haubenförmiger Beteiligung einer oder beider Hemisphären wird ein hämatogen-metastatischer Ausbreitungsmodus der Entzündung angenommen, der allerdings seinen Ausgang von der Hirnbasis bzw. deren subarachnoidalen Zisternen nimmt (LANGE, 1917; BLOHMKE, 1950; LINK, 1950). Die Eiteransammlung ist bei der otogenen Meningitis in den Basiszisternen besonders ausgeprägt, wobei der Gefäßreichtum der Pia mater die hämatogene Ausbreitung fördert. In vielen Fällen sind die Veränderungen im Bereich der Hemisphäre nicht im strengen Sinne diffus, sondern mehr arealartig bzw. fleckförmig angeordnet.

Nach der Genese einer otogenen Meningitis bzw. nach ihrem Überleitungsmodus kann man außer der häufigeren Meningitis durch Kontaktinfektion eine weniger häufige Meningitis als Folge einer Labyrinthitis unterscheiden (labyrinthogene Meningitis). Als Sonderform muß die Meningitis nach laterobasalen Schädeltraumen gelten (traumatische Meningitis), wo die Überleitung bei primärer oder sekundärer Infektion der Mittel- oder Innenohrräume durch den Frakturspalt erfolgt.

Die Überleitungsmöglichkeiten zum Schädelinneren wurden eingangs schon ausführlich dargestellt. Sie sollen deswegen nur noch kurz skizziert werden: Es besteht eine direkte Infektionsmöglichkeit am Tegmen tympani et antri (zur mittleren Schädelgrube) oder aber an der Hinterfläche des Felsenbeins (zur hinteren Schädelgrube) durch Kontaktinfektion auf dem Wege einer Pachymeningitis oder bei Vermittlung durch perforierende Duragefäße.

Dem gegenüber steht die indirekte Infektion durch eine Entzündung im Innenohr (Labyrinthitis). Die labyrinthogene Meningitis ist klinisch besonders gefürchtet, da sich die Eiterung im großen Liquorraum der Lateralzisterne (Cisterna pontis lateralis) verhältnismäßig ungehindert ausbreiten kann. In günstigen Fällen bleibt allerdings die vom Labyrinth ausgehende Entzündung auf den Bereich des inneren Gehörgangs beschränkt, sofern es hier zu Verklebungen kommt (ZANGE, 1919).

Nicht zuletzt kann sich sekundär von einem Hirnabszeß oder einer Sinusthrombose ausgehend eine Meningitis entwickeln. Es handelt sich dann entweder um eine sympathische Meningitis (Begleitmeningitis) als Reaktion der Meningen auf den Entzündungsprozeß in ihrer unmittelbaren Umgebung oder aber um eine fortgeleitete diffuse Meningitis.

ZANGE (1943) hat den Begriff der „Meningitis traumatica mechanica" geprägt, deren Entstehung z. B. aus den Folgen einer Felsenbein- oder Warzenfortsatzfraktur zu verstehen ist. Zuweilen können nach Felsenbeinfraktur sogar rezidivierende Meningitiden auftreten, wenn ständiger unmittelbarer Kontakt zwischen Mittelohrräumen und Schädelinnerem bestehen bleibt (MEURMANN, 1954). Pathologisch-anatomisch liegen diesen Ereignissen dünne Duranarben bzw. rupturierte Arachnoideacysten zugrunde, welche eine Infektion des Meningealraums ermöglichen. Auch Labyrinthfrakturen, welche oft nur unvollkommen bindegewebig konsolidiert werden, prädisponieren hierzu.

Der Schweregrad einer Meningitis ist nicht zuletzt von der Art der Erreger abhängig bzw. von deren Virulenz. Nach neueren Arbeiten werden bei der otogenen Meningitis in erster Linie Pneumokokken vom Typ I–III nachgewiesen, dann Staphylokokken (St. albus und aureus), ferner hämolysierende Streptokokken und E. coli (BÖHME, 1963). In früheren Jahren (vor Einführung der antibiotischen Therapie) waren hauptsächlich hämolysierende Streptokokken (90% der Fälle) als Erreger der otogenen Meningitis festgestellt worden (GANGL u. ZANGE, 1935).

Das pathologisch-anatomische Substrat der otogenen Meningitis unterscheidet sich praktisch nicht von einer andersartig ausgelösten Hirnhautentzündung, so daß auf seine nähere Beschreibung in diesem Zusammenhang verzichtet werden kann. Nicht selten wird die Hirnrinde, zunächst umschrieben, später auch diffus in den Entzündungsprozeß mit einbezogen (otogene Meningo-Encephalitis). Durch das Foramen Magendi greift die Entzündung in das Ventrikelsystem über. Bei zunehmendem Hirnödem kommt es zu einer erheblichen Drucksteigerung im Schädelinneren. Dadurch lassen sich auch die manchmal zu beobachtenden Hirnnervenlähmungen erklären.

Von verschiedenen Autoren wurden allergische Faktoren für die Entstehung einer akuten serösen (nicht eitrigen) Meningitis während einer akuten Mittelohrentzündung verantwortlich gemacht (KECHT, 1952; GÜTTICH, 1955; HITTMAIER u. SCHLORHAUFER, 1956; BEICKERT, 1960). Bei diesen Fällen liegt ein recht typischer Liquorbefund (vermehrte Lymphocyten und hoher Eiweißgehalt) vor. Die klinische Symptomatik ist nur spurenhaft ausgeprägt. Mit Abheilung der Mittelohrentzündung geht auch die Meningitis zurück.

In zunehmendem Maße kommt der *Virusmeningitis* eine Bedeutung zu. Hierbei erhebt sich die Frage, inwieweit viral ausgelöste Mittelohrentzündungen für eine Überleitung zum Endokranium in Frage kommen. ZIPPEL (1964) hat in seiner Monographie verschiedene Infektionswege aufgezeigt und eine Gewichtung der verschiedenen Möglichkeiten der Entstehung einer Virusmeningitis vorgenommen. Nach seinen Untersuchungen tritt in der Mehrzahl der Fälle eine durch das Virus ausgelöste primäre Meningitis auf. Zu gleicher Zeit kann sich eine Virus-Otitis entwickeln (s. Kapitel Grippe-Otitis). Histologische Untersuchungen an den Meningen und der Mittelohrschleimhaut zeigen ähnliche morphologische Befunde, die hauptsächlich durch Blutungen in das Gewebe gekennzeichnet sind. Überleitungsstellen vom Mittelohr zum Endokranium lassen sich allerdings nicht aufzeigen. Die dennoch zu beobachtenden endokraniellen Komplikationen im Ablauf einer Grippe-Otitis sind nach Auffassung von ZIPPEL (1964) Folgen einer sekundären bakteriellen Besiedelung des Mittelohres. Zum anderen sollen aber Lymphverbindungen zwischen Schädelinnerem und Mittelohr bestehen, so daß die zu beobachtende virusbedingte Meningitis sich möglicherweise auf diesem Wege ausbreitet.

### 2.6.2.4. Sinusthrombose (Sinusthrombophlebitis)

Die Sinusthrombose stellte in früheren Jahren eine häufige und gefürchtete otogene Komplikation dar. Ältere Statistiken geben ihre Häufigkeit, bezogen auf die Anzahl entzündlicher Mittelohrerkrankungen, mit 0,5% (HEGENER, 1908) oder 0,4% (HAYMANN, 1927 b) an. COURVILLE (1955) konnte in einer großen Sektionsstatistik die signifikante Abnahme der Sinusthrombose seit Einführung der antibiotischen Therapie aufzeigen (kein einziger Sektionsfall zwischen 1949 und 1954). Andere Autoren kamen zu ähnlichen Ergebnissen (LÜSCHER u. GENTINETTA, 1954; BABLICK, 1956; READING u. SCHURR, 1956 u. a.).

Als Ursprungsherd für eine Sinusthrombose kommt heute überwiegend den chronischen Mittelohrentzündungen Bedeutung zu (MOEBIUS, 1963), während in der vorantibiotischen Zeit die akuten entzündlichen Mittelohrerkrankungen eine Vorrangstellung einnahmen (BEHRMANN, 1937; MARX, 1947 u. a.). Diese Umkehr in der Genese der Erkrankung muß auf die besseren therapeutischen Möglichkeiten bei der akuten Otitis media durch den Einsatz der Antibiotika bezogen werden. Bei der Entstehung der Thrombophlebitis des Sinus sigmoideus, welcher den retrotympanalen Räumen unmittelbar anliegt, spielen die Mastoiditis und die Cholesteatomeiterung eine überragende Rolle. MOSER u. OEKEN (1966) berichten lediglich über vier Fälle von Osteomyelitis im Warzenfortsatz, die zu einer Sinusthrombose geführt hatten. Die gleichen Autoren weisen jedoch auf die Bedeutung der Mucosus-Otitis mit ihren umfänglichen Knochenzerstörungen im Warzenfortsatz (s. Kapitel „Akute Mittelohrentzündungen") für die Entstehung der Sinusthrombose hin. Letztlich soll noch die iatrogen ausgelöste Sinusthrombose erwähnt werden, über deren mögliche Induzierung bei operativer Freilegung und Verletzung des Sinus sigmoideus z. B. durch Knochensplitter kein Zweifel besteht. Die Häufigkeit dieses Vorkommnisses wird aber unterschiedlich eingeschätzt (LEICHSENRING, 1922; HAYMANN, 1927 b; MARX, 1947). In Übereinstimmung mit MOSER u. OEKEN (1966) sind wir der Auffassung, daß die operativ-traumatische Sinusthrombose bei guter Operationstechnik weitgehend vermieden werden kann.

Für die Entstehung der Sinusthrombose spielen entzündlich bedingte Knochendestruktionen der sinusnahen Zellen des Warzenfortsatzes im Bereich der hinteren

Schädelgrube eine wichtige Rolle. Bei Zerstörung der knöchernen Sinusschale kommt es zu einem Übergreifen der Entzündung durch Kontaktinfektion auf die Sinuswand im Sinne der Sinusphlebitis, wobei sich in nicht wenigen Fällen ein *perisinuöser (epiduraler) Abszeß* entwickelt. Eine weitere Überleitungsmöglichkeit ist durch Verbindungen zwischen den Gefäßen des Warzenfortsatzes und dem Sinus sigmoideus gegeben (perforierende Knochengefäße bzw. Emissarien). In diesen Fällen kann die Knochenschale des Sinus intakt angetroffen werden. Die bereits früher erwähnten knöchernen Dehiszenzen am Paukenhöhlenboden schaffen eine Kontaktmöglichkeit entzündlicher Vorgänge zur Wand des benachbarten Bulbus venae jugularis (primäre Bulbusthrombose). In der Literatur werden verschiedene Angaben zur Häufigkeit der primären Bulbusthrombose gemacht, insgesamt stellt sie jedoch ein seltenes Ereignis dar (UFFENORDE, 1933; HIBLER, 1948; MOSER u. OEKEN, 1966 u. a.). Bei Fortleitung der Entzündung durch die Canaliculi carotici et carotico-tympanici kann sich durch entsprechende Veränderungen im Plexus venosus caroticus eine Cavernosusthrombose anschließen (GRASSER, 1933).

Eine indirekte Gefäßverbindung besteht zwischen den Venen des Mittelohres und dem Sinus cavernosus über den Sinus petrosus superior, der in den Sinus transversus einmündet. Sehr selten kann sich via Sinus petrosus superior und inferior eine Sinus-Cavernosusthrombose in den Sinus sigmoideus ausbreiten. Auch der umgekehrte Weg ist als Rarität beschrieben worden. Es liegt dann eine otogene Cavernosusthrombose vor (KINDLER, 1950).

Die Labyrinthitis vermag in einigen Fällen zur Sinusthrombose zu führen, indem sich fortgeleitet ein Empyem des Saccus endolymphaticus ausbildet. Der an der Hinterfläche der Pyramide gelegene Saccus steht in unmittelbarem Kontakt zum Hirnblutleiter (HAYMANN, 1927 b u. a.).

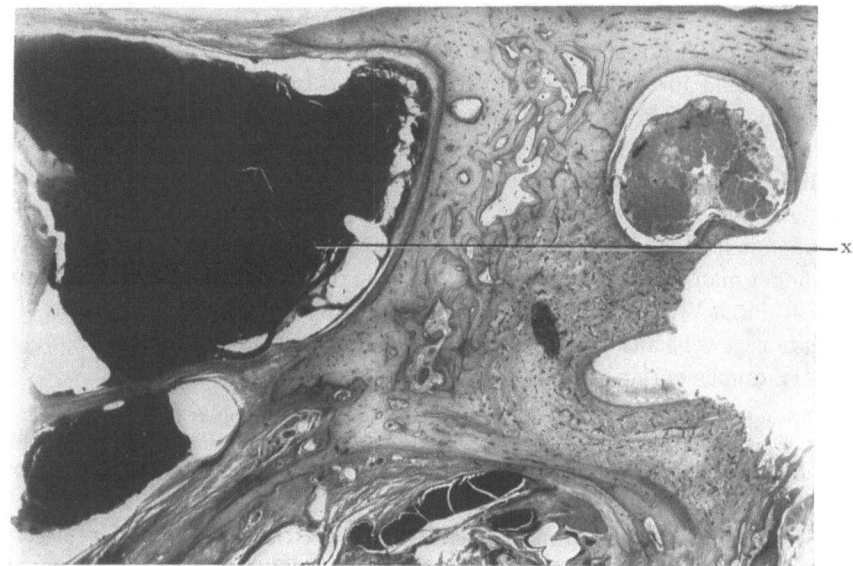

Abb. 82. Frische Thrombose des Sinus sigmoideus (*x*). H.-E. Lupenübersicht

Die granulierende oder nekrotisierende Entzündung der Mittelohrhohlräume verursacht entsprechende Veränderungen an der Gefäßwand des Hirnblutleiters, die bei der nekrotisierenden Form bis zum Zerfall der Sinuswand reichen können. Bei der chronischen Otitis media herrschen im allgemeinen Granulationsbildungen an der Gefäßwand vor, bei akuten nekrotisierenden Entzündungen überwiegen nekrotische Veränderungen der Sinuswand.

In unterschiedlichem Ausmaß bietet die Wand des Sinus sigmoideus Widerstand gegen das Eindringen von Krankheitserregern in das Gefäßlumen. Entscheidende Faktoren für die Wandschädigung mit Eindringen von Keimen sind neben Art und Dauer der Entzündung die Virulenz der Erreger und die Abwehrkraft des Organismus (ESCH, 1922; HAYMANN, 1927 b).

Durch die entzündliche Endothelschädigung entwickelt sich konsekutiv eine Thrombosierung des Gefäßes, die unterschiedliche Ausmaße erreicht (Abb. 82). Sie ist für das klinische Krankheitsbild bestimmend. Der entstehende Thrombus verlegt das Gefäß partiell als wandständiger Thrombus oder obturierend. Er kann auf den Bereich des Sinus sigmoideus beschränkt bleiben oder breitet sich mit dem Blutstrom in den Bulbus venae jugularis und/oder entgegen dem Blutstrom zum Sinus transversus hin aus. Das Fortschreiten des Thrombosierungsprozesses in die eine oder andere Richtung läßt sich nicht nur durch eine Verlängerung des Thrombus infolge eines appositionellen Wachstums erklären, sondern auch durch eine weitere Ausdehnung der Entzündung in der Gefäßwand (HAYMANN, 1927 b). Die Ausdehnung der Thrombose gegen den Blutstrom kann bis zum Confluens sinuum mit Übergreifen auf die andere Seite und zum Sinus longitudinalis reichen. Mit dem Blutstrom sind Thromben bis in die Vena jugularis interna mit ihren verschiedenen Ästen (V. facialis, V. thyreoidea) und sogar in die Vena cava superior beobachtet worden. Über den Sinus petrosus superior und inferior ist die Thrombosierung des Sinus cavernosus möglich (s. oben). Andere seltene Ausbreitungswege verlaufen über das Emissarium mastoideum oder über die Venae vertebrales, die wiederum zu einem Epiduralabszeß im Bereiche des Foramen occipitale magnum führen können (Literatur bei MARX, 1947).

Entscheidend für den weiteren Verlauf der Erkrankung sind die sekundären Veränderungen im Thrombus. In vielen Fällen der vorantibiotischen Zeit, besonders bei den Cholesteatomeiterungen, stellte sich nach einer bakteriellen Besiedelung ein purulent-jauchiger Zerfall des Thrombus ein, wobei massive septische Krankheitserscheinungen auftraten. Der Thrombus kann auch blande sein, was jetzt zunehmend beobachtet wird, und er induziert dann keine septische Zeichen. Heute findet man öfter als früher das Phänomen der Organisierung des Thrombus (Abb. 83) durch Wucherung des Endothels und Einwachsen von Kapillaren bzw. Granulationsgewebe aus der Gefäßwand, wobei auch Rekanalisationen des organisierten Thrombus ein nicht seltenes Ereignis darstellen.

Als Erreger der Sinusthrombose werden hämolysierende Streptokokken bei weitem an erster Stelle angegeben (HAYMANN, 1927 b; AMITIN, 1950; GOLDMANN u. ROSENWASSER, 1959; MOSER u. OEKEN, 1966), wesentlich seltener sind Staphylokokken, Pneumokokken, Proteus vulgaris und andere Erreger nachgewiesen worden.

Im Rahmen der Sinusthrombose muß auf das Krankheitsbild der *otogenen Sepsis* kurz eingegangen werden. Schon KÖRNER (1922) hat darauf hingewiesen, daß einer Sinusthrombose nicht immer eine Sepsis folgen muß und daß andererseits eine otogene Sepsis nicht immer eine Sinusthrombose voraussetzt. Bei der Sinusthrombose können sich beim Zerfall eines infizierten Thrombus durch Einschwemmung von Bakterien und Thrombosepartikeln in den kleinen und großen Blutkreislauf zunächst multiple Lungenabszesse, dann an verschiedenen anderen Stellen (Gelenke, Muskulatur, Subkutangewebe, Niere usw.) Abszesse bzw. Mikroabszesse entwickeln. Auch ohne Sinusthrombose ist eine otogene Sepsis über die beschriebenen Gefäßverbindungen zwischen den retrotympanalen Räumen und dem Sinus sigmoideus durch Einschleusung von Bakterien in den nicht entzündlich veränderten Hirnblutleiter möglich. Das wird überwiegend bei Kindern beobachtet, wo in seltenen Fällen schon in den ersten Tagen einer akuten Otitis media septische Metastasen auftreten können. Unter der antibiotischen Therapie ist allerding die otogene Sepsis zur Rarität geworden. Gelegentlich kommen aber noch larvierte Formen vor.

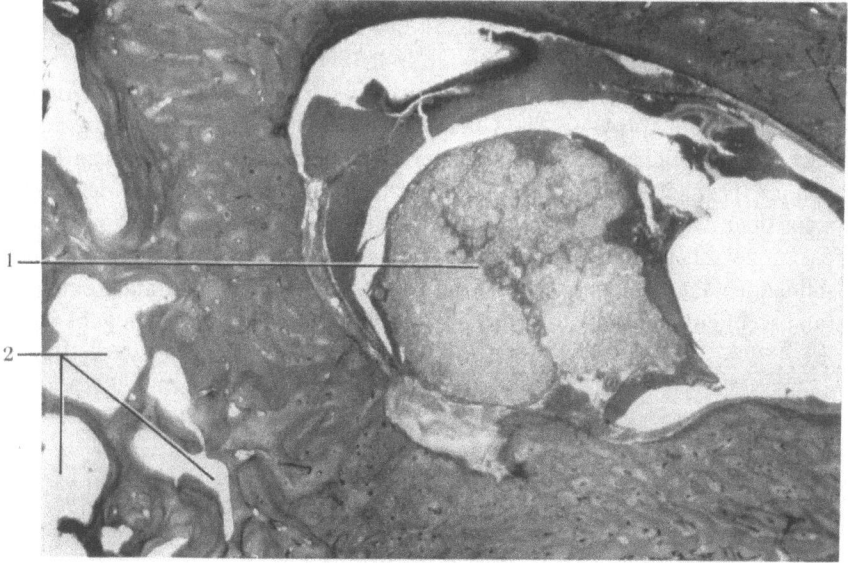

Abb. 83. Bindegewebige Organisation eines Thrombus im Sinus sigmoideus. H.-E. Vergr. 12fach. *1* Sinus sigmoideus mit Thrombus, *2* Zellsystem des Warzenfortsatzes

Ausgehend von einer Sinusthrombose können sich weitere intrakranielle Verwicklungen einstellen. Nicht selten tritt eine zirkumskripte oder auch diffuse Leptomeningitis auf, ebenso ist die Entstehung eines Kleinhirnabszesses möglich. Teilweise wurden hämatogen-metastatisch verursachte multiple Großhirnabszesse nachgewiesen. Die Entstehung solcher Abszesse läßt sich auch durch eine fortschreitende Thrombosierung venöser Hirngefäße erklären. H. UFFENORDE (1961) weist auf eine thrombotische Beteiligung der Labbéschen Vene mit nachfolgender Abszedierung in der motorischen Rindenregion hin.

### 2.6.2.5. Hirnabszeß

Nach einer Literaturübersicht von WEBER (1957) läßt sich ein Hirnabszeß in 12–42% der Fälle auf einen otogenen Ursprungsherd zurückführen. Wie alle anderen endokraniellen Komplikationen ist der otogene Hirnabszeß als gefährlichste Komplikation entzündlicher Mittel- und Innenohrerkrankungen durch die antibiotische Therapie in seiner Häufigkeit stark zurückgegangen. Seine Prognose quoad vitam ist aber nach wie vor schlecht, wenn auch gegenüber früher deutlich gebessert. Immerhin beträgt die Mortalität bei Großhirnabszessen auch heute noch 25–30%, bei Kleinhirnabszessen noch etwa 50%. Ein otogener Hirnabszeß wird weit überwiegend durch chronische Mittelohrerkrankungen mit Cholesteatombildung und Knochendestruktionen hervorgerufen.

Der viel zitierte Satz von KÖRNER (1889 c, 1925), daß „die otitischen Hirnabszesse stets in nächster Nähe des kranken Ohres oder Knochens liegen", ist seit langem anerkannt und umschreibt präzise die Situation. Durch entzündliche Mitbeteiligung der mittleren oder hinteren Schädelgrube treten Großhirn- oder Kleinhirnabszesse auf, wobei statistisch der Großhirnabszeß wesentlich häufiger als der Kleinhirnabszeß beobachtet wird (KÖRNER, 1925; HEIM u. BECK, 1927; zusammenfassende Literatur bei MOSER u. OEKEN, 1966).

Der otogene *Großhirnabszeß* findet sich in der Regel im basalen Anteil des Schläfenlappens (Abb. 84). Als Überleitungsweg für die Entzündung im Ohrbereich zum Großhirn kommen in erster Linie entzündliche knöcherne Destruktionen am Tegmen antri in Betracht. Hier liegt die dritte Windung des Schläfenlappens dem Antrumdach direkt an, so daß die Voraussetzung für eine Kontaktinfektion zwischen Mittelohr und Dura mater gegeben ist. Aus der zunächst sich ausbildenden Pachymeningitis externa (bzw. in einigen Fällen auch einem Subduralabszeß) entwickelt sich fortgeleitet der Hirnabszeß. Nur selten geht der Weg

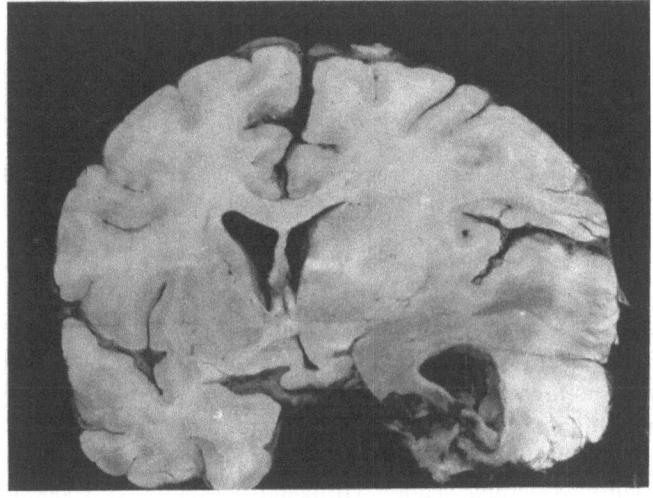

Abb. 84. Schläfenlappenabszeß links mit Abszeßhöhle und ödematöser Schwellung der linken Hemisphäre

über eine retrograde Thrombophlebitis einer Duravene, noch seltener über Gefäßverbindungen bei ganz reizloser Dura. In früheren Abschnitten ist bereits auf die
präformierten Wege vom Mittelohr zum Schädelinneren hingewiesen worden, die
allerdings bei der Entstehung eines Hirnabszesses eine untergeordnete Rolle
spielen. Ausführliche Darstellungen finden sich bei ZANGE (1919), KÖRNER (1925)
sowie bei WITTMAACK (1926 b).

Beim *Kleinhirnabszeß* (Abb. 85) kommen als Überleitungsstellen das Labyrinth und die Warzenfortsatzinnenfläche in Frage. Nach NEUMANN (1907) und
LANGE (1919) kann eine Labyrinthitis Ausgangsort sein. Über ein Saccusempyem
oder aber knöcherne Arrosionen des Labyrinthmassivs und der Pyramidenhinterfläche werden direkte Verbindungen zum Kleinhirn hergestellt. Seltener breitet
sich die Entzündung über den inneren Gehörgang aus (in diesen Fällen kommt es
jedoch oft zur Meningitis). Der Infektionsmodus über eine Labyrinthitis kommt
in etwa einem Drittel der Fälle mit Kleinhirnabszessen vor (NEUMANN, 1907;
MOSER u. OEKEN, 1966 u. a.). Eine wichtige Überleitungsstelle liegt im sog.
Trautmannschen Dreieck des Warzenfortsatzes, welches direkt an die hintere
Schädelgrube heranreicht (Dreieck bzw. dreieckige Pyramide zwischen Sinus
sigmoideus, Schädelbasis und lateralem Bogengang). Nach Sitz und Infektionsweg
unterscheidet man den *tiefen medialen Kleinhirnabszeß* (labyrinthogen) und den
mehr *oberflächlichen lateralen Kleinhirnabszeß* (über das Trautmannsche Dreieck
oder vom Sinus sigmoideus her entstanden). Wie bereits erwähnt, kann auch eine
Sinusthrombose ursächlich für die Entstehung eines Kleinhirnabszesses in Frage
kommen. Außer für den fortgeleiteten, solitär auftretenden Kleinhirnabszeß macht
man die Sinusthrombose auch für multipel auftretende Hirnabszesse verantwortlich, welche dann hämatogen-metastatisch in Großhirn und/oder Kleinhirn in
seltenen Fällen zustande kommen.

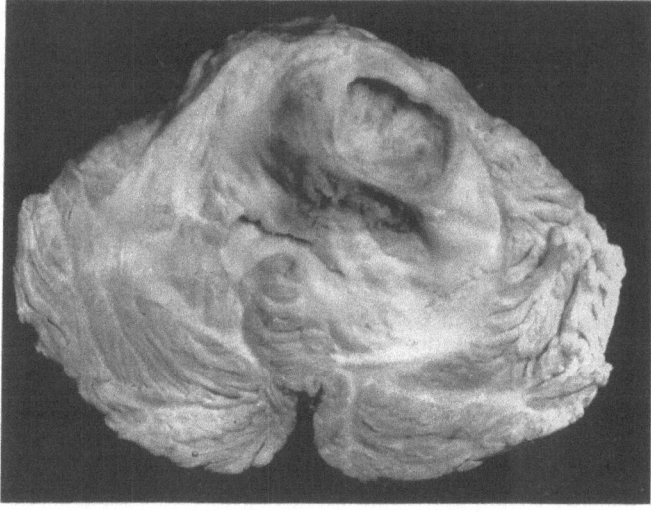

Abb. 85. Kleinhirnabszeß im Bereich des linken Brachium conjunctivum

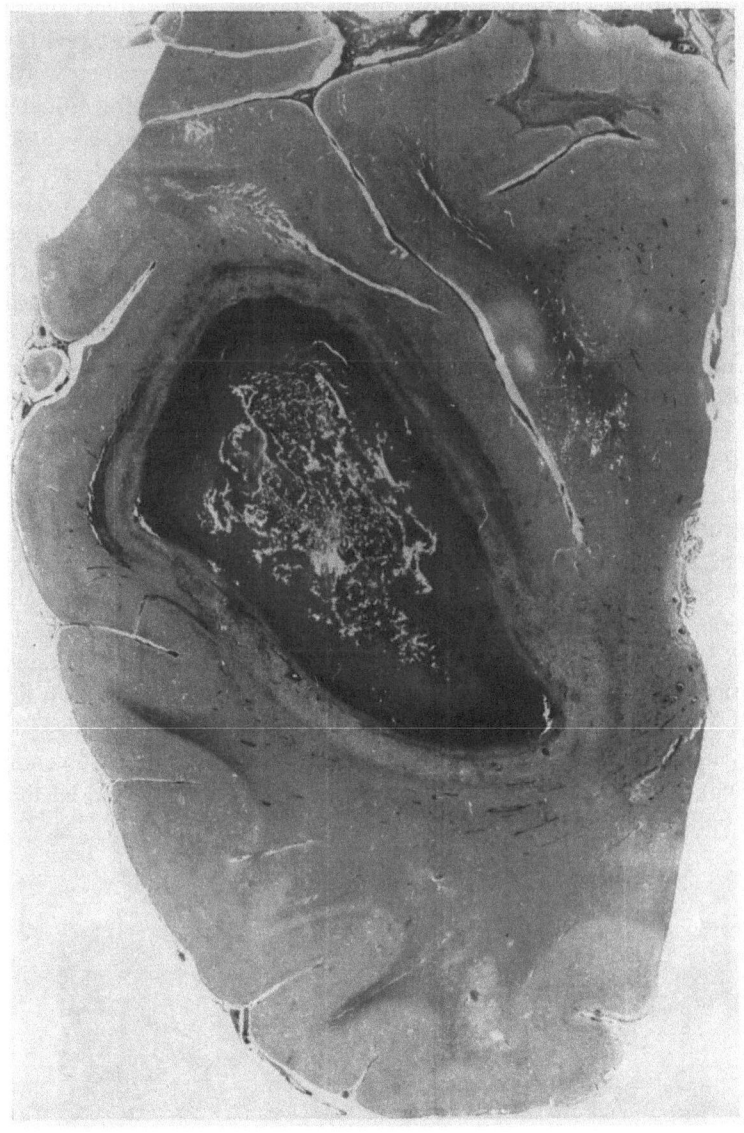

Abb. 86.  Schläfenlappenabszeß: Lupenübersicht mit Kapselbildung. H.-E. (Präparat:
Dr. SPAAR, Göttingen)

Der nach Durchbrechung der Duraschranke auftretende Hirnabszeß bildet
sich fast immer im Marklager (Abb. 86) und nur ganz ausnahmsweise in der Hirnrinde aus. Man erklärt das mit der im Marklager gegenüber der Hirnrinde schlechte-
ren Vaskularisation. Der relativ blande Infekt soll in der gut durchbluteten Rinde
wirkungslos bleiben und sich erst im Marklager manifestieren. Die Entzündung
setzt sich in den perivaskulären Lymphscheiden fort, sie lokalisiert sich schließlich im schlechter durchbluteten Mark (MIODOWSKI, 1908; BECK, 1912; HEINE u.

BECK, 1927; UFFENORDE, 1930; ATKINSON, 1934, 1938). Ein weiterer Grund für die besondere Lokalisation des Abszesses im Hirnmark sollen die die Rinde durchziehenden und nur wenig Seitenäste in die Rindenregion abgebenden Markgefäße sein. Infolge der Thrombosierung von Pia- und Hirnvenen und des dadurch bedingten Blutrückstaus bildet sich zugleich mit der bakteriellen Besiedelung im betroffenen Hirngebiet eine eitrige Encephalitis, deren endgültige Abgrenzung als Abszeß zu einem späteren Zeitpunkt eintritt.

Ziemlich rasch nach Auftreten einer Abszedierung stellt sich perifokal auch ein Hirnödem ein. Die Ausbildung einer Abszeßkapsel ist außer von individuellen Faktoren teilweise abhängig von der Dauer der Erkrankung sowie der Art und Virulenz der Erreger. Aus dem Nachweis einer Abszeßkapsel lassen sich gewisse Rückschlüsse auf das Alter des Abszesses ziehen. Nach Angaben verschiedener Autoren sollen zur Kapselbildung etwa 4–7 Wochen notwendig sein (GRANT, 1941; PENNYBAKER, 1951 u. a.). Diese zeitlichen Angaben sind jedoch nicht unwidersprochen geblieben, zumal auch ältere Abszesse unabgekapselt bleiben können, so daß Rückschlüsse von der Kapselbildung auf das Alter des Abszesses nur sehr bedingt und manchmal auch gar nicht möglich sind. Die Kapselbildung wurde weiterhin in Abhängigkeit von der Art der Erreger gebracht (NEUMANN, 1907). Bei den früher hauptsächlich auftretenden hämolysierenden Streptokokken- und Staphylokokkeninfektionen wurde eher eine Kapselbildung beobachtet als nach Anaerobierinfektionen, etwa mit Coli-Bakterien (Literatur bei MOSER u. OEKEN, 1966). Jedoch können auch Anaerobierabszesse gut abgekapselt sein. Durch das Ausbleiben einer Kapselbildung breitet sich die Gewebsnekrose in die weitere Umgebung aus. Dadurch wird die besondere Gefährlichkeit eines Großteils der durch Anaerobier bedingten Hirnabszesse deutlich.

Je nachdem, ob eine Abszeßkapsel ausgebildet worden ist oder nicht, unterscheidet man den kapselfreien und den abgekapselten Abszeß (Abb. 86). Der freie Abszeß stellt zumeist den Anfangszustand der lokalisierten eitrigen Encephalitis dar, die sich in einigen Fällen sehr rasch in die Umgebung ausbreiten kann. Ohne scharfe Grenze greift die Entzündung auf zuvor gesundes Hirngewebe über, das einer entzündlichen Erweichung unterliegt mit diffusen oder mehr ringförmigen Infiltraten um die Gefäße. In der Mehrzahl der Fälle bildet sich jedoch mit zunehmender Entzündungsdauer eine perifokale, die Gewebsnekrose umgebende Granulationsneigung der Mikroglia und des Gefäßsystems aus, die ihren Abschluß in einer unterschiedlich dicken Abszeßkapsel findet (zarte Membran bis zur 6–8 mm starken Bindegewebswucherung). Experimentelle Untersuchungen zur Kapselbildung liegen von FALCONER u. Mitarb. (1943) vor.

Wie KÖRNER (1925) angab, erfolgt das Wachstum der Schläfenlappen- und Kleinhirnabszesse *exzentrisch*. Bei konzentrischem Wachstum würde der Abszeß bereits nach kurzer Zeit zu den Meningen durchbrechen, was jedoch nur sehr selten vorkommt. Der Schläfenlappenabszeß dehnt sich durch encephalitische Erweichung vornehmlich in Richtung zum Unterhorn des Seitenventrikels, manchmal auch zum Occipitallappen und zum Stammhirnbereich aus. Die bevorzugte Ausdehnung zum Unterhorn des Seitenventrikels wird durch die Richtung des Gefäßverlaufs im Marklager weitgehend bestimmt. Die typische Lokalisation otogener Kleinhirnabszesse wurde bereits eingangs erwähnt, indem oberflächliche laterale und tiefliegende mediale unterschieden wurden.

Die Form des Abszesses kann kugelig, oval oder röhrenförmig bis spaltförmig sein. Es gibt ferner Abszesse mit fingerförmigen Ausstülpungen und Septierung der Abszeßhöhle. Eine solche Kammerung kann auch sekundär nach Behandlung eintreten. Hinsichtlich der Größe der Abszesse bestehen insofern Unterschiede, als der Kleinhirnabszeß wegen der beengten Raumverhältnisse in der hinteren Schädelgrube kaum größer als eine Walnuß wird, während der Schläfenlappenabszeß bis zu Faustgröße wachsen kann. Bei größeren Abszessen wird der Seitenventrikel häufig verdrängt, so daß man nach Abszeßeröffnung und vorsichtiger Sondierung in medialer Richtung nicht selten 5–6 cm Tiefe erreicht, während der Ventrikel normalerweise schon in 2,5–3 cm Abstand von der Hirnoberfläche zu erwarten ist.

Eine ziemlich regelmäßig letal endende Komplikation des Schläfenlappenabszesses bildet dann auch der sog. *Ventrikeleinbruch* (beim Kleinhirnabszeß kann in seltenen Fällen ein Durchbruch in den vierten Ventrikel erfolgen). Er entsteht durch die unmittelbare Nachbarschaft des Abszesses mit dem Ventrikelsystem bei Übergreifen der Entzündung auf die Ventrikelwand, wodurch es zu Einrissen in der Innenauskleidung der Ventrikel mit Übertritt der Infektion in die Liquorräume kommt. Nach SCHICKEDANZ (1962) sollen die kapselfreien Abszesse besonders zum Einbruch in den Ventrikel neigen. An dieses Ereignis schließt sich nach kurzer Zeit eine schwere eitrige Meningitis an, die meist tödlich endet. Kleine Ventrikeleinbrüche können aber in Einzelfällen symptomarm verlaufen und überlebt werden (UFFENORDE, 1927). Es ist bei operativer Drainage und Druckentlastung eines Abszesses möglich, daß es durch erhöhten Liquordruck im Ventrikelsystem ebenfalls zu einem Einreißen der Ventrikelwand kommt. Diesen Fällen, die prognostisch wesentlich günstiger zu beurteilen sind, behält der Kliniker gemäß der Liquorbewegung aus dem Ventrikelraum in die Abszeßhöhle den Terminus „Ventrikelausbruch" vor (HERRMANN, 1932; BIESALSKI u. EIGLER, 1942 u. a.). Haupttodesursache ist bei Hirnabszessen neben dem Ventrikeleinbruch die Raumforderung (besonders in der hinteren Schädelgrube) durch ein Fortschreiten des enzephalitischen Prozesses und eine Zunahme des Hirnödems, bis schließlich die Zentren der Medulla oblongata versagen.

In den meisten Fällen liegt ein Solitärabszeß des Schläfenlappens oder des Kleinhirns vor. Die Abgaben über das Vorkommen multipler Abszesse schwanken zwischen 4 und 15% (MACEWEN, 1898; HEGENER, 1908; KÖRNER, 1925 u. a.). Zum anderen grenzen sich aber in einem gekammerten Abszeß einzelne Abschnitte völlig ab, so daß dann zwei scheinbar voneinander unabhängige Abszesse bestehen, die zudem noch durch Absackungen ihre Lokalisation ändern können. Es besteht auch die Möglichkeit, daß ursprünglich mehrfach angelegte, benachbarte Abszesse sekundär zusammenfließen. Die Entstehung mehrerer wirklich voneinander unabhängiger Abszesse, die teilweise weit voneinander entfernt liegen, läßt sich manchmal auf eine Sinusthrombose zurückführen (s. dort).

## 2.7. Otosklerose

Die Otosklerose ist eine ätiologisch noch ungeklärte, jedoch nicht entzündliche primäre Erkrankung des Labyrinthknochens (POLITZER, 1894). Sie tritt herdförmig, selten auch diffus in der knöchernen Labyrinthkapsel auf, wobei die *aktiven Herde* in der Regel Zonen des Knochenabbaus neben neugebildetem pathologischem Knochen zeigen. Es kommen auch Herde mit Überwiegen der Abbauvorgänge oder Überwiegen der neugebildeten Knochenstrukturen vor. Letztere liegen meist reaktionslos im gesunden Labyrinthknochen. Sie werden als *ruhende Herde* bezeichnet.

Makroskopisch kann ein Herd häufig schon durch seine kreidig-weiße Farbe vom gelblichen normalen Labyrinthknochen unterschieden werden, da die Herde meist scharf begrenzt und ohne Übergangszone im gesunden Labyrinthknochen liegen. Einzelne gefäßreiche (aktive) Herde erscheinen auch mehr rötlich, teilweise sind sie von einer gefäßreichen verdickten Mittelohrschleimhaut überlagert. In seltenen Fällen schimmert daher das hyperämisierte Promontorium durch ein dünnes Trommelfell (Schwartzesches Zeichen).

Atrophie der Haut des äußeren Gehörgangs und dünnes Trommelfell sollen nach HOLM-GREN (1941) bei Otosklerose als Ausdruck einer Schwäche der bindegewebigen Differenzierung nicht selten sein. Es bestehen hier möglicherweise Zusammenhänge mit Konstitutionsanomalien wie blaue Skleren, welche bei Otosklerose überdurchschnittlich häufig beobachtet werden (FOWLER, 1949). Keine Beziehungen bestehen aber zur konstitutionellen Wertigkeit der Mittelohrscheimhaut. Die Pneumatisation der Mittelohrräume kann bei Otosklerose sehr gut, mittelgradig oder schlecht sein, wie es der statistisch zu erwartenden Verteilungskurve in der Normalbevölkerung entspricht (FLEISCHER, 1961). Bei der Pneumatisation spielt offenbar das Epithel eine größere Rolle als das Bindegewebe der Schleimhaut, so daß eine evtl. bindegewebige Stoffwechselstörung nicht zum Tragen kommt.

Otoskleroseherde haben gewisse Prädilektionsstellen. Sehr häufig ist ein Herd an der vorderen Begrenzung des ovalen Fensters vorhanden (Abb. 87). Diese

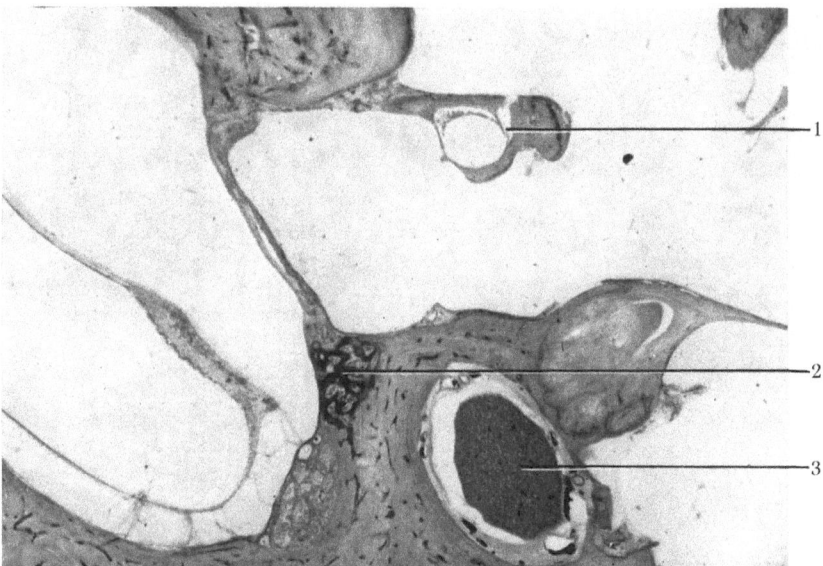

Abb. 87. Otoskleroseherd am ovalen Fenster. H.-E. Vergr. 12fach. *1* Steigbügel, *2* Otosklerose-herd, *3* N. facialis

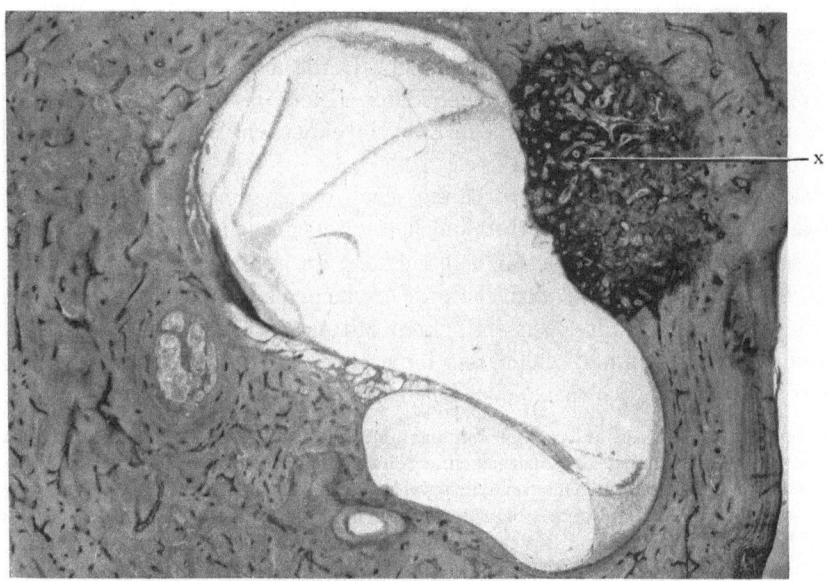

Abb. 88. Otoskleroseherd (*x*) im Bereich der Schneckenkapsel. H.-E. Vergr. 12fach

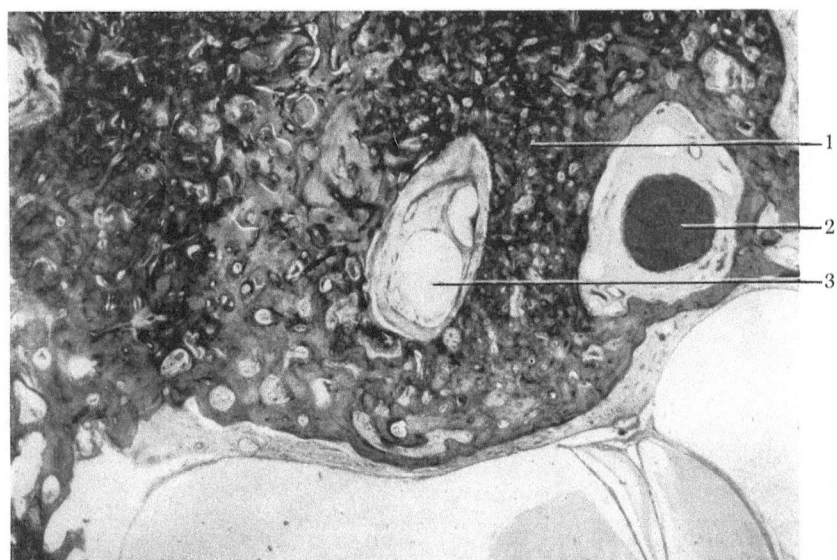

Abb. 89. Otoskleroseherd im Bereich des lateralen Bogengangs. H.-E. Vergr. 12fach. *1* Otoskleroseherd (dunkel gefärbter Knochen), *2* N. facialis, *3* Lateraler Bogengang

Gegend wird daher als „Otoslerosewinkel" bezeichnet. MÜLLER (1959) hat den Prozentsatz otosklerotischer Herde vor dem ovalen Fenster an erkrankten Felsenbeinen ermittelt und mit anderen Angaben aus der Literatur (LANGE, 1926; GUILD, 1944; RÜEDI u. SPOENDLIN, 1957; FLEISCHER, 1957) verglichen. In fast 80% der erkrankten Felsenbeine fand sich ein Herd im Otosklerosewinkel. Oft lagen noch andere Herde vor. Der Otosklerosewinkel allein war nur in 26% befallen. Weitere Prädilektionsstellen sind das runde Fenster (FLEISCHER, 1962) — fast 40%, meist auch zusammen mit anderen Herden — und der Knochen des inneren Gehörgangs. Herde werden ferner beobachtet am Facialiskanal, im Modiolusbereich sowie in der Schneckenkapsel (Abb. 88) und seltener um die Bogengänge (Abb. 89). Der mit Abstand häufigste Herd ist also der Herd am ovalen Fenster. Er kann zunächst den Vorderrand der Fenestra ovalis umgreifen, ohne den Steigbügel zu erfassen. In diesen Fällen bleibt er klinisch stumm. Beim Übergreifen eines Herdes auf den Stapes kommt es zur Behinderung der Schwingungsfähigkeit der Ossiculakette mit entsprechender Schalleitungsschwerhörigkeit und schließlich zur Stapesankylose.

Auf sehr verschiedene Weise kann eine Brückenbildung zur Stapesfußplatte zustandekommen (FLEISCHER, 1957; RÜEDI u. SPOENDLIN, 1957) oder sogar eine Umfassung des vorderen Steigbügelschenkels eintreten. RÜEDI und SPOENDLIN sahen fibröse Fixierung in 24%, Kompression oder Subluxation des Steigbügels in 40,5% und knöcherne Ankylose in 35 5% ihrer Fälle. Selten ist die ovale Nische durch otosklerotische Massen mehr oder weniger vollständig verlegt (Abb. 90), in anderen Fällen liegt eine erhebliche Verdickung und knöcherne Fixierung durch eine massive Fußplattenotosklerose vor. In diesem Zusammenhang sei erwähnt, daß auch der Stapes isoliert otosklerotisch erkranken kann (GUILD, 1944; RÜEDI u. SPOENDLIN, 1957), ohne daß ein Übergreifen von der Labyrinthkapsel angenommen werden muß. Das Ringband ist in diesen Fällen vollständig frei.

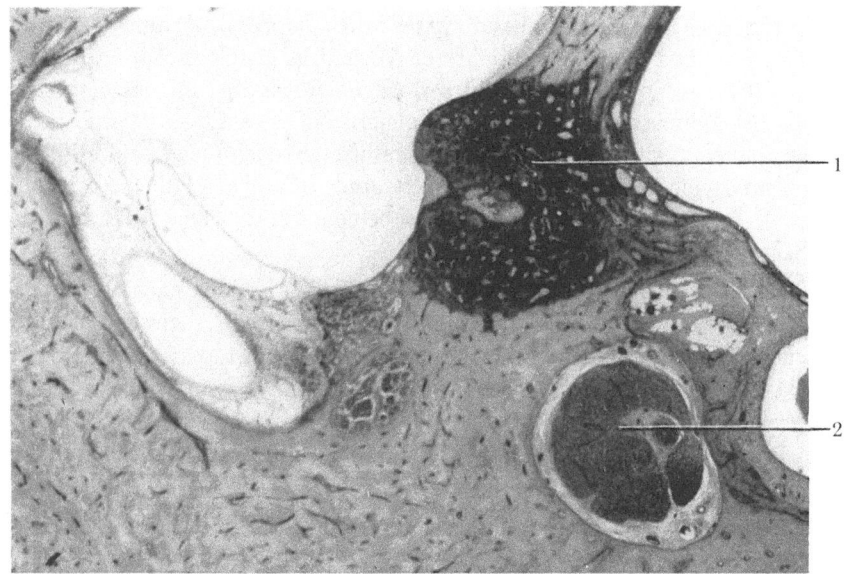

Abb. 90. Otoskleroseherd mit Obliteration der ovalen Nische. H.-E. Vergr. 12fach. *1* Otoskleroseherd, *2* N. facialis

Der Vorgang der knöchernen Stapesfixation hat für die Klinik außerordentliche Bedeutung. Der Kliniker kann allerdings zunächst nur die Verdachtsdiagnose „Otosklerose" stellen. Man spricht dann von klinischer Otosklerose. Von einigen Autoren wurde die Bezeichnung „klinische Otosklerose" auch für andere Arten der Steigbügelankylose, etwa durch entzündliche Vorgänge, in Anspruch genommen. Wir teilen jedoch die Ansicht von BEICKERT (1965), der das als verwirrend ablehnt und der unter klinischer Otosklerose nur die Fälle mit klinisch-symptomatischer Manifestation einer vermutlich histologisch vorhandenen Otosklerose versteht. Die histologische Otosklerose (Anwesenheit histologischer Otoskleroseherde in der Labyrinthkapsel) ist streng genommen nur durch die Autopsie zu sichern. Die Untersuchung von Operationsmaterial bei Stapesplastiken gibt nur in Einzelfällen sichere Auskunft über die otosklerotische Natur der Erkrankung, wenn auch die Wahrscheinlichkeit der richtigen Diagnose durch den operativen Eingriff steigt.

Nach einer Zusammenstellung von MÜLLER (1959) aus mehreren Statistiken muß am unausgesuchten Felsenbeinmaterial (2742 Fälle oder Schnittserien) mit einer Morbidität histologischer Otosklerose von 7,3% bei der weißen Bevölkerung gerechnet werden. In seiner sehr großen Statistik (1161 Fälle) sah GUILD (1944) histologische Otosklerose bei 12% der weißen amerikanischen Frauen und bei 6,5% der weißen Männer, dagegen nur bei 0,68% der nordamerikanischen Neger. Offenbar spielen also rassische Differenzen eine große Rolle, ein wichtiger Hinweis auf die ätiologische Bedeutung genetischer Faktoren. Nach GOTO u. OMORI (1957) soll die Otosklerose auch bei Japanern weniger häufig sein als bei Kaukasiern. Da bei histologischer Otosklerose die Häufigkeit einer Stapesankylose mit ca. 12% eingeschätzt wird (GUILD, 1944), dürfte die Häufigkeit der klinischen Otosklerose bei der weißen Bevölkerung mit etwa 1% veranschlagt werden, während sie bei Schwarzen um den Faktor 10 seltener ist.

Unter den Otosklerosekranken sind Frauen doppelt so häufig vertreten wie Männer, was etwa dem oben berichteten Verhältnis histologischer Otosklerose bei GUILD (1944) entspricht. Nach anderen Angaben soll aber das histologische Verhältnis bei Männern und Frauen fast gleich sein, so daß die Manifestation bei Frauen häufiger wäre. Die Otosklerose manifestiert sich meist beidseitig, oft mit etwas unterschiedlichem Schwerhörigkeitsgrad, in einigen Fällen aber auch nur einseitig. An Serienschnitten von Felsenbeinen sah NAGER (1947) in 10% nur einseitige Otosklerosen.

Die Erkrankung tritt meist erst im jugendlichen Erwachsenenalter in Erscheinung. Fälle kindlicher Otosklerose sind sehr selten. Erste Anzeichen machen sich zwischen 20–40 Jahren bemerkbar, in der Regel zunächst als Schalleitungsschwerhörigkeit durch Behinderung der Schwingungsfähigkeit des Stapes (sog. Mittelohrtyp), später auch als kombinierte Schwerhörigkeit mit zusätzlicher Innenohrkomponente (knapp 20% der Fälle). Mit 50–60 Jahren ist ohne Behandlung eine hochgradige Schwerhörigkeit entstanden.

Die Innenohrschwerhörigkeit wird durch nervennahe Herde im Modiolusbereich sowie im inneren Gehörgang (Abb. 91) oder durch Herde mit Beeinträchtigung der Gefäßversorgung von Innenohrstrukturen bedingt (s. Abb. 88 und Kapitel Innenohr). Seit SIEBENMANN (1911) wurde auch eine toxische Beeinflussung des Innenohres durch Knochenabbauprodukte („Otosklerosegifte") verschiedentlich diskutiert. In neuerer Zeit machte man in der Perilymphe

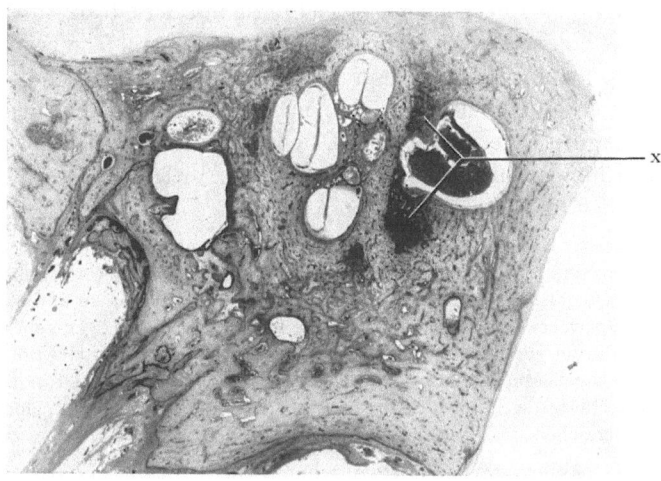

Abb. 91. Otoskleroseherd (*x*) am Fundus des inneren Gehörgangs. H.-E. Lupenübersicht

vermehrt auftretende hydrolytische Enzyme (saure Phosphatase, Kollagenase und Chymotrypsin) für die Innenohrschädigung verantwortlich (CHEVANCE u. Mitarb., 1972). Auch reine Innenohrschwerhörigkeiten kommen bei der Otosklerose in etwa 5 % vor (BEICKERT, 1965). Dieser sog. cochleare Typ einer Otosklerose läßt sich aber klinisch nur im Sinne eines Verdachts erfassen, wenn beispielsweise auf dem anderen Ohr eine typische Otosklerose vorliegt.

## 2.7.1. Ätiologie der Otosklerose

Unser Wissen über die Kausalgenese der Otosklerose ist noch lückenhaft. Es scheint sich um ein multifaktorielles Geschehen zu handeln, wobei auf einer genetischen Grundlage einzelne Faktoren als Manifestationsfaktoren in Frage kommen. Hauptfaktoren sind nach BEICKERT (1965):

1. Konstitutionelle und hereditäre Faktoren,
2. lokale Faktoren,
3. auslösende Faktoren.

An der *Erblichkeit* der otosklerotischen Disposition kann kein Zweifel bestehen. Es existieren jedoch sehr unterschiedliche Angaben über die hereditäre familiäre Belastung, da in älteren Untersuchungen das Symptom der Schwerhörigkeit im Vordergrund stand. Bei Sicherung der Diagnose durch eine Operation liegen die Zahlen bei 54,5% (SHAMBAUGH, 1949) bzw. 39% (Material von WULLSTEIN bearbeitet von MÜLLER u. SPRENGER, 1959). Unter den 273 erblich belasteten Fällen war 57mal die Mutter, 30mal der Vater allein, 2mal beide Eltern schwerhörig, 111mal waren andere Verwandte erkrankt.

Anhaltspunkte für die Vererbbarkeit ergaben sich auch aus der Zwillingsforschung. Die bereits von ALBRECHT (1931, 1940), NAGER (1955) u. a. geäußerte Ansicht eines dominanten Erbgangs wird von LARSSON (1960) unterstützt, nach dem ein autosomal-dominanter Erbgang mit Penetranz von 25–40% vorliegen soll. Allerdings ist auch eine polygenetische Vererbung nicht ausgeschlossen. Für hereditäre Faktoren sprechen einige gleichzeitig mit der Otosklerose anzutreffende Anomalien des bindegewebigen Apparates. Fowler (1949) fand bei 63 Otosklerosefällen in 69% blaue Skleren. Dieser Befund soll auf einer Armut der Sklera an Kollagenfasern beruhen und auf eine mesenchymale Differenzierungsschwäche hinweisen. Bei der Osteopsathyrose (Osteogenesis imperfecta tarda) ist die Otosklerose überdurchschnittlich häufig vorhanden. Viele Osteopsathyrotiker haben gleichzeitig auch blaue Skleren.

Die Assoziation: Knochenbrüchigkeit, blaue Skleren und Schwerhörigkeit wird als van der Hoeve-de Kleyn-Syndrom bezeichnet. Die Osteogenesis imperfecta tarda ist jedoch in diesen Fällen nur mit Otosklerose assoziiert, pathohistologisch aber davon zu unterscheiden. Bei der Osteogenesis imperfecta tarda glaubt man heute nicht mehr an eine generelle Insuffizienz der Osteoblastenfunktion sondern nimmt eine minderwertige Osteoidproduktion mit Synthesestörung des Kollagens an. Von Altmann u. Kornfeld (1967) wurden Otosklerose und Osteogenesis imperfecta tarda infolgedessen als zwar ähnliche, ätiologisch jedoch verschiedene Krankheiten angesehen.

Für die Otosklerose ist heute als hereditäre ursächliche Komponente eine Fermentstörung im Sinne eines ererbten Synthesedefektes oder aber einer genetisch bedingten Überproduktion am wahrscheinlichsten (s. unten), wobei diese Störung allerdings nicht im Stoffwechsel des Kollagenmoleküls selbst liegen dürfte. Nach dieser hypothetischen Vorstellung wäre etwa ein für den Stoffwechsel des Knochens, speziell seiner Matrix, wichtiges Ferment genetisch bedingt nur in geringem Umfang vorhanden. Bei zusätzlicher Belastung durch andere Faktoren lokaler und allgemeiner Art (etwa bei hormonaler Anregung des Knochenstoffwechsels) tritt eine funktionelle Überbeanspruchung ein, und wegen der mangelhaften fermentativen Adaptation wird die Störung manifest. Die Art des enzymatischen Defektes (oder ggf. der gesteigerten Enzymaktivität) ist jedoch noch unbekannt.

Wenn von einigen Autoren über Änderungen des Enzymgehaltes im Otoskleroseherd berichtet wird, so hat das sicher nur eine indirekte Bedeutung. Die Vermehrung alkalischer Phosphatase sowie die Änderungen des Polymerisationsgrades saurer Mucopolysaccharide im Herd (Ardouin u. Wegmann, 1961; Chevance u. Mitarb., 1962; Arslan u. Ricci, 1963) sind sicher Folgen und nicht Ursache des otosklerotischen Geschehens, wobei sich die Vermehrung der alkalischen Phosphatase zwanglos durch die starke Vaskularisierung im aktiven Herd mit zahlreichen fermenthaltigen Osteoblasten erklären läßt. Ebenso erklärt sich das Vorkommen alkalischer Phosphatase in der Perilymphe von Otosklerosekranken (Wullstein u. Mitarb., 1960). Albernaz u. Covell (1961) fanden besonders hohe Konzentrationen saurer Phosphatase in Otoskleroseherden. Nach Soifer u. Mitarb. (1970) korreliert diese Konzentration saurer Phosphatase sogar mit dem Aktivitätsgrad der otosklerotischen Wachstumszonen. Die großen Mengen des lysosomalen Enzyms lassen sich ganz allgemein mit vermehrten resorptiven Prozessen und speziell mit einer hohen Konzentration saurer Phosphatase in den resorptiv tätigen Osteoklasten und Osteocyten erklären.

Chevance u. Mitarb. (1969) sowie Chevance u. Mitarb. (1970) betonen auf Grund elektronenmikroskopischer Untersuchungen von Otoskleroseherden vor allem die Rolle der veränderten Osteocyten bei der Resorption. Sie enthalten reichlich Lysosomen, und das Ingangsetzen perizellulärer Lysen des Kollagens soll durch Schwellung und Ruptur lysosomaler Membranen der aktiven Osteocyten erfolgen. Begünstigt wird dieser Vorgang durch die immer vorhandene Hyperämie (gute Sauerstoffversorgung) otosklerotischer Herde. Nach ihrer Meinung ist die enzymatische Destruktion mit vermehrter Knochenresorption der primäre Vorgang bei der Otosklerose. Die anschließende Knochenneubildung ist ein sekundärer reparativer Prozeß. Allerdings geht dem enzymatischen Abbau eine umschriebene Knochendegeneration voraus. CHEVANCE u. Mitarb. (1970) sahen sog. Microfoci mit Destruktion der Fibrillenstruktur in der Umgebung der Herde.

Im Hinblick auf die Hemmwirkung von Natriumfluorid auf den Knochenabbau haben SHAMBAUGH u. PETROVIC (1967) den Versuch unternommen, mit hohen Dosen von NaF das Wachstum aktiver otosklerotischer Herde zu bremsen. In Frage kommen hierfür zwei Mechanismen: a) Enzymhemmung, speziell saurer Phosphatase der Osteoklasten und Osteocyten; b) Einbau von Fluor an Stelle des Hydroxylions in den Apatit der Knochenmatrix und damit größere Resistenz gegenüber abbauenden Faktoren infolge einer „Härtung". SCHÄTZLE u. v. WESTERNHAGEN (1971) konnten allerdings im Tierversuch zeigen, daß NaF auch zu erheblichen Fermentminderungen cochleärer Sinneszellen sowie zu morphologischen Veränderungen von Haarzellkernen im Sinne von Schwellkernen und Kernpyknosen — vereinzelt sogar von Haarzelluntergängen über dem Niveau von Kontrolltieren — bereits im Kurzzeitversuch Anlaß gibt, weshalb uns eine Warnung vor möglichen ototoxischen Nebenwirkungen des Natriumfluorid bei Langzeitanwendung angebracht erscheint.

Auch eine Reihe anderer histochemisch-enzymatischer und biochemischer Veränderungen wurden im Otoskleroseherd beschrieben (CHEVANCE u. Mitarb., 1962). So ist die Aktivität proteolytischer Enzyme hier ebenfalls vermehrt. Glykogen als Reservematerial des Kohlehydratstoffwechsels findet sich reichlich im Otoskleroseherd. Gleichzeitig liegt eine tiefgreifende Störung des Stoffwechsels der Pyrophosphate (Verminderung) sowie des Adenosintriphosphats vor, welche bei der Verkalkung der Grundsubstanz eine große Rolle spielen. Adenosintriphosphatase wurde in viel geringerem Umfang als unspezifische alkalische Phosphatase (und zwar hauptsächlich im jungen Otoskleroseherd in Zonen maximalen Gehaltes an sauren Mucopolysacchariden) nachgewiesen. Die Aktivität unspezifischer Esterase war im Otoskleroseherd, vornehmlich in der Umbau- und Anbauphase, vermehrt. CHEVANCE u. Mitarb. sahen somit die hauptsächlichen Störungen im Bereich des Kohlehydratstoffwechsels. Sie betonen aber, daß biochemisch und histochemisch zwischen den reparativen Vorgängen bei der Otosklerose und der normalen Knochenbildung während des Wachstums kein entscheidender Unterschied gefunden werden konnte. Immerhin läßt die Störung im Bereich der Pyrophophate auf einen mangelhaften Einbau in die kollagene Grundsubstanz des otosklerotischen Knochens schließen, während die Orthophosphatbildung (im wesentlichen durch alkalische Phosphatase) unbeeinflußt erschien. Möglicherweise liegt in diesem Ungleichgewicht zwischen Orthophosphat- und Pyrophosphatangebot im Otoskleroseherd (vielleicht durch Beeinträchtigung der Transphosphorylation der präossösen organischen Matrix) einer der Angelpunkte der otosklerotischen Stoffwechselstörung.

Die Kollagenfasern des Osteoids enthalten normalerweise geringe Mengen Pyrophosphat als Hemmstoff der Mineralisation. Seine Entfernung durch alkalische Phosphatasen der Osteoblasten vom Typ der Adenosintriphosphatase schafft in der Matrix erst Kristallisationszentren, womit die Nukleation (Ausfällung von Hydroxyapatitkristallen in der Matrix) einsetzen kann. Bei der Otosklerose kann man sich vorstellen, daß der örtlich untermineralisierte Knochen (infolge Insuffizienz des Pyrophosphatabspaltungsmechanismus) besonders leicht einem Abbau und pathologischem Wiederaufbau bzw. Umbau anheimfällt. Der Abbau wird von proteolytischen Enzymen der Osteocyten und Osteoklasten eingeleitet. Solche Enzyme sind in vermehrter Konzentration im Otoskleroseherd nachgewiesen worden (s. oben).

Weitere wichtige kausalgenetische Faktoren sind *lokale Faktoren*. Diese müssen schon deshalb angenommen werden, weil die Otosklerose praktisch auf die Labyrinthkapsel beschränkt ist, wenn man von isolierten Stapesherden absieht, welche dann als primäre Herde in der Fußplatte lokalisiert sind. Die Fußplatte gehört ihrer Anlage nach zum gleichen entwicklungsgeschichtlichen Material wie die Labyrinthkapsel. Herde an anderen Stellen etwa in Hammer oder Amboß sind vereinzelt beschrieben worden. Hier kann es sich aber auch um Manifestationen einer Ostitis deformans (PAGET) gehandelt haben. Diese macht ebenso wie die Osteodystrophia fibrosa localisata morphologisch ähnliche Veränderungen wie die Otosklerose, so daß beide zusammen mit der Otosklerose von WEBER (1930) sowie NAGER u. MEYER (1932) unter dem Oberbegriff der Osteodystrophien subsumiert wurden.

Die *Ostitis deformans Paget* tritt überwiegend bei Männern im höheren Lebensalter auf. Sie ergreift einen oder mehrere Knochen (monostotische oder polyostotische Form), bevorzugt aber den Schädel, der oft stark aufgetrieben erscheint. DAVIES (1969) sah bei 236 Patienten 165 mit Schädelbefall. Selten ist das Schläfenbein isoliert betroffen. Bei Beteiligung des Schläfenbeins können Schalleitungs- oder auch Schallempfindungsschwerhörigkeiten resultieren, abhängig vom Befall des Mittel- oder Innenohres (s. dort). DAVIES (1969) sah bei der Mehrzahl der Patienten Schalleitungsschwerhörigkeiten durch Verplumpung der Ossicula und durch ihre knöcherne Fixierung im epitympanalen Bereich, jedoch nicht durch knöcherne Stapesfixation. Bei Fortschreiten der Erkrankung stellte sich zusätzlich auch eine Schallempfindungskomponente im Hochtonbereich ein.

Histologisch laufen Abbau- und Anbauvorgänge im Knochen nebeneinander ab. Durch die überstürzten Reparationsprozesse bei hohem Umsatz von Knochensubstanz sind die neugebildeten Knochenlamellen kalkarm. Unregelmäßige Anlagerung von Knochenbälkchen, ausgehend von einem fibrösen Mark und Vereinigung dieser Bälkchen durch Kittlinien rufen den Eindruck eines Mosaiks hervor. Der minderwertige Knochen ist klinisch durch seine Neigung zu Spontanfrakturen gekennzeichnet. Die Serumwerte für alkalische Phosphatase sind außerordentlich hoch. Die Kausalgenese der Ostitis deformans Paget ist noch weitgehend unbekannt, es dürfte aber ein Erbfaktor im Spiele sein (familiäre Häufung mit autosomal dominantem Erbgang).

Der Labyrinthknochen bietet gegenüber anderen Knochen eine einzigartige Besonderheit. Sein Wachstum und seine Ossifikation sind bei der Geburt praktisch abgeschlossen, wenn auch natürlich — im Gegensatz zu früheren Meinungen — ein mehr oder weniger aktiver Stoffwechsel mit molekularem Umsatz und insbesondere Mineralaustausch stattfindet (ENGSTRÖM u. RÖCKERT, 1960 u. a.). Die Labyrinthkapsel ist knorplig präformiert, und aus diesem Primordialknorpel entwickelt sich während der Embryonalzeit durch Ossifikation des knorpligen Labyrinthmodells die sog. enchondrale Knochenschicht der definitiven (dreischichtigen) Labyrinthkapsel. Die enchondrale Knochenschicht besteht nicht, wie man früher geglaubt hatte, aus lamellärem Knochen, sondern aus einem lamellenlosen, feinfaserigen Knochen, dessen Kollagenfasern strähnenartig angeordnet sind („Strähnenknochen" nach MAX MEYER, 1927). Die Faserbündel dieser „embryonalen" Knochenform verlaufen bei Betrachtung im polarisierten Licht strähnenartig dreidimensional parallel oder sie sind zopf- oder mattenartig miteinander verflochten (Abb. 93).

Der Strähnenknochen tritt auch bei der Verknöcherung von Röhrenknochen vorübergehend während der Ossifikation auf, wird aber später wieder resorbiert und durch lamellären Knochen ersetzt. In der enchondralen Labyrinthkapsel bleibt dieser embryonale Strähnenknochen wegen des frühzeitigen Abschlusses der Ossifikationsvorgänge sozusagen liegen. Er bildet kompakte Knochenzonen, welche stellenweise buckelförmig-halbkugelig vorspringen (Globuli ossei) und verkalkte

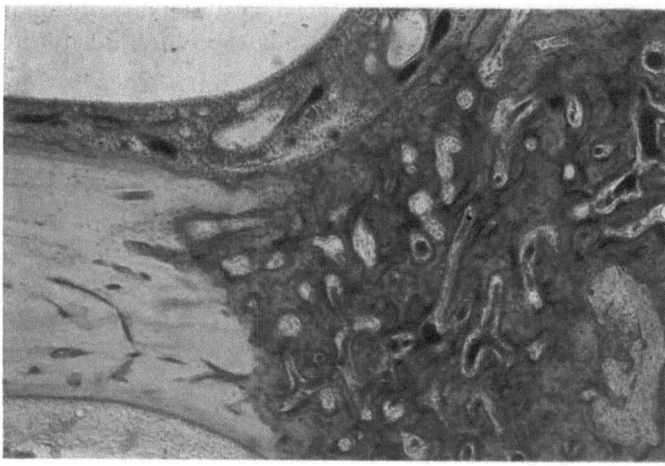

Abb. 92. Otoskleroseherd mit kurzen geflechtartig verwobenen Knochenbälkchen (rechte Bildhälfte). Links normaler „Strähnenknochen". H.-E. Vergr. 40fach

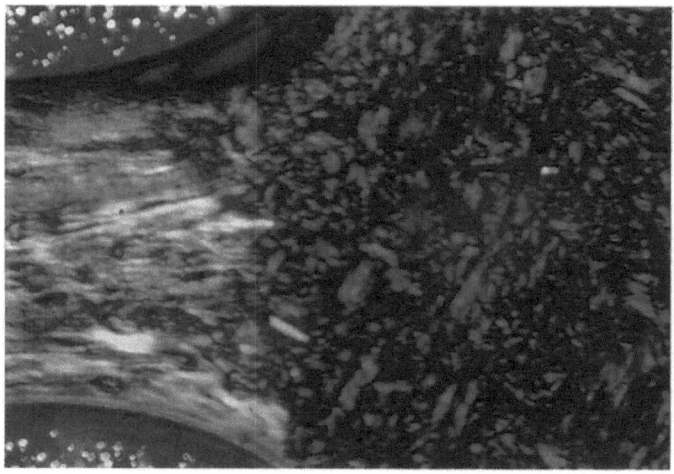

Abb. 93. Otoskleroseherd im polarisierten Licht mit rötlich aufleuchtenden kurzfasrigen Knochenanteilen. H.-E. Vergr. 40fach

Knorpelzonen (interglobuläre Räume, knorpelhaltige Interglobularräume) zwischen sich einschließen (MANASSE, 1897). Die interglobulären Räume sind noch im höheren Lebensalter nachweisbar, eine weitere Besonderheit des Labyrinthknochens. Schließlich bleiben hier außerdem noch erhebliche Reste der knorpeligen Labyrinthanlage als „Knorpelreste" (knorpelige Einschlüsse) liegen. Diese Knorpelinseln sind besonders im Otoskolesewinkel im Bereich der Fissula ante fenestram („Knorpelfuge") ausgeprägt. Interglobuläre Räume und Knorpelreste stellen mechanisch betrachtet gewissermaßen Zonen der Instabilität im ansonsten extrem harten lamellenlosen, feinfaserigen Strähnenknochen des Labyrinths dar.

Die innere (endostale) Schicht des Labyrinthknochens entsteht wie die äußere (periostale) Schicht durch Apposition auf Grund einer bindegewebigen Verknöcherung (Belegknochen). Beide Schichten werden zunächst als faserreicher geflechtartiger Knochen angelegt, welcher in der endostalen Schicht auch erhalten bleibt, in der periostalen Schicht jedoch teilweise durch Strähnenknochen und teilweise durch lamellären Knochen ersetzt wird. Die periostale Schicht, welche die äußere Form der Pyramide bedingt, vollendet ihre Entwicklung erst in der postnatalen Periode. Sie ist beim Neugeborenen noch sehr dünn und verdickt sich dann vor allem an der medialen Fläche der Pyramide um den inneren Gehörgang und an der Pyramidenspitze.

Ein weiteres mechanisches Moment wurde — wie bereits angedeutet — in der Anwesenheit einer physiologischen Spalte in der Labyrinthkapsel gesehen, der Fissula ante fenestram, welche zwischen Vestibulum und Basalwindung der Schnecke gelegen ist. Von dort kommend durchsetzt sie die Labyrinthkapsel bei schrägem bis querem Verlauf und reicht bis unter das Mucoperiost der Paukenhöhle. In der enchondralen Knochenschicht ist sie von Knorpel gesäumt, der im Bereich des ovalen Fensters in dessen Rahmen übergeht. Die Fissula selbst ist mit mäßig vaskularisiertem Bindegewebe gefüllt und wegen ihres Knorpelsaums repräsentiert sie entwicklungsgeschichtlich „liegengebliebenes" Gewebe.

Die Fissula ante fenestram soll nach SHAMBAUGH (1959) in ihrer Größe und Form hereditär bedingt sein und damit die erbliche Disposition der Otosklerose erklären. Hier wurde jedoch von KIRIKAE (1965) widersprochen. Bei Japanern ist die Fissula vor dem ovalen Fenster besonders gut ausgeprägt, die Otosklerose kommt aber bei Japanern viel seltener als bei Europäern vor (s. oben).

Eine andere Theorie (O. MAYER, 1932) schreibt mechanischen, auf die Labyrinthkapsel einwirkenden Kräften, eine ursächliche Rolle für die Otoskleroseentstehung zu (Mißverhältnis zwischen Belastungsmöglichkeit des Knochens und äußerlich einwirkenden Kräften). In der Tat ändert sich die Lage der Schneckenkapsel von der Zeit der Geburt bis zur Pubertät erheblich, da das Labyrinth noch um 4–6 mm nach ventral wandert, wobei es gleichzeitig neben Zug- und Druckkräften einer Scherkraft ausgesetzt ist. Die Labyrinthkapsel folgt einer Rotation der Pyramide um ihre Längsachse nicht. Diese dem Menschen eigentümlichen ontogenetischen Gegebenheiten sollen nach SERCER (1958) das Auftreten einer Otosklerose begünstigen. Sie würden gleichzeitig auch das Fehlen von Otosklerose bei Tieren bzw. ihre Beschränkung auf den Menschen erklären. Mechanische Faktoren als auslösend für eine Otosklerose haben schließlich zu umstrittenen Meinungen über eine mögliche traumatische Genese geführt. Enger Zusammenhang besteht auch zwischen mechanischen Druckbeanspruchungen und Theorien über eine Beeinträchtigung der Gefäßversorgung (O. MAYER, 1932 u. a.), einer dadurch bedingten örtlichen Gewebsschädigung und somit einer Ingangsetzung der resorptiven und später reparativen otosklerotischen Veränderungen. Es würde zu weit führen, hier in Details zu gehen.

Eine dritte Gruppe von Faktoren insbesondere *hormonaler Art* kann schließlich als auslösend bei otosklerotischer Disposition betrachtet werden. Die Otosklerose manifestiert sich in aller Regel erst jenseits der Pubertät. Es ist außerdem schon lange bekannt, daß hormonale Umstellungen wie die Gravidität zu einer schubweisen Verschlimmerung des Leidens (wahrscheinlich durch Aktivierung ruhender Herde) führen können (NAGER, 1939; SHAMBAUGH, 1949, 1956; WULLSTEIN, 1952 a, MÜLLER, 1959; MÜLLER u. SPRENGER, 1959 u. a.). Dies müßte allerdings an einem größeren Material nochmals überprüft werden, da Zweifel hieran laut wurden. WALSH (1954) sah bei 52–57% seiner Patientinnen keinerlei Höreinbußen durch die Schwangerschaft. Die Mehrzahl der Autoren ist heute der Meinung, daß eine Schwangerschaft bei Otosklerose zwar zur Verschlechterung des Hörvermögens beitragen kann aber nicht muß. Nur in einem bescheidenen Prozentsatz kommt es zu merklichen Hörverschlechterungen. Sicher können Hormone wie Östrogene, Androgene oder Corticoide durch unspezifische Anregung des Knochenstoffwechsels bei latenter Insuffizienz eines wichtigen Stoffwechselweges und fehlender enzymatischer Adaptation bei der Auslösung einer Otosklerose mitwirken. Östrogene regen beispielsweise die Osteoblastentätigkeit an (DICZFALUSY u. LAURITZEN, 1961).

Andere hormonale Störungen sind als ätiologische Faktoren diskutiert worden, konnten aber nicht bewiesen werden (Schilddrüse: BRÜHL, 1926; Hypophyse: DENKER, 1904; Nebenschilddrüse: FREY, 1921; BARTH, 1933 b; SEIFERTH, 1937 u. a.).

## 2.7.2. Pathologische Histologie der Otosklerose

Die *formale Genese* otosklerotischer Veränderungen ist wesentlich besser bekannt als die kausale Genese, wenn auch hinsichtlich der Entstehung zwei große Meinungsgruppen einander gegenüberstehen:

1. Die Otosklerose beginnt mit einer lacunären Resorption des alten Labyrinthknochens. Die nachfolgende Bildung des otosklerotischen „Geflechtknochens" ist sekundärer Natur (SIEBENMANN, 1912; O. MAYER, 1917; M. MEYER, 1933; NAGER u. MEYER, 1932; WEBER, 1960 u. a.).

2. Die Erkrankung beginnt mit einer fehlerhaften Zusammensetzung der Knochensubstanz auf Grund einer örtlichen Fehlbildung oder degenerativer Veränderungen (wie Entkalkung o. ä.) infolge einer venösen Stauung bzw. allgemein einer Durchblutungsstörung und führt dadurch zu einem Umbau (WITTMAACK, 1919 b; ECKERT-MÖBIUS, 1924; LANGE, 1929 u. a.).

Diese Frage wurde zunächst im Sinne der ersten Gruppe entschieden. In der Tat kann man bei Anwendung von Spezialfärbungen der Fibrillen (Versilberung, Phasenkontrast, polarisiertes Licht nach M. WEBER, 1931) feststellen, daß die Fibrillen des gesunden Knochens am Rande des Otoskleroseherdes wie abgeschnitten erscheinen, daß es sich also offensichtlich beim otosklerotischen Knochen um neugebildeten und nicht um degenerativ veränderten alten Knochen handelt. Es ist aber eine Synthese beider Auffassungen denkbar, wenn man eine (fermentative) Stoffwechselstörung im späteren Herdbereich annimmt, welche zunächst zu einer atypischen Zusammensetzung der Knochengrundsubstanz und/oder der Fasern und dadurch zu einer Resorption Anlaß gibt.

Nach CHEVANCE u. Mitarb. (1962) scheint die ursprüngliche otosklerotische Läsion aus einer veränderten enzymatischen Aktivität der Osteocyten zu resultieren (s. oben). Es folgt eine Veränderung der umgebenden Grundsubstanz im Sinne der Depolymerisierung mit Zunahme saurer Mucopolysaccharide. Danach schließt sich eine Schädigung des fibrillären Retikulums mit Zunahme PAS-positiver Substanzen an. Durch mangelhafte Affinität zu Calcium-salzen resultiert eine Entkalkung und schließlich ein lytischer Abbau. In der Lysezone bildet sich ein Otoskleroseherd ausgehend von Fibroblasten, die sich zu Osteoblasten differenzieren und die den Otoskleroseknochen produzieren.

Der eigentliche otosklerotische Knochen entsteht also nach einer Resorption zur Auffüllung der entstandenen Resorptionslücken. Es muß sich nicht unbedingt um eine lacunäre Resorption durch Osteoklasten handeln (s. später), wodurch auch das häufige Fehlen der Kittlinien an der Grenze zwischen normalem Knochen und Herd erklärt ist. Auch Osteocyten oder größere Fibrocyten können osteolytische Potenzen besitzen (PUTSCHAR, 1963 u. a.), wenn auch Osteoklasten in dieser Hinsicht um den Faktor 100 aktiver sind.

In diesem Zusammenhang hat die Frage der blauen Stränge (O. MAYER, 1917) bzw. der blauen Mäntel (MANASSE, 1922) eine große Rolle gespielt. Es handelt sich um röhren- oder bandartige Gebilde aus fibrillenarmem geflechtartigem Knochen in der Gefäßumgebung, die sich bei HE-Färbung blaßblau darstellen, die jedoch streng von den tiefblauen Grenzscheiden der Gefäße selbst zu unterscheiden sind. Sie resultieren aus einem Knochenumbau, wobei es nach osteoklastischer Resorption in den perivaskulären Räumen der menschlichen Labyrinthkapsel zum Anbau eines unreifen, fibrillenarmen, grundsubstanzreichen geflechtartigen Knochens in den Resorptionslücken kommt. Wegen des „Geflechtknochens", der auch für den Otoskleroseherd typisch ist, sind die blauen Mäntel oft als Vorstufen der Otosklerose betrachtet worden, zumal sie häufig in den Otoskleroseherden und ihrer unmittelbaren Umgebung vorkommen. Im letzten Falle zeigen sich oft fingerförmige Fortsätze zwischen dem Herd und der gesunden Umgebung. Blaue Mäntel finden sich aber auch in Labyrinthen ohne Otoskleroseherde. Außerdem sind sie im Bogengangsbereich besonders häufig, während Otoskleroseherde hier selten vorkommen.

Nach ZECHNER u. ALTMANN (1972) ist die Mantelbildung lediglich ein Teil des labyrinthären Kapselumbaus, der physiologischerweise stattfindet. Die Autoren fanden blaue Mäntel regelmäßig auch ohne pathologische Labyrinthkapselverände-rungen, verstärkt jedoch unter pathologischen Bedingungen in den sog. blauen Otoskleroseherden. Die Mantelbildung ging vom Gefäßbindegewebe und den Knorpelresten aus, vergleichbar den Umbauvorgängen an den basophilen Inseln langer Röhrenknochen. Die blauen Mäntel enthalten reichlich saure Mucopoly-saccharide. Durch teilweise Umwandlung der kurzlebigen Knochenform in lamellären Osteonknochen entstehen „gemischte Mäntel" oder bei vollständigem Ersatz des Faserknochens durch Osteonknochen auch „rote Mäntel".

Unter diesem Vorbehalt ist die „Stadieneinteilung" bei der Otosklerose zu sehen. LANGE (1926) unterschied eine inaktive Vorstufe, welche durch die blauen Mäntel gekennzeichnet ist. Diese Phase muß jedoch als Vorgang an der Grenze zwischen Physiologie und Pathophysiologie betrachtet werden, so daß die Bezeichnung „Vorstufe" irreführend ist. Ferner unter-scheidet man ein Stadium des Knochenumbaus sowie ein Endstadium (Knochenstufe von LANGE). Je nach pathogenetischer Konzeption der Autoren wird im Stadium des Umbaus oftmals noch zwischen Überwiegen des Abbaus und Überwiegen des Anbaus unterschieden, obwohl nach O. MAYER (1917) typischerweise Resorption und Anbau ineinandergreifen. Nach Aktivitätsgrad des Umbauprozesses (Gefäßreichtum, Knochenstruktur, Zellreichtum) werden auch aktive und ruhende Herde unterschieden, wobei es dann zu Überschneidungen mit der Bezeichnung „Endstadium" kommt. Hierunter wird eine Umwandlung des Herdes in kompak-ten Knochen unregelmäßig lamellärer Struktur mit spärlichen Gefäßräumen verstanden bis zur

Bildung eines völlig sklerotischen mosaikartigen Knochens (Mosaikknochen, Breccienstruktur), in dessen kaum sichtbaren Spalträumen sich nur noch derbes Narbengewebe findet.

Die eigentlich charakteristische Phase ist das Umbaustadium. Es wird gekennzeichnet durch kurze Knochenbälkchen, welche netzartig bzw. schwammartig in verschiedenen Ebenen zueinander stehen (Geflechtknochen, weblike bone) mit Kreuzung kollagener Faserbündel im polarisierten Licht. Die Knochenbälkchen sind getrennt von mehr oder weniger weiten Gefäß- und Markräumen, wodurch die Herde ein spongiöses oder bei lebhaftem Abbau ein siebartig durchlöchertes Aussehen gewinnen (Abb. 92 und 93). Die Bezeichnung Otosklerose (POLITZER, 1894) ist eigentlich irreführend und nur historisch zu verstehen. Sie trifft höchstens auf das Endstadium zu. Besser wäre die Bezeichnung Otospongiose (SIEBENMANN, 1912), welche auch in der französischen Literatur gebräuchlich ist, sich aber bei uns nicht einbürgern konnte.

Am Rande der Herde finden sich teilweise lacunäre Ausbuchtungen in den gesunden Knochen mit riesenzelligen Osteoklasten, bei älteren Herden aber überwiegend ohne Osteoklasten. Allgemein zeichnet sich der aktive Herd durch Zellreichtum aus. Die Fibrillen des gesunden Knochens erscheinen bei polarisationsoptischer Betrachtung wie abgeschnitten. Zwischen gesundem Knochen und Herd sind keine Kittlinien vorhanden. Vor dem ovalen Fenster sind die Herde häufig scharf von gesundem Knochen abgegrenzt (das gilt auch allgemein für die überwiegende Mehrzahl der Herde), an anderen Stellen sieht man fingerförmige Fortsätze von dunklem — im HE-Präparat blauem — Geflechtknochen in den gesunden Knochen hineinragen.

Die Knochenbälkchen bestehen aus unreifem Knochengewebe, überwiegend aus grobem grundsubstanzarmem Faserknochen, teilweise auch (in den jüngsten Bezirken) aus grundsubstanzreichen feinfaserigen Anteilen. Im HE-Präparat sind letztere stark blau gefärbt, während sich ältere Bezirke und der lamelläre Knochen des ruhenden Otoskleroseherdes rosa anfärben. Im Herd sind manchmal blaue Mäntel als diffus bläuliche, wolkig verwaschene Bezirke in der Gefäßumgebung vorhanden. An- und Abbauvorgänge kommen in einzelnen Herden in verschiedenem Ausmaß, jedoch meist gleichzeitig vor. Der Umbau der Herde geht von den Gefäß-Markräumen aus. Durch Überwiegen der Apposition d. h. exostotische Überschußbildung „wächst" ein Otoskleroseherd. Er kann so zur Stapesankylose und damit zur klinischen Manifestation Anlaß geben. Exostosenartige Bildungen gibt es außer in der ovalen Nische auch im inneren Gehörgang, in der Nische zum runden Fenster sowie ins Vestibulum oder in die Scala tympani der unteren Schneckenwindung hinein, also überall dort, wo sich Hohlräume zu einer solchen Art der Ausbreitung anbieten.

## 2.8. Tumoren des Mittelohres

Tumoren des Mittelohres sind insgesamt selten. Sie erlangen klinisch aber eine besondere Bedeutung, da sie wegen ihrer versteckten Lage oft sehr ausgedehnt sind, bevor die diagnostiziert werden, und dann therapeutische Probleme aufgeben. Bösartige Tumoren erfordern aus diesem Grunde ggf. umfangreiche operative Maßnahmen. Sie haben eine relativ schlechte Prognose.

## 2.8.1. Gutartige Tumoren

### 2.8.1.1. Epidermoide und Dermoide

*Epidermoide* stellen Tumoren aus embryonal versprengten Epidermiskeimen dar, die selten primär im Mittelohr vorkommen. Da sie sich am Kopf unter der Kopfschwarte, im Schädelknochen selbst, epidural zwischen Knochen und Dura wie auch subdural finden, können sie sich bei schläfenbeinnaher Lokalisation gelegentlich auch einmal sekundär in die Mittelohrräume (Warzenfortsatz, Schläfenbeinschuppe, Felsenbeinspitze, Nachbarschaft des Kleinhirnbrückenwinkels) ausbreiten (OLIVECRONA, 1949; KLEINSASSER u. ALBRECHT, 1957; CAWTHORNE, 1961 u. a.). Diese rundlichen Geschwülste mit perlmutterartigem Glanz („Perlgeschwülste") enthalten in einem dünnen Sack aus epithelialer Wandung ohne Anhangsgebilde in ihrem Inneren massenhaft geschichtete Epithellamellen, manchmal auch bräunlich-grünliche Massen mit Cholesterinkristallen und Fettsäuren.

Es sind die „echten" oder „wahren" Cholesteatome (s. auch Kapitel „Chronische epitympanale Otitis media"). Diese Bezeichnung hat wohl eine gewisse Berechtigung, da es sich bei den heterotopen Neubildungen um echte Geschwülste handelt. Die primären und sekundären Mittelohrcholesteatome sind jedoch auch „richtige" Cholesteatome und in Anbetracht ihrer Häufigkeit die eigentlich bedeutsamen Cholesteatome (s. dort). Man sollte daher die Bezeichnung „echte" oder „wahre" Cholesteatome vermeiden und besser von Epidermoiden oder „kongenitalen Cholesteatomen" sprechen.

Epidermoide können auch iatrogen durch Warzenfortsatzoperationen verursacht werden. Ihre Entstehung ist dann analog zu der der *traumatischen Epidermiscysten* zu deuten. Auch das Auftreten kleiner weißlicher Epithelperlen am Trommelfell darf überwiegend als traumatische Epithelverlagerung z. B. durch Parazentese betrachtet werden. Allerdings ist auch eine entzündliche Genese durch epitheliale Abschnürung im Bereich von Trommelfellnarben denkbar. Die traumatische Epithelverlagerung mit anschließender Geschwulstbildung kann naturgemäß nicht den echten Geschwülsten zugerechnet werden.

*Dermoide* liegen mehr oberflächlich im Bereich von embryonalen Verschlußlinien (fissurale Dermoide). Sie enthalten in ihrer Wand alle Hautschichten mit Anhangsgebilden, in ihrem Inneren z. B. auch Haare. Man findet sie sehr selten im Mittelohrbereich, dann meist im Mastoid oder in der Schläfenbeinschuppe (GRAF, 1952 u. a.).

### 2.8.1.2. Adenome

*Adenome* gehören im Mittelohr zu den größten Seltenheiten. PEYTZ u. SOEBORG-OHLSEN (1961) haben über ein primäres Ceruminom (Hydradenom) des Mittelohres berichtet. Auf die Möglichkeit des sekundären Einwachsens dieser Geschwülste vom Gehörgang ins Mittelohr und auf ihr potentiell klinisch malignes Verhalten wurde bereits im Kapitel „Tumoren des äußeren Ohres" hingewiesen. Da Ceruminome häufig rezidivieren und da ein Teil der Fälle sich trotz histologisch gutartigem Bild klinisch maligne destruierend verhält, wurde von einigen Autoren gefordert, das Ceruminom wie einen malignen Tumor operativ breit anzugehen, zumal diese Tumoren kaum strahlensensibel sind.

Große Raritäten sind auch *primäre Speicheldrüsenmischtumoren* (pleomorphe Adenome) im Mittelohr. Sie sollen von ektopisch verlagertem Speicheldrüsengewebe im Antrum mastoideum (TAYLOR, 1961) oder am Boden der Paukenhöhle in der Nähe des Bulbus venae jugularis ausgehen.

### 2.8.1.3. Fibrome und Myxome

Über *Fibrome* des Mittelohres wurde in der älteren Literatur des öfteren berichtet. Es dürfte sich aber meist um entzündliche Polypen mit fibrösem Stroma gehandelt haben. Fibrome kommen jedoch als Osteofibrome vor. Sie sollen bei den Osteomen besprochen werden. Ein *ossifizierendes Fibrom* (Osteoidfibrom) wurde von WILLIS (1948) im Schläfenbein eines 5jährigen Kindes beschrieben.

*Myxome* gehören im Schläfenbein zu den Raritäten. KLEINSASSER (1966) beschrieb ein Myxom des Warzenfortsatzes, das als Besonderheit tumoreigene Knochenbälkchen aufwies (osteoblastisches Myxom). Er führte die bis 1962 publizierten einschlägigen Fälle tabellarisch auf. Sie hatten alle rasch tödlich geendet. Diese Tumoren sind schlecht abgegrenzt und wachsen infiltrierend, ohne jedoch zu metastasieren, führen aber oft durch lokale Komplikationen zum Tode. Eine Abgrenzung vom Myxosarkom ist zudem histologisch nur schwer möglich. RUDERT (1964) sah ein Myxom der Schädelbasis, welches durch den Facialiskanal in die Pauke eingewachsen und unter der Schädelbasis bis zur Felsenbeinspitze vorgedrungen war.

### 2.8.1.4. Angiomatöse Geschwülste

Von den angiomatöden Geschwülsten kommen *Hämangiome* und *Lymphangiome* nur außerordentlich selten primär im Mittelohr vor. So beschrieben BECKER u. WIELAND (1955) ein kapilläres Hämangiom des Mittelohres, das vom Boden der Paukenhöhle ausgegangen und in den Gehörgang durchgebrochen war. Wir verfügen über eine ähnliche Beobachtung (Abb. 94).

Recht häufig finden sich dagegen die *tympano-jugularen Glomustumoren* (sog. nicht chromaffine Paragangliome). Der Glomustumor ist nach GRAF (1965) die häufigste echte Geschwulst des Mittelohres. KLEINSASSER (1957) hatte zum damaligen Zeitpunkt erst 160 Fälle der Weltliteratur erfaßt. Seither ist die Zahl der mitgeteilten Fälle — im Zusammenhang mit einer verbesserten Diagnostik und erweiterter operativer Möglichkeiten — sprunghaft angestiegen.

Die Glomustumoren des Ohres leiten sich von den epitheloiden Muskelzellen der Gefäßwände der Glomera im Bereich des Canaliculus tympanicus (N. tympanicus aus IX), des Plexus tympanicus, des N. petrosus minor, des Bulbus venae jugularis oder des Ramus auricularis Ni. vagi ab, kommen also in Begleitung der parasympathischen Fasern des N. glossopharyngeus und vagus vor, von denen sie auch versorgt werden. Am Ohr finden sich normalerweise 0–12 (durchschnittlich 2–4) Glomera (GUILD, 1941). Diese Gebilde sind makroskopisch kaum sichtbar (etwa 0,1 × 1,5 mm groß). Sie entsprechen arterio-venösen Anastomosen. Glomustumoren sind also Gefäßgeschwülste, die sich von Wandbestandteilen arterio-venöser Anastomosen ableiten (Angioma myoarteriale), so daß der Name Paragangliome eigentlich irreführend ist, wie schon SCHUMACHER (1938) mit Recht kritisiert hatte. Die Zuordnung zu Hirnnerven mit parasympathischen Faseranteilen ist zwar augenfällig, dies dürfte aber mit der Funktion der Glomera in Zusammenhang stehen und die Histogenese der Glomustumoren nicht berühren. Funktionell soll es sich bei den Glomera des Ohres wie beim Glomus caroticum um Chemorezeptoren handeln (Registrierung von $CO_2$- und $O_2$-Spannung bzw. des pH), so daß für die

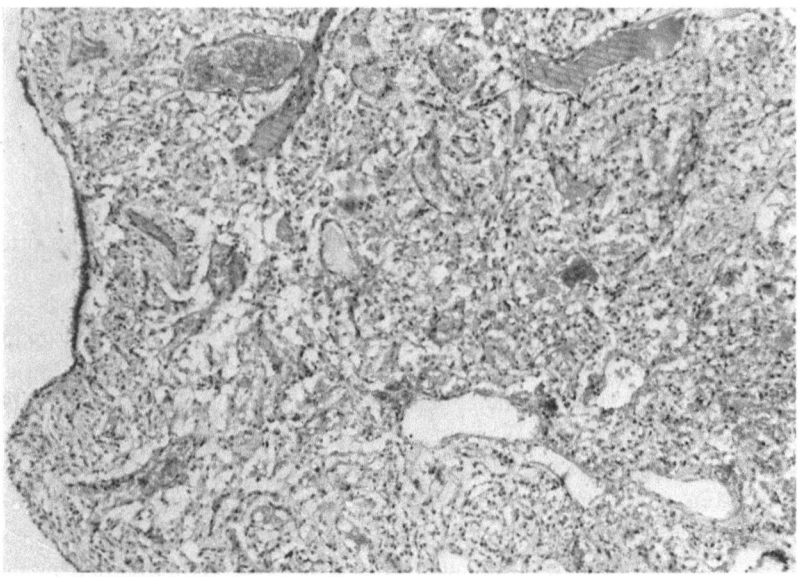

Abb. 94. Kapilläres Hämangiom des Mittelohres: Histologischer Ausschnitt mit zahlreichen Gefäßneubildungen. H.-E. Vergr. 80fach

entsprechenden Tumoren auch die Bezeichnung „Chemodektome" (MULLIGAN, 1950) vorgeschlagen wurde. Von einigen Autoren werden die Glomera der Ohrregion aber lediglich als rudimentäre, weitgehend funktionslose Organe angesehen. Im prinzipiell ähnlichen, jedoch anders lokalisierten Glomus caroticum konnten mittlerweile außer großen piriformen Hauptzellen (funktionell sensorisch) kleine runde katecholaminproduzierende Nebenzellen nachgewiesen werden, ferner efferente sympathische Nervenfasern sowie afferente sensorische Fasern, die zum Nucleus dorsalis Ni. vagi ziehen.

Auch *Glomus jugulare Tumoren* enthalten in ihren Zellen elektronenmikroskopisch Katecholamingranula (BOYD u. Mitarb., 1959; GEJROT u. Mitarb., 1963; LEHNHARDT u. REINECKE, 1968 u. a.), obwohl lichtmikroskopisch-histochemisch in der Regel keine Chromaffinität nachweisbar ist (GEJROT u. Mitarb., 1963). Die chromaffine Reaktion ist jedoch wenig sensibel, so daß ihr negativer Ausfall durch die geringe Konzentration an Katecholaminen erklärt werden kann. BERDAHL u. Mitarb. (1962) wiesen in Glomustumoren Katecholamine mit der argentaffinen Reaktion nach. GLENNER u. Mitarb. (1962) sahen in einem Glomustumor eine schwache aber deutliche Chromaffinität, so daß der Terminus „nicht-chromaffine Paragangliome" vollends fraglich wird und besser vermieden werden sollte. Es kann jedenfalls heute das Vorkommen von Noradrenalin in Glomustumoren als gesichert gelten. In aller Regel ist der Gehalt eines Tumors an Katecholaminen sehr gering. Offenbar kommen aber auch Tumoren mit nennenswertem Adrenalin-Noradrenalingehalt vor. So reagierte ein Patient von BERDAHL u. Mitarb. (1962) bei der Operation eines Glomus caroticum-Tumors mit krisenhaften Blutdrucksteigerungen. Die überwiegende Mehrzahl der Glomustumoren bietet allerdings weder klinisch noch intraoperativ Anhaltspunkte für eine Hormonausschüttung.

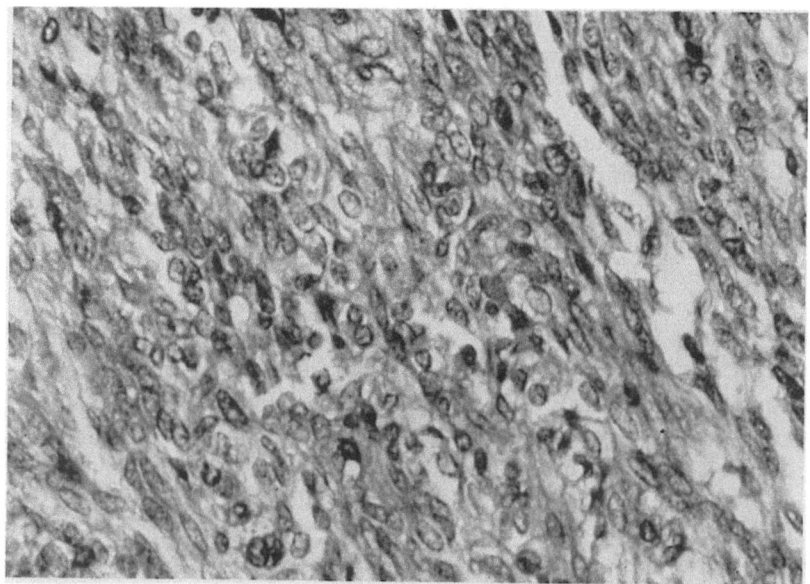

Abb. 95. Glomus-jugulare-Tumor: Aufbau aus Nestern epitheloider Zellen mit bläschen-
förmigem Kern, teilweise auch Zellen mit chromatindichtem Kern um kapilläre Spalträume.
H.-E. Vergr. 400fach

Die brombeerartigen blauschwarzen bis rötlichen Tumoren wölben das Trommelfell vor oder scheinen durch das Trommelfell durch. Sie tauchen u. U. als
„Polypen" im Gehörgang auf, bluten aber sehr stark bei Berührung. Mikroskopisch bestehen die Tumoren aus großkernigen epitheloiden Zellen mit hellem,
eosinophilem Cytoplasma sowie kleineren Zellen mit dunklerem Kern (Abb. 95).
Die Zellen sind in Zellnestern, Bändern oder Alveolen gruppiert, welche sich
zwischen reichlich vorhandenen kapillären Spalträumen finden. Neben dem gewöhnlichen Mischtyp kann man histologisch bei Überwiegen der Gefäße einen
mehr vaskulär-angiomatösen oder bei Überwiegen der Epitheloidzellen einen mehr
zellulär-adenomatösen Typ unterscheiden (MARSHALL u. HORN, 1961). Für elektronenmikroskopische Details sei auf LEHNHART u. REINECKE (1968) oder auf
KAWABATA u. Mitarb. (1969) verwiesen.

Glomustumoren wachsen in der Regel sehr langsam. Ihr Wachstum ist ver-
drängend-destruierend. Durch das expansive Wachstum des meist gutartigen
Tumors kommt es jedoch zu knöchernen Arrosionen und auch zu Hirnnervenlähmungen des VI.–XII. Hirnnerven (FLEISCHER, 1955 b; SHAMBAUGH, 1955;
POULSEN, 1956). Die Glomustumoren des Mittelohres gehen meist von der medialen
Paukenwand (Plexus tympanicus) oder aber vom Boden der Paukenhöhle (Canaliculus tympanicus und Bulbus venae jugularis) aus. Sie werden häufig von einem
Ast der A. pharyngea ascendens versorgt, und gelegentlich lassen sich im Carotis-
angiogramm arterio-venöse Fisteln nachweisen (NAUMANN u. WENDE, 1968).

Die Zahl der Glomustumoren bei Frauen überwiegt deutlich die bei Männern
(5:1 nach GRAF, 1965). Das Manifestationsalter liegt meist zwischen dem 30. und

60. Lebensjahr. Manchmal konnte eine familiäre Häufung festgestellt werden (BARTELS, 1949; POULSEN, 1956; KLEINSASSER, 1957 u. a.). Dies gilt besonders für multiple Glomustumoren, die neuerdings den Angiophakomatosen zugerechnet werden und die mit anderen Fehlbildungen kombiniert sein können. Ein multizentrisches Auftreten an verschiedenen Stellen (BUCKINGHAM u. Mitarb., 1959) scheint ziemlich häufig zu sein (weitere Literatur bei GRAF, 1965), wenn auch beidseitiges Vorkommen am rechten und am linken Ohr selten mitgeteilt wurde. Multizentrisches Auftreten ist durchaus anders zu bewerten als eine echte Metastasierung, die in Einzelfällen ebenfalls möglich ist. Über multiple pulmonale Metastasierungen wurde beispielsweise von HOOPLE u. Mitarb. (1958) berichtet, Lebermetastasen von LATTES u. WALTNER (1949), Halslymphknoten- und Lungenmetastasen eines Glomus jugulare-Tumors mit gleichzeitig vorliegendem Glomus caroticum-Tumor von TAYLOR u. Mitarb. (1965). Malignitätszeichen (vermehrte Mitosen, unregelmäßige Anordnung der Zellen und Zellpolymorphien) findet man nur in den Metastasen. Weit überwiegend handelt es sich jedoch um benigne Tumoren, die sich allerdings durch ihr raumforderndes Wachstum klinisch maligne verhalten können.

Außer den erwähnten Hirnnervenstörungen, welche in Abhängigkeit von der Tumorlokalisation (Paukenhöhle, Bulbus venae jugularis mit Foramen jugulare, Schädelbasis im Bereich des Kleinhirnbrückenwinkels) auftreten, stellen sich Komplikationen durch Einwachsen ins Gehirn ein, und der Tumor kann schließlich durch Hirnstammkompression zum Tode führen, maligne Varianten selbstverständlich auch durch die Metastasierungsfolgen.

Die Tumoren sind unterschiedlich radiosensibel. Die überwiegende Mehrzahl spricht nicht auf Röntgenbestrahlung an. Trotzdem soll diese nicht ganz nutzlos sein. So sieht GRAF (1963) den Effekt der Röntgenbestrahlung in der Entwicklung einer ausgesprochenen Radiofibrose.

### 2.8.1.5. Neurinome, Meningeome, Osteome, Knochenmarktumoren

*Neurinome* des Mittelohres gehen in aller Regel vom N. facialis aus. Die sehr seltenen Neurinome des N. trigeminus entwickeln sich von der Pyramidenspitze zur mittleren Schädelgrube hin oder zur hinteren Schädelgrube (Kleinhirnbrückenwinkel). Facialisneurinome sind aber auch Raritäten (Literatur bei KITTEL, 1959; KLEINSASSER u. FRIEDMANN, 1959; MIEHLKE, 1960, 1971). Gehen sie vom mastoidalen Abschnitt des Nerves aus, so können sie außer der Facialisparese lange symptomlos bleiben. Bei ihrem seltenen Ausgang vom tympanalen Verlaufsabschnitt entwickelt sich zusätzlich eine Schalleitungsschwerhörigkeit. Histogenetisch leiten sich die Geschwülste von der Schwannschen Scheide ab. Die spindelförmigen Zellen enthalten langgezogene „zigarettenförmige" Kerne in Palissadenstellung. Es sind „Schwannome" mit unterschiedlichem bindegewebigem Anteil d. h. mit Übergängen zu Neurofibromen.

EIGLER (1949 b) berichtete über ein traumatisch entstandenes Neurofibrom des N. facialis, das sich 10 Jahre nach einem Schädelbasisbruch in der Paukenhöhle entwickelt hatte. Er faßte es als Amputationsneurom auf.

*Meningeome* entstehen entweder primär im Schläfenbein oder sie wachsen als Schädelbasismeningeome sekundär in das Schläfenbein ein. Bei den erstgenannten

(6 Fälle bei NAGER, 1964) besteht kein erkennbarer Zusammenhang mit dem Schädelinneren. Sie gehen von Arachnoideaexpansionen aus, die sich vom inneren Gehörgang her in Begleitung des N. facialis in der Nachbarschaft des Ganglion geniculi finden können. Meningeome der mittleren Schädelgrube dringen über das Tegmen tympani oder antri nach Auflösung des Knochens in das Mittelohr ein. Nach PROCTOR u. LINDSAY (1947) sparen sie dabei fast immer das knöcherne Labyrinth aus. Die Meningeome der hinteren Schädelgrube, welche gelegentlich im Warzenfortsatzbereich das Mittelohr erreichen, können klinisch zu Verwechslungen mit Akustikusneurinomen Anlaß geben. Die histologische Diagnose wird gewöhnlich erst anläßlich einer operativen Abklärung gestellt. Die großen, gleichmäßig geformten Zellkerne der endothelähnlichen Zellzüge erscheinen wirbelartig um kleine Gefäße angeordnet. Durch hyaline Umwandlung und Verkalkung der Gefäße entstehen die typischen konzentrisch geschichteten Hirnsandkugeln dieser Geschwülste (Psammome). Einzelne Tumoren mit raschem Wachstum können sehr zellreich und gefäßreich sein mit spärlichen oder fehlenden Psammomkörnern, andere dagegen faserreicher und langsamer wachsend. Beide Erscheinungsbilder kommen zuweilen aber auch gleichzeitig in verschiedenen Arealen desselben Tumors vor.

*Osteome und Osteofibrome* sind in seltenen Fällen in den pneumatischen Räumen des Schläfenbeins lokalisiert („Höhlenosteome"). Sie finden sich dann überwiegend im Warzenfortsatz, wo sie von der Innenfläche der Corticalis (SENSINI, 1956) oder äußerlich als kugelige harte Gebilde aufsitzen (periostale Entstehung). Ihr Wachstum ist sehr langsam, oft werden sie nur als Zufallsbefunde bei Röntgenaufnahmen entdeckt. Einige können jedoch durch Ausbreitung zur mittleren oder hinteren Schädelgrube intrakranielle Symptome verursachen. Kleine Osteome der Paukenhöhle (ZAUFAL, 1867) oder des Facialiskanals (NEIL, 1952) sind als Raritäten beschrieben worden. Neben einer Entstehung durch entzündliche Reize wurde in mehreren Fällen eine traumatische Genese diskutiert (s. hierzu KECHT, 1956).

Solitäre *Knochencysten* sind im Bereich des Schläfenbeins außerordentlich selten. Die nicht zu den echten Tumoren rechnenden *Pneumatozelen* kommen jedoch des öfteren nach Traumen vor. Im Anschluß an eine Fraktur durch die pneumatischen Räume des Warzenfortsatzes kann sich durch Einblasen von Luft über die Tube in das Zellsystem des Warzenfortsatzes eine Pneumatozele unter der Haut bilden. Auch spontane Pneumatozelen kommen vor (Spalt in der Sutura petro-squamalis, occipito-mastoidea oder Fissur einer subperiostalen Warzenfortsatzzelle).

*Riesenzelltumoren* sind in seltenen Fällen auch am Schläfenbein lokalisiert. Histologisch sieht man dann eine periostale Proliferation aus faserbildenden Spindelzellen untermischt mit zahlreichen mehrkernigen Riesenzellen und reichlich kleinen Gefäßen, die zu den Riesenzellen in enger Verbindung stehen. Durch häufige Blutaustritte in Gewebsspalten mit anschließender Hämosiderinablagerung resultiert oft eine bräunliche Färbung dieser Geschwülste („braune Tumoren"). Die Tumoren können als solitäre Riesenzellgeschwülste oder im Rahmen einer Osteodystrophia fibrosa generalisata Recklinghausen auftreten. Im letzteren Fall werden sie durch einen Hyperparathyreoidismus induziert (Adenom der Parathyreoidea oder Hyperplasie). Parathormon stimuliert die Funktion und die Neubildung von Osteaklasten (Osteoklastose), die sich reichlich in den braunen Tumoren finden. Es regt auch die Tätigkeit der Osteoblasten und Osteocyten an, so daß manchmal eine Steigerung des Knochenanbaus stattfindet, welche jedoch mit den Abbauvorgängen nicht Schritt halten kann.

Bei Befall des Warzenfortsatzes findet sich eine harte schmerzlose Schwellung hinter der Ohrmuschel, manchmal auch mit Facialisparese (HUET u. Mitarb., 1957), bei Ausbreitung zum Gehörgang (EICKHOFF, 1951) eine Einengung desselben mit Schalleitungsschwerhörigkeit, die sich auch bei Übergreifen auf die Paukenhöhle zeigen kann. Entwickeln sich Riesenzelltumoren zur hinteren Schädelgrube hin, so geben sie zu Kleinhirn- oder Hirnstammsymptomen Anlaß (KLEINSASSER u. ALBRECHT, 1958). Das Wachstum der Geschwülste ist meist langsam, manchmal aber ausgesprochen destruierend und in einem Teil der Fälle auch maligne mit schnellem Wachstum und Metastasen.

### 2.8.1.6. Tumorförmige Retikulosen und Sonstiges

Das *eosinophile Granulom* als chronische Form einer Retikulogranulomatose kommt auch im Schläfenbein vor (Abb. 96), meist zusammen mit Herden an anderer Stelle. Am Ohr finden sich Schwellungen vor oder hinter der Ohrmuschel, selten auch an der Ohrmuschel selbst. Charakteristisch sind unter dem klinischen Bild einer Mastoiditis Zerstörungen der Corticalis des Warzenfortsatzes und ausgestanzte Defekte der Schläfenbeinschuppe ohne begleitende periostale Reaktion. Häufig ist die Paukenhöhle mitbeteiligt (chronische Ohrsekretion, Auftauchen von „Ohrpolypen" im Gehörgang). Auch Facialisparesen wurden beschrieben.

Wie das eosinophile Granulom manifestieren sich die Hand-Schüller-Christian-Krankheit als chronische Retikulose und die Letterer-Siwe-Krankheit als akute Retikulose am Ohr, die meist als Varianten der gleichen Histiocytose aufgefaßt

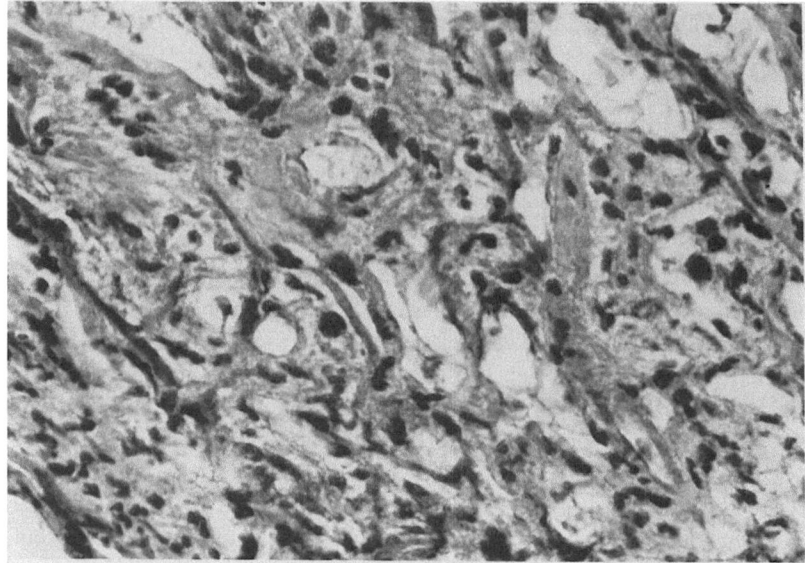

Abb. 96. Eosinophiles Granulom des Mittelohres: Xanthomatöses Stadium. H.-E. Vergr. 400fach

werden (LICHTENSTEIN, 1953). Im Mittelohr befindliches Xanthomgewebe kann zu eitriger Ohrsekretion und zu Schalleitungsstörungen Anlaß geben, bei Befall der Pyramide auch zu Hirnnervenausfällen. Die Arrosion des Labyrinths ist allerdings selten. Die Abt-Letterer-Siwe-Retikulose verursacht gelegentlich auch am Ohr tumorförmige Schwellungen, etwa retroaurikulär (CHARDIN, 1955).

Aufschlußreich für die Interpretation der drei Retikulosen als unterschiedliche Erscheinungsform eines einheitlichen Krankheitsbildes ist ein von KÜTTNER (1969) mitgeteilter Fall: Bei einem 2jährigen Mädchen war ein pflaumengroßer Tumor im Bereich des Os parietale exstirpiert worden. Die Histologie ergab eine intensive retikulohistiocytäre Proliferation mit Riesenzellen im Sinne des Morbus Abt-Letterer-Siwe. 4 Monate später fanden sich bei der Sektion zahlreiche Herde in der Schädelkalotte, im Felsenbein und in anderen Organen. Ein Teil dieser Herde, vor allem in der Leber, wies die Morphologie des Granulomstadiums auf mit beginnender Lipideinlagerung, ein anderer (Lymphknoten) typische Manifestationen des Morbus Hand-Schüller-Christian mit massiver Lipideinlagerung in gewucherte Retikulumzellen und Schaumzellen.

Literatur zu den Retikulosen mit Beteiligung des Schläfenbeins findet sich bei GRAF (1965) sowie bei TOS (1966), der bei 500 Fällen aus der Weltliteratur in 61% eine Beteiligung des Ohres bzw. des Schläfenbeins notierte.

Gelegentlich sieht man bei der *Wegenerschen Granulomatose* neben Lungen- und Nierenmanifestationen auch Mittelohrveränderungen. Es liegt dann klinisch das Bild einer schweren, therapieresistenten Otitis media vor. Die nekrotisch zerfallenden granulomatösen Herde können sich im gesamten Zellsystem der Mittelohrräume ausbreiten, und häufig kommt es zum Übergreifen auf den N. facialis (DUDLEY u. GOODMAN, 1969).

Bei den Speicherkrankheiten wäre noch die *Niemann-Picksche Krankheit* mit Ohrlokalisation unter dem Bild einer Mittelohreiterung zu erwähnen. So konnte beispielsweise LOEBELL (1938) zahlreiche Speicherzellen in den Markräumen des perilabyrinthären Knochens sowie in den Gehörknöchelchen nachweisen. *Plasmocytome* (solitäre oder multiple Myelome) wurden auch vereinzelt im Schläfenbein gefunden (GROS, 1945 u. a.).

### 2.8.2. Bösartige Tumoren

### 2.8.2.1. Karzinome

Das *Karzinom des Mittelohres* ist selten und von ungünstiger Prognose. Darauf wurde bereits im Abschnitt „Äußeres Ohr" hingewiesen. Etwa 7% der Ohrkarzinome entfallen nach LEROUX-ROBERT u. ENNUYER (1957) auf Mittelohrkarzinome. Ihr mittleres Manifestationsalter liegt zwischen 40 und 70 Jahren. Männer und Frauen werden gleichermaßen befallen. Histologisch liegt fast immer ein Plattenepithelkarzinom (Abb. 97) vor (92% nach BERLENDIS, 1955). Trotz ihres hohen Differenzierungsgrades, meist mit Verhornung, verhalten diese Tumoren sich außerordentlich aggressiv und hochgradig maligne mit enormer Wachstumstendenz in den angrenzenden Knochen (Abb. 98). Der Facialis wird relativ schnell befallen, das Labyrinth jedoch oft zunächst verschont. Klinisch gesehen ist die Facialislähmung allerdings schon ein Spätsymptom. Weitere Ausbreitung erfolgt in Richtung zur Dura oder zur Carotis interna hin, welche temporäre Barrieren darstellen, weniger oft geht ein Durchbruch nach außen. Lymphknotenmetastasen sind trotz des hohen Malignitätsgrades zunächst nur selten

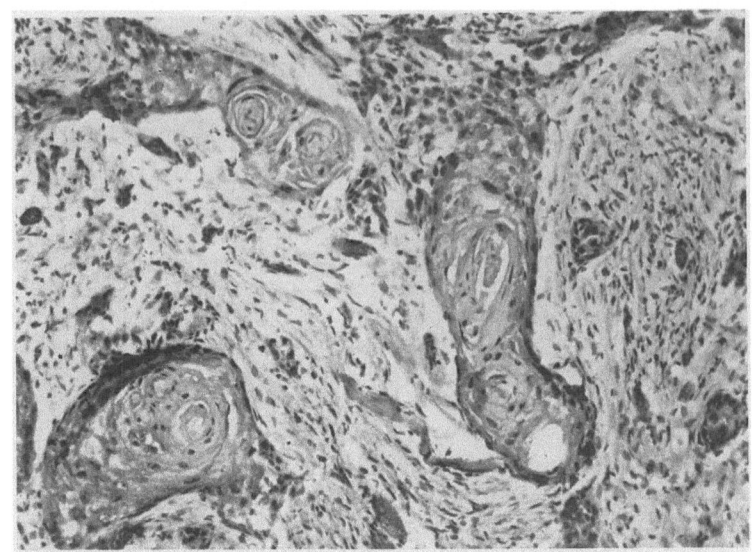

Abb. 97. Verhornendes Plattenepithelkarzinom des Mittelohres. H.-E. Vergr. 125fach

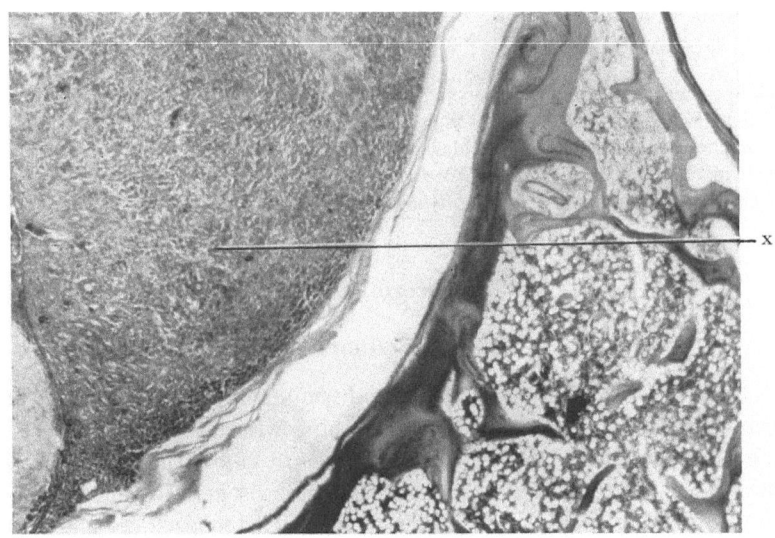

Abb. 98. Mittelohrkarzinom (*x*) mit Einwachsen in den Warzenfortsatz. H.-E. Vergr. 12fach

vorhanden, in späteren Stadien zu 20–40%. Die örtliche Ausbreitung ist für die meist ungünstige Prognose entscheidender als das Vorhandensein von Lymphknotenmetastasen.

Da normalerweise in den Mittelohrräumen kein Plattenepithel vorkommt, wurde ursächlich schon frühzeitig an chronische Mittelohreiterungen gedacht, welche über eine Plattenepithelmetaplasie den Ausgangspunkt von Mittelohr-karzinomen bilden sollten (SCHLITTLER, 1919; MARX, 1926). Chronische Ohr-eiterungen gehen in der Tat vielen Mittelohrkarzinomen anamnestisch voraus (in etwa 90% nach BERLENDIS, 1955). In einigen Fällen hatte sich ein Karzinom bei einem Cholesteatom entwickelt (MARX, 1947), ausnahmsweise auch in sezernieren-den Ohrradikaloperationshöhlen (FENDEL, 1961 b). Es sind jedoch gesicherte Fälle ohne vorausgehende Mittelohreiterung bekannt geworden (BERENDES, 1938; MEANS u. GERSTEN, 1953).

*Adenokarzinome* müssen im Mittelohr als große Rarität gelten (FURSTENBERG, 1924; GRABSCHEID, 1949; JAFFEE u. PAGE, 1961). Bei manchen der beschriebenen Tumoren handelte es sich um Metastasen, bei anderen wäre auch ein Einwachsen vom Gehörgang oder von der Parotis her möglich gewesen. Jedoch dürften einige primäre Adenokarzinome des Mittelohres existieren, die etwa vom Tubenostium ihren Ausgang nahmen (DECHER u. HAFERKAMP, 1967).

Das *adenoid-cystische Karzinom* (Zylindrom) ist offenbar primär noch seltener im Mittelohr (UCHYTIL, 1956), es bricht aber des öfteren sekundär von der Parotis her ins Mittelohr ein (Abb. 99). Zylindrome wachsen langsam und metastasieren spät, sie sind jedoch wegen ihrer Wachstumstendenz in Gewebsspalten chirurgisch schwer auszurotten und neigen daher zu Rezidiven.

*Maligne Melanome*, welche primär im Mittelohr auftreten, sind gleichfalls Raritäten (CORDES u. MASING, 1953; ROSSI, 1957 u. a.). Meist dürfte ein sekun-däres Einwachsen ins Mittelohr von außen vorliegen, es kann sich aber auch um ein Übergreifen von Melanomen der Pia mater des Kleinhirns auf die Otobasis handeln. Maligne Melanome dieser Lokalisation haben alle eine sehr schlechte Prognose.

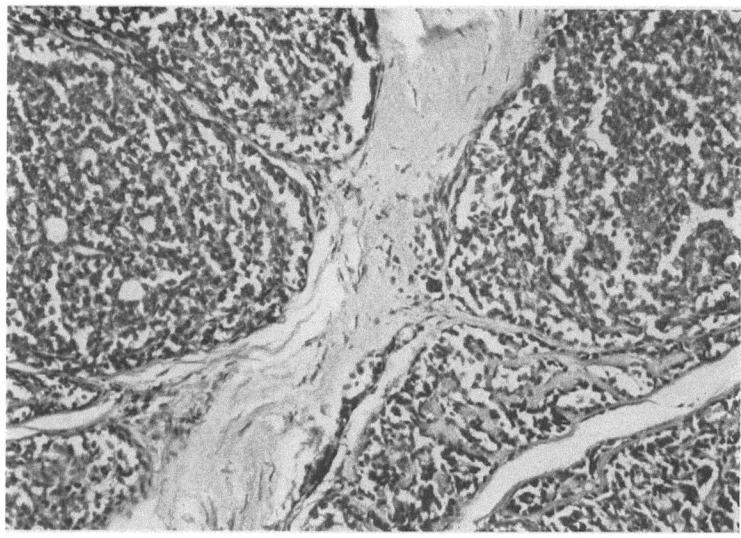

Abb. 99. Zylindrom mit Einwachsen ins Mittelohr: Histologischer Ausschnitt. H.-E. Vergr. 80fach

## 2.8.2.2. Sarkome

*Sarkome* sind im Mittelohr ebenfalls selten, wenn auch offenbar insgesamt nicht so selten wie die primären Mittelohrkarzinome. Reizmomente im Sinne einer chronischen Mittelohreiterung spielen bei ihrer Entstehung keine Rolle. Sie kommen auch schon im jugendlichen Alter vor (53% im 1. Lebensjahrzehnt nach LOMBARDO, 1957).

Histologisch findet man hauptsächlich *Rundzellsarkome* (etwa 30% nach LOMBARDO, 1957), ferner *Spindelzellsarkome* (7%) bzw. *Fibrosarkome*. Auch *Rhabdomyosarkome* sind im Mittelohr nicht ganz so selten (HOLMAN, 1956; HAGLUND u. Mitarb., 1970; JAFFÉ u. Mitarb., 1971; NAUFAL, 1973 u. a.). Sie manifestieren sich meist in den ersten 6 Lebensjahren durch Ohrsekretion und Facialislähmung und führen in der Regel innerhalb eines Jahres zum Tode, zumal der Tumor zu frühzeitiger Metastasierung auf dem Blutwege neigt. Am Mittelohr kommt häufiger die embryonale Form vor (selten in ihrer botryoiden Variante), oft auch die pleomorphe Form mit Überwiegen von Spindelzellen, seltener die alveoläre Form.

*Osteosarkome* gehören am Schläfenbein zu den Raritäten (KLEINSASSER, 1960), auch *Retikulosarkome* sind hier offenbar sehr selten (CAVAZZANI, 1955), ebenso wie ihre Variante die *Ewing-Sarkome* (MAAK, 1949). Retikulosarkome beteiligen häufig die regionalen Lymphknoten im Sinne der Metastasierung oder auch des systematisierten Befalls (Retikulumzellsarkomatose), Ewing-Sarkome metastasieren frühzeitig auf dem Blutwege bzw. zeigen weiteren Knochenmarksbefall in entfernten Knochen.

Andere Sarkomarten sind am Schläfenbein in Einzelfällen bekannt geworden, etwa *Myxosarkome* (ROSSATTI, 1957 u. a.), deren schwierige Abgrenzung von Myxomen schon erwähnt wurde, oder auch *Chondromyxosarkome* (NAUFAL, 1973, Literatur!). Bei früheren Berichten über *Hämangiosarkome* bzw. *Hämangioendotheliome* könnten Verwechslungen mit Glomustumoren vorliegen. Von GRISANTI (1959) wurde ein Fall eines *Lymphangioendothelioms* des Mittelohres mit Zerstörung der Schädelbasis um das Foramen jugulare und Collet-Sicard-Syndrom (Lähmung der Nn. IX, X, XI und XII) mitgeteilt.

# 3. Innenohr

## 3.1. Vorbemerkungen zu Struktur und Funktion

Man versteht unter „Innerem Ohr" die in die knöcherne Labyrinthkapsel eingebetteten Weichteile der Schnecke (Pars cochlearis) und des Vorhof-Bogengangsystems (Pars vestibularis). Im weiteren Sinne wird auch der innere Gehörgang mit seinem Inhalt zum Innenohr gerechnet. Das Innenohr dient einerseits dem Hören durch Umwandlung mechanischer Energie (Schwingungen der Peri- und Endolymphe) in elektrische Energie (Aktionspotentiale des Hörnerven), andererseits steht es im Dienste der Aufrechterhaltung des Körpergleichgewichts durch Übermittlung elektrischer Impulse vom peripheren Gleichgewichtsorgan über spinale motorische Bahnen zur Skelettmuskulatur (Reflexorgan), der Blickregelung über Verbindung zu optischen Kerngebieten und der Orientierung im Raum durch Vermittlung des subjektiven Empfindens der Lage und der beschleunigten Bewegung (Sinnesorgan). Die Vielfalt dieser Funktionen kann natürlich in diesem Rahmen auch nicht annähernd im Detail geschildert werden. Wir müssen sie als weitgehend bekannt voraussetzen oder auf die neueren anatomischen und physiologischen Publikationen zu diesem Thema verweisen. Die Anatomie des Innenohres wird noch kompliziert durch den Verlauf des N. facialis zwischen dem cochleären und vestibulären Labyrinthanteil. Unter funktionellem Gesichtspunkt hat die Entdeckung eines auch morphologisch nachweisbaren efferenten nervalen Hemmsystems eine weitere Komplikation bedeutet.

Eine Schlüsselstellung in der Funktion des Innenohres nehmen die cochleären und vestibulären Sinneszellen ein, da hier die entscheidende Umwandlung der Information (Codierung) erfolgt. Die Sinneszellen sind dazu durch ihren Bau als Mechanorezeptoren besonderer Art, ihre cuticuläre Differenzierung in Zilien, ihre zelluläre Polarisation und ihre stoffwechselmäßige Ausstattung mit vielfältigen Enzymen hervorragend eingerichtet. Morphologische Einzelheiten sind bei Schätzle (1971), physiologische bei Flock (1971) zu finden. Die Tätigkeit der Sinneszellen wird durch mannigfaltige Hilfseinrichtungen unterstützt. So übernehmen die Stützzellen des Hör- und Gleichgewichtsorgans außer einer Stützfunktion auch nutritive Aufgaben, teilweise sogar sekretorische Funktionen. Das komplexe Gebilde der Stria vascularis spielt eine Rolle im Flüssigkeitstransport zwischen Peri- und Endolymphkompartment im engen Zusammenhang mit einer Ionenpumpfunktion, welche den ungewöhnlich hohen Kaliumgehalt der Endolymphe aufrecht erhält. Im Gegensatz zu sonstigen extrazellulären Flüssigkeiten ist die Endolymphe reich an Kalium und arm an Natrium, unterscheidet sich aber in ihrer Anionenzusammensetzung (hauptsächlich $Cl^-$) praktisch nicht von diesen.

Das wesentlich von der Stria vascularis erzeugte Gleichstrompotential (endolymphatisches Potential) ist höchstwahrscheinlich für die Funktion der cochleären Haarzellen von größter Bedeutung. Es ist kein Ruhepotential im üblichen Sinne, sondern ein sekretomotorisches Potential, da durch aktive Sekretion ständig K$^+$-Ionen in den Ductus cochlearis hinein und Na$^+$-Ionen hinausgepumpt werden (VOSTEEN, 1961). Dies geschieht wahrscheinlich durch Vermittlung der Na-K-aktivierten ATP'ase. Membrangebundene und mitochondriale Adenosintriphosphatase wurde von NAKAI u. HILDING (1966, 1967) in Stria vascularis, Reißner-Membran und Haarzellen elektronenmikroskopisch nachgewiesen. KUIJPERS (1969) fand biochemisch eine hohe Konzentration Na-K-aktivierter ATP'ase in der Stria vascularis, eine viel geringere in der Reißner-Membran und dem Cortiorgan. Bei Hemmung des Enzyms durch Ouabain (Perfusion der Scala vestibuli) fiel das endolymphatische Potential stark ab.

Gleichzeitig verringerte sich auch das cochleäre Mikrophonpotential (cochlear microphonics, Reizfolgestrom). Es handelt sich hier um einen Wechselstrom, der nach Beschallung auftritt und der wahrscheinlich an der haartragenden Oberfläche der Sinneszellen bei Verbiegung der Haare entsteht. Die Microphonics werden als Indikator für die Haarzellfunktion benutzt. Die treibende Kraft für diese Microphonics ist wohl die Differenz zwischen dem positiven endolymphatischen Potential und dem negativen Membranpotential der Haarzellen (DC-voltage). Die Microphonics können also sowohl durch Zusammenbruch des endolymphatischen Potentials (z. B. bei Funktionsstörungen der Stria vascularis) als auch durch Wegfall des Membranpotentials der Haarzellen (bei Schädigung der Haarzellen selbst) verschwinden. Der erste Mechanismus hat u. E. beim Hörsturz (s. dort) besondere Bedeutung.

Ähnliche Ergebnisse mit Abfall des endolymphatischen Potentials und der Microphonics hatte auch PRAZMA (1969) bei Strophantinperfusion der Scala vestibuli. Die Herzglykoside hemmen die Phosphorylierung der ATP'ase (ausgehend von ATP) und die Na$^+$-Aufnahme sowie die Dephosphorylierung und die K$^+$-Aufnahme. Das endolymphatische Potential ist wie die Microphonics sehr sauerstoffempfindlich und bricht bei Asphyxie zusammen. Vergiftung mit 2,4-Dinitrophenol, welches die oxydative Phosphorylierung entkoppelt und damit die Bereitstellung von ATP unterbricht, führt sogar nach PRAZMA (1969) zu negativen Werten des endolymphatischen Potentials, welche z. T. Diffusionspotentiale zwischen Ductus cochlearis und seiner Umgebung repräsentieren.

Nach KUIJPERS u. BONTING (1970) ist das endolymphatische Potential ein zusammengesetztes Potential. Es resultiert aus einer positiven Komponente von etwa 140 mV sowie aus einer negativen von − 40 mV. Die erste stellt ein Sekretionspotential durch die Aktivität der Na-K-ATP'ase der Stria vascularis dar, die zweite ein Kaliumdiffusionspotential durch die selektive Permeabilität der Membranen des Ductus cochlearis für K$^+$-Ionen.

Ähnliche Ionentransportvorgänge wie in der Stria vascularis kommen auch an anderen Stellen des Ductus cochlearis vor, speziell in der Reissner-Membran. Die hohe Stoffwechselrate der Stria vascularis (mit hohem O$_2$-Verbrauch) dürfte weitgehend im Dienste dieses Ionenaustauschs stehen. Eine hohe Oxydationsrate ist auch der Reissner-Membran zugeschrieben worden, erscheint aber in Anbetracht der Gefäßlosigkeit dieser Membran nicht sehr wahrscheinlich. Der Anteil der Reissner-Membran am Ionenaustausch und an der Bildung des endolymphatischen Potentials dürfte zwar meßbar, insgesamt aber eher bescheiden sein. Es sei daran erinnert, daß Stria vascularis und Reissner-Membran phylogenetisch gleichen Ursprungs sind. Bei Vögeln repräsentiert das Tegmentum vasculosum noch die gefäßhaltige Trennwand zwischen Peri- und Endolymphraum, während es bei Säugern zu einer morphologischen Aufteilung in Stria vascularis und Reissner-Membran mit funktioneller Spezialisierung gekommen ist.

Der hohe Kaliumgehalt der Endolymphe dürfte u. a. für die Aufrechterhaltung des Gelzustandes cupulärer Strukturen (Cupula ampullaris, Otolithenmembran, Membrana tectoria) wichtig sein, ebenso wie für die elektrostatische Aufladung der Haare der Sinneszellen, welche — zumindest in der Cochlea — das Zusammenklumpen der Zilien verhindert. Kalium wirkt wegen seines größeren Ionendurchmessers, der damit geringeren Ladungsdichte an der Oberfläche und der somit auch geringeren Hydrathülle wesentlich stärker entquellend als Natrium. Es kann die Cupulaproteine daher stärker entladen. Hoher K-Gehalt macht außerdem erregbare anodisch polarisierte Zellen empfindlicher gegen mechanische Deformation (TASAKI, 1961).

Die Basis der Haarzellen befindet sich demgegenüber in einem Milieu (Cortilymphe in Verbindung mit der Perilymphe), dessen Zusammensetzung extrazellulären Flüssigkeiten gleicht und das infolgedessen das Funktionieren der hier verlaufenden Nervenfasern erst ermöglicht. Die Perilymphe wird heute überwiegend als Blutultrafiltrat betrachtet, allerdings modifiziert durch geringen Zufluß von Liquor cerebrospinalis (über perineurale Spalten und über den Aquaeductus cochleae). Sie ist das Vehikel für die Ernährung der Haarzellen, welche von „unten" d. h. von der Cortilymphe her erfolgt, höchstwahrscheinlich auch für die Sauerstoffzufuhr durch Diffusion von den Tunnelgefäßen und den Limbusgefäßen und für die Abfuhr von Schlackenprodukten des Stoffwechsels, möglicherweise auch von verbrauchten Neurotransmittersubstanzen.

Die Endolymphe wird nach heute überwiegender Meinung von den Gefäßen der Stria vascularis gebildet, allerdings hat die Stria auch resorptive Eigenschaften, und andere Wandbestandteile des Ductus cochlearis tragen — wohl in unterschiedlichem Maße — zur Endolymphbildung bei. Einige Endolymphbestandteile können im Sulcus spiralis externus resorbiert werden (radiäre Endolymphströmung), andere (vorwiegend großmolekulare) im Saccus endolymphaticus (longitudinale Endolymphströmung), in dem auch eine lebhafte Phagocytose durch Makrophagen stattfindet.

Die Endolymphe hat neben ihrer hydrodynamischen Überträgerfunktion für Schallwellen sicher auch gewisse nutritive Eigenschaften. Hierauf deuten Mikrovilli als Indikatoren resorptiver Vorgänge an der endolymphatischen Oberfläche von Stützzellen hin. Eine direkte Ernährung von Haarzellen über ihre endolymphatische Oberfläche ist wohl wegen der cuticulären Differenzierung mit Abdichtung des oberen Zellpols durch die Reticularmembran nicht möglich. Auch dürfte der Beitrag der Endolymphe zur Sauerstoffversorgung der Haarzellen wegen der relativ weiten Distanz zur Stria vascularis und des hohen Eigenverbrauchs dieser Struktur bescheiden sein.

Die Endolymphe dient schließlich als Transportmittel für Zelldetritus, welcher durch die longitudinale Endolymphströmung zum Saccus endolymphaticus abtransportiert wird. Unter pathologischen Bedingungen z. B. bei vasculären Störungen oder nach Streptomyzineinwirkung lassen sich elektronenmikroskopisch an der Oberfläche der Sinneszellen polypenähnliche Evaginationen oder gar die Ausstoßung ganzer Haarzellen in den Endolymphraum beobachten (SPOENDLIN, 1970).

Aus experimentellen Untersuchungen wissen wir, daß sich in den Ductus cochlearis injizierte großmolekulare Stoffe wie Meerrettichperoxydase nach einigen Tagen im Saccus endolymphaticus wiederfinden, wo sie von Makrophagen zunächst phagocytiert und dann vom Saccusepithel aufgenommen werden (ISHII u. Mitarb., 1966). Der Saccus endolymphaticus, welcher sich bei Autoradiographien durch einen lebhaften Eiweißstoffwechsel auszeichnet (HAUBRICH u. KOBURG, 1966), erscheint auch durch reichliche Enzymausstattung seiner Wandepithelien und seiner freien Zellen (SCHÄTZLE u. HAUBRICH, 1966) zu phagocytärer und resorptiver Tätigkeit bestens geeignet.

Die Haarzellen sind als Nervenzellen besonders empfindlich gegenüber Stoffwechselstörungen, zumal sie bei funktionellen Belastungen zusätzlichen Beanspruchungen ausgesetzt sind. Kurzfristigen Sauerstoffmangel können sie zwar durch Ausstattung mit anaerob tätigen Enzymen (VOSTEEN, 1961) tolerieren, bei längerfristigem Sauerstoffmangel oder schwerwiegender Zellschädigung ähnlicher Art kommt es jedoch zu definitiven Haarzellverlusten. Kleinere Schädigungen werden offenbar durch zelleigene Mechanismen repariert (z. B. Abräumung zerfallender Mitochondrien durch lysosomalen Abbau).

Die phylogenetisch älteren vestibulären Endorgane scheinen — von Ausnahmen abgesehen — resistenter als das Cortiorgan zu sein. Sicher sind aber auch die Schädigungsmöglichkeiten des Cortiorgans zahlreicher als die des Vestibularorgans, und Defekte als Endzustände machen sich zudem im cochleären Bereich subjektiv stärker bemerkbar.

Neben Schädigungen der Haarzellen kommen Veränderungen an den Ganglienzellen des Modiolus bzw. des Ganglion Scarpae sowie Veränderungen an den Nervenfasern vor, während isolierte Schädigungen anderer labyrinthärer Strukturen nur als Ausnahmen bekannt sind (z. B. kongenitale Defekte der Stria vascularis). Von umfassenden Störungen (schwere Traumen, Entzündungen) können natürlich mehr oder weniger alle Strukturen betroffen sein.

## 3.2. Mißbildungen incl. Taubstummheit

In diesem Kapitel sollen verschiedene Störungen zusammengefaßt werden, bei denen es sich teilweise um erbliche, teilweise aber auch um erworbene Zustände handelt. Ihnen gemeinsam ist eine erhebliche Schwerhörigkeit oder Taubheit, die seit Geburt besteht oder sich in der frühen Kindheit einstellt. Nur ausnahmsweise entwickelt sie sich erst im späteren Leben. Bei angeborener Taubheit oder sehr hochgradiger Schwerhörigkeit wie auch bei frühkindlicher Ertaubung kann der Spracherwerb nicht über das Hörvermögen erfolgen. Diese Kinder bleiben stumm, obwohl der Sprechapparat intakt ist. Man spricht dann von *Taubstummheit*, besser heute von *Gehörlosigkeit* (bzw. bei Hörresten von Resthörigkeit), da Sprachlaute und artikulierte Sprache durch Taubstummenunterricht — bei verwertbaren Hörresten besser noch unter Verwendung von Hörgeräten durch Schwerhörigenunterricht — erlernt werden können. Falls die Ertaubung nach dem Spracherwerb erfolgt, geht die Sprache nur wieder verloren, wenn die Sprachlaute, Worte und Begriffe nicht genügend durch das Wortbild (Lesen und Schreiben) gefestigt sind.

Durch Verlust der akustischen Kontrolle kann der Sprachklang aber erheblich verändert werden.

Wir möchten untergliedern in 1. Mißbildungstypen des Labyrinths, 2. Erbliche Taubheit und Schwerhörigkeit, 3. Embryopathien und Fötopathien, 4. Perinatale Schädigungen, wobei sich Überschneidungen nicht vermeiden lassen.

### 3.2.1. Mißbildungstypen des Labyrinths

Die Mißbildungen des Innenohres sind häufig erblich bedingt, sie kommen aber auch bei exogenen Einwirkungen (z. B. Thalidomidembryopathien oder Rötelnembryopathien) vor. Bei grober Schätzung ist etwa die Hälfte genetisch fixiert, die andere Hälfte wird von sonstigen pränatalen Einwirkungen verursacht. Die im Folgenden beschriebenen Mißbildungstypen sind also in erster Linie morphologische Typen, die nichts über eine evtl. Erblichkeit aussagen.

Der stärkste Grad einer Entwicklungsstörung des Labyrinths ist die völlige *Aplasie* (Michel-Typ, 1863). Sie ist sehr selten und meist mit hochgradigen Schädelmißbildungen verbunden. In einigen Fällen fehlt die Pars petrosa des Schläfenbeins ganz, in anderen ist lediglich der Labyrinthblock nicht angelegt, oder es finden sich unbedeutende Hohlräume, welche keine Ähnlichkeit mit Labyrinthstrukturen haben. Äußeres Ohr und Mittelohr können weitgehend normal sein, wie in dem

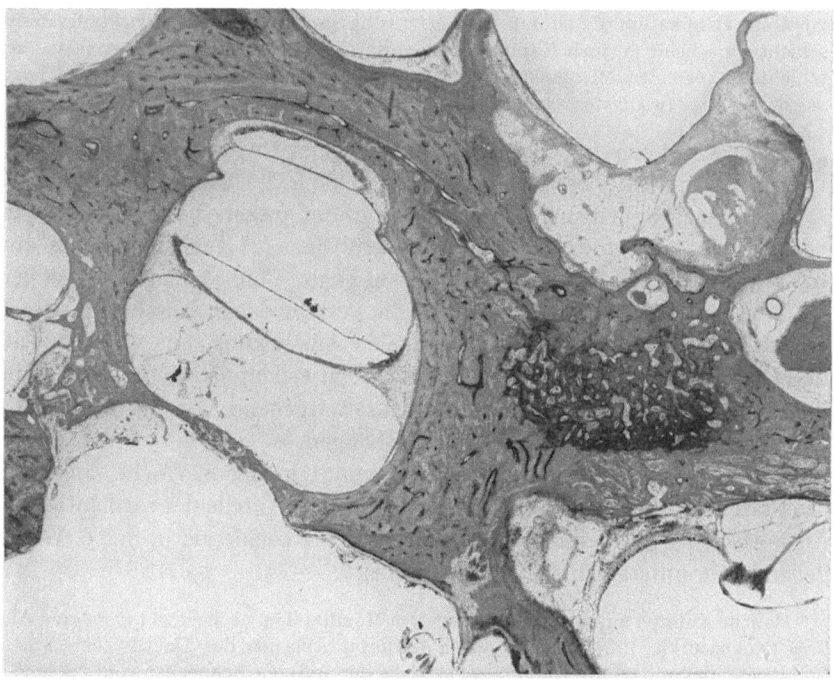

Abb. 100. Labyrinthmißbildung vom Mondini-Typ. H.-E. Vergr. 20fach. (Präparat: Prof. Dr. G. Kelemen, Los Angeles)

von MICHEL (1863) beschriebenen Fall, wo nur Stapes und Stapediussehne fehlten.
Es wurden andererseits auch Kombinationen mit Mißbildungen des äußeren und
des mittleren Ohres beschrieben (KRAMPITZ, 1912; ALEXANDER u. BENESI, 1921
u. a.).

Etwas häufiger ist die *unvollständige Entwicklung des knöchernen und des
membranösen Labyrinths* (Abb. 100) mit hochgradiger Mißbildung des Modiolus
und der Skalensepten (Mondini-Typ, 1791). Die Schnecke erscheint mindestens
stark abgeflacht, oft ist nur die Basalwindung angelegt, und eine ähnliche Entwicklungshemmung liegt auch im Bereich des vestibulären Labyrinths vor. Nach
ALTMANN (1950) kann in weniger ausgeprägten Fällen auch das knöcherne Septum
zwischen einer Basal- und einer Mittelwindung erhalten sein. Cortiorgan, Stria
vascularis und Ganglion spirale zeigen verschiedene Grade der Hypoplasie oder
Atrophie. Ductus und Saccus endolymphaticus sind oft stark erweitert (GUSSEN,
1968), die Bogengänge gewöhnlich normal weit oder ebenfalls erweitert.

Diese Störung erfolgt in der 6.–10. embryonalen Woche. Die Entwicklung der Schnecke
beginnt in der 6. Woche, die Spiralisierung dauert bis zur 10. oder 11. Woche. Beim 7 Wochen
alten Embryo (18–20 mm) hat der Ductus cochlearis 1 Windung, mit 10 Wochen (40–50 mm)
bereits $2^{1}/_{2}$. Jetzt beträgt die Länge der Schneckenachse 3 mm. Die Schnecke wächst dann
etwa bis zur Mitte der Fötalzeit weiter, es erfolgt aber in dieser Zeit keine Spiralisierung mehr.
Sie erreicht 6–7 mm Länge. Die Verknöcherung der knorplig präformierten Labyrinthkapsel
geht parallel dazu von 14 Ossifikationszentren aus, deren erstes mit $16^{1}/_{2}$ Wochen (126 mm)
und deren letztes mit 21 Wochen (183 mm) auftritt. Beim 22 Wochen alten Fötus ist die
Verknöcherung des knorpligen Labyrinthmodells praktisch beendet.

Neben dieser enchondralen Ossifikation läuft noch eine endostale und periostale bindegewebige Ossifikation ab, so daß die Labyrinthkapsel in diesem Entwicklungsstadium drei-
schichtig erscheint (s. auch Kapitel Otosklerose). Die noch bei der Geburt vorhandene Drei-
schichtung verschwindet oft vom 3. Lebensjahr ab. Nicht selten bleibt sie aber noch im Erwachsenenalter (wenigstens angedeutet) nachweisbar.

Die Gestalt der knöchernen Labyrinthkapsel wird von der Ausbildung des
häutigen Labyrinths bestimmt. Die Entstehung des häutigen Labyrinths erfolgt
schon in einem sehr frühen Embryonalstadium ausgehend von der ektodermalen
Ohrplakode, welche zunächst zum Ohrgrübchen (21 Tage) und dann zum Ohr-
bläschen (Labyrinthbläschen) wird (29–30 Tage). Vom 31. Tag ab entstehen durch
Unterteilung des Labyrinthbläschens die verschiedenen Abschnitte des häutigen
Labyrinths, beginnend mit einer dorsalen Aussackung, aus welcher sich später
der Ductus und Saccus endolymphaticus entwickelt. Nach PARTSCH (1966) soll
die Ausbildung des häutigen Labyrinths weitgehend von der Entwicklung des
Ductus und Saccus endolymphaticus abhängen.

Die Entwicklung der Bogengänge beginnt in der 5. Woche, ausgehend von
zwei taschenförmigen Ausstülpungen des oberen Anteils des segmentierten Labyrinthbläschens (Pars superior), die des Ductus cochlearis in der 6. Woche, ausgehend vom unteren Anteil (Pars inferior).

Manche Autoren unterscheiden neben dem Mondini-Typ noch einen besonderen Alexander-
Typ (ALEXANDER, 1904). Sie verstehen darunter Aplasien des Ductus cochlearis und des
Spiralganglions mit Schwerpunkt im Bereich der unteren Schneckenwindung und klinisch
entsprechenden Hochtonausfällen. Beim Studium der Originalarbeit finden sich aber keinerlei
Hinweise auf Hochtonverluste. Der Fall entspricht weitgehend den Kriterien des Mondini-
Typs (Fehlen von Skalensepten und Hypoplasie des Modiolusknochens von der Mitte der
Basalwindung nach aufwärts, so daß in den oberen Windungen das Spiralganglion nur von

Bindegewebe umschlossen war). Lediglich die Defekte des Cortiorgans waren in der Basal-windung stärker ausgeprägt, während in anderen Fällen des Mondini-Typs das Cortiorgan häufiger in den stärker mißgebildeten oberen Schneckenabschnitten fehlt. Auch von SIEBEN-MANN (1904), auf den diese Typenbezeichnungen zurückgehen, wird der Fall von ALEXANDER (1904) unter den Typus Mondini eingereiht.

Am häufigsten kommt eine *membranöse cochleo-sacculäre Degeneration* vor (Scheibe-Typ, 1892). Das knöcherne Labyrinth ist voll angelegt, der Knochen des Modiolus und der Skalensepten erscheint allenfalls etwas verdünnt. Die Entwick-lungshemmung beschränkt sich also auf den phylogenetisch jüngeren Teil des häutigen Labyrinths, während Bogengänge und Utriculus normal bleiben. Bei Erweiterung oder Kollaps des Sacculus finden sich hauptsächlich Schneckenver-änderungen wie Verdickungen des Striaepithels, wechselnd mit Striaatrophien sowie ein rudimentär angelegtes Cortiorgan mit deformierten Stützzellen und spärlichen Haarzellen (MARX, 1926; ALEXANDER, 1927 u. a.).

Da die histologische Untersuchung anläßlich der Sektion sozusagen nur eine Momentaufnahme zum Zeitpunkt des Todes bietet, läßt sich nur in wenigen Fällen beim Scheibe-Typ entscheiden, ob ihm eine Mißbildung zu Grunde liegt, d. h. eine bereits bei der Geburt bestehende Fehlbildung der Schneckenweichteile oder ob es sich um ein primär normal angelegtes Organ mit sekundärer, im Erbgut verankerter Degenerationsneigung (Heredodegeneration) handelt.

Der Ablauf von degenerativen Veränderungen kann histologisch praktisch nur bei Tieren verfolgt werden. Eine dem Scheibe-Typ ähnelnde hereditäre Mißbildungsform findet sich bei Stämmen tauber weißer Katzen, weißer Nerze, einiger Mäusemutanten sowie kongenital tauber Hunde. Ein anderer, auf die Scala media beschränkter Degenerationstyp tritt vornehm-lich bei Nagern auf, etwa bei Shaker-1-Mäusen oder bei Tanzmeerschweinchen (Übersicht bei ERNSTSON, 1971). Bei Tanzmäusen steht die fehlende efferente Innervation im Vordergrund der Degeneration des Cortiorgans (KIKUCHI u. HILDING, 1965) bei Tanzmeerschweinchen die Verklumpung von Sinneshaaren, ihr progressiver Verlust und die Eruption der Cuticula durch Instabilität ihrer Plasmamembranen (ERNSTSON, 1971). Mit hoher Wahrscheinlichkeit liegen diesen fortschreitenden, bei der Geburt noch nicht vorhandenen Degenerationserscheinungen biochemische Veränderungen zu Grunde, die aber heute noch gänzlich unbekannt sind (Enzym-defekte ?).

Neben diesen Standardtypen finden sich noch *unregelmäßige Mißbildungs-formen*, welche häufig erst bei gezielter Suche mit tomographischer Untersuchung des Felsenbeins auffallen. Schwere Mißbildungen der Bogengänge sind selten. Manchmal fehlen 1 oder 2 Bogengänge ganz oder sind nur rudimentär angelegt. Zuweilen bleibt die taschenförmige gemeinsame Anlage der vertikalen Bogengänge erhalten (ALTMANN, 1965). Der laterale Bogengang bildet sich unabhängig von den vertikalen aus einer lateralen Ausbuchtung des Utriculus. Er kann kolbig aufge-trieben sein oder im Gegenteil nur als Tasche des Vestibulums wirken.

Im Einzelfalle läßt sich bei allen diesen Mißbildungen oft keine sichere Ursache ermitteln. Insbesondere ist manchmal kaum zu entscheiden, inwieweit erbliche Momente oder exogene Faktoren eine Rolle spielen. Virusinfektionen während der Frühschwangerschaft oder chemische Noxen (z. B. Thalidomid) können je nach Einwirkungszeit zu schweren Entwicklungsstörungen des knöchernen Labyrinths oder nur zu Veränderungen der Labyrinthweichteile führen. Auch bei den gene-tisch bedingten Störungen kann es sich um Mißbildungen des knöchernen Laby-rinths und seiner Weichteile wie beim Michel- und Mondini-Typ oder nur um Mißbildungen von Labyrinthweichteilen wie beim Scheibe-Typ handeln. Im letzten Falle können aber auch Heredodegenerationen vorliegen, wobei das bei der Geburt normal angelegte Organ sekundären degenerativen Veränderungen unterliegt.

### 3.2.2. Erbliche Taubheit und Schwerhörigkeit

Bei erblichen Schwerhörigkeiten unterscheidet man eine rezessive Form (sporadische Taubheit), eine dominante Form (erbliche Innenohrschwerhörigkeit, hereditär-degenerative Innenohrschwerhörigkeit) sowie Syndrome von Schwerhörigkeit verbunden mit anderen Mißbildungen. Die Syndrome können rezessiven oder dominanten Erbgang aufweisen.

Die rezessive Form der erblichen Schwerhörigkeit ist die weitaus häufigste. Man spricht von *sporadischer Taubheit* oder Taubstummheit, da oft keine verwertbaren Hörreste vorliegen und die Kinder somit stumm bleiben. In einigen Fällen sind aber doch „Hörinseln" vorhanden, welche beiderseits etwa symmetrisch gelagert sind (SCHWARZ u. BECKER, 1964). Der dann bestehende Grad der Resthörigkeit verändert sich nicht, die Schwerhörigkeit ist nicht progressiv. Es liegen nur spärliche pathologisch-anatomische Befunde vor, die jedoch auf eine Mißbildung der Schneckenweichteile bei fast immer normalem peripherem Vestibularorgan und normaler knöcherner Schneckenkapsel hindeuten. Das Cortiorgan ist hypoplastisch, die Stria unterentwickelt. Ebenso fehlen Spiralganglienzellen und Nervenfasern. Die Störung betrifft teilweise auch die Cochleariskerne und die zentralen Bahnen (SCHWARZ, 1935; ALBRECHT, 1938, 1940; SCHWARZ u. BECKER, 1964 u. a.).

Die dominante Form wird als *erbliche Innenohrschwerhörigkeit* bezeichnet, da nur eine Innenohrschwerhörigkeit, aber keine Taubheit vorliegt. Die Schwerhörigkeit kann bei einzelnen Familienmitgliedern verschiedenes Ausmaß haben. Wesentliche Hörstörungen dürften zum Zeitpunkt der Geburt noch nicht vorliegen. Eine Schwerhörigkeit macht sich jedoch im Kindesalter oder meist erst später zum Zeitpunkt der Pubertät bemerkbar. Sie nimmt dann allmählich zu und schreitet bis zur an Taubheit grenzenden Schwerhörigkeit fort. Völlige Ertaubung tritt allerdings selten ein. Es handelt sich also um eine progressive Schwerhörigkeit (progressive familiäre Innenohrschwerhörigkeit). Die Progredienz erklärt ALBRECHT (1922) durch fortschreitende Degeneration des mißgebildeten Sinnesorgans (hereditär-degenerative Innenohrschwerhörigkeit). Da der symmetrische Hörverlust in der Regel zunächst die hohen Frequenzen betrifft (nur selten sind die tiefen Töne beteiligt, selten auch die mittleren Frequenzen bevorzugt mit „wannenförmigen" Hörverlusten), äußert er sich im Kindesalter nicht als Schwerhörigkeit. Gelegentlich weisen Sprachstörungen wie Sigmatismus auf solche Hochtonverluste hin, da in diesen Fällen hochfrequente Sprachlaute nicht gehört und infolgedessen auch nicht richtig nachgesprochen werden.

Es gibt nur wenige pathologisch-anatomisch untersuchte Fälle (MAYER, 1921; NAGER, 1925; ALBRECHT, 1933). Mäßige Verbildungen der knöchernen Schnecke mit Abplattung, Fehlen einer Windung sowie Formstörungen des Modiolus im Sinne des Mondini-Typs sprechen für das Vorliegen einer Mißbildung, auf welche sich die fortschreitende Degeneration mit Verbildung der Schneckenweichteile aus bisher noch unbekannten Gründen (Enzymopathie?) aufpfropft. Es kommen auch doppelseitige Ektasien des Endolymphschlauchs wie beim endolymphatischen Hydrops vor (SCHWARZ u. BECKER, 1964). In anderen Fällen progressiver familiärer Schwerhörigkeit war das knöcherne Labyrinth vollkommen normal (PAPARELLA u. Mitarb., 1969). Es fanden sich aber schwere Veränderungen der Weichteile (Verlust des Cortiorgans und von Spiralganglienzellen, deutliche Atrophie der Stria vascularis). In solchen Fällen kann man lediglich degenerative Veränderungen eines bereits fertig entwickelten Organs annehmen.

Von den Mißbildungssyndromen, die mit Schwerhörigkeit oder Taubheit einhergehen können, seien hier die wichtigsten erwähnt. Bezüglich weiterer Einzelheiten muß auf SCHWARZ u. BECKER (1964) oder auf die Zusammenstellung von KONIGSMARK (1971) verwiesen werden, ferner auf die erblichen Taubheitssyndrome bei LEIBER u. OLBRICH (1972).

Beim *Waardenburg-Syndrom* (1951) kann die Taubheit im Vordergrund stehen, da etwa 50% der Patienten schwerhörig oder taub sind. Neben Hörstörungen finden sich eine Hyperplasie der Interokulargegend mit zusammenstehenden Augenbrauen bei flacher Nasenwurzel, Heterochromie der Iris und weißer vorderer Haarsträne (partieller Albinismus). Auch bei praktischer Taubheit sind meist Hörreste zwischen 125 und 1000 Hz vorhanden, in wenigen Fällen einseitige hochgradige Schwerhörigkeit bei normalem Hörvermögen der anderen Seite (PARTSCH, 1962). Der Erbgang ist unregelmäßig dominant. Pathologisch-anatomisch fand FISCH (1959) bei angelegten Schneckenwindungen ein Fehlen des Cortiorgans, spärliche Ganglienzellen und Nervenfasern sowie eine Atrophie der Stria vascularis.

Pigmentanomalien im Sinne des *Albinismus mit Taubheit* finden sich auch bei den Syndromen von TIETZ (1963) sowie MARGOLIS (1962). Die Schwerhörigkeit bei verschiedenen Formen des Albinismus ist meist beidseitig vorhanden und im allgemeinen hochgradig. Es ist noch völlig unbekannt, ob der dem Albinismus zu Grunde liegende Tyrosinasemangel bei ansonsten normaler Melanocytenzahl irgend etwas mit den Hörstörungen zu tun hat.

*Schwerhörigkeit mit Retinitis pigmentosa* liegt beim autosomal-rezessiven Usher-Syndrom (1914) vor, gelegentlich auch assoziiert mit Schwachsinn. Die Schwerhörigkeit ist nicht immer angeboren, sie kann auch später auftreten. Ebenso können pathologische Vestibularisbefunde nachweisbar sein (STENGER, 1956). Es gibt ferner noch andere Syndrome mit Pigmentdegeneration der Netzhaut und Schwerhörigkeit in Verbindung mit vestibulo-cerebellarer Ataxie (in 1/4 der Fälle auch mit Schwachsinn) als autosomal-rezessives Hallgren-Syndrom (1958) oder v. Graefe-Sjögren-Syndrom bekannt, in Verbindung mit Fettsucht und Diabetes mellitus als rezessiv erbliches Alström-Syndrom (ALSTRÖM u. Mitarb., 1959). Die Innenohrschwerhörigkeit beginnt etwa im Alter von 10 Jahren und schreitet nur langsam fort. Auch beim symptomatisch ähnlichen Laurence-Moon-Bardet-Biedl-Syndrom finden sich in knapp 3% Hörstörungen (BURN, 1950) als progressive Innenohrschwerhörigkeit oder Taubheit.

Die Kombination von *Schwerhörigkeit mit einer Nephropathie* (Albuminurie und Hämaturie) findet sich beim Alport-Syndrom (1927). Sein Erbgang ist noch ungeklärt, wahrscheinlich autosomal-dominant mit enger Koppelung des kranken Autosoms an das X-Chromosom. Die Schwerhörigkeit beginnt oft in der Kindheit. Sie kann bei Männern rasch zur Taubheit führen, während Frauen manchmal nur audiometrisch faßbare Hörstörungen aufweisen. Die Hörverluste sind symmetrisch und zeigen sich als flacher oder stärker ausgeprägter U-Typ der audiometrischen Hörkurve, d. h. mit Überwiegen der Hörverluste im mittleren Frequenzbereich (BEICKERT, 1966). WINTER u. Mitarb. (1968) fanden in einem pathologisch-anatomisch untersuchten Fall lediglich eine Reduktion der Spiralganglienzellen im Bereich der Basalwindung, während das Cortiorgan normal war. SCHREINER (1968) berichtete von einem Fall mit Degeneration der Hüllzellen um die Spiralganglienzellen. Er diskutiert einen Untergang dieser Zellen durch Störung des Aminosäurestoffwechsels (insbesondere Hyperprolinämie und Aminoacidurie wie Cystinurie, Prolinurie usw.), welche beim Alport-Syndrom nachgewiesen werden konnte.

Eine *hormonale Störung mit Schwerhörigkeit* liegt dem rezessiv erblichen Pendred-Syndrom (1896) zugrunde, bei welchem angeborene Schwerhörigkeit oder Taubheit mit Kropf assoziiert sind. Eine genetisch bedingte Thyroxin-synthesestörung hemmt den Einbau von Jod in das Schilddrüsenhormon. Das Thyroxindefizit führt zu einer Mehrausschüttung von TSH, und der sich in der Kindheit entwickelnde Kropf entsteht durch diese Überproduktion des thyreo-tropen Hormons. Das Syndrom ist nicht mit Schwachsinn verbunden, so daß die verbleibende Thyroxinsynthese noch ausreichend sein dürfte. Die Patienten erscheinen sogar meist euthyreot, und Hypothyreosen sind selten. Der Mechanismus der Innenohrschädigung bleibt daher unklar. BATSAKIS u. NISHIYAMA (1962) sahen bei einigen Patienten auch vestibuläre Störungen. HVIDBERG-HANSEN u. JØRGENSEN (1968) fanden bei einem 60jährigen Mann mit Pendred-Syndrom eine cochleäre Mißbildung. Nur zwei Windungen waren angelegt. Das Cortiorgan zeigte spärliche Stützzellen ohne Haarzellen. Die Membrana tectoria fehlte. Sie sahen nur wenige Spiralganglienzellen und Nervenfasern. Die Macula sacculi erschien normal.

*Herzstörungen* (Verlängerung der Überleitungszeit) *zusammen mit Schwer-hörigkeit* kommen beim cardio-auditorischen Syndrom nach JERVELL u. LANGE-NIELSEN (1957) meist im Sinne der angeborenen Taubheit vor. FRIEDMANN u. Mitarb. (1966) sahen an zwei Felsenbeinen PAS-positive hyaline Einlagerungen in einer atrophischen Stria vascularis neben einem fast vollständig degenerierten Cortiorgan bei nur mäßigem Verlust an Spiralganglienzellen.

*Kongenitale Hörverluste* sind schließlich auch in Verbindung *mit Defekten des Knochensystems* (Aplasie der Tibia, Hand- und Fußdeformitäten) als erbliche Syndrome beschrieben worden. Die *Dysostosis cranio-facialis* hereditaria Crouzon beteiligt im allgemeinen nur das äußere und mittlere Ohr. Aber auch hier sind als nicht obligates Symptom Innenohrschwerhörigkeiten durch Kompression des Hörnerven beschrieben worden.

Ebenso kommen beim *Klippel-Feil*-Syndrom neben dem obligaten Kurzhals durch Mißbildungen von Halswirbeln fakultativ Gehörgangsatresien und Mittel-ohrmißbildungen sowie Innenohrschwerhörigkeiten oder Taubheiten vor. JALLA-DEAU (1936) fand unter 20 Klippel-Feil-Patienten (18 davon Frauen) etwa 30% Taubstumme. MCLAY u. MARAN (1969) sahen pathologisch-anatomisch neben einer Amboßmißbildung eine Mißbildung der Labyrinthkapsel und der Labyrinth-weichteile (bläschenförmig-cystisch rudimentär angelegte Cochlea ohne Corti-organ, J-förmiges Bogengangsrudiment) bei einer taubstummen Klippel-Feil-

Patientin. Eine weitere Patientin zeigte ebenfalls eine einseitige Taubheit bei hochgradiger Schallempfindungsschwerhörigkeit des anderen Ohres und röntgenologisch sichtbarer Innenohrmißbildung, eine dritte jedoch eine Schalleitungsschwerhörigkeit. Dies wird erklärlich, da auch einmal reine Mittelohrmißbildungen bei normalem Innenohr vorkommen können, während sich bei Taubheit infolge einer Labyrinthmißbildung natürlich zusätzliche Fehlbildungen von Hörknöchelchen klinisch nicht bemerkbar machen.

Zu den Syndromen, welche nicht im eigentlichen Sinne erblich sind, jedoch auf Chromosomenanomalien beruhen, zählen die *Trisomien*. Hier findet sich ein zusätzliches Chromosom in der Gruppe D (Trisomie 13–15), E (Trisomie 18) oder G (Trisomie 21). Bei den Trisomien 13–15 (Pätau-Syndrom mit Lippen-Kiefer-Gaumenspalte und Augenmißbildungen wie Mikrophthalmie) und 18 (Edwards-Syndrom mit Mikrogenie und Thoraxdeformitäten) wurden neben Anomalien der Ohrmuschel, Atresien des äußeren Gehörgangs und Mittelohrmißbildungen auch Labyrinthmißbildungen beschrieben (Kos u. Mitarb., 1966), während Mongoloide (Trisomie 21, Down-Syndrom) zwar manchmal leichte Dysplasien des äußeren Ohres, aber normal angelegte Labyrinthe und im Normalfall gutes Hörvermögen haben. Dies ist unabhängig davon, ob es sich um die häufige nicht erbliche Form des Mongolismus bei freier Trisomie 21 oder um die seltene erbliche Form des Translokationsmongolismus G–D handelt.

Die Veränderungen bei den Trisomien D und E beschränken sich auf die Pars inferior des Labyrinths (unterentwickelter Modiolus mit Fehlen von Spiralganglienzellen, unvollkommene Entwicklung des Cortiorgans und der Stria vascularis, Kollaps der Reissner-Membran und der Sacculuswand sowie Entwicklungshemmung der Macula sacculi). Ohrmißbildungen und Hörstörungen der Trisomien D und E sind allerdings klinisch von untergeordneter Bedeutung, da sie recht selten sind und die Kinder sehr früh sterben. Ihre Kenntnis spielt aber für die genetische Beratung der Eltern eine Rolle. Die Chromosomenanomalie tritt akzidentell bei den Reifungsteilungen von Eizellen oder Spermiocyten auf, und sie ist nicht erblich.

### 3.2.3. Embryopathien und Fötopathien

In Frage kommen hier pränatale Schädigungen des Innenohres durch Viren (z. B. Röteln), Protozoen (z. B. Toxoplasmose), Treponemen (z. B. Syphilis) oder andere Erreger, ferner durch toxische Substanzen (z. B. Thalidomid oder ototoxische Antibiotika) sowie hormonale Fehlregulationen (z. B. Hypothyreose oder Diabetes mellitus der Mutter).

Am bekanntesten sind die Auswirkungen der *Rötelnembryopathie* auf das Innenohr, es kommen aber auch andere Viren (Mumps-, Influenza-, Masern-, Varizellenzoster- oder Cytomegalievirus) zur Erzeugung von Mißbildungen des Labyrinths oder von Schwerhörigkeit in der Frühschwangerschaft in Frage (Literaturübersicht bei Küntzel, 1952).

Histologisch wurde das Innenohr bei Rötelnembryopathien verschiedentlich untersucht (Nager, 1952; Lindsay u. Mitarb., 1953; Kelemen u. Gottlib, 1959; Friedmann u. Wright, 1966; Altmann, 1967; Friedmann u. Mitarb., 1970 u. a.). Die histopathologischen Veränderungen entsprechen oft dem Scheibe-

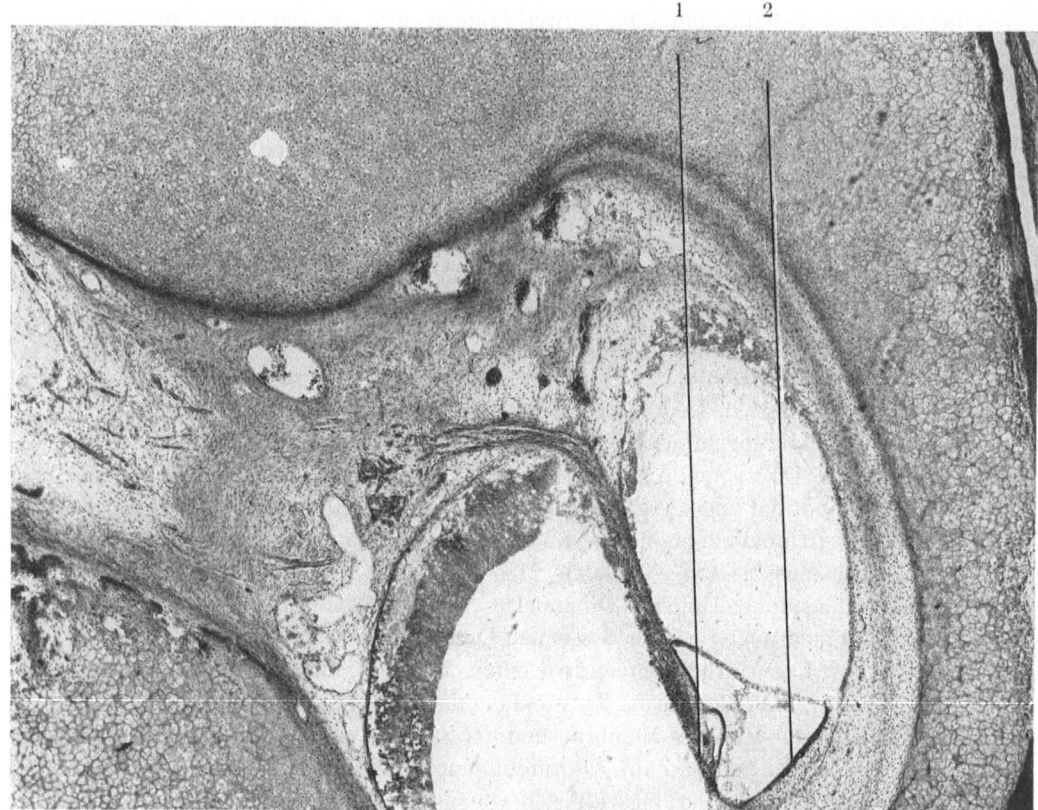

Abb. 101. Labyrinthmißbildung vom Scheibe-Typ bei Röteln-Embryopathie. Mallory. Vergr. 30fach. (Präparat: Prof. Dr. G. KELEMEN.) *1* Degenerativ verändertes Cortiorgan, *2* Atrophie der Stria vascularis

Typ, d. h. die knöcherne Labyrinthkapsel ist normal entwickelt (Abb. 101). Es finden sich Degenerationen des Cortiorgans, welches manchmal in der Basalwindung vollständig fehlt, Verlust von Haarzellen, Atrophien der Stria vascularis zuweilen mit Cystenbildung und Retraktionen der Membrana tectoria. Auch der Sacculus ist gelegentlich kollabiert und weist einen Schwund von Sinneszellen der Macula auf. Manchmal sind die Veränderungen geringgradiger. Sie ähneln dann denen nach einer abgeheilten serösen Labyrinthitis. Veränderungen am Vorhof-Bogengangapparat wie Differenzierungsstörungen einer Crista ampullaris oder Cupulaschwellungen kommen nur ausnahmsweise vor. In der Regel beschränkt sich die Embryopathia rubeolosa auf das Innenohr. Es wurden allerdings auch Fälle mit Beteiligung des äußeren Ohres beobachtet (LEICHER, 1952).

Die Induktion von Entwicklungsstörungen durch das Rötelnvirus erfolgt bekanntlich im ersten Trimester der Schwangerschaft (zwischen der 8. und 9. Woche, spätestens der 14. Woche). Hörstörungen sind aber auch bei Röteln in der Spätschwangerschaft beobachtet worden (BORDERLEY u. Mitarb., 1968).

Offensichtlich können Virusinfektionen nicht nur über den Mechanismus einer Entwicklungsstörung im Rahmen von Embryopathien wirksam werden, sondern auch über intrauterine Infektionen im Rahmen von Fötopathien Schädigungen durch seröse Labyrinthitis setzen.

Die Bedeutung der *Toxoplasmose* für die Entstehung konnataler Hörstörungen ist umstritten. DIETZEL (1957) sah leichte Hörverluste bei vier von zehn Kindern mit konnataler Toxoplasmose, von anderen Autoren wurden auch hochgradige Schwerhörigkeiten mitgeteilt. Nach RISTOW (1966) soll die Toxoplasmose keine wesentliche Bedeutung als Ursache einer angeborenen Schwerhörigkeit haben. KELEMEN (1958) untersuchte einen Fall von Toxoplasmose bei einem Neugeborenen histologisch. Er sah neben einer leichten Entzündung im Mittelohr bei vollentwickeltem Innenohr mit normalen Sinnesendstellen lediglich Kalkablagerungen im Ligamentum spirale, besonders in der Stria vascularis, und einige Blutextravasate. Ähnliche Veränderungen fand er bei einer 7 Monate alten Totgeburt mit starkem Verdacht auf das Vorliegen einer Toxoplasmose.

Der Anteil der *konnatalen Lues* an der postnatalen Entstehung von Schwerhörigkeit oder Taubheit hat sicher erheblich abgenommen, sie gehört jedoch auch heute nicht zu den Raritäten. KERR u. Mitarb. (1973) konnten alleine in den letzten 5 Jahren 25 Fälle beobachten. Die cochleären Veränderungen resultieren aus einer intrauterin beginnenden Labyrinthitis mit Erosion des knöchernen Labyrinths und schwerer Schädigung seiner Weichteile. Die meningo-neurale Form mit Affektion des Hörnerven tritt seltener auf. Mißbildungen liegen dagegen nicht vor, da die Treponemen die plazentare Barriere nicht vor dem 5. Monat überwinden können.

Die otologische Manifestation der konnatalen Lues erfolgt im allgemeinen erst im späten Kindesalter oder im jugendlichen Erwachsenenalter bei Erosion der Labyrinthkapsel mit beidseitigen, oft asymmetrischen Hörverlusten, die jedoch bis zur Ertaubung fortschreiten können. Auch vestibuläre Störungen — manchmal als anfallsartiger Drehschwindel, manchmal in Form eines Hennebertschen Zeichens („Fistelsymptom ohne Fistel" bei intaktem Trommelfell) — kommen vor. Augenveränderungen (Keratitis parenchymatosa) gehen den Hörstörungen oft jahrelang voraus. Bei 115 Patienten mit kongenitaler Lues sah LAIRD (1950) 61mal Augenveränderungen, jedoch nur 8mal beidseitige Schallempfindungsschwerhörigkeiten (7 davon Frauen). Die Ursachen der otologischen Spätmanifestation sind noch ungeklärt. Möglicherweise sind bei Persistenz von Spirochäten immunologische Vorgänge im Spiel.

KARMODY u. SCHUKNECHT (1966) betonen auf Grund histologischer Untersuchungen die Rolle einer chronischen Osteitis der Labyrinthkapsel für die Entstehung einer serösen Labyrinthitis mit sekundärem endolymphatischem Hydrops und progressiver Degeneration der Sinnesendstellen des häutigen Labyrinths. Es finden sich nichteitrige osteomyelitische Veränderungen des Schläfenbeins, welche auf die Labyrinthkapsel übergreifen und hier zur Bildung von miliaren Gummen und mikroskopischen Knochensequestern bei endarteritischen Prozessen Anlaß geben. Chronisch entzündliche Veränderungen der Labyrinthkapsel sind schon von MAYER u. FRASER (1936) sowie NAGER (1955) u. a. als wesentlich für die Entwicklung eigentlich labyrinthärer Störungen bei der Lues connata angesehen worden.

Von den *toxischen Stoffen*, die zu Embryopathien führen, ist das *Thalidomid* am bekanntesten geworden. In 10% der Fälle mit Extremitätenmißbildungen kamen gleichzeitig Ohrmißbildungen vor (LENZ u. KNAPP, 1962). Neben Mißbildungen des äußeren Ohres und des Mittelohres verursacht Thalidomid auch Innenohrmißbildungen (MIEHLKE u. PARTSCH, 1962; KLEINSASSER u. SCHLO-THANE, 1964; PARTSCH, 1966 u. a.). Diese Mißbildungen der verschiedenen Ohrabschnitte können kombiniert auftreten, was bei anderen Mißbildungstypen als durchaus ungewöhnlich gelten darf. In zwei Fällen von KLEINSASSER u. SCHLO-THANE (1964) lagen isolierte Innenohrmißbildungen vor. Die Innenohren waren aplastisch im Sinne des Michel-Typs oder nur durch bläschenförmige Gebilde repräsentiert. Weniger schwere Fehlbildungen zeigen auch den Mondini-Typ (Abb. 102).

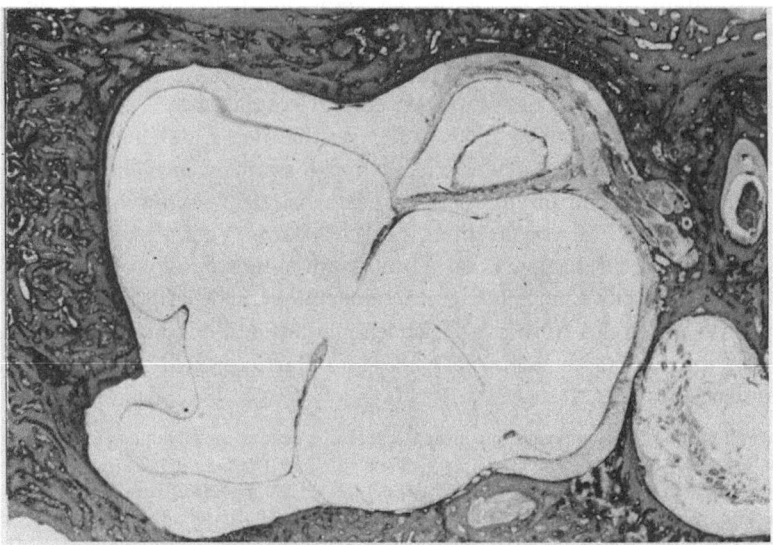

Abb. 102. Labyrinthmißbildung durch Thalidomid: Bläschenförmige Labyrinthanlage mit fehlenden Sinnesendstellen. H.-E. Vergr. 12fach. (Aus A. MIEHLKE, 1973)

Die Mehrzahl der intrauterin einwirkenden Gifte wird erst in späteren Entwicklungsstadien wirksam. Substanzen wie Chinin oder Salicylate können die Plazenta passieren und beim Fötus hörschädigende Konzentrationen erreichen. Dies ist auch von den Streptomyzesantibiotika bekannt (s. dort). Röntgenbestrahlung der Mutter kann ebenfalls zu Ohrmißbildungen führen, wenn sie im ersten Trimenon erfolgt.

Bei den endogenen Einflüssen während der Schwangerschaft mit Auswirkung auf das Hörorgan sind *hormonale Störungen* zu nennen. Der Diabetes der Mutter kann zu Schäden des Innenohres bei Föten führen (KELEMEN, 1955, 1960; JØR-GENSEN, 1961 c). Neben schweren degenerativen Veränderungen mit Verlust des Cortiorgans kommt es zu Blutungen in die Scala media und tympani (Abb. 103), den Modiolusbereich und verschiedene andere Innenohrabschnitte. Die Gefäßfragilität mit Blutungsfolge soll die Hauptursache diabetischer Innenohrveränderungen beim Fötus sein. Ebenso kann sich eine Hypothyreose oder eine Behandlung mit Thyreostatika auf das fötale Hörorgan auswirken. In Gebirgsgegenden

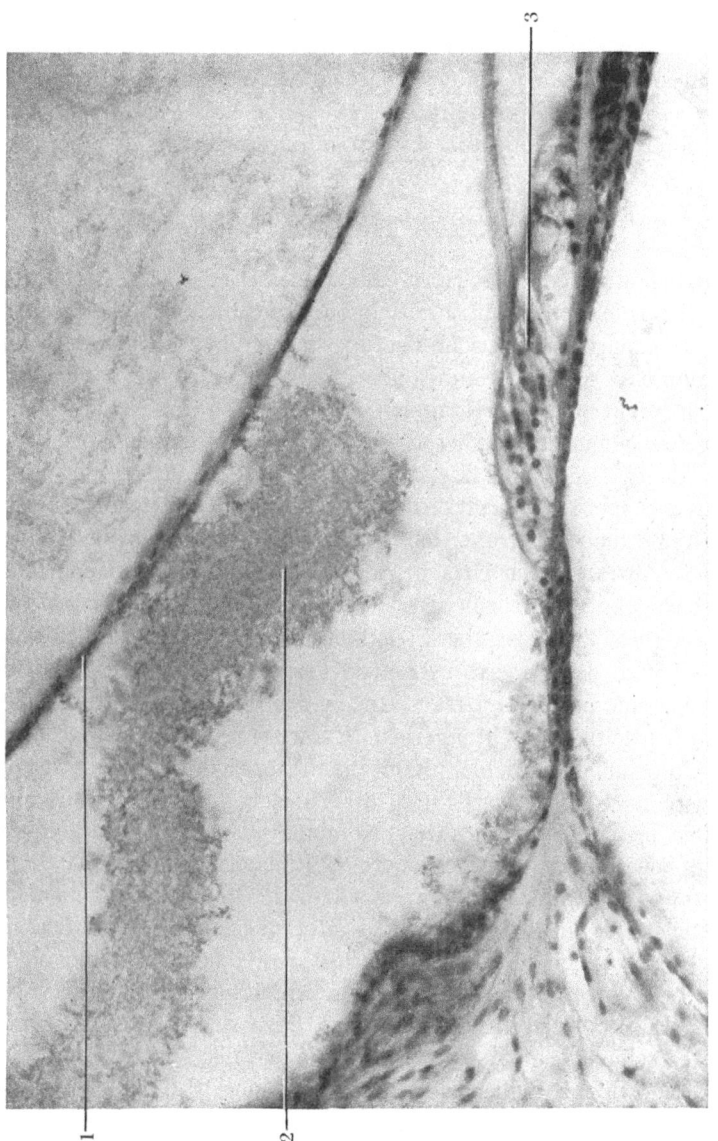

Abb. 103. Blutung ins fötale Innenohr bei Diabetes mellitus der Mutter. Fötus im 4. Monat. H.-E. Vergr. 200fach. (Präparat Prof. Dr. G. KELEMEN.) *1* Reissner-Membran, *2* Blutung im Ductus cochlearis, *3* Cortiorgan

kommen unter den Taubstummen besonders zahlreiche endemische Schwerhörig-keiten im Rahmen eines Kretinismus vor. Die Labyrinthkapsel zeigt eine Ver-dickung ihres Knochens mit Einengung der Labyrinthhohlräume und der Nischen zum ovalen und runden Fenster (O. MAYER, 1910; NAGER, 1921). Auch das Mittel-ohr ist beteiligt mit Verplumpung der Ossicula, Verdickung der Paukenschleim-haut und teilweiser Ausfüllung der Nischen mit Bindegewebe.

*Schwere Stoffwechselstörungen* der Mutter (z. B. eine chronische Nephritis) schädigen potentiell das Innenohr des Fötus. KELEMEN (1957) sah bei einem 4 Monate alten Fötus, dessen Mutter an einer Nephritis litt, Ödeme, Hyperämien und Blutungen in verschiedene Labyrinthabschnitte. Solche Veränderungen deuteten auf eine besondere Gefäßfragilität hin. Die Sinnesendstellen waren allerdings entsprechend ihrer Entwicklung ausgebildet und unversehrt.

### 3.2.4. Perinatale Schädigungen

Perinatale Schädigungen des Hörorgans umfassen die intrauterin vor der Geburt erfolgten Infektionen (intrauterine Labyrinthitis), Schädigungen durch Erythroblastose, geburtstraumatische Veränderungen durch Asphyxie, Blutungen oder Narkoseeinflüsse sowie die unmittelbar postnatal erfolgenden schädigenden Einflüsse durch Infektionen oder Traumen.

Die *Frühgeburt* alleine hat sicher für die Entwicklung einer Hörschädigung eine untergeordnete Bedeutung. Meist sind komplexe Einflüsse, die zu Frühgeburten führen (Asphyxie, Kernikterus o. ä.) auch für begleitende Hörschäden verantwortlich und nicht der frühe Geburtstermin. Eine bedeutsame Rolle spielt die *Asphyxie* aus intrauterinen Ursachen oder bei mechanischen Geburtsschädigungen (Übersicht und Literatur bei BECKMANN, 1962). Mittelhirn, Basalganglien und Cochleariskerne sollen gegenüber Sauerstoffmangel sehr empfindlich sein. Die Schwerhörigkeit wird daher meist als zentral verursacht angesehen. Man diskutiert jedoch auch eine periphere Ursache dieser Schwerhörigkeitsform. Charakteristisch ist ein beidseitiger Hochtonverlust (BECKMANN, 1962). Da pathologischanatomische Untersuchungen fehlen, kann diese Frage vorerst nicht entschieden werden. Sie wird noch kompliziert durch die Tatsache, daß einfache Asphyxien verhältnismäßig selten sind und meist Kombinationen mit anderen geburtstraumatischen Schädigungen, insbesondere Blutungen vorliegen (Voss, 1923), welche nicht nur intrakraniell, sondern auch in den Skalen des Innenohrs, in dessen Weichteilen und im Meatus acusticus internus beobachtet wurden.

Ähnliche Hörstörungen mit Hochtonverlusten wie bei der Asphyxie liegen auch bei *Erythroblastosen* vor. Die Hörschäden werden meist auf den Kernikterus bei sehr hohen Bilirubinspiegeln zurückgeführt. GERRARD (1952) fand bei histologischen Untersuchungen ausgedehnte Zerstörungen der Cochleariskerne, während Schnecke und Spiralganglienzellen normal erschienen. KELEMEN (1956) sah jedoch bei einem 3 Tage alten Mädchen auch Innenohrveränderungen wie serofibrinöse Exsudate in den Endolymphraum, Erweiterungen des Perilymphraumes und des Saccus endolymphaticus, geringgradige Blutextravasate in den Rosenthal-Kanälchen bei normalen Sinnesendstellen.

Die *postnatalen Ursachen* von Taubstummheit oder Schwerhörigkeit sind vor allem in akuten Infektionen durch Viren (Masern, Mumps, Virusmeningitis und Virusenzephalitis, seltener Influenza, ausnahmsweise Poliomyelitis) zu sehen, während bakterielle Infektionen wie Diphtherie, Scharlach oder Typhus abdominalis an Bedeutung verloren haben.

Bei bakteriellen Infektionen ist die Ursache der Schwerhörigkeit in vielen Fällen eine Neuritis des N. statoacusticus (s. dort), ebenso bei manchen Virusinfektionen. Bei der bakteriellen Meningitis kann sich auch eine meningogene Labyrinthitis einstellen. Auch bei Virusinfektionen wurden Veränderungen beschrieben, die auf eine abgelaufene seröse Labyrinthitis schließen lassen (LINDSAY u. HEMENWAY, 1954, nach Masern; LINDSAY u. Mitarb., 1960, nach Mumps). Es fanden sich Degenerationen des Cortiorgans, besonders im Bereich der unteren Schneckenwindung sowie Atrophien der Stria vascularis und Degenerationen der Macula sacculi bei meist normalem Utriculus und normalen Bogengängen. Tuberkulose spielt im Rahmen der tuberkulösen Meningitis eine bescheidene Rolle, ebenso septische Schädigungen bei Nabelsepsis oder Osteomyelitis. Auch der Keuchhusten wäre noch zu nennen.

Masernbedingte Schwerhörigkeiten sind meist beidseitig, häufig symmetrisch und weniger schwer, da die Hörverluste hauptsächlich im Hochtonbereich liegen, Mumpsschwerhörigkeiten typischerweise (jedoch nicht immer) einseitig aber oft als Taubheit vorhanden. Unfalltraumatische Hörstörungen treten im frühen Kindesalter gegenüber geburtstraumatischen weit zurück.

## 3.3. Traumatische Schädigungen

Je nach Genese kann man mechanische Traumen, akustische Traumen, Schädigungen durch Luftdruckschwankungen und elektrischen Strom sowie aktinische Einwirkungen unterscheiden, wobei sich gewisse Überschneidungen der einzelnen Kapitel untereinander und mit vorangegangenen Ausführungen (Geburtstrauma) nicht vermeiden lassen.

### 3.3.1. Mechanische und thermische Traumen

Mechanische Traumen betreffen selten das Innenohr allein, häufig ist auch das Mittelohr beteiligt. Das gilt selbstverständlich für alle direkten Verletzungen, denn nur so kann das Innenohr von direkter Gewalteinwirkung erreicht werden. Bei indirekter Gewalteinwirkung kommt in manchen Fällen eine isolierte Schädigung des Innenohres im Sinne der Labyrintherschütterung (Commotio labyrinthi) zustande.

*Direkte Verletzungen* sind vom Gehörgang her möglich. Eindringende heiße Fremdkörper (glühende Schweißperlen z. B.) können nach Verbrennung des Trommelfells die Labyrinthwand regelrecht verkohlen und neben einer Facialislähmung auch eine thermische Labyrinthschädigung verursachen.

Eine *Kälteschädigung* des Innenohres durch Erfrierung ist nicht bekannt. Experimentell kann man durch mäßige Kälteeinwirkung Kernschwellungen und Pyknosen der Haarzellen der Cochlea erzielen (BECK, 1959a). Die direkte Zerstörung von Labyrinthanteilen durch Aufsetzen einer Kältesonde von — 120–140° C auf den Bogengang oder auf das Promontorium wird heute kryochirurgisch zur Behandlung des Morbus Menière ausgenutzt (WOLFSON u. Mitarb., 1966 u. a.). Wie experimentelle Studien ergeben haben, fehlen nach Kryoapplikation Zeichen der Entzündung (keine Rundzelleninfiltrate). Im Vordergrund steht die Aufhebung der Mikrozirkulation mit ihren anoxaemischen Gewebsfolgen. Gelegentlich sieht man im Bogengangsystem Extravasate und extrazelluläres Ödem, nach 15 Tagen eine beginnende Fibrosierung des Perilymphraumes (BAERTHOLD u. STEINERT, 1968). Zu den thermischen Traumen des Innenohres zählen auch überwiegend die Elektrotraumen. Sie sollen jedoch in einem besonderen Abschnitt besprochen werden.

In seltenen Fällen wird durch perforierende spitze Hölzer (Zahnstocher), Nadeln o. ä. der Stapes subluxiert oder unter Fraktur seiner Fußplatte teilweise ins Labyrinth hineingestoßen, wobei es zu Verletzungen des Endolymphraumes

(Ductus cochlearis der basalen Schneckenwindung und Sacculus mit Macula sacculi) kommt (Literatur bei STENGER, 1954). Das runde Fenster ist dagegen durch seine versteckte Lage vor Verletzungen dieser Art geschützt. Je nach Typ der Verletzung resultieren plötzliche, sehr starke Gleichgewichtsstörungen (z. B. Beeinträchtigung der Lageempfindung bei Schädigung der Macula sacculi) oder spätere Taubheit, falls sich eine traumatische Labyrinthitis einstellt.

Iatrogen sind Labyrinthverletzungen durch Meißelschläge (insbesondere im Bereich des lateralen Bogengangs beim Durchschlagen der sog. Brücke über den Aditus ad antrum), durch den Bohrer oder durch ungewolltes Luxieren des Stapes beim Versuch der Entfernung von Granulationen aus der Paukenhöhle möglich. Nicht selten wird in diesem Zusammenhang auch der N. facialis mitverletzt, der bei chronischen Ohreiterungen oft freiliegt bzw. in seinem tympanalen Verlauf nur durch eine dünne Knochenschale bedeckt ist.

Direkte Schußverletzungen des Innenohres führen selten zur Labyrinthzertrümmerung (nach Voss, 1936, nur etwa 2%) durch das Geschoß oder einen Splitter, häufiger zu Fissuren in der Labyrinthkapsel. Noch häufiger sind allerdings indirekte Labyrinthschädigungen bei Schußverletzungen.

*Indirekte Gewalteinwirkung* trifft das Labyrinth bei Schläfenbeinfrakturen. Es wurde schon im Teil „Mittelohr" erwähnt, daß Pyramidenquerfrakturen meist das Labyrinth oder den inneren Gehörgang beteiligen, während Pyramidenlängsfrakturen in der Regel das Labyrinth aussparen. Eine Labyrinthfraktur (Abb. 104) ist fast immer gleichbedeutend mit vollständigem Labyrinthausfall (Ertaubung, akute Gleichgewichtsstörung mit „Ausfallnystagmus"), da es zu erheblicher Zerreißung der Schneckenweichteile und zu ausgedehnten Blutungen ins Labyrinth kommt, welche Peri- und Endolymphräume erfassen.

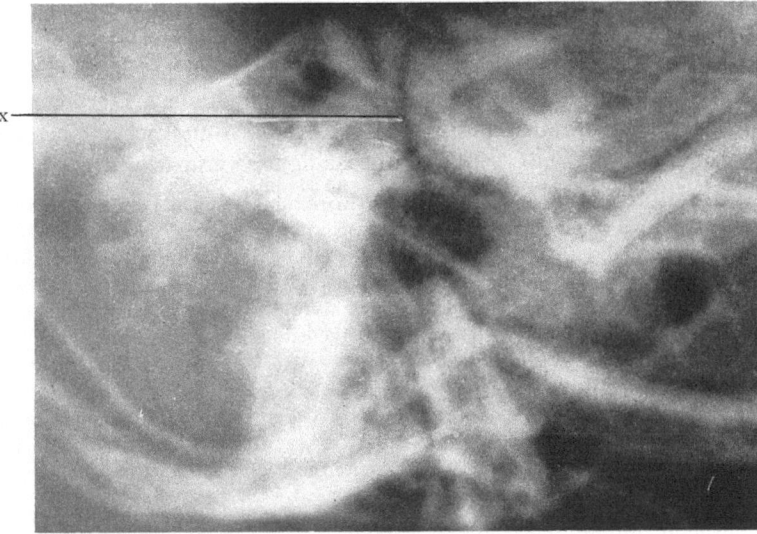

Abb. 104. Röntgenaufnahme einer Felsenbeinquerfraktur in Stenvers-Projektion: Frakturspalt im Labyrinth zwischen Bogengängen und Schnecke (*x*)

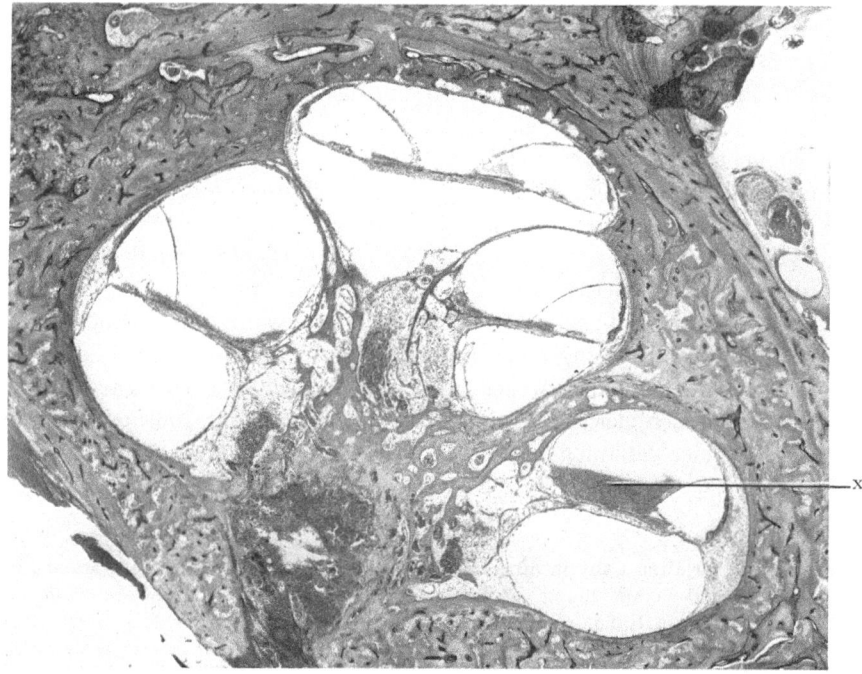

Abb. 105. Blutung in die Cochlea bei Trauma. H.-E. Vergr. 80fach. (Präparat: Prof. Dr. G. KELEMEN.) *x* Blutansammlung in der Scala vestibuli

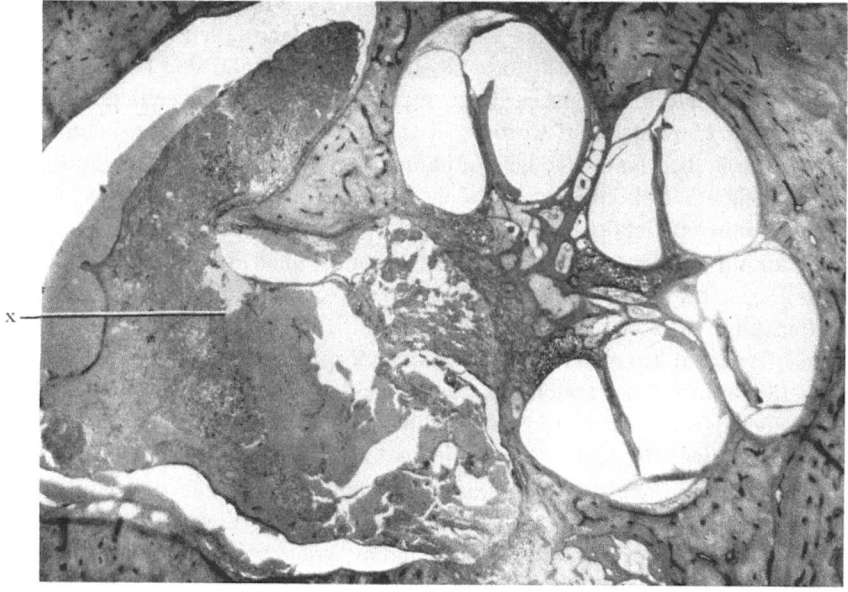

Abb. 106. Blutung in den inneren Gehörgang (*x*) bei subarachnoidaler Blutung. H.-E. Vergr. 80fach

Bei der Pyramidenquerfraktur ist die Schnecke häufiger als das Vestibulum und das Bogengangsystem von der Fraktur betroffen. Trotzdem resultiert aus den erwähnten Gründen meist ein vollständiger Labyrinthausfall. Nur bei isolierten feineren Frakturlinien (Fissuren) im Bogengangsystem oder durch die Schnecke kann es in Ausnahmefällen zu isolierten Ausfällen des vestibulären oder cochleären Anteils kommen (UFFENORDE, 1925).

Wenn auch bei Pyramidenlängsfrakturen das Labyrinth ausgespart bleibt, so kann es doch zu Labyrinthschädigungen und klinisch zu labyrinthären Symptomen durch Blutungen ins Labyrinth kommen (Abb. 105). Diese sind teilweise in den Labyrinthweichteilen, meist aber im Perilymphraum, besonders in der Scala tympani der unteren Schneckenwindung, lokalisiert, während der Endolymphraum frei bleibt. Das Eindringen von Blut in die Perilymphe ist nach MARX (1947) auch vom Subarachnoidalraum her über den Aquaeductus cochleae möglich. Blutungen finden sich gleichfalls im inneren Gehörgang (Abb. 106), teilweise mit Schädigung der hier verlaufenden Nerven, insbesondere des N. vestibularis, weniger des N. cochlearis. Am seltensten sind Facialisschädigungen an dieser Stelle (ULRICH, 1926).

Die Folgen einer alten Labyrinthfraktur lassen sich post mortem an Degenerationen der Sinnesendstellen und an Ausfüllung von Labyrinthhohlräumen mit Bindegewebe, häufig mit Knochenneubildung am Rande dieser Hohlräume („Endostitis ossificans") erkennen. Knöcherne Spalten der frakturierten Labyrinthkapsel heilen in der Regel nur durch Überbrückung mit fibrösem Bindegewebe, nicht aber durch Kallusbildung aus. Wie schon erwähnt, ist diese Tatsache klinisch bedeutsam, da sich bei Mittelohreiterungen oft noch nach Jahren über diese Spalten via innerer Gehörgang oder Saccus endolymphaticus eine Spätmeningitis entwickeln kann.

Die indirekte Labyrinthweichteilverletzung durch stumpfe Gewalt ohne Frakturen der Labyrinthkapsel bezeichnet man als *Labyrintherschütterung* (Commotio oder Contusio labyrinthi). Sie kommt bei Schädelunfällen, häufig auch beim Boxen vor (PAULSEN u. HUNDHAUSEN, 1971). Naturgemäß sind bei diesem relativ leichten Trauma histologische Untersuchungen nur in Einzelfällen und dann relativ spät durchgeführt worden. Auch experimentelle Untersuchungen mit Kopfschüssen bei Katzen oder Verhämmern des Schädels (UFFENORDE, 1925) zeigten neben Weichteilödem vor allem Blutungen in Weichteile des Labyrinths oder den inneren Gehörgang sowie in den Perilymphraum der Scala tympani. Im Spätstadium erfolgen bindegewebige Organisationen mit Knochenneubildung sowie Degenerationen von Sinnesendstellen und Spiralganglienzellen. Diese Bilder dürften klinischen Verläufen mit Progression (langsam fortschreitende Hörverschlechterungen) entsprechen. Wegen des morphologisch faßbaren Substrats ist gelegentlich auch die Bezeichnung „Contusio labyrinthi" in Gebrauch. Man muß sich jedoch darüber im klaren sein, daß beide in Anlehnung an die entsprechenden Bilder der Hirnpathologie (Commotio und Contusio cerebri) gebildeten Begriffe nur klinische Verdachtsdiagnosen darstellen und in aller Regel nicht durch direkte Inspektionen oder pathologisch-anatomisch objektiviert werden können. Außerdem sind reversible Veränderungen denkbar, wie klinische Verläufe mit Rückbildung der Symptomatik beweisen. SCHUKNECHT u. Mitarb. (1951) fanden bei experimentellen Schädelkontusionen durch Hammerschläge bei Katzen mehr oder weniger ausgedehnte Schädigungen im Bereich der Schnecke. Es lagen vor allem Zellverluste der äußeren Haarzellen in der unteren Schneckenwindung mit teilweise totalem Schwund des Cortiorgans sowie von einzelnen Spiralganglien- zellen vor, so daß sie daraus auf eine hydrodynamische Schädigung durch den Druckstoß der Perilymphsäule mit extremer Auslenkung der Basilarmembran — analog zu den Vorgängen beim Detonationstrauma — schlossen. In der Umgebung gelegentlicher Blutaustritte sahen sie keinerlei Gewebsreaktionen. Von älteren Autoren wurde demgegenüber häufig eine bindegewebige Organisation von Blut- austritten ins Gewebe beschrieben.

Als weiterer Schädigungsmechanismus des Innenohres bei Traumen — allerdings nicht nur bei Schädeltraumen sondern auch bei kontusionellen Extremitätenfrakturen — ist die Möglichkeit von Fettembolien in Innenohrgefäße mit plötzlichen Hörstörungen diskutiert worden. Dubs (1956) sah bei drei Patienten mit ohrfernen Traumen (Mittelfußkontusion, Lenden-Thoraxkontusion) einige Tage nach dem Trauma plötzliche Hörausfälle (teilweise verbunden mit Drehschwindel), die er auf Fettembolien zurückführte.

Bei *Geburtstraumen* finden sich hauptsächlich Blutungen ins Mittelohr aus prall gefüllten gestauten Blutgefäßen, daneben aber auch leichtere Blutaustritte ins Labyrinth oder in den inneren Gehörgang (Voss, 1923). Veränderungen der Sinnesendstellen ziehen sie nicht nach sich. Zu ähnlichen Ergebnissen kommen auch die experimentellen Untersuchungen von Thielemann (1927), der allerdings kaum Blutungen ins Mittelohr sah.

### 3.3.2. Akustische Traumen

Traumen dieser Art können durch ein- oder mehrmalige, jedoch kurzzeitige intensive Schalleinwirkung entstehen (Knall- bzw. Explosionstrauma) oder als Folge längerdauernder, häufig wiederholter Schallbelastung auftreten (Lärm- schädigung).

*Knalltrauma* und *Explosionstrauma* unterscheiden sich hauptsächlich quanti- tativ. Dem Knalltrauma liegt ein sehr hoher Schalldruck mit einer Druckspitze von 150–180 dB zugrunde, welche jedoch zeitlich unter 2 msec bleibt (Rüedi u. Furrer, 1947). Das schädigende Frequenzmaximum liegt bei kleinkalibrigen Waffen höher als bei großkalibrigen. Bei letzteren nimmt die Dauer der Druck- spitze jedoch zu, so daß aus dem Knalltrauma ein Explosionstrauma wird. Zur Schalldruckwirkung addiert sich noch die reine mechanische Stoßwirkung des Luftdrucks bei stärkeren Detonationen. Knalltraumen werden daher in erster Linie durch den Mündungsknall von Handfeuerwaffen, aber auch durch Feuer- werkskörper, grelle Pfeifentöne von Lokomotiven oder ähnliches verursacht, Explosionstraumen durch großkalibrige Waffen oder sonstige Detonationen.

Beim Knalltrauma findet sich histologisch ein umschriebener Haarzellunter- gang am Übergang von der ersten zur zweiten Schneckenwindung, da hier aus hydromechanischen Gründen eine Energiekonzentration stattfindet (Lehnhardt, 1965). Die klinische Folge ist eine sog. $c_5$-Senke im Audiogramm, d. h. ein steiles Absinken des Tongehörs im Frequenzansprechgebiet um $c_5$ (etwa 4000 Hz) und Wiederanstieg zu den höheren Frequenzen. Bei besonders hohen Schalldruck- maxima kann das Maximum der Senke auch höher liegen (etwa bei 6000 Hz). Der Hörverlust neigt anfänglich zur Rückbildung, wohl weil außer histologisch irreversibel geschädigten Haarzellen nur funktionell beeinträchtigte Sinneszellen vorkommen. Er bleibt in der Regel stationär und neigt nur in seltenen Fällen zur Progredienz.

Beim Explosionstrauma treten neben Zerreißungen des Trommelfells und Frakturen bzw. Luxationen von Hörknöchelchen immer auch stärkere Schädigungen des Innenohres auf, hauptsächlich im Bereich des Vestibulums und der basalen Schneckenwindung, aber auch in der zweiten Windung und im Bogengangsystem. Außer Blutungen in die Schneckenhohlräume und ins Vestibulum sieht man Zerreißungen der Basilarmembran und der Reissner-Membran mit Teilzerstörungen des Cortiorgans, später ausgedehnte Degenerationen der cochleären und vestibulären Haarzellen sowie der Ganglienzellen. Besonders eingehend wurden die Veränderungen klinisch und tierexperimentell von RÜEDI (1950, 1957 a) sowie RÜEDI u. FURRER (1947) erforscht. Eine teilweise Erholung des Innenohres ist allenfalls bei leichten Explosionstraumen möglich. Meist sind bleibende Hörverluste im hohen, manchmal auch im mittleren Frequenzbereich zu erwarten, die in der Regel stationär bleiben, nicht selten aber Progredienz zeigen. In vielen Fällen kommt beim Explosionstrauma noch eine Schädigung durch mechanische Einflüsse hinzu, da solche Patienten vom Druck der Explosionswelle weggeschleudert wurden und dadurch Schädel-Hirntraumen erlitten.

Eine besondere Art der akuten Schallschädigung ist in den letzten Jahren als *akutes Lärmtrauma* (NIEMEYER, 1962) von dem Knall- bzw. Explosionstrauma einerseits und von der chronischen Lärmschädigung (Lärmschwerhörigkeit) andererseits abgegrenzt worden. Beim akuten Lärmtrauma kommt es während einer Lärmarbeit zu einem relativ plötzlichen Hörverlust (innerhalb einer Arbeitsschicht). Hohe Schalldruckspitzen wie beim Knalltrauma sind ursächlich nicht anzuschuldigen. Es müssen aber nach BOENNINGHAUS (1959) eine Fehlbelastung der Halswirbelsäule oder Veränderungen der HWS vorliegen. Man stellt sich vor, daß es über nerval bzw. direkt vaskulär ausgelöste Beeinflussungen der Innenohrdurchblutung zu einem cochleären Hydrops (DIEROFF, 1963) oder zu einem vertebral ausgelösten plötzlichen Hörsturz kommt. Ein pathologisch-anatomisches Substrat dieser Zustandsbilder ist bisher noch nicht gefunden worden, so daß wir hier auf Vermutungen bzw. Analogieschlüsse zu den klinischen Krankheitsbildern des cochleären Morbus Menière bzw. des Hörsturzes angewiesen sind (s. Abschnitt „Vaskuläre Innenohrerkrankungen"). BOENNINGHAUS (1959) betont jedoch, daß plötzliche Hörstörungen im Sinne des akuten Lärmtraumas ohne vestibulären Schwindelanfall einhergehen, da sie sonst nicht von einer Menièreschen Krankheit abzugrenzen sind. In diesem Zusammenhang ist die experimentelle Feststellung von KELLERHALS (1972) aufschlußreich, der bei Meerschweinchen durch akute Schallbelastung Thromben in der Stria vascularis erzeugen konnte. Auch YOSHIOKA (1957) hatte bereits Durchblutungsstörungen des Lig. spirale und der Stria vascularis unter Beschallung vermutet, da in das Gefäßsystem injizierte Tuscheteilchen nach Beschallung nicht mehr in der Stria der unteren und mittleren Schneckenwindung gefunden wurden, was normalerweise der Fall ist.

Eine relativ verbreitete Art der Schallschädigung erfolgt durch chronische Lärmeinwirkung. Die *Lärmschwerhörigkeit* entsteht durch lange Zeit (Monate bis Jahre) einwirkende Dauerschallpegel über 90 dB. Sie tritt meist in sog. Lärmbetrieben (Kesselschmieden, Webereien, Schiffswerften, Schleifereien, Sägewerken usw.) auf, wo an den Arbeitsplätzen oft wesentlich höhere Schallpegel gemessen werden. Ununterbrochene Schalleinwirkung ist dabei viel ungünstiger als periodisch intermittierender Lärm, da Erholungspausen für das Innenohr wegfallen. Ebenso schädigen höhere Frequenzen das Innenohr eher als tiefe Frequenzen, u. U. schon bei Schalldrucken zwischen 80 und 90 dB. Nach anfänglich reversiblen Hörstörungen stellen sich später bleibende Hörverluste ein.

Histologisch liegt in erster Linie eine Schädigung der äußeren Haarzellen vor. Ihre Zellkerne werden pyknotisch und unterliegen der Karyolyse, die Zelleiber runden sich ab. Die untergegangenen Haarzellen werden aus dem Verband ausgestoßen und tauchen als kugelige Gebilde (Protoplasmakugeln) im Tunnelraum oder Nuelschen Raum auf. Wie insbesondere die experimentellen Untersuchungen von NEUBERT u. WÜSTENFELD (1955) sowie BECK (1955) zeigen, kommt es bei physiologischer Schallbelastung im jeweiligen Frequenzansprechgebiet des Cortiorgans zu funktionellen Kernschwellungen im Sinne des Altmannschen Formfunktionswandels bzw. der Benninghoffschen funktionellen Kernschwellung (Abb. 107), bei unphysiologischer Schallbelastung aber zu irreversiblen Kernveränderungen (Pyknosen, Karyolysen) mit Zelluntergängen (DIEROFF u. BECK, 1966).

Bei der chronischen Schallschädigung gehen die Veränderungen kaum über Haarzellverluste hinaus. Sie bleiben auf die drei Reihen der äußeren Haarzellen beschränkt. Beim akuten akustischen Trauma mit Intensitäten über 120 dB lassen sich jedoch außer Schädigungen der äußeren Haarzellen solche der inneren Haarzellen und der Stützzellen sowie der Nervenendigungen und -fasern nachweisen. Recht eindrucksvolle licht- und elektronenmikroskopische Abbildungen zu diesem Thema finden sich bei SPOENDLIN (1970). Nach 1 Std Beschallung mit über 120 dB sind die Haarzellen torquiert, ihre Membran ist teilweise zerstört. Der aufgequollene Zellkern der äußeren Haarzellen rückt vom basalen Pol nach oben ab. Die radialen Dendriten sind geschwollen und enthalten stark veränderte Mitochondrien. Nach einigen Tagen werden die untergegangenen Sinneszellen zum Endolymphraum hin ausgestoßen, und die Stützzellen treten an diesen Stellen

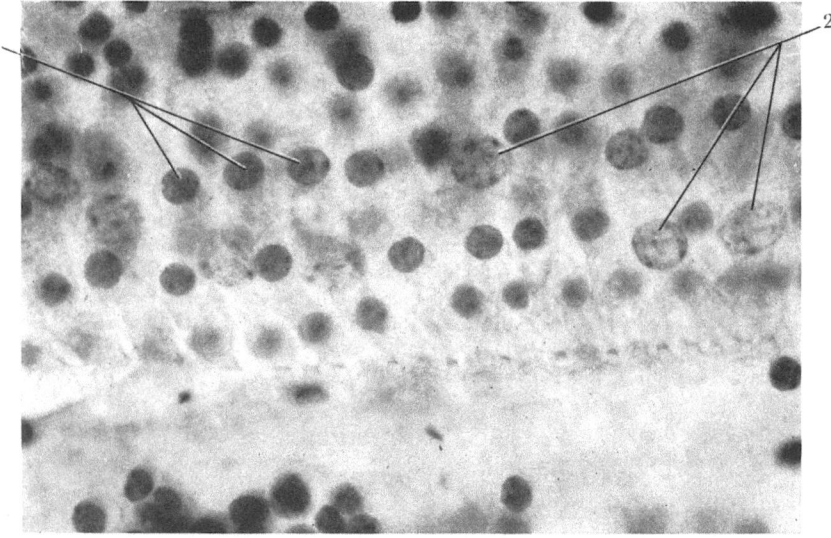

Abb. 107. Funktionelle Kernschwellung bei Beschallung: Häutchenpräparat der Meerschweinchenschnecke. Gallocyanin-Chromalaun. Vergr. 540fach. *1* Normale äußere Haarzellen, *2* Schwellkerne

enger zusammen. Im Hauptansprechgebiet sind auch die Stützzellen erheblich geschädigt, und das Cortiorgan kollabiert, da die Pfeilerzellen zusammensintern. Am Rezeptorpol der Haarzellen — besonders der inneren — sieht man Zilienverklumpungen oder Vorbucklung der Stereozilien, auch bei sonst normal erscheinenden Haarzellen.

Die Veränderungen am Cortiorgan wurden früher meist auf mechanische Einwirkungen, insbesondere auf Erschütterungen der Basilarmembran, bezogen. Das trifft für hohe Schallintensitäten sicher teilweise zu. Im Bereich unter 120 dB dürfte es sich aber überwiegend um Zelluntergänge durch Stoffwechselerschöpfung der Phonorezeptoren nach unphysiologischer funktioneller Belastung handeln (VOSTEEN, 1958, 1961). VOSTEEN gelang u. a. der Nachweis eines fortschreitenden Enzymschwundes (Succinodehydrogenase) in den äußeren Haarzellen und in Nervenendigungen nach längerdauernder Beschallung. Als Ursache der folgenden Haarzelluntergänge wurden die hypoxydotischen Bedingungen der Haarzellen bei intensiver pausenloser Schallbelastung angenommen. Gleichlange und gleichintensive Beschallung mit Kurztönen (250 msec Impuls, 250 msec Pause) führte nicht zu den erwähnten Veränderungen.

In diesem Zusammenhang seien auch die experimentellen Untersuchungen von HAWKINS (1971) erwähnt, der nach Schallbelastung mit 120 dB nach 8–30 Std Vasokonstriktionen der Spiralgefäße unter dem Cortiorgan mit Anschwellung der Kapillarendothelien fand. Ebenso waren die Gefäße des Lig. spirale oberhalb des Ansatzes der Reissner-Membran verengt. Möglicherweise spielt also auch der Gefäßfaktor bei der Entstehung eines Lärmtraumas eine Rolle. Zu ähnlichen Ergebnissen kommt auch — wie bereits angedeutet — KELLERHALS (1972) beim akuten akustischen Trauma. Die Striakapillaren wiesen 3–24 Std nach Knalltraumen eine schwere Störung der Mikrozirkulation mit Klumpungen von Erythrocyten auf. Als Ursache dieser Mikrozirkulationsstörung wurde eine lokale Viskositätserhöhung infolge einer niedrigen Durchflußrate oder einer Änderung der Suspensionsstabilität der Erythrocyten angenommen.

Auch der *Ultraschall* kann am Innenohr Veränderungen auslösen, wobei mechanische und thermische Faktoren eine Rolle spielen. Bei ungezielter Anwendung am Ohr kommt es neben Weichteilnekrosen zu schweren Mittel- und Innenohrveränderungen mit Blutung in die Labyrinthweichteile und Zusammensintern des Cortiorgans (NAUMANN, 1951). Bei gezielter Anwendung auf Cochlea oder peripheres Vestibularorgan sieht man dosisabhängig neben unspezifischen Reizerscheinungen wie funktionellen Kernschwellungen (BECK, 1959b) ausgedehnte degenerative Veränderungen der Sinnesendstellen, Zerfall von Nervenfasern, Blutungen in Peri- und Endolymphraum sowie anschließende bindegewebige Organisation. Die direkte Applikation von Ultraschall auf die Bogengangsampullen nach operativer Freilegung oder über das runde Fenster zur Ausschaltung vestibulärer Rezeptoren wird klinisch zur Behandlung des Morbus Menière eingesetzt (ARSLAN, 1953 u. a.).

### 3.3.3. Barotrauma

Das Barotrauma des Innenohres tritt hauptsächlich in Form der Caisson-Krankheit auf. Diese ist bei Brücken- oder Schleusenbauarbeitern in Senkkästen (Caissons) schon lange bekannt (THOST, 1928 u. a.). Hier wird beim Absenken der Druckkästen der Druck ständig erhöht. In dieser Phase (Kompressionsphase) können am Mittelohr die Erscheinungen auftreten, welche bereits im Kapitel

„Traumen des Mittelohres" beschrieben wurden (Trommelfellperforation, Barootitis). Gleichzeitig werden unter erhöhtem Druck entsprechend mehr Stickstoff
und $CO_2$ im Blut physikalisch gelöst. Beim Wiederauftauchen unter Druckabfall
(Dekompressionsphase) spielt sich Ähnliches ab wie beim Öffnen einer Selters-
wasserflasche, wo $CO_2$-Gasbläschen bei Druckminderung entweichen. Bei zu
schneller Dekompression kann zwar das leicht lösliche $CO_2$ genügend schnell über
die Lungenalveolen abgeatmet werden, nicht aber der schwerlösliche Stickstoff.
Die im Labyrinth frei werdenden Gasbläschen führen zu schweren Mikrozirkulationsstörungen der Labyrinthgefäße mit cochleären Symptomen (Ohrensausen,
Schwerhörigkeit) und vestibulären Erscheinungen (Drehschwindel, Übelkeit). Im
Tierversuch sind die Gasbläschen in der Perilymphe der Scala tympani hinter der
Membran des runden Fensters sichtbar (LEHNHARDT, 1965).

Die Symptome stellen sich in den ersten 1–2 Std nach dem Auftauchen ein.
Sie sind in leichten Fällen rückbildungsfähig — vor allem bei sofortiger Re-
kompression in der Druckkammer und langsamer Dekompression — in schweren
Fällen resultieren jedoch bleibende Funktionsausfälle (Schwerhörigkeit oder vestibuläre Untererregbarkeit) infolge einer Zerstörung von Sinnesendstellen (GERBIS
u. KOENIG, 1939; WAGEMANN, 1962 u. a.). Durch Blutdrucksteigerungen, die mit
der schnellen Dekompression verbunden sind, sieht man auch Mikroblutungen
ins Labyrinth (MARX, 1947) oder im Bereich der Paukenschleimhaut sowie des
runden Fensters (RIECKER, 1944). Prinzipiell die gleichen Erscheinungen wie bei
Caisson-Arbeitern kommen bei Tauchern in der Dekompressionsphase (zu rasches
Auftauchen) oder bei Fliegern als „Druckfallkrankheit" (zu rascher Höhenverlust
bei Fliegen ohne Druckkabine) zur Beobachtung.

### 3.3.4. Elektrische Traumen

Elektrotraumen des Innenohres kommen meist durch Starkstrom (Elektriker)
oder Blitzschlag zustande. Beim *einfachen Elektrotrauma* ist überwiegend die
Wärmewirkung beim Durchgang des elektrischen Stromes in Gebieten höheren
Widerstands im Spiel (Entstehung von Strommarken), daneben finden sich vasomotorische Störungen durch Blutdruckerhöhung und Steigerung der Gefäßwand-
durchlässigkeit mit Ödem oder perivaskulären Blutaustritten.

Beim *Blitzschlag* kommt es außerdem zu elektromechanischen Wirkungen
(Luftdruckschwankungen, Knall), so daß in der Regel auch Mittelohrveränderungen wie Trommelfellperforationen oder Blutungen ins Mittelohr vorhanden
sind (WULLSTEIN, 1936; WAGEMANN, 1957 u. a.).

Die Effekte des elektrischen Stroms können unmittelbarer (primärer) Natur
sein, d. h. es kann zu Knochennekrosen der Labyrinthkapsel mit Beteiligung des
Innenohres kommen, oder auch mittelbarer (sekundärer) Natur sein, d. h. sie
können von den Auswirkungen des allgemeinen Hochdrucks auf das Labyrinth
bzw. retrolabyrinthäre Strukturen bestimmt werden (endolabyrinthäre Drucksteigerung und Blutung). Die erste Art der Ohrbeteiligung wird nur beobachtet,
wenn eine Strommarke in der Ohrregion liegt. Klinisch findet man dann Schwerhörigkeiten, die sich teilweise erst mit dem Fortschreiten der Knochennekrose
entwickeln. Vestibularisbeteiligungen kommen seltener vor bzw. sie werden überwiegend als zentral bedingt gedeutet (KITTEL, 1966).

Tierexperimentell sah LOEBELL (1950) bei ohrnahem Stromdurchgang Blutungen im Trommelfell, im Mittelohr und in der Schnecke, seltener im vestibulären Labyrinth. Außerdem waren Blutungen im Hörnerven und im Kleinhirn vorhanden. Bei unmittelbarem Aufsetzen einer hochfrequenten Stromquelle auf das Meerschweincheninnenohr beobachteten BECK u. PLAZOTTA (1956) überwiegend Veränderungen der äußeren Haarzellen mit Kernschwellungen, Kernpyknosen und Zelluntergängen neben einer erheblichen Knochenschädigung der Labyrinthkapsel.

LEHNHARDT (1965) beschrieb die Auswirkungen eines tödlichen Blitzschlages am Innenohr. Er fand neben Trommelfellperforation und Blutungen in die Pauke pralle Gefäßfüllung im Innenohr mit perivaskulären Extravasaten und Erythrocyten in der Perilymphe (Scala tympani der Basalwindung). Dieser Befund wurde als Ausdruck eines Traumas am Ort des akustischen oder mechanischen Energiemaximums im Bereich der Basalwindung gedeutet.

### 3.3.5. Schädigungen durch ionisierende Strahlen

Die Möglichkeit einer Schädigung des Innenohres durch Röntgen- oder Radiumbestrahlung ist schon lange bekannt. Radiumbestrahlung ruft eine Zerstörung der Sinneszellen im Cortiorgan und in den Cristae und Maculae des Vestibularorgans hervor (MARX, 1947). Ein Schwund von Ganglienzellen und Nervenfasern ist wohl sekundärer Natur. In extremen Fällen kann es zu Radionekrosen der Labyrinthkapsel kommen. Als Spätfolgen sind Strahlenkarzinome des Mittelohres beschrieben worden (BEAL u. Mitarb., 1965).

Die Schädigungsmöglichkeit von Sinnesendstellen ist vor allem zu beachten, wenn die Radiumeinlage wie üblich nach Tumoroperationen ins Mittelohr bzw. in die Operationshöhle in unmittelbare Nachbarschaft des Innenohres erfolgt. Auch wir konnten in Einzelfällen unter diesen Umständen ein Absinken der Innenohrleistung beobachten, aber selbstverständlich hat in diesen Fällen die Tumorbekämpfung Vorrang vor der evtl. Schonung eines Sinnesorgans. Unter den Bedingungen der Röntgentiefentherapie sind die Verhältnisse häufig anders. Hier kann der Tumor ohrfern sein (z. B. im Nasen-Rachenraum) und das Innenohr mehr oder weniger unbeabsichtigt im Strahlengang liegen.

Nach Röntgenbestrahlung konnte THIELEMANN (1928) keine Veränderungen an den Sinnesendstellen des Innenohres nachweisen, obwohl diese im Tierexperiment bei hoher Dosierung zu beobachten waren. Er sah nur einzelne Blutungen in verschiedenen Bezirken der Labyrinthweichteile neben entzündlichen Erscheinungen des Mittelohres und reaktiven Knochenveränderungen. In tierexperimentellen und klinischen Untersuchungen fanden v. WESTERNHAGEN u. SCHÄTZLE (1969) mit steigender Röntgendosis histochemisch charakteristische Fermentaktivitätsänderungen in den Sinneszellen von Cochlea und peripherem Vestibularorgan. Einige lysosomale Enzyme (unspezifische Esterase, $\beta$-Glukuronidase) nahmen bei mittleren Dosen vorübergehend zu, bei noch höheren wieder ab. Andere lysosomale Enzyme (Glukosaminidase, saure Phosphatase) ließen einen solchen Anstieg nicht erkennen und nahmen gleichmäßig ab. Bei Lipasen und alkalischer Phosphatase war eine Zunahme mit Steigerung der Röntgendosis zu verzeichnen, während proteingebundene SH-Gruppen und hyaluronidasesensible saure Mucopolysaccharide in den Labyrinthweichteilen gleichmäßig abnahmen. Bei Patienten zeigten sich zwischen 2000 und 3000 R HD vorübergehende Schalleitungsstörungen (reaktive Schwellung der Mittelohrschleimhaut) und in einigen Fällen bei höherer

Dosierung (6000 R HD) Schallempfindungsschwerhörigkeiten im oberen Frequenz-bereich. Andere (überwiegend jugendliche) Patienten vertrugen auch sehr hohe Herddosen ohne klinisch faßbare Innenohrstörungen.

Die tierexperimentellen Veränderungen lassen sich im Sinne einer strahlen-bedingten komplexen Stoffwechselstörung cochleärer und vestibulärer Strukturen interpretieren. Sie ist meist reversibel, mündet aber z. T. in irreversible Schädi-gungen mit Haarzellverlusten ein. Eine vorübergehende Steigerung der Aktivität einzelner lysosomaler Enzyme könnte mit dem vermehrten Abbau geschädigter Zellorganellen in Zusammenhang stehen, Enzymabnahmen mit einer gestörten Enzymproteinsynthese. Die Zunahme alkalischer Phosphatase war augenfällig. Sie ließe sich unter Einschluß der membrangebundenen ATP'ase auf eine Steige-rung der Permeationsvorgänge unter Röntgenbestrahlung beziehen.

*Einmalige* hohe Röntgendosen (6000–7000 R) schädigen nach WINTHER (1969 a, b) aus-schließlich die äußeren Haarzellen der beiden unteren Schneckenwindungen sowie die Haar-zellen der Peripherie der Cristae ampullares und der Maculae (grobe Granulierung des Kern-chromatins, Pyknosen, Veränderungen der Cuticularregion). Einzelne Sinneszellen gingen 6–18 Std nach Bestrahlungsende vollständig zugrunde. Die Stützzellen ließen wie die inneren Haarzellen keine Veränderungen erkennen. Nach 4000 R kamen nur bei einem Tier in der basalen Schneckenwindung, nicht jedoch im Vestibularorgan degenerative Veränderungen zur Beobachtung. Blutungen ins Mittel- oder Innenohr sah er — im Gegensatz zu THIELE-MANN (1928) und einigen anderen älteren Autoren — nicht.

Die *Frühveränderungen* bei Röntgenbestrahlung bestehen nach den elektronen-mikroskopischen Untersuchungen von WINTHER (1970) in Verklumpungen des

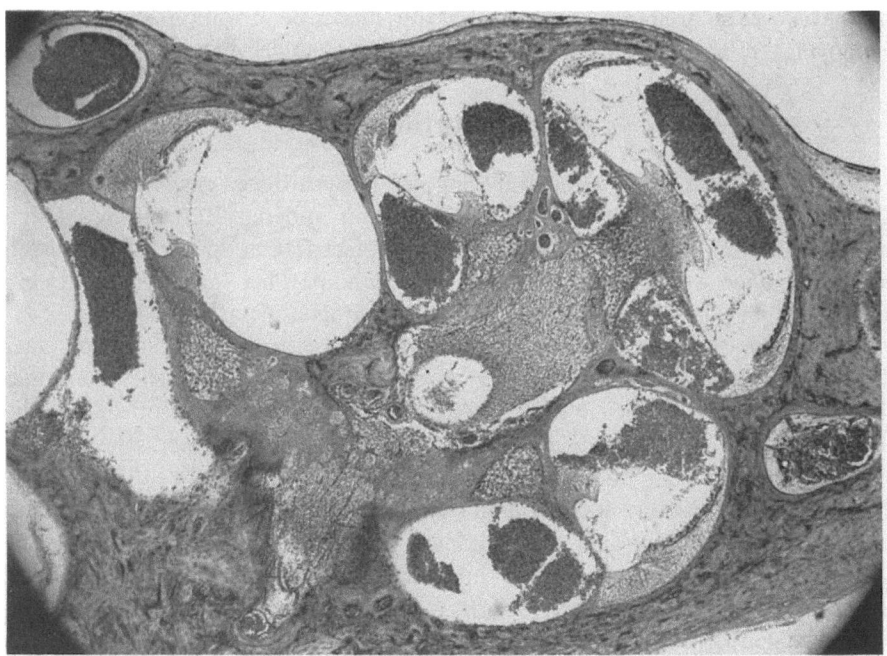

Abb. 108. Cochleäre Blutung bei Röntgenschädigung: Innenohr der Ratte nach 1200 R. Heidenhain-Mallory. Vergr. 40fach. (Präparat: Prof. Dr. G. KELEMEN)

Chromatins und der interchromatischen Substanz der Kerne der äußeren Haarzellen in den unteren Schneckenwindungen sowie einer Vermehrung des endoplasmatischen Retikulums und der Lysosomen. Die Mitochondrien waren überwiegend normal, zeigten aber teilweise kristalline Einschlüsse. In einem späteren Stadium tauchten zahlreiche Vakuolen, Fetttröpfchen und myelinähnliche Figuren als Ausdruck einer Degeneration verschiedener Membrantypen auf. Stark veränderte Zellen erschienen geschrumpft. Die Mehrzahl dieser Vorgänge entspricht zellulären Abräumprozessen mit dem Ziel, normale Bedingungen wiederherzustellen. Einzelne Haarzellen verschwinden jedoch durch irreversible autolytische Vorgänge. Da frühere lichtmikroskopische Untersuchungen des Autors an Häutchenpräparaten keinerlei Gefäßveränderungen in den ersten Stunden nach Röntgenbestrahlung gezeigt hatten, wird eine unmittelbare Schädigung der äußeren Haarzellen durch die ionisierende Strahlung angenommen. Veränderungen der beschriebenen Art finden sich auch nach anderen Schädigungen der Cochlea (z. B. Streptomyzin). Die äußeren Haarzellen scheinen besonders anfällig gegenüber solchen Störungen zu sein. Die überwiegende Schädigung der basalen Schneckenwindung dürfte mit der besonders hohen Stoffwechselrate in der unteren Windung in Zusammenhang stehen (s. später). Allerdings können im Tierexperiment auch cochleäre Blutungen unter Röntgenbestrahlung auftreten (Abb. 108).

## 3.4. Entzündliche Innenohrerkrankungen

Wir zählen hierzu die eigentliche Labyrinthentzündung (Labyrinthitis, Otitis interna) sowie im weiteren Sinne die Entzündungen der Strukturen des inneren Gehörgangs, d. h. die Neuritis des N. stato-acusticus und facialis.

### 3.4.1. Labyrinthitis

Eine primär entzündliche Erkrankung des Labyrinths ist nicht bekannt. Die Labyrinthentzündung geht immer sekundär von anderen Entzündungsherden aus. Sie kann auf drei Wegen das Labyrinth erreichen: Von den Mittelohrräumen her (tympanogene Labyrinthitis), von den Hirnhäuten her (meningogene Labyrinthitis) und schließlich auf dem Blutwege hämatogen-metastatisch.

Die *tympanogene Labyrinthitis* ist die häufigste Form, welche meist von einer chronischen Mittelohrknocheneiterung ausgeht und sehr viel seltener von einer akuten Otitis media induziert wird. Bei der einfachen akuten Otitis media soll die Überleitung der Infektion wie auch beim akuten Schub einer chronischen Mittelohrschleimhauteiterung über die Labyrinthfenster erfolgen (ZANGE, 1919; UFFENORDE, 1924; WITTMAACK, 1926 b). Man stellt sich vor, daß es bei intakter Fenstermembran zu einer Diffusion von Toxinen kommt (induzierte oder kollaterale Labyrinthitis, Fensterdiffusionslabyrinthitis). Pathologisch-anatomisch handelt es sich dann um eine seröse Labyrinthitis (s. später); klinisch bleibt das Labyrinth erholungsfähig (Abb. 109).

Die zarten Fenstermembranen sind auch bei eitriger Otitis media selbst bei längeren Verläufen mit Komplikationen (Mastoiditis) auffällig widerstandsfähig. Sie zeigen meist nur Auflockerungserscheinungen mit Aufquellungen ihrer Fasern. Sie werden durch Schleimhaut-

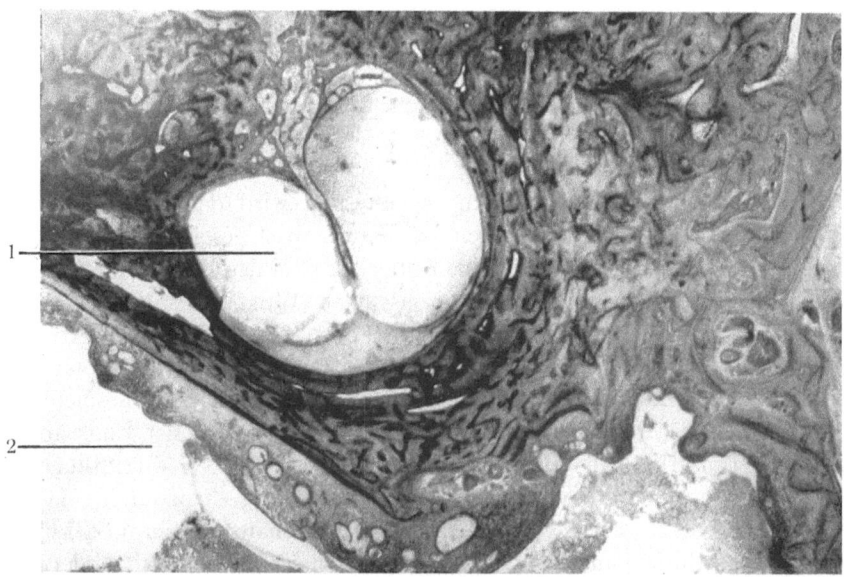

Abb. 109. Seröse Labyrinthitis (Frühlabyrinthitis bei akuter Otitis media): Zellarmes Exsudat in den Schneckenskalen, Schwellung der Paukenscheimhaut. H.-E. Vergr. 12fach. *1* Schnecke mit Exsudat in den Scalen, *2* Paukenhöhle mit verdickter Schleimhaut

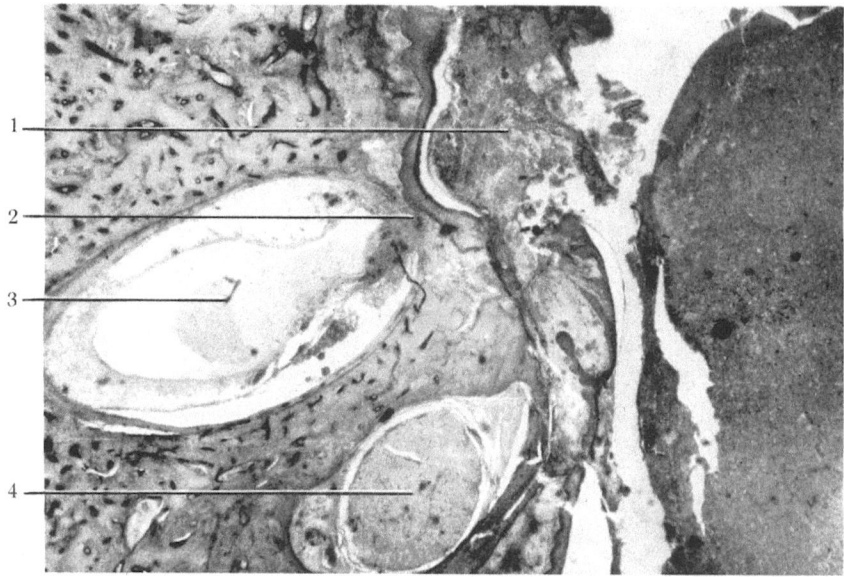

Abb. 110. Zirkumskripte Labyrinthitis bei Bogengangsfistel mit Arrosion des lateralen Bogengangs durch die Cholesteatommatrix. H.-E. Vergr. 16fach. *1* Cholesteatom, *2* Fistel am lateralen Bogengang, bedeckt mit Cholesteatommatrix, *3* Lateraler Bogengang, *4* N. facialis

schwellung in der Pauke noch zusätzlich geschützt, so daß sich nur in etwa 1,5 % der Mittelohrentzündungen aller Formen labyrinthitische Komplikationen einstellen (ZANGE, 1919).
Bei perakuten Entzündungen kann es aber zu Zerstörungen der Fenstermembranen und zu
regelrechten Labyrintheinbrüchen einer Mittelohreiterung kommen. Die Folge ist dann eine
eitrige Labyrinthitis mit irreversibler Labyrinthschädigung. Ähnliche Bilder kann man bei
den heute selten gewordenen nekrotisierenden Entzündungen sehen. Überdurchschnittlich
häufig ist eine Labyrinthbeteiligung auch bei Masern- oder Grippeotitis.

Bei der chronischen Mittelohrknocheneiterung wird das Labyrinth in der
Regel nach Arrosion der knöchernen Labyrinthkapsel geschädigt. Wie im Teil
,,Mittelohr'' bereits ausgeführt, sind die Kuppe des lateralen Bogengangs (Abb. 110)
und die Tractusnische hierfür Prädilektionsstellen (WULLSTEIN, 1949). Die Arrosion kann aber auch an anderen Stellen stattfinden. Meist ist nur eine Arrosionsstelle vorhanden, zuweilen gibt es jedoch multiple Einbruchstellen (etwa bei
zapfenförmig den Labyrinthblock umgreifenden Felsenbeincholesteatomen).

Der knöcherne Defekt resultiert im Bindegewebe unter der Cholesteatommatrix (,,Perimatrix'') aus einer granulierenden Ostitis des Labyrinthknochens
(Labyrinthostitis, ,,Paralabyrinthitis''). Die Entzündung ist dadurch eine Weile
demarkiert, und es zeigt sich lediglich eine örtlich begrenzte Labyrinthitis (,,zirkum-
skripte Labyrinthitis'') an der Arrosionsstelle, welche sich dann früher oder später
zu einer diffusen Labyrinthitis weiterentwickelt.

Die Existenz einer derartigen zirkumskripten Labyrinthitis ist pathologisch-
anatomisch gut belegt (ZANGE, 1919; UFFENORDE, 1924; MARX, 1947). Es kommt
sehr häufig allerdings bei intensiver zirkumskripter Entzündung in der Nachbarschaft der Einbruchstelle auch zu leichten entzündlichen Veränderungen des
übrigen Labyrinths (,,vorwiegend zirkumskripte Labyrinthitis''). In Einzelfällen

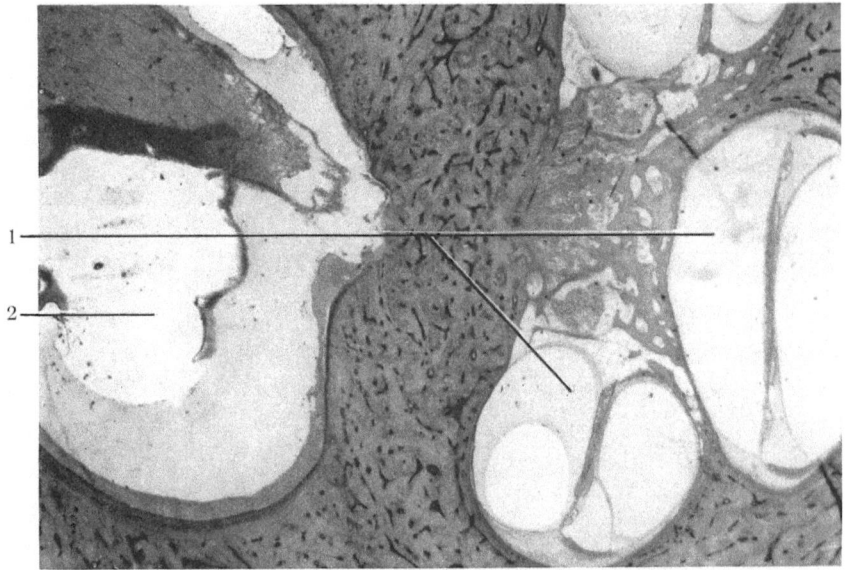

Abb. 111. Beginnende meningogene Labyrinthitis: Exsudat im inneren Gehörgang (2) und
in den Schneckenscalen (1). H.-E. Vergr. 12fach

erfolgt auch eine direkte Zerstörung von Labyrinthweichteilen durch unmittelbares Eindringen von Cholesteatomzapfen oder -säckchen ins Labyrinth (UFFENORDE, 1924; FALK, 1950 a).

Weitaus seltener als die tympanogene Labyrinthitis ist die *meningogene Labyrinthitis* (Abb. 111). Ausgehend von einer Meningitis (häufig einer Meningokokkenmeningitis) oder einer Meningoenzephalitis wird das Labyrinth über den inneren Gehörgang oder den Aquaeductus cochleae infiziert. Die Erkrankung tritt bevorzugt im Kleinkindesalter auf, und sie befällt nicht selten beide Seiten. Da die eitrige Labyrinthitis in aller Regel mit einer weitgehenden Destruktion der Labyrinthweichteile verbunden ist, kommt es in diesen Fällen zu hochgradiger Schwerhörigkeit oder völliger Taubheit.

Umgekehrt kann auch eine eitrige Labyrinthitis zu einer Meningitis über den inneren Gehörgang oder den Ductus endolymphaticus bzw. den Aquaeductus cochleae führen (labyrinthogene Meningitis, s. Kapitel 2.6.2).

Die *hämatogene Labyrinthitis* erscheint recht selten. Sie tritt bei akuten und chronischen Infektionskrankheiten (z. B. septische Absiedlung bei Osteomyelitis) hin und wieder auf. Bei Virusinfekten wie Masern oder Mumps sollen die Viren über die Stria vascularis in den Endolymphraum eindringen können und dort eine vorwiegend „endolymphatische Labyrinthitis" verursachen (LINDSAY u. HEMENWAY, 1954; LINDSAY u. Mitarb., 1960).

Viruskrankheiten können gleichzeitig mit dem Labyrinth auch den Hörnerven befallen (Neurolabyrinthitis) oder zu isolierter Neuritis des N. stato-acusticus führen. Es gibt schließlich bei Masern oder Virusgrippe — wie bereits erwähnt — auch die Möglichkeit einer tympanogenen Labyrinthitis ausgehend von einer Masern- oder Grippe-Otitis.

Pathologisch-anatomisch bilden die seröse und die eitrige Labyrinthitis die extremen Pole, zwischen die das Gros der Labyrinthitiden als Übergangsformen oder Schweregrade der Entzündung eingereiht werden kann. Eine Sonderstellung nimmt die nekrotisierende Labyrinthitis ein, wobei eine Nekrose von Teilen der knöchernen Labyrinthkapsel mit Sequestrierung von Kapselabschnitten einen mehr chronischen Prozeß darstellt und teilweise schon in den Bereich der Defektheilungszustände nach Labyrinthitis fällt.

Die *seröse Labyrinthitis* (Abb. 109) zeichnet sich durch ein zellarmes, fibrinhaltiges Exsudat in den Labyrinthhohlräumen aus. Während Peri- und Endolymphraum normalerweise bei HE-Färbung völlig farblos bleiben (der geringfügige Eiweißgehalt der Innenohrlymphen bleibt unterhalb der Schwelle der histologischen Erfaßbarkeit), sieht man dann eosinrote Exsudate mit höherem Eiweißgehalt, jedoch nur vereinzelt Leukocyten. Die Labyrinthweichteile zeigen keine oder nur diskrete Veränderungen wie Auflockerung des Striaepithels mit Verdickungen (MARX, 1947) sowie Aufquellungen bzw. Ablösungen der Membrana tectoria oder der Cupulae.

Von WITTMAACK (1926 b) wurde der „Labyrinthhydrops" als leichtester Grad der Labyrinthitis serosa angesehen, wobei durch den Reiz von Toxinen eine Hypersekretion — insbesondere von Endolymphe — stattfinden soll. Allerdings dürften beim Labyrinthhydrops überwiegend nichtentzündliche Ursachen eine Rolle spielen.

Die seröse Labyrinthitis wird meistens als über die intakten Fenstermembranen durch Toxindiffusion induziert betrachtet (s. oben). RUTTIN (1912) spricht von „induzierter seröser Labyrinthitis". Untersuchungen mit radioaktiv markiertem

Albumin (RAUCH, 1966) haben allerdings ergeben, daß die unveränderten Fenstermembranen nicht passiert werden. Es muß offen bleiben, ob das für entzündlich veränderte Membranen auch gilt. Auf die Möglichkeit von Mikrozirkulationsstörungen im Innenohr als Ursache einer serösen Labyrinthitis weisen die experimentellen Untersuchungen von SCHÄTZLE u. v. WESTERNHAGEN (1970) hin. Bei Erzeugung eines lokalen Shwartzman-Sanarelli-Phänomens durch Injektion von Endotoxin in die Paukenhöhle und intravenöse Reinjektion 24 Std später kommt es im Innenohr zu Gefäßerweiterungen — vornehmlich in der Stria vascularis — mit Bildung von Fibrinthromben in der terminalen Strombahn. Die Sinnesendstellen bleiben morphologisch intakt, zeigen jedoch teilweise starke Fermentminderungen. Auch in der menschlichen Pathologie wäre u. E. ein analoger Mechanismus (schockbedingte Mikrozirkulationsstörung im Innenohr als lokales Schockfragment, insbesondere bei Infektionen mit Endotoxinbildnern in den Mittelohrräumen) zur Auslösung einer serösen Labyrinthitis denkbar.

Die seröse Labyrinthitis kann bei allen Formen der akuten Otitis media beobachtet werden. Überdurchschnittlich häufig sah man sie bei den heute seltenen nekrotisierenden Mittelohrentzündungen (z. B. Scharlach-Otitis), wenn sich hier nicht gleich eine eitrige Labyrinthitis einstellte. Die seröse Labyrinthitis kommt auch bei akuten Exazerbationen einer chronischen Otitis media vor, und schließlich kann sich bei Arrosion der knöchernen Labyrinthkapsel neben einer vorwiegend zirkumskripten Labyrinthitis im sonstigen Labyrinth eine seröse Entzündung einstellen („sekundäre seröse Labyrinthitis" nach RUTTIN, 1912), sofern sich dabei nicht eine eitrige Labyrinthitis entwickelt.

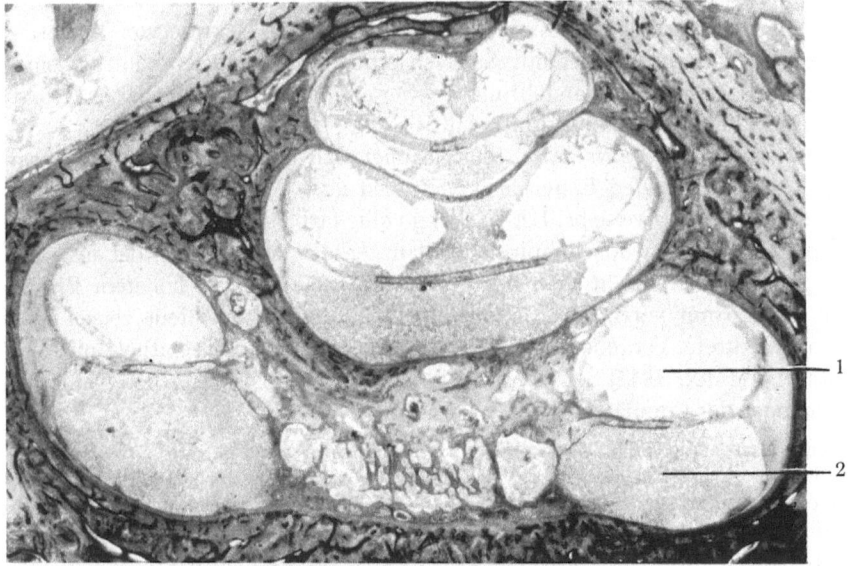

Abb. 112. Eitrige Labyrinthitis: Sehr zellreiches Exsudat in den Labyrinthhohlräumen. H.-E. Vergr. 12fach. *1* Scala vestibuli, *2* Scala tympani mit entzündlichem Exsudat

Die *eitrige Labyrinthitis* (Abb. 112) zeichnet sich durch den starken Leuko-
cytenreichtum ihres Exsudats aus. Dieses Exsudat liegt meist in allen Labyrinthhohlräumen vor, es kann aber auch nur Peri- oder Endolymphraum beteiligen
(Perilabyrinthitis oder Endolabyrinthitis). Die eitrige Labyrinthitis befällt in der
Regel das gesamte Labyrinth, und sie führt zur Zerstörung der Sinnesendstellen
sowie allgemein des Weichteillabyrinths. Im Modiolusbereich sieht man Infiltrate
des Ganglienzellagers mit Zerfall von Spiralganglienzellen. In manchen Fällen
kann die eitrige Entzündung sich allerdings auf einige Labyrinthanteile beschränken. Neben der umschriebenen eitrigen Labyrinthitis sieht man dann im restlichen
Labyrinth eine seröse Entzündung.

Bei der *nekrotisierenden Labyrinthitis* kommt es sehr schnell zu ausgedehnten
Nekrosen von Labyrinthweichteilen (primäre Labyrinthweichteilnekrose) und
nicht selten auch zum Übergreifen des nekrotisierenden Prozesses auf die knöcherne Labyrinthkapsel (Labyrinthostitis, auch Paralabyrinthitis genannt). Schon
bei der eitrigen Labyrinthitis kann es im späteren Verlauf zu partiellem nekrotischem Zerfall von Labyrinthstrukturen kommen (sekundäre Labyrinthweichteilnekrose). Bei der nekrotisierenden Labyrinthitis bestimmt der ausgedehnte Ge-
webszerfall aber von vornherein das Bild. Man nimmt an, daß es hierbei durch
starken Druck des eitrigen Exsudats oder durch direkte Infiltration zum throm-
botischen Verschluß größerer Labyrinthgefäße kommt, welcher für das Absterben
umfangreicher Labyrinthanteile verantwortlich ist. Begünstigende Faktoren sind
hochvirulente Infektionen und gleichzeitige Resistenzminderungen des Organis-

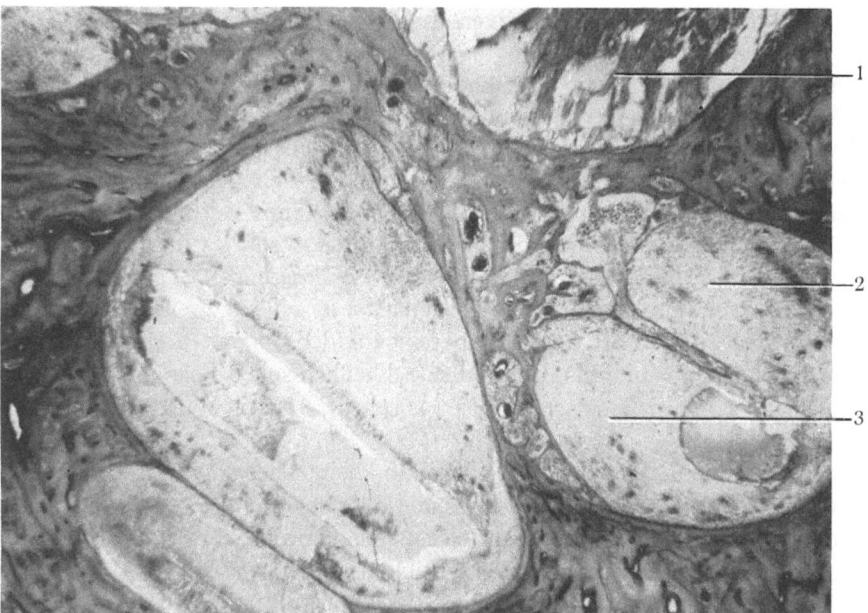

Abb. 113. Bindegewebige Organisation in der Cochlea nach Labyrinthitis. H.-E. Vergr. 25fach.
(Präparat: Prof. Dr. G. KELEMEN.) *1* N. cochlearis, *2* Scala tympani mit organisiertem Bindegewebe, *3* Scala vestibuli

mus. Als Spätfolge resultiert daraus die Demarkation von labyrinthären Knochensequestern im Rahmen einer progressiven Labyrinthkapselnekrose (bei Erwachsenen meist auf die Basalwindung der Schnecke beschränkt) oder sogar (in der
Regel nur bei Kindern) die Sequestration des gesamten Labyrinthblocks (Total-
resorption nach WULLSTEIN, 1948).

Eine völlige Ausheilung ist nur bei leichteren Graden einer serösen Labyrinthitis zu erwarten. In der Mehrzahl der Fälle kommt es zu Defektheilungs-
zuständen mit entsprechenden Funktionsausfällen, da definitiv geschädigte Sinneszellen nicht ersetzt werden können. Schon bei schweren Graden einer serösen
Labyrinthitis sieht man bindegewebige Neubildungen — vorwiegend in den Perilymphräumen — in Form feiner netzartiger Züge. Bei der eitrigen Labyrinthitis
ist die Bildung von Granulationsgewebe stark ausgeprägt, so daß die Hohlräume
oft mehr oder weniger vollständig von zunächst lockerem und gefäßreichem,
später derbem schwieligem Bindegewebe ausgefüllt sind (Abb. 113). Nicht selten
finden sich Knochenneubildungen von feinen Bälkchen bis zur völligen knöchernen
Labyrinthobliteration. Sie entstehen durch bindegewebige Verknöcherung, oder
sie gehen von Wucherungen des Endosts aus, das seine Fähigkeit zur Knochenneubildung bewahrt hat. Auf die Möglichkeit knöcherner Sequestrierung bei
nekrotisierender Entzündung wurde bereits im vorigen Abschnitt hingewiesen.

### 3.4.2. Neuritis der Nerven des inneren Gehörgangs

Die entzündlichen Erkrankungen der Nerven des inneren Gehörgangs sind
sehr viel seltener als die degenerativen bzw. toxisch-degenerativen. Sie müssen
ferner auch bei den vaskulär bedingten Innenohrerkrankungen erwähnt werden,
da sie klinisch ganz ähnliche Krankheitssyndrome bedingen können. Wir verweisen daher auf die Kapitel 3.5 und 3.6 und behandeln hier die bakteriell oder
viral verursachten Entzündungen des N. stato-acusticus sowie des N. facialis.

Sehr viele bakterielle Infektionskrankheiten können gelegentlich zu einer
akuten Neuritis des N. stato-acusticus führen. Genannt seien hier Scharlach,
Diphtherie, Typhus abdominalis, Streptokokkenangina sowie septische Zustandsbilder, von den spezifischen Erkrankungen Tuberkulose und Lues. Auch Plasmo-
dien (Malaria) und andere Protozoen (Toxoplasmose) sollen zuweilen diese Neuritiden verursachen. Sehr oft wird eine Beteiligung der genannten Hirnnerven bei
der Meningokokkenmeningitis beobachtet. Schließlich sollen Fokalinfektionen zu
diesen Neuritiden Anlaß geben können (ALTMANN, 1955b; WULLSTEIN, 1952b,
u. a.).

Häufiger als bei bakteriellen Infektionskrankheiten sieht man bei Viruskrankheiten einen Befall des N. stato-acusticus und/oder des N. facialis. Die Anteile des
N. stato-acusticus können gemeinsam erkranken oder auch isoliert betroffen sein
(mit entsprechender akustischer oder vestibulärer Symptomatik). Ursächlich in
Frage kommen hauptsächlich Grippeviren (BOCCA u. GIORDANO, 1956), Adenoviren
(JAFFE u. MAASAB, 1967), Masernvirus, Mumpsvirus (LINCK, 1926 u. a.), Pockenvirus
und schließlich das Herpes zoster-Virus. Bei einem Herpes zoster oticus (KÖRNER,
(1904) findet sich neben den Bläschen im Bereich des äußeren Ohres (s. dort) auch
ein Befall verschiedener Hirnnerven in bunter Kombination, wobei außer den

Nn. stato-acusticus und facialis in der Regel der Trigeminus (starke Schmerzen einer Gesichtshälfte) und häufig auch Glossopharyngeus und Vagus mitbeteiligt sind. Nach HAYMANN (1922) liegt in 40% der Fälle eine Störung von Gehör und Gleichgewicht, in 40% eine isolierte Hörstörung und in 10% eine isolierte Vestibularisstörung vor. Bei 60% findet sich eine periphere Facialisparese. Für den Herpes zoster als enzephalo-radiculo-neuro-ganglionäre Erkrankung kann neben dem Betroffensein des N. stato-acusticus auch ein Befall des Ganglion spirale angenommen werden. Die bei Zoster oticus nahezu regelmäßig anzutreffenden Liquorbefunde (leichte Zellzahl- und Eiweißvermehrung) erklären sich aus einer begleitenden serösen Meningitis. Bei den übrigen Viruskrankheiten läßt sich eine Beteiligung des Spiralganglions höchstens vermuten.

Zuweilen führen Virusinfektionen wie Grippe, Masern oder Mumps auch zu einer Labyrinthitis (s. vorigen Abschnitt), oft im Sinne einer „endolymphatischen" Labyrinthitis, d. h. mit Beschränkung der Veränderungen auf die Strukturen des Endolymphraums (LINDSAY u. HEMENWAY, 1954; LINDSAY u. Mitarb., 1960), manchmal auch zum kombinierten Befall von N. acusticus und Labyrinth (Neurolabyrinthitis).

### 3.4.3. Spezifische Labyrinthitis und Neuritis acustica

Die *Lues* befällt nicht selten das Innenohr, wobei es sich um die Fortleitung einer spezifischen Meningitis oder auch um einen direkten Befall der Innenohrstrukturen handeln kann. Das Mittelohr erkrankt weniger oft mit spezifischen syphilitischen Veränderungen. Meist sind akute und chronische Mittelohreiterungen als unspezifische Begleiterscheinungen bei Lues zu betrachten.

Am Innenohr sieht man im Sekundär- und vorwiegend im Tertiärstadium der Lues Veränderungen im Sinne der luetischen Labyrinthitis und/oder der Neuritis stato-acustica syphilitica (BRÜHL, 1919). ZANGE (1929) unterscheidet eine vorwiegend entzündliche und eine vorwiegend degenerative Form. Die Labyrinthitis äußert sich als seröse Labyrinthitis mit Neigung zu Bindegewebsneubildung und zur endostalen knöchernen Obliteration von Labyrinthhohlräumen. Im Hörnerven findet man Infiltrate. Bei der degenerativen Form steht die Atrophie von Cortiorgan, Ganglienzellen sowie des Hör- und Gleichgewichtsnerven im Vordergrund. Die Labyrinthkapsel wird in Form von gummösen Veränderungen beteiligt. Die am N. stato-acusticus bei Tabes und progressiver Paralyse vorhandenen Veränderungen sind als rein toxisch-degenerativ (WITTMAACK, 1926 a u. a.) oder als entzündlich-degenerativ (KRASSNIG, 1927) aufgefaßt worden. Entzündliche Veränderungen liegen vor allem im Fundus des inneren Gehörgangs in den perivaskulären Bezirken vor. Sie betreffen weniger die intraneuralen Gefäße als die Umgebung der kleineren Gefäße der meningealen Hüllen des N. stato-acusticus, wobei dessen cochleärer Anteil stärker als der vestibuläre beteiligt ist. Während die Sinnesendstellen des Labyrinths vielfach intakt bleiben, zeigen die Spiralganglienzellen Zeichen einer sekundären Degeneration bei wenig veränderten vestibulären Ganglienzellen (ALTMANN, 1955 b).

Die *konnatale Lues* führt vor allem zu Veränderungen der knöchernen Labyrinthkapsel (LANGE, 1926; NAGER, 1955 u. a.) mit Einbrüchen ins Weichteillabyrinth und sekundärer Degeneration von Nerven und Sinnesendstellen (s. Kapitel 3.2.3).

Beim *Cogan-Syndrom* sind auch Innenohrveränderungen beschrieben worden (WOLFF u. Mitarb., 1965). Das Cogan-Syndrom ähnelt symptomatisch einer Lues tarda, die Seroreaktionen sind jedoch negativ. Neben einer interstitiellen Keratitis kommen cochleo-vestibuläre Symptome vor mit progressiver Schwerhörigkeit, Ohrensausen und Menière-ähnlichen Schwindelattacken. Die Ätiologie des Syndroms ist ungeklärt. Es könnte sich um eine autoallergische Erkrankung aus dem Formenkreis der Kollagenkrankheiten handeln. WOLFF u. Mitarb. (1965) fanden bei atypischer Knochenneubildung mit weitgehender Verlegung der Scala tympani der Basalwindung einen endolymphatischen Hydrops und weitgehender Degeneration des Cortiorgans und der Spiralganglienzellen.

Die *Tuberkulose des Innenohres* (Abb. 114) entwickelt sich durch Labyrinthbeteiligung einer Mittelohrtuberkulose oder auf meningogenem Wege. Umgekehrt kommt es praktisch aber niemals zu einer tuberkulösen Meningitis bei tuberkulöser Labyrinthitis. Nicht selten geht einem Labyrintheinbruch bei Mittelohrtuberkulose eine seröse induzierte (tuberkulotoxische) Labyrinthitis voraus. Es handelt sich dann um eine serofibrinöse Entzündung des Labyrinths. Labyrintheinbrüche gibt es bei der produktiven und bei der exsudativ-nekrotischen Form der Mittelohrtuberkulose. Die produktive Tuberkulose greift durch Einwuchern spezifischer Granulationen durch die Fenster auf das Labyrinth über. Bei der exsudativ-ulzerös-nekrotisierenden Schleimhauttuberkulose kommen nach Schleimhautzerfall Arrosionen der Labyrinthkapsel mit Einbrüchen der Entzündung in

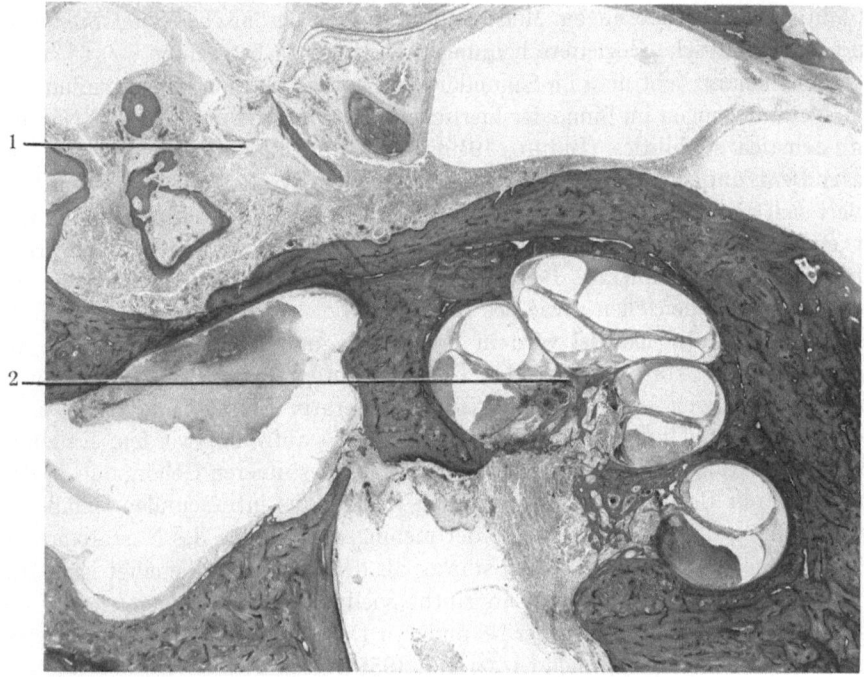

Abb. 114. Tuberkulose des Mittel- und Innenohres: Exsudativ-nekrotische Mittelohrtuberkulose mit Labyrintheinbruch. H.-E. Vergr. 16fach. (Präparat: Prof. Dr. G. KELEMEN.) *1* Paukenhöhle mit stark verdickter Schleimhaut, Anteile von Gehörknöchelchen, *2* Schnecke mit entzündlichem Exsudat in den verschiedenen Scalen

die Labyrinthweichteile (manchmal auch multipel) sowie spätere Sequesterbildungen des Labyrinthknochens vor. Die Ausheilung der zunächst mehr exsudativen, später überwiegend produktiven Veränderungen erfolgt bindegewebig-
narbig, teilweise mit lebhafter Knochenneubildung (WITTMAACK, 1926 a u. a.).

## 3.5. Degenerative und toxisch-degenerative Erkrankungen

Obwohl natürlich engste Verflechtungen zwischen Stoffwechsel und Kreislauf
bestehen, sollen stoffwechsel- und kreislaufbedingte Veränderungen in zwei ge-
trennten Kapiteln besprochen werden, da so eine bessere Zuordnung zu klinischen
Krankheitsbildern möglich ist. Dieses Kapitel befaßt sich daher zunächst mit den
Erkrankungen des Innenohres bei Stoffwechselkrankheiten und mit Krankheiten,
die zu einer Stoffwechselstörung führen, welche sich ihrerseits auf das Innenohr
auswirken kann (z. B. Nierenkrankheiten). Der zweite Abschnitt schildert die
überwiegend toxisch bedingten Veränderungen. Hereditäre Syndrome wurden
bereits im Kapitel „Mißbildungen incl. Taubstummheit" geschildert, sie haben
ja teilweise auch eine degenerative Grundlage, deren Substrat (z. B. genetisch
bedingte Enzymschwächen) heute jedoch noch vielfach unbekannt ist.

Die Speicherkrankheiten, bei denen häufig schon Enzymdefekte als ursächlich
aufgedeckt wurden, sollen hier inkorporiert werden. Die gestörte Enzymsynthese
beruht bei diesen Zuständen allerdings in der Regel nicht — wie man das früher
geglaubt hatte — auf einem Gendefekt, sondern meist auf der Persistenz eines
Repressorgens, welches eine normale Syntheserate des betreffenden Enzyms verhindert. Das erklärt auch das nahezu konstante Vorkommen von Restaktivitäten
des fraglichen Enzyms bei Enzymopathien.

In diesem Kapitel streifen wir auch allgemeine Gefäßleiden mit stoffwechsel-
mäßiger Auswirkung auf das Innenohr, wollen jedoch Labyrintherkrankungen,
bei denen man eine spezielle vaskuläre Ursache vermutet, im nächsten Kapitel
gesondert abhandeln.

### 3.5.1. Überwiegend stoffwechselbedingte Veränderungen

#### 3.5.1.1. Speicherkrankheiten

Bei den hierher gehörigen Krankheiten ist eine Mitbeteiligung des Innenohres
bekannt oder wird auf Grund von klinischen Daten vermutet. Pathologisch-
anatomische Untersuchungen liegen jedoch nur vereinzelt vor. Dafür gibt es sehr
einleuchtende Gründe. Die wenigsten dieser Erkrankungen führen unmittelbar
zum Tode, und bei später erfolgender histologischer Untersuchung lassen sich
evtl. aufgedeckte Veränderungen nur in Ausnahmefällen einer bestimmten Ursache zuordnen. Das Innenohr ist zudem schon für die normale Anatomie und
erst recht für die Bedingungen der pathologischen Anatomie ein schwieriges
Untersuchungsobjekt. Seine allseitige Einbettung in Knochen, noch dazu in den
härtesten Knochen des Organismus, bringt Schwierigkeiten der adaequaten Fixierung und späteren histologischen Aufarbeitung mit sich. Am Routinematerial
sind die postmortal-autolytischen Vorgänge so weit fortgeschritten, daß an eine

Auswertung nicht mehr zu denken ist. Selbst bei unmittelbar postmortaler Fixierung, etwa durch Einbringen der Fixierungsflüssigkeit in die Paukenhöhle nach Eröffnung der Labyrinthfenster und/oder Durchströmungsfixierung vom Gefäßsystem her, bleiben immer noch Probleme der weiteren Verarbeitung des Materials übrig. Bezüglich weiterer Einzelheiten sei auf SCHÄTZLE (1971) verwiesen. Auch eine schonende Entkalkung und Einbettungs- bzw. Schneidetechnik wird oft von den zarten Labyrinthweichteilstrukturen nicht überstanden oder kommt für viele histochemische Zwecke nicht in Frage. Erst in den letzten Jahren hat hier die Methode der „Häutchenpräparation" unter Umgehung der Entkalkung Fortschritte gebracht, wobei die Anwendung am menschlichen Material bisher nur in Einzelfällen erfolgt ist. Das häutige Labyrinth wird dabei nach Fixierung durch Abfräsen des Knochens und Absplittern verdünnter Knochenlamellen unter dem Operationsmikroskop vom Knochen befreit. Einzelne Labyrinthanteile werden darauf der histologischen oder histochemischen Reaktion unterworfen und anschließend als Häutchen zwischen Objektträger und Deckglas unter leichtem Pressen eingedeckt.

Bei *Speicherkrankheiten* liegen nur spärliche Innenohrbefunde vor. Nach KITTEL (1963) ist das Hörorgan bei der Pfaundler-Hurler-Krankheit (mit rezessiv

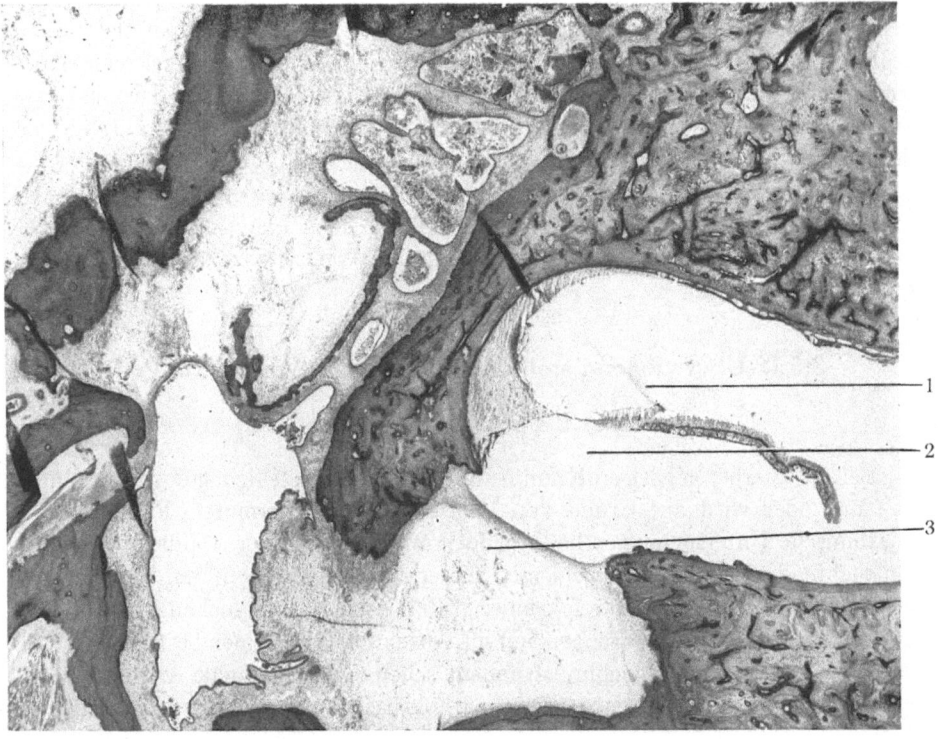

Abb. 115. Mittelohr bei Morbus Hurler: Verlegung der runden Nische durch Schleimhautschwellung. H.-E. Vergr. 20fach. (Präparat: Prof. Dr. G. KELEMEN.) *1* Scala vestibuli der Schnecke. *2* Scala tympani. *3* Nische zum runden Fenster mit stark verdickter Schleimhaut

autosomalem Erbgang) häufig in Mitleidenschaft gezogen. Er errechnete aus 78 Fällen der infantilen Form in 28% eine Schwerhörigkeit oder Taubheit. Der Grad der Schwerhörigkeit soll bei dieser Form mit dem Alter zunehmen, während bei der seltenen Spätform Hörstörungen keine bedeutende Rolle spielen. RICCI u. ANCETTI (1955) sahen in einem Fall Hurlerscher Mucopolysaccharidose bei normalem Cortiorgan eine hyalin verdickte Reissner-Membran. Die Nervenzellen des Ganglion cochleae und vestibuli waren zu 40% verändert (vakuolisiertes Cytoplasma mit hyalinen Schollen, exzentrische Kerne, gelegentlich Pyknosen). In einem freundlicherweise von KELEMEN (1974) zur Verfügung gestellten Fall Hurlerscher Krankheit sieht man außer einer erheblichen Verdickung der Mittelohrschleimhaut (Abb. 115) mit Mucopolysaccharideinlagerung auch eine umschriebene Auflösung des Labyrinthknochens mit sekundärer fibröser Dysplasie (Abb. 116). ZECHNER u. ALTMANN (1968) untersuchten das Innenohr bei einem Fall von Gargoylismus Typ Hunter (mit rezessiv gonosomalem Erbgang) mit genetisch bedingter Stoffwechselstörung saurer Mucopolysaccharide und Ablagerung dieser Substanzen in Knochen und Bindegewebe sowie Ganglienzellen. Unter der Stria vascularis sahen sie ausgedehnte PAS-Alcianblau-positive Depots. Die Zellen des Ganglion spirale und vestibulare wiesen schaumig verändertes Cytoplasma mit positiver Reaktion bei Alcianblaufärbung auf.

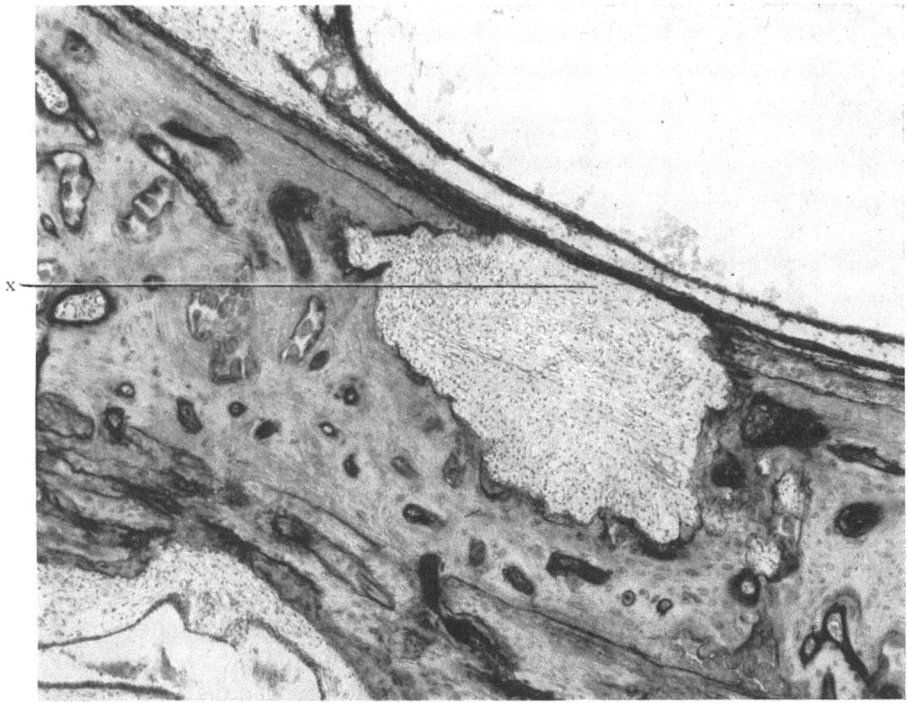

Abb. 116. Arrosion des Labyrinthknochens bei Morbus Hurler. H.-E. Vergr. 25fach. (Präparat: Prof. Dr. G. KELEMEN.) ✗ Knöcherne Labyrinthkapsel mit Knochenarrosion

FRIEDMANN u. Mitarb. (1968) sahen pathologische Veränderungen im Innenohr beim cardio-auditorischen Syndrom von JERVELL u. LANGE-NIELSEN, einem seltenen erblichen Syndrom mit rezessiver Taubheit und EKG-Anomalien. Im gesamten membranösen Labyrinth waren homogene Ablagerungen vorhanden, besonders in der Stria vascularis und um einzelne stark erweiterte Gefäße. Das degenerierte Cortiorgan erschien von PAS-positivem Material bedeckt. Die PAS-positiven Ablagerungen erwiesen sich als amylaseresistent. Sie wurden teilweise als Fibrinoid angesehen.

Bei Niemann-Pickscher Lipoidose (Sphingomyelinanhäufung) fand LOEBELL (1938) besonders zahlreiche Niemann-Pick-Zellen im Bereich des Ganglion spirale und vestibulare sowie im Ganglion geniculi. Auf die Veränderungen bei Hand-Schüller-Christianscher Krankheit als Systemhyperplasie des retikulo-histiocytären Systems mit lipoidspeichernden Eigenschaften wurde schon im Teil „Mittelohr" Bezug genommen. KELEMEN (1965) beschrieb zwei Schläfenbeinbefunde bei Tay-Sachs-Krankheit (Ceramidtrihexosidspeicherung durch Defekt der N-acetyl-hexosaminidase) in Ergänzung zu früheren Untersuchungen von BOIES (1963). Die Innenohren waren im Wesentlichen normal, die typischen Schaumzellen in perivasculären Infiltraten — teilweise auch in Form granulomatöser Wucherungen — fanden sich in den Mittelohrräumen oder im Bereich der Dura des Schläfenbeins. BOIES hatte auch an den Nervenzellen des Spiralganglions leichte Auffälligkeiten gefunden (ballonförmige Auftreibung mit exzentrischem Kern und leicht granulärem Cytoplasma).

Über Veränderungen des Innenohres bei anderen Lipoidosen z. B. bei der Gaucher-Krankheit (Cerebrosidspeicherung durch Glucosidasedefekt) oder der metachromatischen Leukodystrophie (Sulfatidspeicherung durch Sulfatasemangel) ist bisher noch nicht berichtet worden, obwohl solche Veränderungen auch am Innenohr zu erwarten sind. Bei der Refsum-Krankheit (Lipoidose durch Anhäufung von Phytansäure) ist Schwerhörigkeit neben cerebellarer Ataxie, tapetoretinaler Degeneration und Polyneuritis ein Bestandteil des klinischen Syndroms (REFSUM, 1946). Etwa die Hälfte dieser Patienten leiden an progressiver Schwerhörigkeit. Es finden sich Degenerationen mit Atrophie des Cortiorgans und der Stria vascularis bei normalem vestibulärem Labyrinth.

### 3.5.1.2. Hormonale Störungen

Hormonale Störungen, die sich auf das Innenohr auswirken können, sind besonders der Diabetes mellitus und die Hypothyreose. Bei *Diabetes mellitus* spielt die gestörte Mikrozirkulation im Rahmen einer Mikroangiopathie die führende Rolle. Hierbei tritt im klinischen Verlauf eine progressive Innenohrschwerhörigkeit in Erscheinung. Pathologisch-anatomisch fand JØRGENSEN (1961b) bei 32 Diabetikern PAS-positive Verdickungen von Kapillarwänden, vornehmlich der Stria vascularis, aber auch anderer Strukturen z. B. der intraneuralen Kapillaren des N. facialis, nachdem in der älteren Literatur lediglich vereinzelt über uncharakteristische Veränderungen wie Blutungen, Degeneration des Hörnerven, des Cortiorgans und der Spiralganglienzellen berichtet worden war. Blutungen ins diabetische Labyrinth sind nicht selten (Abb. 117).

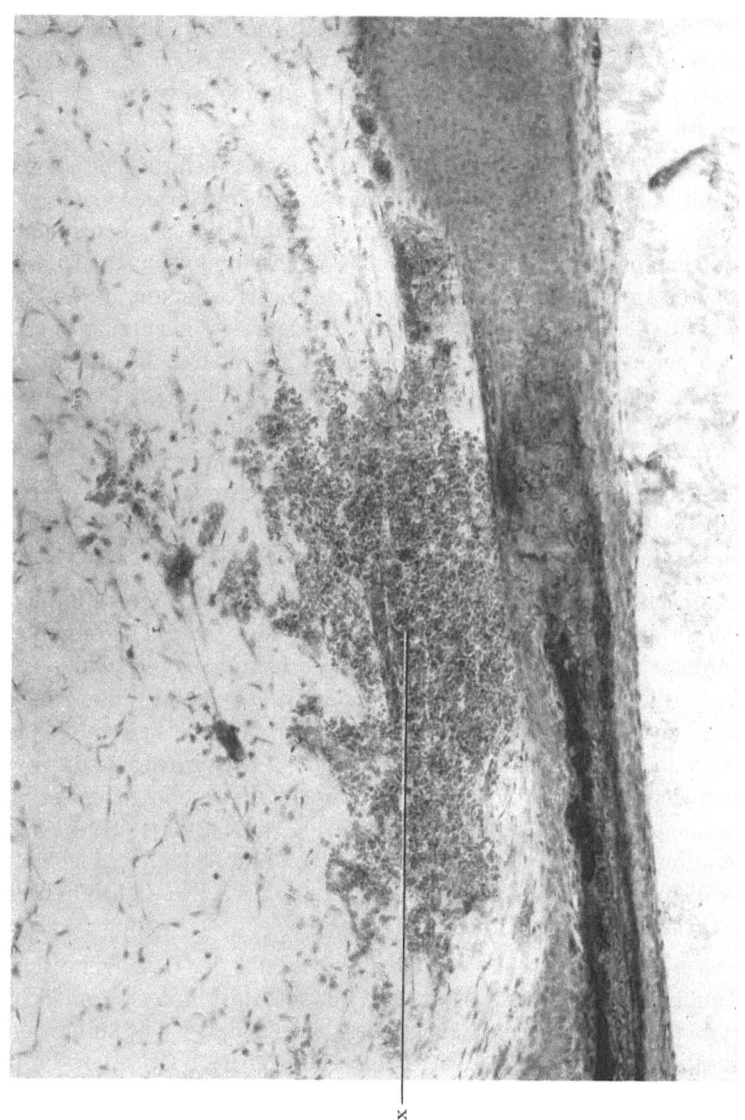

Abb. 117. Blutung ins Innenohr bei Diabetes mellitus. Mallory. Vergr. 100fach. (Präparat: Prof. Dr. G. Kele-men.) x Erythrocytenansammlung

Eine zweite Verlaufsform bei Diabetes geht mit einem plötzlichen Hörverlust und Schwindelerscheinungen einher, wobei sich vornehmlich arteriosklerotische Veränderungen an den größeren Labyrinthgefäßen finden sollen (s. „Hörsturz" im Kapitel „Vaskuläre Innenohrerkrankungen"), die zu einem plötzlichen Verschluß wichtiger Labyrinthgefäße durch Thromben führen. MAKISHIMA u. TANAKA (1971) beschrieben bei vier Diabetesfällen ebenfalls Verdickungen der Wand von Stria-kapillaren mit Ablagerung von PAS-positivem Glukoproteidmaterial. Sie fanden gleichzeitig aber auch fibröse Verdickungen der Wand der Arterien im inneren

Gehörgang mit Einengung des Gefäßlumens. Während das Cortiorgan normal‚
erschien, lag regelmäßig eine Degeneration von Spiralganglienzellen des unteren,
aber auch mittleren Modiolusbereichs vor neben einem Markscheidenzerfall von
Hörnervenfasern. Die Gefäßveränderungen der großen Gefäße wurden als Hauptursache der neuronalen Degeneration betrachtet.

Auch KOVAR (1973) sah in sieben Fällen von Diabetes mellitus Verdickungen
der Kapillarwand in der Stria und in zwei Fällen von intraneuralen Gefäßen des
7. und 8. Hirnnerven. Hier bestehen Beziehungen zu den beim Diabetes mellitus
überdurchschnittlich häufigen „idiopathischen" Facialislähmungen. In einem Fall
lagen Erythrocyten im Modiolusbereich und in der Scala tympani als Ausdruck
eines cerebrovasculären Insults vor. Die Zahl der Spiralganglienzellen erschien
nicht wesentlich geringer als in der altersmäßig vergleichbaren Kontrollgruppe.
An anderen Felsenbeinen kamen neben PAS-positiven Kapillarwandverdickungen
sphärische PAS-positive Einschlüsse im Bereich des Sulcus spiralis externus,
Dilatation des Endolymphraums der ersten Schneckenwindung sowie Thromben
in Gefäßen der Crista des oberen Bogengangs vor. Die Ergebnisse beim experimentellen Diabetes mellitus sprechen ebenfalls für die Rolle von Gefäßwand-
veränderungen bei diabetischen Innenohrstörungen (COSTA, 1967).

Beim *endemischen Kretinismus* fand NAGER (1926) in 29% Taubstummheit,
in 32% Schwerhörigkeit. Histologisch standen allerdings die Mittelohrveränderungen im Vordergrund (Verdickung der Paukenschleimhaut, Verbildung von
Ossicula neben Verdickungen der Labyrinthkapsel mit knöcherner Einengung der
runden Fensternische), während sich am Innenohr nur hyaline Leistenbildungen
zwischen Cortiorgan und Membrana tectoria fanden. Die Schwerhörigkeit war
jedoch weit überwiegend vom labyrinthären Typus. In einer vorangehenden Serie
von 18 Felsenbeinen bei endemischem Kretinismus hatte NAGER (1921) in einigen
Fällen Degeneration von Cortiorgan und Atrophie von Spiralganglienzellen gefunden.
den. Er konnte diese Befunde allerdings wegen technischer Schwierigkeiten bei der
Entkalkung nicht als eindeutig pathologisch verwerten.

Beim *Myxödem* des Erwachsenen kommen in über 50% der Fälle Schwerhörigkeiten oder Taubheiten vor (DE VOS, 1963). Sie sind fast immer vom Schallempfindungstyp, nur selten besteht gleichzeitig eine Schalleitungskomponente.
Experimentell sah DE VOS bei Maus, Ratte und Hamster nach Gabe von Propyl-
thiourazil bei verdickter Basilarmembran ein normales Cortiorgan, jedoch degenerative Veränderungen am Spiralganglion und am Hörnerven. SCHÄTZLE u.
HAUBRICH (1967) beobachteten bei experimenteller Hypothyreose des Meerschweinchens nach Thyroidektomie eine massive Ablagerung saurer Mucopolysaccharide im Gefäßbindegewebe des Modiolus um den Hörnerven sowie eine Einlagerung dieser alcianophilen Substanzen in die Scalen des Innenohres, besonders
die Scala tympani. Grobe morphologische Veränderungen des Cortiorgans, der
Stria vascularis oder der Spiralganglienzellen waren nicht faßbar. Es zeigten sich
jedoch verschiedene Fermentminderungen in den Haarzellen und Stützzellen.

Beim *sporadischen Kretinismus* im Rahmen eines Pendred-Syndroms (genetisch
bedingte Störung der Thyroxinsynthese mit nachfolgender Kropfbildung durch
TSH-Wirkung) liegt fast immer eine Schwerhörigkeit oder Taubheit vor (s. auch
Kapitel „Erbliche Taubheit").

Abgesehen von diesen hormonal induzierten Krankheitsbildern sind auch andere hormonale Einwirkungen auf das Innenohr wahrscheinlich. So konnten SCHÄTZLE u. HAUBRICH (1968) unter dem Einfluß von Mineralocorticoiden (Aldosteron, Cortison) experimentell bei Meerschweinchen eine Anhäufung saurer Mucopolysaccharide in der Grundsubstanz des Lig. spirale nachweisen. Unter Aldosteron — nicht jedoch unter Cortison — fand sich eine besondere Glykogenkonzentration in den Epithelien der Stria vascularis und des Limbus spiralis. Bei Abnahme einiger Fermente (Esterase, Lipase, saure Phosphatase, Glucosaminidase) im Cortiorgan und in der Stria vascularis zeigte sich im Zusammenhang mit einer starken Gefäßfüllung des Lig. spirale und der Stria vascularis eine mäßige Zunahme von Galaktosidase und Glukuronidase an diesen Orten. Trotz der ubiquitären Wirkung der Corticoide kommt es also offenbar an manchen Stellen — in der Cochlea besonders in der Stria vascularis — zu einem erheblich stärkeren Effekt. Man geht wohl nicht fehl in der Annahme, daß hier ein Zusammenhang mit der Ionenpumpfunktion der Stria besteht, die durch Mineralocorticoide beeinflußt wird.

### 3.5.1.3. Nieren- und Gefäßleiden

Innenohrschädigungen bei *chronischen Nierenleiden* sind klinisch bekannt (27 Fälle von Schwerhörigkeit bei chronischer Nephritis bei GRAHE, 1924; 20 Fälle bei BALLANTYNE, 1965). Es ist noch nicht geklärt, ob es sich hier um eine toxische Schädigung von Innenohrstrukturen durch urämische Gifte oder um zunächst funktionelle Ionenverteilungsstörungen an cochleären Membranen mit nachfolgender Degeneration handelt.

In diesem Zusammenhang sei erwähnt, daß die Stria vascularis häufig mit dem Nierentubulusepithel verglichen wird. Die Analogien sind jedoch nicht zwingend. In der Stria erfolgt der $K^+$-Transport endolymphwärts, der $Na^+$-Transport ist zur Striakapillare gerichtet. In der Niere wird eine $K^+$-Sekretion nur für den distalen Tubulus angenommen. Bei dieser Modellvorstellung könnte die Stria vascularis auch für Flüssigkeiten nur resorptiv tätig sein, während heute meist eine Endolymphabsonderung durch die Stria angenommen wird. Man muß sich allerdings fragen, ob die Stria wirklich Endolymphflüssigkeit produziert. Diese Funktion war dem Epithelstreifen hauptsächlich wegen seiner Vaskularisation zugeschrieben worden. Die Gefäßversorgung könnte auch dem großen Eigenbedarf der Striazellen dienen, welche im Zusammenhang mit ihrer Ionenpumpfunktion eine sehr hohe oxydative Stoffwechselrate aufweisen. Nach den Vorstellungen von NAFTALIN u. HARRISON (1958) ist die Stria vascularis für Wasser resorptiv tätig und trägt nur durch ihre $K^+$-Sekretion und $Na^+$-Resorption zur einzigartigen Zusammensetzung der Endolymphe bei. Die Endolymphe entsteht nach ihrer Auffassung überwiegend infolge passiver Diffusion durch die Reissner-Membran von deren Perilymphseite her. Die Reissner-Membran ist zwar auch zum aktiven Ionentransport fähig, wegen ihrer Gefäßlosigkeit aber nur in viel geringerem Maße als die Stria vascularis.

GRAHE (1924) sah bei sieben pathologisch-anatomisch untersuchten Fällen chronischer Niereninsuffizienz keine Degeneration von Cortiorgan, Maculae oder Cristae. Ebenso lagen keine Veränderungen an Ganglienzellen oder Nervenfasern vor. Es zeigten sich lediglich Blutungen ins Mittelohr, den inneren Gehörgang und nur in einem Teil der Fälle auch in Schnecke und Vestibulum. Ein hereditäres Leiden mit Nierenstörung bei Hyperprolinämie ist das Alport-Syndrom (s. Kapitel „Mißbildungen incl. Taubstummheit").

### 3.5.1.4. Altersveränderungen

*Altersveränderungen* des Innenohres gehören zu den am längsten bekannten Störungen. Hier liegt eine Kombination verschiedener Ursachen (senile Atrophie, vaskuläre Störungen, zunehmende Einwirkung von Umweltnoxen verschiedenster

Art einschließlich der lebenslangen Lärmtraumen, der Begünstigung durch Mangelzustände — insbesondere Vitaminmangel — und allgemein der Überlagerung durch anderweitig bereits erworbene Innenohrschwerhörigkeiten) vor, die zu einer Degeneration von Spiralganglienzellen und der zugehörigen Nervenfasern, von Haarzellen, Versteifung der Basilarmembran und Involution der Stria vascularis führt. Schließlich haben auch noch zentralnervöse Vorgänge für die Entwicklung eines Diskriminationsverlustes im Alter Bedeutung.

Bereits mit 20–30 Jahren ist eine Herabsetzung der oberen Tongrenze meßbar, und der Hochtonverlust nimmt mit höherem Lebensalter zu, bis jenseits des 60. Lebensjahres — oft aber auch schon früher — eine merkliche *Altersschwerhörigkeit* (Presbyakusis) resultiert. MAYER (1919) nahm analog zur Abnahme der Elastizität der Linse bei der Presbyopie auch für die Presbyakusis eine Elastizitätsabnahme der Basilarmembran durch hyaline Verdickung und Kalkeinlagerung an. Eine Hyalinisierung dieser Struktur wurde allerdings von anderen Autoren (FLEISCHER, 1956; JØRGENSEN, 1961a) bei Altersveränderungen vermißt. Jedoch fand NOMURA (1970) bei der Presbyakusis Lipidablagerungen von Neutralfetten und Cholesteriden zwischen den Fasern der Basilarmembran. SCHUKNECHT (1964) bejaht grundsätzlich die Möglichkeit einer Presbyakusis durch Versteifung der Basilarmembran („mechanische Presbyakusis"), wenn er auch zugesteht, daß ein morphologisches Substrat nur sehr schwer oder inkonstant zu finden ist. Diese Patienten hatten Hörkurven mit abfallendem Verlauf (Hörverluste im mittleren und oberen Frequenzbereich), während bei der Sektion nur mäßige Haarzellverluste und nur ein geringer Schwund von Ganglienzellen und Nervenfasern im Bereich der Basalwindung gefunden wurde, welche das Ausmaß der Hörverluste keinesfalls erklären konnten. Insgesamt scheint die Basilarmembran aber eine durchaus untergeordnete Rolle für die Entwicklung der Altersschwerhörigkeit zu spielen.

SAXÉN u. V. FIEANDT (1937) beschrieben an Felsenbeinen von 33 alten Leuten zwei Arten von Veränderungen: eine senile Atrophie des Spiralganglions sowie Abflachungen des Cortiorgans und der Stria vascularis. Letztere wurden als Folgen einer angiosklerotischen Innenohrdegeneration interpretiert, während die ganglionäre Atrophie bereits von WITTMAACK (1916) im Sinne der Edingerschen „Aufbrauchtheorie" gedeutet worden war. FLEISCHER (1956) beobachtete als relativ konstantes Zeichen der Altersschwerhörigkeit lediglich eine Abnahme der Spiralganglienzellen — vornehmlich der unteren Schneckenwindung — während andere Veränderungen an Cortiorgan, Stria vascularis oder Basilarmembran inkonstant vorhanden und daher nicht typisch waren. JØRGENSEN (1961a) betonte demgegenüber noch die Rolle von Gefäßwandverdickungen in der Stria vascularis.

Die numerische Atrophie der Ganglienzellen und der damit in Zusammenhang stehende Schwund von Nervenfasern (NOMURA u. KIRIKAE, 1968) scheint bei der Entstehung der Presbyakusis im Mittelpunkt zu stehen (Neurale Atrophie nach SCHUKNECHT, 1955). Es liegt hier eine Aufbrauch- oder Abnutzungserscheinung zugrunde, welche sich auch auf die zentralen Neuronen erstreckt. Ihr Kennzeichen ist der Hochtonverlust zusammen mit einem zentral bedingten Diskriminationsverlust für Sprache. SERCER u. KRMPOTIC (1958) vertraten demgegenüber aber die Ansicht einer zunehmenden Einengung der Hörnervenfasern im Bereich des Tractus spiralis foraminosus durch Knochenapposition am Fundus des inneren Gehörgangs und dadurch bedingter sekundärer Degeneration von Spiralganglienzellen.

Neben neuralen Defekten sieht man häufig Abflachungen des Cortiorgans und der Stria vascularis, welche von basal nach apikal fortschreiten (epitheliale Atrophie nach Schuknecht, 1955, bzw. sensorische Presbyakusis nach Schuknecht, 1964). Diese epitheliale Atrophie dürfte durch Gefäßveränderungen hervorgerufen werden. Sie beginnt in den mittleren Jahren und entwickelt sich sehr langsam, so daß sie nur zu Hochtonverlusten führt, während unterer und mittlerer Frequenzbereich und somit das Sprachgehör voll erhalten sind (Steilabfall der Hörkurve im oberen Frequenzbereich).

Johnsson (1971) beschrieb an Häutchenpräparaten der menschlichen Cochlea eine mit dem Lebensalter zunehmende Devaskularisation. Sie beginnt bereits kurz nach der Geburt, wo sich neben erythrocytenhaltigen Kapillaren auch offensichtlich verödete Gefäße (avascular channels) zeigen. Das beim Fötus noch besonders große äußere Spiralgefäß wird dünner und obliteriert teilweise. Die untere Schneckenwindung ist bei besonders hoher Stoffwechselrate an sich stark vaskularisiert. Es existieren aber nur wenige T-förmige (radiäre) Verbindungen zwischen äußerem und innerem Spiralgefäß. Mit fortschreitender Gefäßverödung ergibt sich hier somit eine besondere Mangelsituation mit Haarzelldegenerationen, eine der vaskulären Teilursachen der Altersschwerhörigkeit.

Im Alter kommt es mit zunehmender Verödung der Gefäße des Lig. spirale auch zu einer Atrophie der Stria vascularis. Sofern die Striaatrophie überwiegt oder gar alleine vorkommt, spricht Schuknecht (1964) von einer „metabolischen Presbyakusis", wobei klinisch das Hörvermögen in allen Frequenzen gestört ist (flach verlaufende Hörkurve).

Da alle diese Mechanismen in unterschiedlichem Maße nebeneinander ablaufen können, bietet die Presbyakusis ein sehr buntes Bild. Nach Johnsson u. Hawkins (1972) gehen Haarzelldegenerationen den Nervendegenerationen bei der Entwicklung der Presbyakusis meist voraus. Degenerierende Haarzellen wurden schon bei Neugeborenen und Kleinkindern gefunden, Abnahme der Nervenfasern im Anfangsteil der Basalwindung erst nach dem Pubertätsalter. Fälle mit reiner Nervendegeneration und Erhaltung des Cortiorgans waren am Presbyakusismaterial selten.

Schließlich sind von Fisch u. Mitarb. (1972) degenerative Veränderungen in den Arterien des inneren Gehörgangs alter Menschen beschrieben worden (progressive Verdickung der Tunica adventitia mit Verlust von Fibroblasten und Hyalinisierung der Wand), welche sich bei ungünstigen hämodynamischen Verhältnissen auf die Durchblutung der Nerven des inneren Gehörgangs und des Innenohres auswirken könnten.

Hier gibt es fließende Übergänge zur allgemeinen Arteriosklerose, welche sich gleichfalls auf das Innenohr auswirkt. Die größeren Labyrinthgefäße zeigen allerdings relativ selten arteriosklerotische Veränderungen, auch wenn diese am übrigen Gefäßsystem stark ausgeprägt sind. Die chronische Einengung von Gefäßlumina führt zu langsam fortschreitender Degeneration von Haarzellen und damit zu Innenohrschwerhörigkeiten, die plötzliche Einengung eines größeren Gefäßes durch Apposition eines parietalen Thrombus auf veränderte Gefäßwandbezirke bewirkt das Bild eines plötzlichen Hörverlustes (s. Kapitel „Vaskuläre Innenohrerkrankungen").

Elektronenmikroskopisch sah Spoendlin (1970) bei alten Individuen sehr große lysosomale Einschlüsse in der apikalen Zone der äußeren Haarzellen, viel weniger in den inneren Haarzellen (gelegentlich auch im Epithel der Übergangszone der Crista ampullaris). Die Lysosomen sind normalerweise klein, und sie tauchen sonst nur in größeren Mengen nach Lärmtraumen auf. Bei alternden Menschen dürften sie im Zusammenhang mit einer Anhäufung von Lipofuszin in verschiedenen Innenohrstrukturen (vornehmlich in Haarzellen und Spiralganglienzellen) stehen (Ishii u. Mitarb., 1967).

### 3.5.1.5. Mangelkrankheiten

Auch bei *Mangelkrankheiten* scheinen Innenohrstörungen vorzukommen. So berichtete Esch (1950) über 200 ausgesuchte Spätheimkehrer unter 40 Jahren, welche durchschnittlich 5 Jahre in Kriegsgefangenschaft verbracht und welche alle an dystrophiebedingten Ödemen gelitten hatten. Bei 75% lagen mehr oder weniger starke Innenohrschwerhörigkeiten vor, welche in gewissen Grenzen reversibel waren. Der Vestibularapparat erschien nicht geschädigt. Die Frage nach einer Vitamin B-Avitaminose war nicht mehr zu beantworten. Eine solche Avitaminose mußte jedoch neben der Hypoproteinämie als ursächlich in Betracht gezogen werden. In der anschließenden Diskussion bestätigten Greifenstein (1950) sowie Pilgram (1950) im Wesentlichen das Auftreten von Ohrensausen und Innenohrschwerhörigkeit bei Dystrophikern. Es wurde die Möglichkeit einer Besserung in frischen Fällen betont.

Eine Objektivierung dieser Zustandsbilder durch pathologisch-anatomische Untersuchungen ist naturgemäß kaum möglich. Schubert (1948) hatte bereits ansteigende Hörverluste bei Dystrophikern auf ein Labyrinthödem bezogen, er sah jedoch noch häufiger menièriforme Erscheinungen mit gleichzeitigen Schwindelanfällen. Außer in einer Hypoproteinämie wurde auch hier die Ursache in einer Vit. $B_1$-Avitaminose gesehen. Ein Vitamin A-Mangel konnte ausgeschlossen werden.

Ansonsten sind immer wieder Vitaminmangelzustände verschiedenster Art (auch Vitamin C-Mangel) als Ursache von Innenohrschädigungen angeschuldigt worden, ohne daß bisher mehr als Hinweise hierfür vorgebracht werden konnten (Literatur s. bei Werner, 1940 sowie Altmann, 1955b). Experimentell konnte ich selbst (Schätzle, 1971) zusammen mit Küsel u. Haubrich unter Vitamin E-Mangelkost bei Meerschweinchen lediglich eine Verschiebung des Lipidspektrums verschiedener Schneckenstrukturen zuungunsten der ungesättigten Lipide sowie eine Zunahme von Lipofuszin in Haarzellen, Stria vascularis und Spiralganglienzellen nachweisen. Es ist noch ungeklärt, ob in Anbetracht der wichtigen Rolle ungesättigter Lipide beim Aufbau cochleärer Membranen diesem Befund eine pathophysiologische Bedeutung zukommt.

### 3.5.1.6. Knochenkrankheiten

Auch *Erkrankungen des Knochensystems* können sich auf das Innenohr auswirken. Innenohrschwerhörigkeiten bei *Otosklerose* (s. auch dort) werden im allgemeinen auf eine mechanische Beeinträchtigung der Funktion von Innenohrstrukturen im Bereich des Modiolus, der Stria vascularis oder des inneren Gehörgangs (Abb. 118) bzw. auf eine Behinderung der Mikrozirkulation in diesen Gebieten durch Knochenapposition zurückgeführt (Abb. 119). In älteren Arbeiten ist jedoch auch die Meinung einer toxischen Beeinflussung der Sinneszellen und Nerven

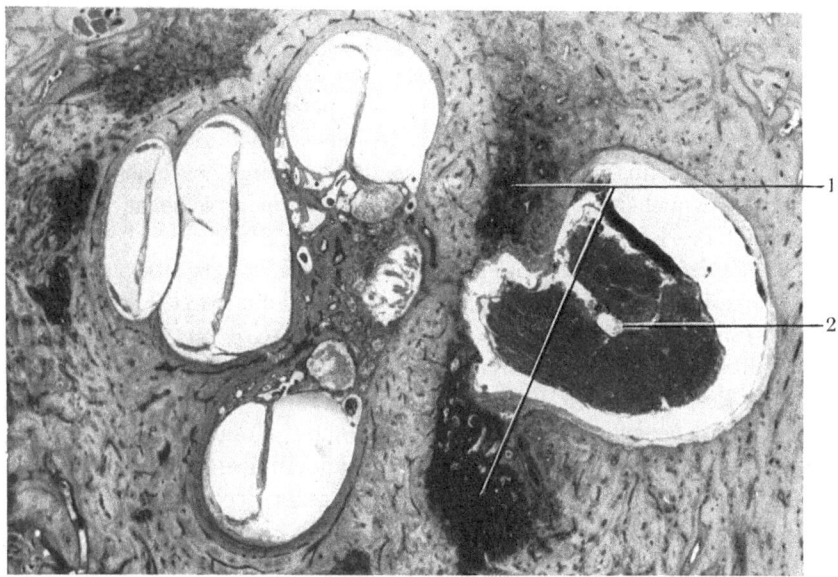

Abb. 118. Knochenherde am inneren Gehörgang bei Otosklerose. H.-E. Vergr. 25fach. *1* Oto-skleroseherde am inneren Gehörgang, *2* Innerer Gehörgang mit N. acusticus

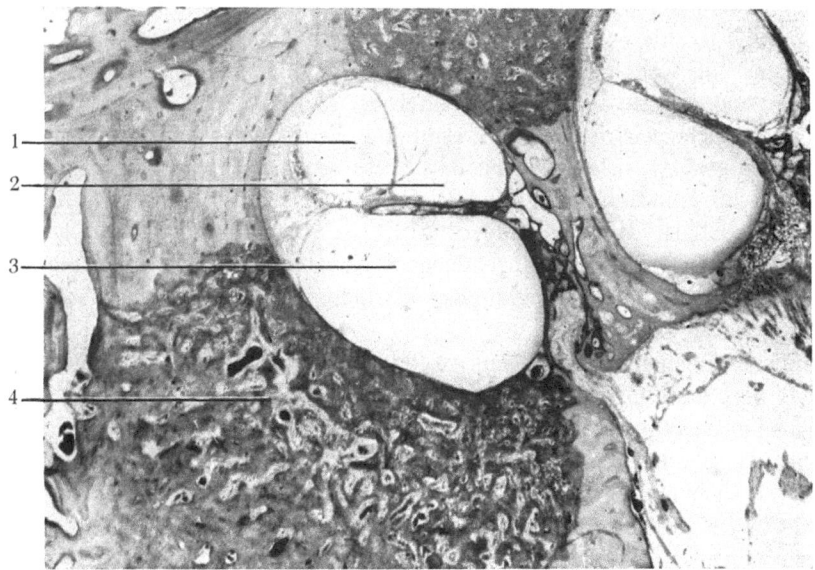

Abb. 119. Sekundärer endolymphatischer Hydrops bei Otosklerose: Ektasie des Endolymph-schlauchs mit Vorwölbung der Reissner-Membran. H.-E. Vergr. 25fach. *1* Ductus cochlearis (Endolymphraum), *2* Scala vestibuli, *3* Scala tympani, *4* Otoskleroseherd

durch Knochenabbauprodukte („Otosklerosegifte" nach Siebenmann, 1911) geäußert worden.

Bei der *Osteogenesis imperfecta congenita* sah Nager (1922) eine Beteiligung aller drei Schichten der Labyrinthkapsel. Die periostale Schicht war schwach entwickelt, ebenso die endostale Schicht. In der enchondralen Schicht lag eine erhebliche Verzögerung der Ossifikation vor mit großen knorpligen Resten und mangelhaftem Knochenanbau. Die Labyrinthhohlräume erschienen deutlich abgeflacht, die Labyrinthweichteile jedoch normal ausgebildet.

Die *Ostitis deformans Paget* ist gelegentlich mit einer progressiven Innenohrschwerhörigkeit, manchmal aber auch mit einer Mittelohrschwerhörigkeit (je nach Befall des Innen- oder Mittelohres) vergesellschaftet (Gollmitz, 1954 u. a.). Sie kann alle drei Schichten der Labyrinthkapsel ergreifen und hier zu Umbauvorgängen mit Resorption von Knochenbälkchen und gleichzeitigem Anbau einer kalkarmen Knochensubstanz unter Bildung von „Mosaikstrukturen" führen (O. Mayer, 1917). Man sieht degenerative Veränderungen des Cortiorgans und der Stria vascularis. Es wird ein autosomal dominanter Erbgang angenommen.

Bei der *Osteofibrosis deformans juvenilis Uehlinger* (Osteofibröse Dysplasie Jaffé-Lichtenstein) und der *Osteodystrophia fibrosa generalisata v. Recklinghausen* liegen — wenn überhaupt — fast nur Schalleitungsschwerhörigkeiten vor, bei letzterer nicht selten bedingt durch das Auftreten von Riesenzellgeschwülsten im Mittelohr (s. auch Kapitel „Tumoren des Mittelohres"), bei der ersteren meist durch Einengung des äußeren Gehörgangs. Paulsen (1967) beschrieb einen Fall von *Hyperostosis generalisata Uehlinger* aus dem Formenkreis der generalisierten Osteosklerosesyndrome, bei dem eine Einengung der Gehörgänge bis zu Stricknadeldicke vorlag. Da sich eine kombinierte Schwerhörigkeit fand, mußte gleichzeitig auch eine Einengung von Innenohrhohlräumen oder eine Beeinträchtigung der Innenohrvaskularisation angenommen werden. Die Beschreibung des Syndroms durch Uehlinger (1942) enthielt bereits einen Hinweis auf eine progressive Innenohrschwerhörigkeit.

Bei der seltenen *Marmorknochenkrankheit* (Albers-Schönberg), einem anderen erblichen Osteosklerosesyndrom, kann es durch Knochenapposition zu starker Einengung von Knochenkanälen kommen. Bevorzugt befallen sind das Foramen opticum und der Meatus acusticus internus, so daß neben Sehstörungen auch Hör- und Gleichgewichtsstörungen resultieren. Wir konnten bei zwei Geschwistern eine einseitige bzw. beidseitige Facialisparese beobachten, welche auf einer Einengung des inneren Gehörgangs und des Hiatus Ni. facialis beruhte. Das hereditäre Krankheitsbild ist durch Verringerung der Knochenabbauvorgänge bei Mangel an Osteoklasten bzw. einem ungenügenden Ansprechen der Osteoklasten auf die Parathormonwirkung und Anbau eines marklosen kompakten Knochens gekennzeichnet.

Andere Knochenerkrankungen, welche die Labyrinthkapsel beteiligen können — z. B. *Rachitis* (O. Mayer, 1917) oder *senile Osteoporose* (Wittmaack, 1918) — verlaufen meist symptomlos und werden höchstens als Nebenbefunde bei Sektionen erhoben, da sie auf die beiden äußeren Schichten der Labyrinthkapsel beschränkt bleiben. Bei der Rachitis sieht man nach Lange (1926) lediglich in der periostalen Schicht breite osteoide Säume. Auch bei der *Chondrodystrophie* fand Nager (1922) nahezu normale Labyrinthhohlräume und normale Schneckenweichteile. Die Störung der enchondralen Verknöcherung in der Labyrinthkapsel gab der enchondralen Schicht jedoch ein unruhiges Gepräge, da hier auffallend viele große Knorpelreste liegengeblieben waren.

### 3.5.1.7. Blutkrankheiten

Schließlich sollen noch *Blutkrankheiten* erwähnt werden, bei denen Innenohr-schädigungen diskutiert oder beschrieben wurden. Bei Anämien, welche zu einer faßbaren Hypoxydose von Schneckenstrukturen führen könnten, stehen meist andere hypoxämische Schädigungen zentraler Art weit im Vordergrund. Experimentell konnte jedenfalls Vosteen (1961) zusammen mit Schnieder bei Anämien infolge von Phenylhydrazinvergiftung keine Veränderung der Fermentausstattung der Meerschweinchencochlea ermitteln, während das Atmungsferment SDH in der Rattenleber durch gesteuerte chronische Anämie zum Verschwinden gebracht werden konnte (Schumacher, zit. nach Vosteen, 1961).

Bei Leukämien sahen Hallpike u. Harrison (1950) reichlich Leucocyten in den Perilymphräumen neben Blutungen ins Labyrinth, nachdem die Mitbeteiligung des Hör- und Gleichgewichtsorgans bei Leukämien klinisch und histologisch schon vielfach beschrieben worden war. Scala media und Cortiorgan waren jedoch intakt und frei von leukämischen Elementen. Zechner u. Altmann (1969) fanden bei 14 Felsenbeinen von Leukämikern regelmäßig leukämische Infiltrate und häufig Blutungen, teilweise in die Scala tympani und vestibuli, nur drei dieser Fälle hatten jedoch Ohrsymptome aufgewiesen.

Kelemen (1956) entdeckte in einem Fall fötaler Erythroblastose auch Innenohrveränderungen (Dilatation der Perilymphräume, serofibrinöses Transudat in den Endolymphraum bei praktisch normalem Cortiorgan, beträchtliche Erweiterung des Saccus endolymphaticus) bei einem 3 Tage alten Kinde, während Gerrard (1952) an zwei Erythroblastosefällen zwar schwere Schädigungen von Nervenzellen des Nucleus cochlearis dorsalis und ventralis beobachtete, das Cortiorgan und die Spiralganglienzellen aber unverändert gefunden hatte. Die Schädigungen bei der Erythroblastose sollen demnach, wie das beim Kernikterus zu erwarten ist, überwiegend zentraler Natur sein. Partsch u. Nickol (1961) fanden allerdings bei der Untersuchung von neun schwerhörigen Erythroblastosekindern Audiogramme, die durchaus auf eine periphere Schädigung hinwiesen. Eine Klärung steht somit noch aus.

### 3.5.2. Überwiegend toxisch bedingte Veränderungen

Hier liegt eine solche Vielzahl von Beobachtungen vor, daß wir uns im wesentlichen auf eine gegliederte Aufzählung möglicher Noxen mit Literaturhinweisen beschränken müssen. Eine eingehendere Besprechung soll nur erfolgen, wenn detaillierte histologische Untersuchungen existieren oder wenn die große praktische Bedeutung eines Problems eine solche erfordert.

### 3.5.2.1. Genußgifte

Bei den Genußgiften mit schädlicher Auswirkung auf das Innenohr werden *Alkohol* (s. hierzu Nakamura, 1916, sowie Werner, 1940, Literatur) und *Nikotin* (Bouchet u. Labayle, 1948 u. a.) genannt. Alkohol könnte entweder über seine Gefäßwirkung auf das Innenohr (toxische Gefäßwandschädigung mit Ödem) oder indirekt über erhöhte Anforderungen an den Vitamin-$B_1$-Stoffwechsel durch Begünstigung einer Neuritis des Hörnerven wirken. Chronische Schädigungen sind kaum als alkoholbedingt zu objektivieren. Ältere Alkoholiker sollen jedoch oft gegenüber der Norm stärkere Hochtonverluste aufweisen.

Die akute Alkoholwirkung auf das Gleichgewichtssystem muß auf Grund klinischer Kriterien als überwiegend zentral, die chronische als ausschließlich zentral bedingt angesehen werden. Akute Alkoholeinwirkung führt zu einem richtungswechselnden Lagenystagmus und zu einem Blickrichtungsnystagmus (FRENZEL, 1939). Während letzterer sicher zentral verursacht ist, könnten die Labyrinthe bei der Auslösung des Alkohollagenystagmus mitwirken. Nach Entfernung der Labyrinthe im Tierversuch bleibt der Alkohollagenystagmus beim Kaninchen aus (DE KLEIJN u. VERSTEEGH, 1931). Da die Entfernung der Otolithen den Lagenystagmus unbeeinflußt läßt, soll er vom Bogengangsystem ausgelöst werden. Es ist natürlich ungewiß, ob sich die Tierversuche auf den Menschen übertragen lassen. Hier weist der Alkohollagenystagmus zwei Phasen auf (FRENZEL, 1939; PLENKERS, 1943): Beim Anfluten des Alkohols schlägt der Nystagmus in Rechtslage nach rechts, in Linkslage nach links, in der Eliminationsphase 2–4 Std später ist es umgekehrt. Es besteht also eine Nystagmusbereitschaft (ohne Spontannystagmus bei aufrechter Körperhaltung), welche erst durch den Reiz der Lage manifest wird. Ganz ähnliche Phänomene finden sich auch bei Barbituratvergiftungen.

Die akute Wirkung von Alkohol auf das vestibuläre System ist rein funktionell; bleibende Schäden lassen sich nicht nachweisen. Bei chronischer Einwirkung sind jedoch enzephalopathische Veränderungen im Rahmen einer Wernicke-Enzephalitis mit Gefäßwand- und Gliaproliferationen sowie sekundärer Schädigung von Nervenzellen (Nähe des 3. Ventrikels, Hypothalamus, Umgebung des Aquaeductus Sylvii) beschrieben worden, die klinisch außer mit Oculomotoriusparesen auch mit Nystagmus einhergehen können.

Nikotin ist unmittelbar als Gefäßgift bekannt. Bei Nikotin gibt es eine akute „vaskuläre" Form der Labyrinthschädigung (mit plötzlichem Hörverlust, ggf. auch mit Schwindel und Erbrechen) sowie eine mehr chronische „neurale" Form der Hörschädigung.

### 3.5.2.2. Arzneimittel

Eine zweite große Gruppe *ototoxischer Substanzen* stellen verschiedene *Arzneimittel* dar. Von den älteren Medikamenten seien das *Chinin* und die *Salicylate* (WITTMAACK, 1919a; FALBE-HANSEN, 1937; DEDERDING, 1948 u. a.) genannt, wobei akute Vergiftungen zu Gefäßstörungen am Labyrinth mit mäßigen Veränderungen des Cortiorgans und der Stria vascularis sowie einer „endolymphatischen Kompression" (Einengung des Endolymphraumes durch vermehrte Perilymphabsonderung) Anlaß geben, während chronische Vergiftungen überwiegend den Ganglien-Nervenapparat betreffen und zu einer Lichtung des Ganglienzelllagers mit Markscheidendegeneration der zugehörigen Nervenfasern und nur in geringem Umfang zu Haarzelldegenerationen führen.

Experimentell sah v. WESTERNHAGEN (1968) nach Salicylatinjektionen über 28 Tage eine beträchtliche Herabsetzung der SDH-Aktivität in den Haarzellen des Cortiorgans (Abb. 120) und in der Stria vascularis.

Nach Gabe von *Chinolinderivaten* wie Chlorochin, die ursprünglich zur Malariabehandlung, später auch zur Therapie rheumatischer und intestinaler Erkrankungen eingesetzt wurden, sind Schwerhörigkeiten bekannt geworden (TOONE u. Mitarb., 1965), teilweise bei Kindern, deren Mütter diese Präparate während der Schwangerschaft eingenommen hatten (HART u. NAUNTON, 1964). Da Chinolinderivate zu Lipidosen des Nervensystems führen können, darf man ähnliche Veränderungen auch am cochleo-vestibulären System annehmen, wobei der membranstabilisierende Effekt des Chlorochins und seine Ansammlung in Lysosomen eine Rolle spielen dürfte.

Auch *Chenopodiumöl* als Antihelminthikum ist toxisch für das Labyrinth (OGATA, 1927 u. a.). *Arsenpräparate* (Salvarsan, Atoxyl) mit ototoxischer Wirkung spielen heute als Medikamente kaum noch eine Rolle. Arsenverbindungen tauchen aber bei den gewerblichen Giften auf.

Die basischen Streptomyzes-Antibiotika haben eine überragende Bedeutung als ototoxische Medikamente erlangt. Seit den ersten Mitteilungen von HINSHAW u. FELDMAN (1945) sowie BROWN u. HINSHAW (1946) über *Streptomyzinschädigung* des Hör- und Gleichgewichtsorgans sind zahlreiche Publikationen zu diesem Thema erschienen (Übersicht bei ECKEL u. ALTENBURGER, 1960).

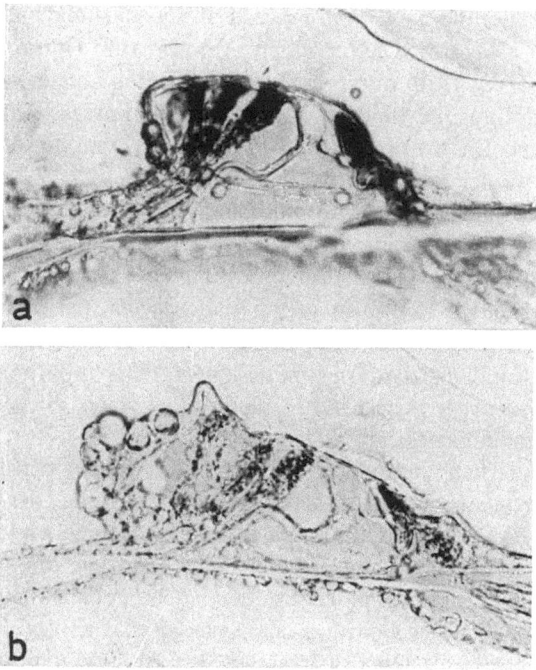

Abb. 120a u. b. Salicylatschädigung des Cortiorgans bei Meerschweinchen: a Normalbefund, b Starke Abnahme von Succinodehydrogenase in den Haarzellen bei Salicylatvergiftung. SDH-Reaktion mit Nitroneotetrazol. Vergr. 125fach. (Aus B. VON WESTERNHAGEN, 1968)

Während die frühesten Untersucher hauptsächlich Veränderungen in Hirnstamm und Kleinhirn fanden, hat sich später mehr und mehr herausgestellt, daß die wesentlichen Veränderungen die cochleären und vestibulären Haarzellen selbst betreffen (CAUSSÉ, 1949; BERG, 1951; HAWKINS u. LURIE, 1952 u. a.). Streptomyzin ist beim Menschen mehr vestibulotoxisch, Dihydrostreptomyzin mehr ototoxisch wirksam, weshalb die Verwendung von Dihydrostreptomyzin auf Sonderfälle beschränkt bleiben sollte.

Streptomyzingaben in der Schwangerschaft führten in 11,4% zu Hörschäden der Kinder (GANGUIN u. REMPT, 1970). Es handelte sich jedoch meist um Hochtonverluste ohne Beeinträchtigung des sozialen Gehörs.

Der Wirkungsmechanismus von Streptomyzin ist sicher komplex. Einerseits dürfte es analog seiner antibakteriellen Wirkung zu einer Proteinsynthesestörung im Bereich der Ribosomen durch Fehleinbau von Aminosäuren führen. Andererseits ist eine spezielle Membranwirkung durch Bindung des basischen Moleküls an saure elektronegative Gruppen anzunehmen. Durch elektrostatische Wechselwirkung kommt es so zu einer Abnahme des Membranpotentials. Die daraus resultierende Änderung der Membranpermeabilität bewirkt einen Efflux von Kalium.

Nach DUVALL u. WERSÄLL (1964) entfaltet Streptomyzin eine besondere toxische Wirkung auf die apikale Membran der Haarzellen. Bei lokaler Anwendung am Seitenlinienorgan von Fischen fanden WERSÄLL u. FLOCK (1964) bereits bei geringen Streptomyzinkonzentrationen eine vollständige Unterdrückung der Mikrophonpotentiale, die nach Spülung mit K-Ionenlösung (nicht aber mit Na-Ionenlösung) reversibel war. Die besondere Affinität zum Hörorgan (Ototoxizität) wird von STUPP (1969, 1970) durch eine besonders lang anhaltende hohe Konzentration von Streptomyzin (und verwandter Streptomyzes-Antibiotika) in der Perilymphe erklärt. Das Antibiotikum soll in die Perilymphe sezerniert, aber nur schwer von dort wieder resorbiert werden können.

Die starke Dosisabhängigkeit ototoxischer Wirkungen spricht auch sehr dafür, daß Konzentrationsfragen eine entscheidende Rolle spielen. Nierenfunktionsstörungen mit allgemeiner Ausscheidungsstörung erhöhen generell die Gefahr ototoxischer Schädigungen, so daß in diesen Fällen schon bei sehr kurzer Behandlungsdauer unter üblicher Dosierung Schäden beschrieben worden sind. Die erhöhte Konzentration liegt allerdings im gesamten Perilymphraum vor, sie erklärt noch nicht die bevorzugte Schädigung äußerer Haarzellen. Hier müssen auch zellspezifische Empfindlichkeiten im Spiele sein.

Die mikroskopischen Veränderungen (Abb. 121) finden sich hauptsächlich an den äußeren Haarzellen der Cochlea sowie an den Sinneszellen der Crista ampullaris und der Maculae. Sie beginnen am apikalen Pol der Haarzellen (Auflockerung des endoplastischen Retikulums, Zerfall von Mitochondrien mit Bildung apikaler Myelinfiguren, Anhäufung von Lysosomen, oberflächliche Verklumpung der Sinneshaare, schließlich Verdichtung des Kernchromatins und Zerfall der Haarzellen, häufig mit Ausstoßung der Reste in den Endolymphraum). Sehr schöne elektronenmikroskopische Bilder zur Streptomyzinwirkung an Cochlea und Vestibularorgan finden sich bei SPOENDLIN (1970).

Außer den Haarzellen werden auch andere labyrinthäre Strukturen von ototoxischen Streptomyzes-Antibiotika geschädigt, z. B. Reissner-Membran, Limbus spiralis und Stria vascularis. MÜSEBECK u. SCHÄTZLE (1962) hatten schon auf eine Schädigung der Stria vascularis (Abnahme ihrer SDH-Reaktion) nach Dihydrostreptomyzin hingewiesen. Sie erfolgte bereits zu einem Zeitpunkt, an dem bei niedriger Dosierung noch keine Schädigung der Haarzellen faßbar war.

*Neomyzin* ist für die Cochlea viel toxischer als Streptomyzin (HAWKINS, 1952; LINDSAY u. Mitarb., 1960). Es genügen schon geringe Dosen in einem Zeitraum von 7-10 Tagen, um mit einer gewissen Latenz Hörstörungen hervorzurufen. Da es gleichzeitig nephrotoxisch wirkt, wird es heute nur noch lokal und nicht mehr

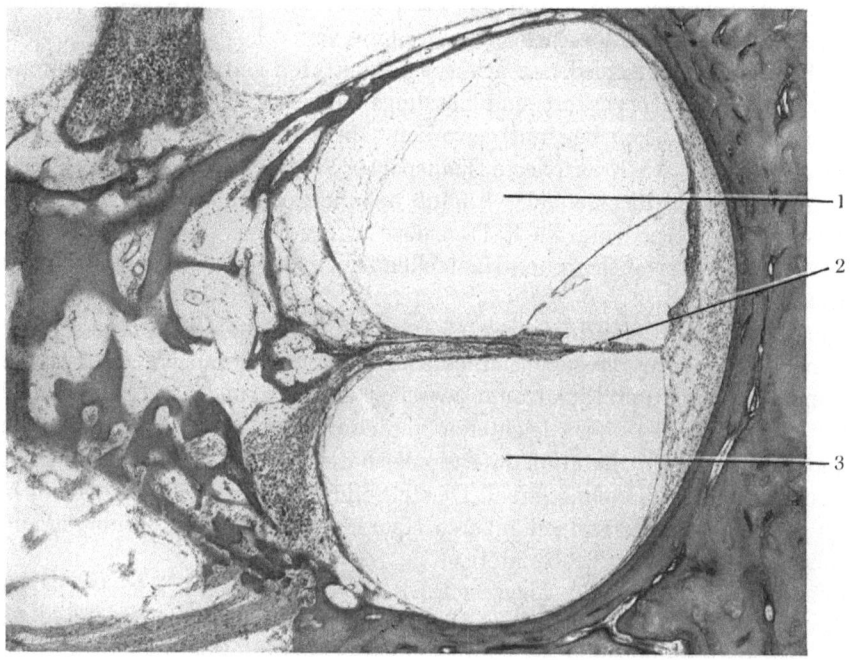

Abb. 121. Streptomyzinschädigung des menschlichen Cortiorgans. H.-E. Vergr. 80fach. (Präparat: Prof. Dr. G. KELEMEN.) *1* Scala vestibuli, *2* Geschädigtes Cortiorgan, *3* Scala tympani

per injectionem angewandt. Orale Gaben in hoher Dosierung, wie sie zur Darmentkeimung (Säuglingsdyspepsien, Leberzirrhosen) Verwendung finden, scheinen wegen der mangelhaften Resorption weniger bedenklich zu sein. Der Vestibularapparat ist von Neomyzin nicht betroffen. Die Schäden an der Cochlea gleichen den Streptomyzinschäden (Details bei FRIEDMANN u. Mitarb., 1966 sowie bei SPOENDLIN, 1970).

*Kanamyzin* ist gleichfalls stark ototoxisch (HAWKINS, 1959 u. a.) und kaum vestibulotoxisch. Schon Wochendosen von 3–4 g können gefährlich werden, mehr aber noch höhere Dosierungen, und das gleichzeitige Vorliegen einer Niereninsuffizienz erhöht die Gefahr beträchtlich. Auch bei Kanamyzin sind transplazentäre Schädigungen des kindlichen Hörorgans beschrieben worden.

*Gentamyzin* wirkt gleichermaßen ototoxisch und vestibulotoxisch (LUNDQUIST u. WERSÄLL, 1967; HAWKINS u. Mitarb., 1969 u. a.), vielleicht etwas stärker vestibulotoxisch. Ein deutlich ototoxisches Antibiotikum dieser Oligosaccharidgruppe ist das *Paromomyzin* (Aminosidin, Gabbromyzin). An weiteren ototoxischen Antibiotika seien noch *Viomyzin*, *Vancomyzin*, *Capreomyzin* und *Framyzetin* erwähnt. Als potentiell ototoxisch müssen auch die zyklischen basischen Polypeptide *Polymyxin* B und E (Colistin) betrachtet werden.

In neuerer Zeit wird auch die Ototoxizität bestimmter *Diuretica* diskutiert. So kam es nach Anwendung von Furosemid (Lasix) zu vorübergehenden Hörstörungen (WIGAND, 1969 u. a.). HAUBRICH u. SCHÄTZLE (1970) sahen bei experimenteller Anwendung von Furosemid auch unter hohen Dosen keine morphologischen Veränderungen der Schnecke im Sinne von Zelldegenerationen, obwohl einige Fermente in verschiedenen Schneckenstrukturen geringfügig abgenommen hatten. Von der Ethacrynsäure sind allerdings bleibende Hörverluste mit Untergang äußerer Haarzellen bekannt geworden (MATZ u. Mitarb., 1969). Da diese Präparate auf die Na-K-aktivierte Transport-ATP'ase hemmend wirken, wird auch ihr funktionell blockierender Einfluß auf die Cochlea verständlich, wo die ATP'ase insbesondere beim Na-K-Transport in der Stria vascularis (NAKAI u. HILDING, 1966), aber auch an den Haarzellflanken eine große Rolle spielt (NAKAI u. HILDING, 1967).

QUICK u. DUVALL (1970) fanden elektronenmikroskopisch bei Meerschweinchen nach Ethacrynsäuregaben erhebliche Striaveränderungen (Flüssigkeitsansammlungen im Interzellularraum zwischen den Intermediärzellen, Vakuolen in den Marginalzellen) neben leichteren Veränderungen der äußeren Haarzellen (Vakuolisierung durch Dilatation des endoplasmatischen Retikulums, bei niedriger Dosierung aber keine Myelinfiguren). Dieser Befund konnte von CRIFO (1973) bestätigt werden, der an einzelnen äußeren Haarzellen der 1. und 2. Windung auch irreparable Schädigungen beobachtete.

BOSHER u. Mitarb. (1973) sahen nach Ethacrynsäuregaben bei der Ratte elektrophysiologisch einen Abfall des endolymphatischen Potentials, gefolgt von Flüssigkeitsansammlungen in den interzellulären Spalträumen der Stria vascularis bei elektronenmikroskopischer Untersuchung nach 2 Std. Sie nahmen eine vorübergehende Hemmung der Na-K-aktivierten ATP'ase der Stria vascularis und eine Störung der Membranpermeabilität unter Ethacrynsäure an. Durch Hemmung der Na-Resorption kommt es zu einer Anreicherung von Na (sowie einer Abnahme von K) im Endolymphraum.

Bei den erwähnten Diuretica sind jedoch hohe bis extrem hohe Dosen erforderlich, um ototoxische Wirkungen zu erzielen, während bei den ototoxischen Antibiotika schon eine längerdauernde Behandlung im normalen Dosierungsbereich zu Dauerschäden führen kann. Die außerordentlich hohen Dosierungen werden zudem klinisch bei terminaler Niereninsuffizienz angewandt, wobei gleichzeitig noch eine Ausscheidungsstörung vorliegt. Bei einer Nierenfunktionsstörung können Aminoglykosid-Antibiotika schon nach wenigen Tagen und bei niedriger Gesamtdosis definitive Haarzellausfälle mit Schwerhörigkeit bewirken. Die Diuretica üben ihre Wirkung zunächst im Sinne einer funktionellen Blockade aus, und entsprechende Veränderungen sind rückbildungsfähig. Nur bei wiederholter sehr hoher Dosierung kann es zu irreversiblen Veränderungen und damit zu bleibenden Hörverlusten kommen.

### 3.5.2.3. Infektiös-toxische Wirkungen

Die infektiös-toxischen Wirkungen auf das Innenohr wurden bereits bei den Entzündungen erwähnt, zumal hier kaum abzugrenzen ist, ob eine bakterielle oder virale Entzündungswirkung oder eine Wirkung durch Toxine der Erreger vorliegt. Bei Infektionskrankheiten wie Diphtherie, Scharlach, Typhus, Grippe, Masern oder Mumps kann es zu Hörschäden kommen, auch wenn keine Mittelohrentzündung und keine Labyrinthitis vorliegt. In diesen Fällen sind nicht die

Erreger selbst, sondern ihre Toxine für die Wirkungen am peripheren cochleären Neuron bzw. an den Sinnesendstellen verantwortlich zu machen.

Über die rein toxische Wirkung geben am besten Tierversuche mit Injektion von Toxinen Aufschluß. BECK (1913) verglich die Wirkung einer Anzahl von Toxinen auf das Innenohr. Streptokokken- und Influenzatoxin ergaben keine, Typhus-, Dysenterie- und Diphtherietoxin nur leichte Veränderungen (Einsenkung des Cortiorgans mit Verklebung der Tectoria), Staphylokokkentoxin jedoch erhebliche Schädigungen der Schnecke (Zerfall von Sinneszellen des Cortiorgans, Degeneration von Spiralganglienzellen mit Markscheidenzerfall). OYAMADA (1936) sah nach Injektion von Pyocyaneustoxin in die Pauke von Meerschweinchen die gleichen Veränderungen wie nach subkutaner Injektion (seröse Entzündung der Labyrinthräume, hochgradige Nervendegeneration der Schnecke). SCHÄTZLE u. v. WESTERNHAGEN (1970) erzeugten bei Meerschweinchen einen protrahierten Schockzustand im Rahmen eines lokalen Shwartzman-Sanarelli-Phänomens durch Injektion von Salmonella typhi-Endotoxin in die Pauke und intravenöse Reinjektion nach 24 Std. Im Innenohr lagen Mikrothromben (Fibrinthromben, Erythrocyten- und Plättchenthromben) in verschiedenen Gefäßprovinzen, besonders im Lig. spirale mit Stria vascularis vor. Wohl im Zusammenhang mit einer dadurch bedingten Hypoxämie von Schneckenstrukturen fanden sich starke Reaktionsminderungen einiger Fermente (SDH, saure Phosphatase) insbesondere in Stria vascularis und Cortiorgan. Grobmorphologische Störungen wie Pyknosen von Haarzellkernen waren in den ersten 48 Std nicht zu erfassen. Auf diese Veränderungen, welche wohl im wesentlichen kreislaufbedingt zustande kamen, werden wir im Kapitel „Vaskuläre Innenohrerkrankungen" noch zurückkommen. Sie zeigen aber, daß bei manchen Toxinwirkungen auch schockbedingte Kreislaufregulationsstörungen für die Innenohrveränderungen verantwortlich sein könnten.

### 3.5.2.4. Gewerbliche Gifte

Gewerbliche Gifte können sich in vielfältiger Form auf Innenohr und Vestibularorgan schädigend auswirken (Übersicht bei LEHNHARDT, 1965). Als ototoxisch sind *Arsenverbindungen* (YAMAKAWA, 1929; v. WESTERNHAGEN, 1970), *Quecksilbersalze* (MAZZEI u. COSTA, v. WESTERNHAGEN, 1969, Abb. 122), *Bleisalze* (CIURLO u. OTTOBONI, 1955; v. WESTERNHAGEN, 1967), *Triorthokresylphosphat* (MÜLLER, 1952) und andere organische Phosphatverbindungen, *Schwefelkohlenstoff* (COSTA u. MAZZEI, 1956) und *Tetrachlorkohlenstoff, Kohlenmonoxyd* (LUMIO, 1948; KITTEL, 1969, Literatur), *Benzol, Nitrobenzol* und *Anilin* (COSTA u. MAZZEI, 1955, ZINI u. FERRARI, 1959; WEIDAUER, 1971) beschrieben worden.

Der Schädigungsmechanismus dürfte im einzelnen sehr unterschiedlich sein. So konnte v. WESTERNHAGEN (1969) beispielsweise histochemisch nach Quecksilbergaben eine starke Herabsetzung des Gehaltes an Sulfhydrylen in Cortiorgan und Stria vascularis feststellen, daneben eine Fermentminderung SH-abhängiger Enzyme wie SDH sowie eine Abnahme unspezifischer Esterasen, von denen einige Isoenzyme teilweise auch direkt durch Hg-Ionen gehemmt werden können. Bei Arsenvergiftung sah v. WESTERNHAGEN (1970) ebenfalls eine erhebliche Verringerung proteingebundener Sulfhydryle in Cortiorgan und Stria vascularis gleichzeitig mit einer Abnahme von SDH und unspezifischer Esterase.

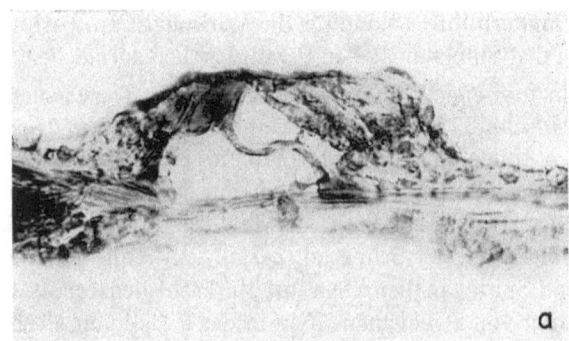

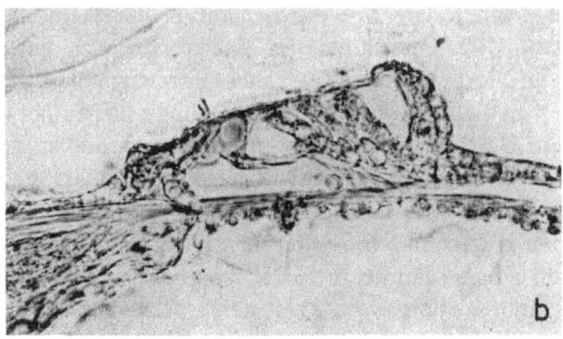

Abb. 122 a u. b. Quecksilberschädigung des Cortiorgans bei Meerschweinchen: a Normalbefund,
b Abnahme proteingebundener Sulfhydryle in Haar-, Deiters- und Hensenzellen nach Quecksilbervergiftung. DDD-Reaktion. Vergr. 250fach. (Aus B. von WESTERNHAGEN, 1969)

WEIDAUER (1971) machte für Anilinwirkungen vornehmlich eine Hemmung des oxy-
dativen Stoffwechsels verantwortlich, da die Abnahme von SDH in Cortiorgan und Crista
ampullaris nach experimenteller Anilinapplikation der augenfälligste Befund am Meer-
schweinchenlabyrinth war.

Insgesamt kommen für die verschiedenen Noxen durchaus unterschiedliche
Angriffspunkte (periphere Rezeptoren, peripheres Neuron, zentrale Kerne und
Bahnen) in Frage, und es werden teilweise cochleäre und vestibuläre Strukturen
in ganz unterschiedlichem Ausmaß betroffen, ohne daß vorerst hierfür Erklärun-
gen möglich wären. Das bekannteste Beispiel für die letztgenannten Wirkungs-
unterschiede ist der überwiegend vestibulotoxische Effekt von Streptomyzin und
die überwiegend ototoxische Wirkung von Dihydrostreptomyzin.

Bei CO-Vergiftungen sind die Gleichgewichtsstörungen weitgehend Folgen
zentraler Schädigung, während die Hörstörungen großenteils auch cochleär bedingt sind (vgl. hierzu die experimentellen Untersuchungen von KÜTTNER, 1968).
Nach den klinischen Untersuchungen von KITTEL (1969) an 447 ein- oder mehrmals
akut CO-vergifteten Patienten, von denen 33 bleibende CO-bedingte Hörschäden
hatten, kommen sowohl zentral-ganglionäre als auch peripher-cochleäre Schädigungen vor, wobei letztere jedoch überwogen. Bei anderen toxischen Substanzen,
z. B. Ammoniak (MIEHLKE, 1952) oder Lost (TERRES, 1954), muß man auf Grund
von klinischen Kriterien eine rein zentrale Wirkung auf vestibuläre Kerne und
Bahnen annehmen.

# 3.6. Vaskuläre Innenohrerkrankungen

(Hörsturz, akuter Vestibularisausfall, Morbus Menière)

Diese klinisch verwandten Krankheitsbilder haben in der überwiegenden Mehrzahl der Fälle eine vaskuläre Genese, sie können teilweise aber auch entzündlich bedingt sein. Beim Hörsturz und beim akuten Vestibularisausfall handelt es sich um klinische Syndrome, welche außer durch Gefäßstörungen auch durch eine Neuritis des Hör- oder Gleichgewichtsnerven (viraler Natur) verursacht werden können (Übersicht bei BOSATRA u. DE STEFANI, 1961).

Wir haben hier wiederum bewußt eine Einteilung nach klinisch-nosologischen Gesichtspunkten gewählt, da eine rein pathologisch-anatomische Trennung nach kausalgenetischen Gesichtspunkten der Praxis nicht gerecht würde. Es erscheint zwar prinzipiell wünschenswert, ein pathologisch-anatomisches Substrat für bestimmte Krankheitsbilder zu ermitteln. Bei den hier zu besprechenden Syndromen ist das aber nur für einen Querschnitt der Fälle denkbar, im konkreten Einzelfall jedoch unmöglich. Sektionen erfolgen — wenn überhaupt — erst nach vielen Jahren, und die Zuordnung der dann erhobenen Befunde zu viel früher abgelaufenen (teilweise nur funktionellen) Störungen stellt vor kaum lösbare Probleme.

## 3.6.1. Hörsturz

Das Krankheitsbild ist durch eine mehr oder weniger plötzlich (meist im Verlauf von Stunden oder über Nacht) auftretende Hörstörung vom Schallempfindungstyp mit Ohrensausen gekennzeichnet (akuter Hörverlust, sudden deafness), ohne daß eine erkennbare Ursache (Trauma, Schallbelastung, Mittelohrentzündung o. ä.) voraufgegangen wäre. Insbesondere die traumatisch bedingten plötzlichen Hörverluste (mechanisches Trauma, Knall- und Explosionstrauma, akutes Lärmtrauma, Barotrauma u. a.) sind also bei der Definition des Hörsturzes ausdrücklich ausgeklammert (s. auch Kapitel „Traumatische Schädigungen des Innenohres"). Natürlich ist das eine willkürlich-konventionelle Begrenzung des Begriffes „Hörsturz", die auch nicht von allen Autoren eingehalten wird.

Der Hörsturz tritt in der Regel einseitig auf, in einem bescheidenen Prozentsatz (4 Fälle von 143 bei JAFFE, 1967) auch beidseitig. In vielen Fällen kommt es bei sofort einsetzender Therapie, des öfteren auch spontan ohne jede Therapie, im Verlaufe von Stunden oder Tagen zur vollständigen oder teilweisen Erholung des Hörvermögens. Bei einigen Patienten läßt sich allerdings das Ausmaß des einmal eingetretenen Hörverlustes nicht mehr ändern.

Als Hauptursache des Hörsturzes wird ein Spasmus größerer Äste der Labyrintharterie angenommen. Wir wissen heute (HANSEN, 1969), daß die A. cerebelli ant. inf. im Bereich des Porus acusticus internus eine Gefäßschleife bildet, bevor sie ihren Weg zum Kleinhirn fortsetzt. Aus dieser arteriellen Schleife gehen die Gefäße zum Innenohr hervor (1 oder 2 Aa. auditivae internae als Regelfall, bis zu 9 sind möglich!), ebenso die A. subarcuata, welche meist auch ein Stück innerhalb des Meatus acusticus internus verläuft und an der Versorgung seines Inhalts teilnimmt. Eine A. auditiva interna dringt nicht immer ins Labyrinth ein, sie kann vielmehr die Strukturen des inneren Gehörgangs versorgen (N. stato-acusticus, Ganglion vestibulare, N. facialis, Dura) und entlang des Facialis verlaufend auch

Anastomosen zum Mittelohr bilden. Die ins Innenohr eindringende A. auditiva interna wird zur A. labyrinthi. Die Hauptäste der A. labyrinthi sind A. vestibularis, A. vestibulo-cochlearis (mit Ramus cochlearis und vestibularis) und A. cochlearis (mit Ramus apicalis und medialis), welche im funktionellen Sinne Endarterien darstellen. Diese Gefäßverteilung, einschließlich möglicher Varianten, erklärt die Hörverlustbilder bei Befall der entsprechenden Äste (z. B. Tieftonverluste bei R. apicalis, Mitteltonverluste bei R. medialis, Hochtonverluste bei R. cochlearis der A. vestibulo-cochlearis). In der Praxis handelt es sich allerdings meist um Kombinationen. Ist die A. vestibulo-cochlearis beteiligt, so liegen neben Hörverlusten auch vestibuläre Störungen vor („Hörsturz mit vestibulärer Beteiligung"). Bei Befall der A. vestibularis resultiert das noch zu schildernde Krankheitsbild des akuten Vestibularisausfalls ohne Hörstörungen.

Neben einer funktionellen Durchblutungsstörung durch einen Spasmus dieser Gefäßverzweigungen ist auch eine bleibende Störung durch Obturation eines solchen Gefäßes denkbar. Naturgemäß läßt sich im Einzelfalle ein Mechanismus dieser Art zunächst nur vermuten. Organischer Gefäßverschluß wird für die Fälle angenommen (etwa 10%), bei denen von vornehrein nicht der geringste Therapieerfolg sichtbar wird. Es handelt sich häufig um ältere Patienten, bei denen eine arteriosklerotische Wandveränderung mit thrombotischer Auflagerung möglich wäre. Insbesondere Diabetiker sind hierzu prädisponiert, zumal bei ihnen häufig die Wand größerer Innenohrgefäße durch fibröse Verdickung mit Ablagerung von Glukoproteidmaterial eingeengt ist (MAKISHIMA u. TANAKA, 1971). KIRIKAE u. Mitarb. (1962) sahen einen Hörsturz bei Thrombangitis obliterans Bürger-Winniwarter. Der plötzliche Hörverlust bei chronischer Einwirkung von Gefäßgiften (Nikotin) dürfte ebenfalls eine solche Entstehungursache haben, wobei möglicherweise auch die erhöhte Thrombocytenadhäsivität unter Nikotineinfluß im Spiel ist.

Die dritte Ursachengruppe des Hörsturzes wird in entzündlichen Vorgängen am Hörnerven gesehen (s. dort). Klinisch liegt ein (häufig symptomarmer) Virusinfekt, z. B. Grippe, zugrunde. Auch in diesen Fällen kommt es nicht selten zu definitiven Hörverlusten oder aber zu einem zeitlich sehr protrahierten Wiederanstieg des Hörvermögens. Die an sich seltenen beidseitigen Hörsturzformen sind in der Virusgruppe stärker vertreten. Außer dem Grippevirus wurden noch andere Virusarten als Ursache eines Hörsturzes angeschuldigt (Mumpsviren, Masernviren, Adenoviren u. a.). Pathogenetisch liegt hier eine Neuritis des Hörnerven oder/und eine seröse Labyrinthitis zugrunde. Um Wiederholungen zu vermeiden, sei auf das Kapitel „Entzündliche Innenohrerkrankungen" verwiesen.

Pathologisch-anatomisch sind Fälle von Hörsturz bisher nur vereinzelt untersucht worden (SCHUKNECHT u. Mitarb., 1962). Die Sektion erfolgte z. T. lange Zeit nach dem angeschuldigten Ereignis. Es fanden sich Haarzellverluste und eine Atrophie der Stria vascularis. Nur in einem Fall erschienen auch die Sinneszellen der Macula sacculi zerstört, ansonsten waren alle vestibuläre Rezeptoren erhalten. Die Veränderungen entsprachen keinesfalls den schweren Zerstörungen nach experimenteller arterieller Gefäßobstruktion. Die Autoren verglichen sie eher mit Spätfolgen der menschlichen Labyrinthitis bei Virusaffektionen, insbesondere nach Mumps. Ähnliche Resultate hatten BEAL u. Mitarb. (1967) an den Schläfenbeinen von zwei weiteren Hörsturzfällen.

Auch bei der Annahme einer funktionellen Durchblutungsstörung durch Spasmus wird die kausale Genese als sehr vielfältig betrachtet. Die Grundlage einer solchen Störung könnte eine vasolabile Konstitution bilden, wie die kapillar-mikroskopischen Untersuchungen von LEHNHARDT (1958) bei plötzlich Ertaubten gezeigt haben. Dies würde die Rolle des vegetativen Nervensystems bei der Pathogenese in den Vordergrund rücken (vasomotorische Fehlreaktionen, ausgelöst von Irritationen der HWS, von toxisch-infektiösen, fokal-toxischen oder allergischen Momenten, durch emotionale Faktoren in Streßsituationen o. ä.).

Eine zweite kausalgenetische Ursachengruppe wäre in Änderungen der Blutzusammensetzung (Viskositätserhöhung) zu sehen. So beschrieben TASSINI u. CAMPORA (1966) einen Hörsturz bei einer Makroglobulinämie. JAFFE (1967) sah einen Hörsturz bei einer Polycythämie und ermittelte bei zwei weiteren Hörsturzpatienten eine erhöhte Gerinnungsneigung des Blutes mit verkürzter Prothrombinverbrauchszeit. In diesem Zusammenhang ist auch interessant, daß FOWLER (1950) bei Hörsturzpatienten Erythrocytenballungsphänomene („blood-sludge") in den Blutgefäßen der Bindehaut fand. Eine Verknüpfung beider pathogenetischer Mechanismen wäre ebenfalls denkbar. Bei initialem Spasmus kommt es in den nachgeschalteten Kapillarprovinzen zu Mikrozirkulationsstörungen (Sludge, Fibrinthromben), sofern gleichzeitig eine Viskositätserhöhung durch Änderung der Blutzusammensetzung, durch allgemeine Faktoren wie Hyperfibrinogenämie (z. B. beim Schock) oder durch lokale Faktoren (Katecholamine, Einfluß von ADP auf die Thrombocytenaggregation) vorliegt.

Insbesondere lokale Faktoren können sich nach neueren Erkenntnissen erheblich auf die Fließeigenschaften des Blutes auswirken, indem die Durchströmung der Kapillaren durch Herabsetzung der Viskosität vermehrt, durch Heraufsetzung aber verringert wird. Durch Steigerung der Thrombocytenaggregation kann eine erhebliche Steigerung der Blutviskosität eintreten, welche zumindest zu einem stark reduzierten Stromzeitvolumen mit herabgesetzter Sauerstoffversorgung der Gewebe führt oder aber zur Mikrothrombosierung überleitet. Beispielsweise führen Katecholamine wie Adrenalin oder Noradrenalin zu einer vermehrten Thrombocytenaggregation. Aus der Klinik ist bekannt, daß Streßsituationen das Auftreten von Hörstürzen begünstigen („Managerkrankheit des Ohres"). Die Rolle des vegetativen Nervensystems könnte außer in einer Auslösung von Spasmen im arteriellen Stromgebiet auch noch (oder zusätzlich noch bzw. sogar überwiegend?) in einer ungünstigen Beeinflussung der Blutviskosität im Kapillargebiet gesehen werden.

Wie nehmen auf Grund früherer Untersuchungen beim Endotoxinschock (SCHÄTZLE u. v. WESTERNHAGEN, 1970) und auf Grund neuerer noch nicht publizierter Ergebnisse bei experimenteller Thrombosierung von Gefäßen des Lig. spirale an, daß auch beim Krankheitsbild des vaskulär bedingten Hörsturzes Mikrozirkulationsstörungen die entscheidende Rolle spielen. Es kann sich dabei um Zirkulationsstörungen im Sinne einer herabgesetzten kapillären Durchflußrate (infolge Viskositätserhöhung) oder um einen (zunächst reversiblen) Stillstand der Blutsäule in einzelnen Kapillaren handeln, welcher in manchen Gefäßprovinzen zu irreversiblem Stillstand mit Bildung von Mikrothromben aus geformten und/oder ungeformten Blutbestandteilen übergeht (Plättchenthromben, Erythrocytenthromben, Fibrinthromben).

Da im Innenohr eine sympathische vegetative Innervation nur in den zentralen, modiolusnahen Abschnitten vorliegt (SPOENDLIN u. LICHTENSTEIGER, 1966; TERAYAMA u. Mitarb., 1966), kann ein nerval ausgelöster Gefäßspasmus nur hier

an einem größeren arteriellen Ast auftreten. Bei längerdauerndem Spasmus
kommt es zur Stase im Endstromgebiet, welches auch die für die Versorgung des
Cortiorgans wichtigen Limbus- und Spiralgefäße umfaßt. Wenn auch die Haarzellen auf Grund ihrer Ausstattung mit anaerob tätigen Fermenten (VOSTEEN,
1961) eine gewisse Toleranz gegen ein temporäres Sauerstoffdefizit bei starken
funktionellen Belastungen (Schallbelastungen) haben, so dürften sie doch bei
irreversibler Stase im versorgenden Kapillargebiet mit anoxämischen Zuständen
in Minutenfrist absterben, wie dies auch für völlige Unterbrechung der arteriellen
Versorgung von PERLMAN u. Mitarb. (1959) nachgewiesen wurde.

Da nach der klinischen Erfahrung eine Erholung des Hörvermögens auch bei
hochgradigen Innenohrschwerhörigkeiten in vielen Hörsturzfällen noch nach
Tagen — seltener auch noch nach Wochen — möglich ist und oft sogar eine
Restitutio ad integrum eintritt, kann es sich in diesen Fällen nicht um anoxämi-
sche Schädigungen von Haarzellen, sondern nur um eine funktionelle Blockade
handeln. Wir nehmen an, daß die für den Funktionsausfall bedeutsame Mikrozirkulationsstörung nicht den Modiolusbereich, sondern nur das Lig. spirale und
insbesondere die Stria vascularis betrifft. In den zentralen Gefäßprovinzen der
Cochlea kann es aus den oben erwähnten Gründen höchstens zu kurzdauernden
Mikrozirkulationsstörungen im Sinne eines herabgesetzten Stromzeitvolumens
kommen, wenn nicht irreversible Haarzellschäden die Folge sein sollen.

Die Stria vascularis weist nun aber ein enges Maschenwerk von dünnen, lang-
gezogenen Kapillaren auf, welche oft sogar Erythrocyten nur unter Deformation
den Durchtritt gestatten. Solche langen und stark gewundenen Kapillaren werden
besonders leicht von einer Mikrozirkulationsstörung betroffen. Zwischen zu-
führender Arteriole im oberen Ligamentum spirale und den Venolen im unteren
Ligamentum spirale finden sich außerdem arterio-venöse Anastomosen, welche
eine Umgehung des Stria-Kapillarnetzes gestatten (Abb. 123).

Die Stria vascularis ist bei lebhaftem oxydativem Stoffwechsel reich an ATP und Phospho-
kreatin (MATSCHINSKY u. THALMANN, 1967). Schon nach 30 sec dauernder Ischämie sinkt der
Gehalt der Stria an beiden energieliefernden Phosphaten um 70 % ab. Es wäre möglich, daß
unter Hypoxiebedingungen anfallendes ADP die Thrombocytenaggregation begünstigt und
so zur intravasalen Ballung und Gerinnung beiträgt.

Bei Mikrothrombosierung im Bereich der Stria vascularis liegt die Ionenpumpfunktion der Stria darnieder und das endolymphatische Potential bricht
zusammen (s. Kapitel „Vorbemerkungen zu Struktur und Funktion"). BOSHER
(1970) fand bei Anoxie sogar negative Werte für das endolymphatische Potential,
da sich vermehrt $Na^+$ in der Endolymphe anreicherte und $K^+$ hier abnahm. Das
endolymphatische Potential ist aber eine wichtige Voraussetzung für die Funktion der Haarzellen. Diese werden allerdings zunächst nicht geschädigt, da ihr
Substanzstoffwechsel erhalten bleibt. Es wird beim Hörsturz sozusagen die
Batterie der Haarzellen abgeschaltet, ohne daß die Haarzellen morphologisch
alteriert würden.

Wir haben schon darauf hingewiesen, daß nach heutiger Auffassung die Ernährung und auch die Sauerstoffversorgung der Haarzellen „von unten", d. h. von
der Cortilymphe her, erfolgt (letztlich also von den Gefäßen des Limbus spiralis)
und damit von der Stria vascularis weitgehend unabgängig ist. LAWRENCE (1966)
konnte bei Unterbrechung der zur Stria führenden Gefäße zeigen, daß es 16 Wochen

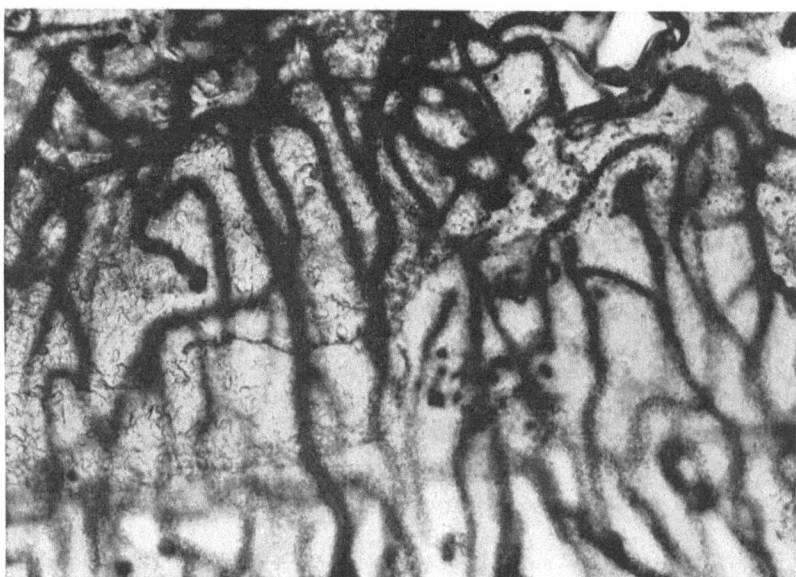

Abb. 123. Gefäße des Ligamentum spirale mit Stria vascularis: Häutchenpräparat der Meerschweinchenschnecke. Alkalische Phosphatasereaktion. Vergr. 400fach

später wohl zu einer Degeneration der Stria nicht aber des Cortiorgans gekommen
war, während bei Unterbrechung von Limbus- und Spiralgefäßen ein massiver
Verlust von Haarzellen bei normaler Stria eintrat.

Die Restitution erfolgt beim Hörsturz dieser Genese durch Wiederaufnahme
der Funktion der Stria vascularis (Auflösung von Mikrothromben durch körper-
eigene fibrinolytische Aktivität unterstützt durch medikamentöse Maßnahmen).
Beim Verschluß größerer arterieller Gefäße durch Thrombose oder Embolie dürfte
es meist zu irreversiblen Schädigungen kommen.

### 3.6.2. Akuter Vestibularisausfall

Der akute Vestibularisausfall (isolierter einseitiger Vestibularisausfall) ist das
vestibuläre Pendant zum Hörsturz. Er ist gekennzeichnet durch plötzlich oder
mehr schubweise im Verlauf von Stunden auftretenden einseitigen Ausfall des
peripheren Vestibularorgans ohne erkennbare Ursache, begleitet von heftigem,
über Tage langsam abflauendem Drehschwindel mit entsprechendem „Ausfallnystagmus" sowie Übelkeit bei normalem Hörvermögen.

Das Krankheitsbild wurde ursprünglich von Dix u. Hallpike (1952) als
Neuronitis vestibularis beschrieben, da im Einzelfalle nicht ermittelt werden
konnte, welche Anteile des peripheren Vestibularisneurons (Vestibularnerv, Ganglion Scarpae) oder auch des peripheren Rezeptors erkrankt waren. Es liegt hier
auch ein Syndrom und keine einheitliche Krankheit vor, da in der Genese funktio-
nell-vaskuläre und organisch-vaskuläre Obturationen von Vestibulararterien sowie virale Affektionen des N. vestibularis eine Rolle spielen. Die vaskuläre Formalgenese dürfte sich analog zu den Cochleaveränderungen verhalten.

Verwertbare pathologisch-anatomische Untersuchungen sind noch nicht bekannt geworden, eine Klärung wäre in erster Linie von experimentellen Untersuchungen zu erwarten. In einem einzigen Falle, welcher sicher nicht typisch ist,
liegt ein Sektionsbefund von LINDSAY u. HEMENWAY (1956) vor: Bei einer Patientin, die 13 Jahre vor ihrem Tode einen akuten Vestibularisausfall erlitten hatte,
sahen sie ein thrombosiertes Venenkonvolut im inneren Gehörgang sowie feine,
in das Ganglion Scarpae eingewachsene Gefäße. Der den horizontalen und vorderen
vertikalen Bogengang versorgende Ramus vestibularis superior war degeneriert,
ebenso die Zellen des Ganglion Scarpae.

Bei der entzündlichen Genese stehen Virusinfekte im Vordergrund, die manchmal wenig apparent verlaufen können. In Frage kommen Grippe, Mumps oder
neurotrope Viren der Coxsackie- und Echovirusgruppe. Ein Herpes zoster oticus
befällt selten den N. vestibularis allein. Meist sind auch der N. cochlearis und
andere Hirnnerven (Facialis, Abducens) beteiligt.

### 3.6.3. Morbus Menière

Die Mehrzahl der Autoren ist sich heute einig, daß der Morbus Menière eine
Krankheit mit einheitlicher Formalgenese darstellt, wenn auch die Kausalgenese
sehr unterschiedlich sein kann. Neben der Menièreschen Krankheit (Synonyma:
idiopathischer Morbus Menière, Morbus Menière im engeren Sinne, Morbus
Menière sui generis) gibt es jedoch noch eine Reihe ähnlicher Krankheitsbilder,
die ein Menière-Syndrom zeigen und die man besser als menièriforme Zustände
oder als Formenkreis Menière-artiger Krankheitsbilder (FRENZEL, 1961) bezeichnet.

Der Morbus Menière ist durch anfallsartig auftretenden Drehschwindel im
Abstand von Tagen oder Wochen (meist verbunden mit Übelkeit und Erbrechen)
und einseitige Schwerhörigkeit mit Ohrensausen gekennzeichnet. Die Schwerhörigkeit ist zunächst fluktuierend, d. h. nur während der Schwindelanfälle vorhanden, in späteren Stadien (meist 1–2 Jahre nach Anfallsbeginn) liegt eine
bleibende Innenohrschwerhörigkeit vor.

Neben dieser typischen Form gibt es auch abortive Formen bzw. besondere
Verlaufsformen, z. B. Hörstörungen, die sich mit dem Auftreten des Schwindel-
anfalls bessern (Lermoyez-Syndrom) oder fluktuierende Hörstörungen („cochleärer Menière", cochleäre Frühform), die zunächst — manchmal jahrelang — ohne
Schwindelanfall einhergehen (ROLLIN, 1940) oder bei denen es überhaupt nicht
zu Schwindelanfällen kommt. In diesen Fällen kann die Diagnose „Menière" nur
als Verdacht oder nur retrospektiv gestellt werden, wenn es später zu typischen
Drehschwindelattacken kommt.

MENIÈRE (1861) konnte bereits in seiner Erstbeschreibung des Krankheitsbildes klarstellen, daß es sich um eine labyrinthäre Erkrankung und nicht um eine
cerebrale Congestion handelt. HALLPIKE u. CAIRNS (1938) fanden als pathologisch-
anatomisches Substrat eine Ektasie des Ductus cochlearis durch Flüssigkeitsansammlung in der Scala media („endolymphatischer Hydrops", Abb. 124).
Dabei tritt eine starke Dehnung der Reissner-Membran mit Vorwölbung in das
Lumen der Scala vestibuli ein. In einigen Fällen springt das obere Ende der
Membran hernienartig durch das Helicotrema in die Scala tympani vor. Auch der

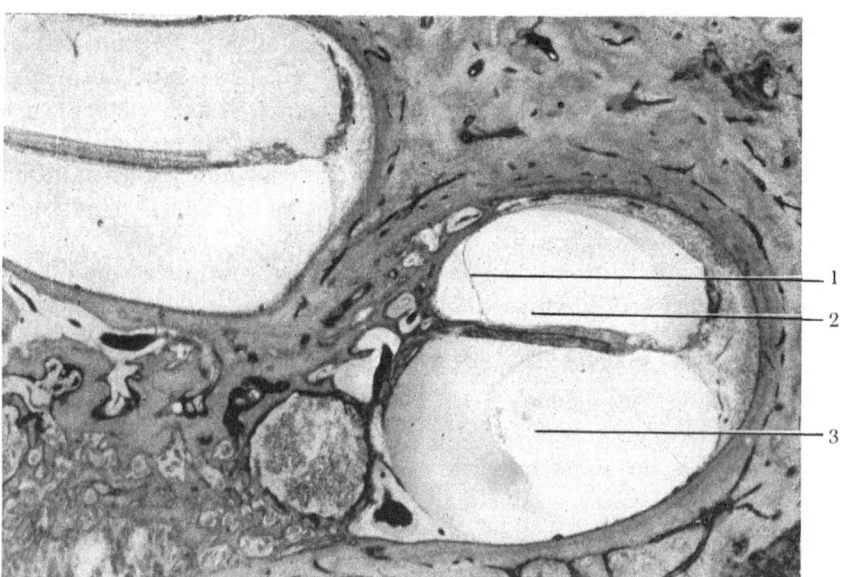

Abb. 124. Endolymphatischer Hydrops bei Morbus Menière: Dilatation der Scala media. H.-E. Vergr. 20fach. *1* Reissner-Membran, *2* Ektatische Scala media (Ductus cochlearis), *3* Scala tympani

Sacculus ist meist erweitert, der Utriculus weniger häufig, während die häutigen Bogengänge immer normal und niemals erweitert erscheinen. Das Cortiorgan wirkt manchmal wie komprimiert, die Haarzellen sind teilweise degeneriert. In der Stria vascularis sieht man zuweilen eine geringgradige Atrophie mit Bildung kleiner Cysten. Die Maculae und Cristae weisen oft keine sicher pathologischen Veränderungen auf.

Seither sind noch weitere Fälle mitgeteilt worden (Übersicht bei ALTMANN, 1955a). In manchen Menière-Fällen wurde allerdings ein endolymphatischer Hydrops vermißt (BERGGREN, 1949 u. a.). Wahrscheinlich handelt es sich beim Hydrops zunächst um ein reversibles Phänomen, und die bleibende Ektasie des Endolymphschlauchs ist nur ein Endzustand. Das Vorkommen eines beidseitigen Morbus Menière wird zu etwa 10% angenommen. Meist erkrankt aber das zweite Ohr erst einige Jahre nach dem ersten. LINDSAY u. Mitarb. (1967) sahen in einem pathologisch-anatomisch untersuchten Falle einen beidseitigen endolymphatischen Hydrops, der links jedoch nur auf die Cochlea beschränkt war.

Wodurch entsteht der Hydrops? Schon KNAPP (1871) sprach von erhöhtem intralabyrinthärem Druck und verglich den Morbus Menière mit einem Glaukom des Auges. Nachdem bereits von verschiedener Seite vasomotorische Störungen des Innenohres bei der Menièreschen Krankheit angenommen worden waren, erhielt diese Ansicht eine Stütze durch die Untersuchungen von O. MÜLLER (1939). Er wies nach, daß viele Menschen an einer konstitutionellen Lenkungsschwäche der feinen Gefäßabschnitte leiden, die er vasoneurotische Diathese nannte und die sich insbesondere auch bei Menière-Patienten findet. Nach seiner Ansicht besteht im Endstromgebiet eine Art unspezifischer Überempfindlichkeit. Reize, die

von der überwiegenden Mehrzahl der Menschen ohne Schaden ertragen würden,
lösten bei entsprechender Disposition schon eine krankhafte Reaktion aus. Bei
Untersuchung mit dem Kapillarmikroskop sah er bei diesem Patientenkreis
Spasmen der Arteriolen und hochgradige Erweiterung der Kapillaren und Venolen
(„spastisch-atonischer Symptomenkomplex"). Die Folge ist eine Verlangsamung
der Blutströmung, ein Körnigwerden oder sogar ein temporärer Stillstand. Durch
hypoxämische Kapillarwandschädigung kommt es zu erhöhter Durchlässigkeit
und Flüssigkeitstranssudation ins Gewebe. Nach WILLIAMS (1952) liegt beim
Morbus Menière eine Dysregulation des autonomen Nervensystems mit Überwiegen parasympathischer Einflüsse vor. Im Sinne einer physikalischen Überempfindlichkeit kommt es zu Spasmen der vestibulären arteriolären Gefäße und der
cochleären arteriolären Äste mit Anoxie der vestibulären Endstellen und Atonie
der Striakapillaren, gefolgt von einer Transsudation eiweißreicher Flüssigkeit in
den Ductus cochlearis.

In der Tat ist zur Entstehung eines endolymphatischen Hydrops die Vorstellung einer einfachen Hypersekretion von Endolymphe nicht ausreichend. Auch
die Annahme einer Resorptionsstörung wird wohl den tatsächlichen Verhältnissen
allein nicht gerecht. ALTMANN u. ZECHNER (1968) konnten bei einer Menière-
Patientin im Zusammenhang mit einem endolymphatischen Hydrops eine hochgradige fibröse und knöcherne Einengung des Ductus endolymphaticus mit Atrophie des Saccus endolymphaticus feststellen, dem ja eine wichtige Rolle bei der
Endolymphresorption zukommt. Sie berichteten gleichzeitig aber über Felsenbeine
aus vorangegangenen Untersuchungen mit Hydrops nach früher durchgemachter
seröser Labyrinthitis, ohne daß intravital eine Menière-Symptomatik vorgelegen
hätte.

Experimentell erzeugte KIMURA (1967) einen endolymphatischen Hydrops durch Zer-
störung des Saccus bzw. Blockierung des Ductus endolymphaticus bei Meerschweinchen.
Das Ausmaß des Hydrops war bei Katzen und Chinchillaratten allerdings viel geringer.
Dieser im Tierexperiment zu erzeugende endolymphatische Hydrops geht aber nicht mit
Erscheinungen einher, welche der menschlichen Menière-Symptomatik vergleichbar wären.
MARTINEZ (1968) sah einen endolymphatischen Hydrops bei Meerschweinchen im Rahmen
eines anaphylaktischen Schocks. Dieser erhöhte durch Histaminfreisetzung den Endolymph-
druck und führte zu einer Dilatation der Scala media. Bei mikroskopischer Vitalbeobachtung
des Ligamentum spirale kam es zu einer initialen Kontraktion der Arteriolen und der prä-
kapillären Sphinkter gefolgt von einer Dilatation der Venolen und Arteriolen mit Stase,
Austritt von Plasmaproteinen und Elektrolyten in die Scala media, tympani und vestibuli.
Da die Konzentration der osmotisch aktiven Substanzen wegen der zahlreichen Striakapillaren
in der Scala media wahrscheinlich höher ist als in den anderen beiden Skalen, soll es zum
endolymphatischen Hydrops kommen.

Endolymphatischer Hydrops ist somit keineswegs mit Menièrescher Krankheit
gleichzusetzen, zumal auch aus der menschlichen Pathologie Fälle bekannt sind,
bei denen sich symptomlos oder nur verbunden mit Schwerhörigkeit ein endolymphatischer Hydrops entwickelt hatte, etwa nach früher durchgemachter
seröser Labyrinthitis (s. oben). LINDSAY u. Mitarb. (1967) unterschieden neben
dem *idiopathischen Endolymphhydrops* beim Morbus Menière noch einen *sekundären Endolymphhydrops* bei Erkrankungen des perilymphatischen Raums, der
knöchernen Labyrinthkapsel oder der Endolymphräume. Sekundärer endolymphatischer Hydrops ist außer als postinfektiöser Zustand vor allem bei Otosklerose und bei der Lues congenita tarda des Labyrinths bekannt.

Es bedarf wohl beim idiopathischen Hydrops des Morbus Menière der Ansammlung höhermolekularer Substanzen, d. h. eines eiweißhaltigen Transsudats im Endolyphraum, um bei erhöhtem kolloidosmotischem Druck die angesammelte Flüssigkeit festzuhalten. Die Endolymphe ist unter normalen Umständen viel eiweißärmer als die Perilymphe. Interessanterweise konnten SCHUKNECHT u. MCNEILL (1966) bei Menière-Fällen eine eosinophile Anfärbung des geronnenen Inhalts des Endolymphschlauches erzielen, die auf Eiweiß zurückgehen dürfte. Die Vorstellung einer spastisch-atonischen Gefäßstörung mit Transsudation eiweißhaltiger Flüssigkeit in den Endolymphraum ist u. E. am besten geeignet, die Entstehung des Morbus Menière zu erklären.

Eine weitere Frage ist die nach der *Auslösung der klinischen Erscheinungen* wie Hörstörungen und Schwindel. Ältere Auffassungen haben hier die vorübergehende Druckschädigung oder Hypoxie der Sinnesendstellen in den Vordergrund gerückt. Eine Hypoxie der Sinnesendstellen infolge funktioneller Durchblutungsstörungen ist auch durchaus möglich. Es kann sich aber nur um vorübergehende Zustände handeln, da der Anfall oft nach Minuten schon abklingt. Stärkere Grade einer Zirkulationsstörung mit anoxämischer Schädigung sind wenig wahrscheinlich, zumal sonst frühzeitig erhebliche Sinneszellenschädigungen zu erwarten wären. SCHUKNECHT u. Mitarb. (1962) sahen bei drei Menière-Fällen praktisch normale Haarzellen in Cortiorgan und Crista ampullaris (nur in einem Fall fehlte 1/4 der Haarzellen der Macula). Alle Fälle wiesen jedoch Rupturen der Wand des Endolymphschlauches in Utriculus und Sacculus wie auch im Ductus cochlearis und der Ampullenwand auf. SCHUKNECHT u. Mitarb. entwickelten die Vorstellung eines Zyklus mit zunehmendem Hydrops — Anfallauslösung — Ruptur — temporärem Normalzustand und später erneutem Hydrops. Solche Rupturen wurden allerdings von Nachuntersuchern selten gesehen oder ganz vermißt bzw. nur als inkomplett angesehen (LINDSAY u. Mitarb., 1967; ALTMANN u. ZECHNER, 1968).

Man neigt heute mehr zu einer biochemischen Auffassung der Symptomverursachung. Die Durchblutungsstörung der Stria vascularis führt zu einer abnormen Zusammensetzung des Ionenbestands im Endolymphraum. Es resultiert insbesondere eine Abnahme des $K^+$-Gehaltes und eine Zunahme von $Na^+$. Temporäre Änderungen des Ionengehalts dürften ohne Einwirkung auf die Morphologie der Haarzellen bleiben und sich nur funktionell auswirken. So wurden in einigen untersuchten Menière-Fällen Cortiorgan und Haarzellen vollständig normal angetroffen. Längerdauernde Änderungen können aber Haarzellschädigungen zur Folge haben, die in der Tat auch beschrieben worden sind.

Bei einer elektronenmikroskopischen Untersuchung des Labyrinths eines Menière-Patienten sahen PIETRANTONI u. IURATO (1960) ein Fehlen der Sinneshaare in 90%. Auch intracytoplasmatische Veränderungen mit schwammartiger Auflockerung des Cytoplasmas und Einschlüssen unbekannter Natur kamen vor. Die Alterationen waren an Cuticula und Sinneshaaren viel stärker als an den Mitochondrien. Das Ausmaß der Schädigung scheint eine Frage des Stadiums der Menière-Krankheit zum Zeitpunkt der Untersuchung zu sein. LINDSAY (1968) beobachtete lichtmikroskopisch bei einem Menière-Fall mit starker Schwerhörigkeit schwere Schäden des Cortiorgans der Basalwindung. Die Tectorialmembran hatte sich vom Limbus abgelöst, die äußere Haarzellen waren bei Distorsion des Cortiorgans ebenfalls stark deformiert. SPOENDLIN (1970) fand elektronenmikroskopisch in einem fortgeschrittenen Menière-Stadium ausgedehnte Vakuolisierungen der Zellen der Crista des lateralen Bogengangs mit Protrusionen zum Endolymphraum hin. Auch die Zellen der Übergangszone waren vakuolig verändert und zeigten zahlreiche subapikale lysosomale Einschlüsse. In subepithelialen Bindegewebszellen kamen laminäre Einschlüsse („long spaced collagen") vor.

Es ist möglich, daß auch Rupturen in der Wand des Endolymphschlauches durch Vermischung von Peri- und Endolymphe zur Schädigung der Sinneszellen beitragen. Die experimentellen Untersuchungen von DUVALL u. RHODES (1967) mit örtlich gezielter Zerstörung der Reissner-Membran durch feine Nadeln ergaben jedenfalls bei späterer Aufarbeitung Schädigungen der äußeren Haarzellen in diesem Bezirk, die sich bis zu 1 mm von der Verletzungsstelle beiderseits ausbreiten. Der Defekt in der Reissner-Membran war etwa nach 2 Wochen verheilt.

Hinsichtlich der *kausalen Genese* des Morbus Menière bestehen noch größere Unsicherheiten als hinsichtlich der formalen Genese. Wahrscheinlich kommen viele kausale Faktoren in Frage, möglicherweise liegt sogar eine multifaktorielle Genese vor. Auf der Grundlage der beschriebenen konstitutionell verankerten Lenkungsschwäche der feinen Gefäße denkt man an humorale Faktoren (Stoffwechselstörungen, Allergien, Histamin, Fokaltoxikosen) sowie an nervale Faktoren (Sympathikusreizzustände bei Irritationen des Halssympathikus im Rahmen eines Cervikalsyndroms) und emotionale Faktoren, welche über das vegetative Nervensystem bei der Auslösung von Anfällen mitwirken könnten.

Von den vielfältigen Kausalfaktoren wollen wir das Histamin besonders herausgreifen (WILLIAMS, 1965), da dieses in letzter Zeit in der klinischen Diskussion im Zusammenhang mit der konservativen Menière-Behandlung durch Beta-Histin eine große Rolle gespielt hat (vgl. hierzu HINCHCLIFF, 1972).

Viele Autoren gehen von der Vorstellung aus, daß die Freisetzung von endogenem Histamin in der Cochlea (durch unspezifische, aber auch allergische Mechanismen) oder eine erhöhte Sensibilität gegenüber Histamin zu einer kurzfristigen Vasokonstriktion der Arteriolen (Kontraktion der glatten Muskulatur), gefolgt von einer Kapillarwandschädigung mit kapillärer Vasodilatation und erhöhter Durchlässigkeit der Striakapillaren führt (damit zur Auslösung eines Menière-Anfalls). Für Histamin kommt außerdem ein Angriffspunkt an den postkapillären Sphinkteren in Frage. Durch Kontraktion der Venolen erfolgt eine Erhöhung des hydrostatischen Drucks in den Striakapillaren bei gleichbleibendem onkotischem Druck, und so resultieren Flüssigkeitsaustritte aus diesen Kapillaren. Als weiterer Mechanismus wird auch die lokal erhöhte Bildung von Histamin mit Hemmung der Mikrozirkulation über eine Viskositätserhöhung diskutiert. Es bestehen hier Beziehungen zur Vorstellung kapillärer Erythrocytenballungsphänomene („blood-sludge"), die von FOWLER (1956) außer beim Hörsturz auch beim Morbus Menière angenommen worden sind. Histamin wirkt nicht nur direkt auf die Gefäßpermeabilität ein, es regt auch das Plasminsystem an, welches seinerseits über Kininogenasen (Kallikreinogen → Kallikrein) aus Kininogen zur Bildung von Kininen führt, die gleichsinnig, d. h. fördernd auf die Gefäßpermeabilität einwirken, wobei die Kinine (Polypeptide wie Bradykinin oder Kallidin, welche proteolytisch aus der Alpha-2-Globulinfraktion des Blutplasmas freigesetzt werden) noch stärker als Histamin die Kapillarwandpermeabilität fördern und zur Kapillarerweiterung führen. Im Übrigen können auch Katecholamine wie Adrenalin oder Noradrenalin zu einer vermehrten Plättchenaggregation und damit zu einer erhöhten Blutviskosität Anlaß geben, eine Erklärungsmöglichkeit für die fördernde Rolle des vegetativen Nervensystems (z. B. in Streßsituationen) bei der Auslösung des Menière-Anfalls.

Experimentelle Untersuchungen der Striakapillaren mit Meerrettichperoxydase als Tracer haben allerdings gezeigt, daß Histamin sich in den Striakapillaren nicht permeabilitätsfördernd auswirkt, wohl aber in den Kapillaren der Prominentia spiralis und des Ligamentum spirale, welche unter normalen Umständen kaum Peroxydase passieren lassen (OSAKO u. HILDING, 1971). Die Peroxydase (MW 40000) verläßt die normalen Striakapillaren leicht, nicht jedoch die Hirnkapillaren, welche durch „tight junctions" abgeschlossen sind. In der Stria erfolgt zwar ein Austritt aus der Kapillare in den interepithelialen Raum zwischen den Stria-epithelzellen, die Schlußleisten der Marginalzellen verhindern aber einen Durch-tritt zum Endolymphraum. Höhere Histamindosen sollen sogar in der Stria vascularis zu einem Rückgang des Austritts von Peroxydase in den interepitheli-alen Raum führen.

Nach MARTINEZ (1972) hat Beta-Histin (sowohl bei lokaler Anwendung als auch bei intra-venöser Injektion oder enteraler Verabreichung) bei experimentellen mikroskopischen Unter-suchungen der Gefäße des Ligamentum spirale und der Stria vascularis ganz ähnliche Wir-kungen wie Histamin. Dosisabhängig kam es zur Dilatation von Arteriolen, Kapillaren und Venolen (bei niedriger Dosierung) mit vermehrtem Blutdurchfluß, bei höherer Dosierung zu kurzfristiger Vasokonstriktion der Arteriolen, bevor die Dilatation einsetzte. Demnach könnte eine therapeutische Beta-Histinwirkung nur in einer Herabsetzung der Empfindlichkeit gegenüber Histamin gesehen werden.

Für die Möglichkeit einer Histaminfreisetzung in der Cochlea fehlen bisher allerdings noch morphologische Grundlagen. Es werden auch andere vasoaktive Überträgerstoffe beim Morbus Menière diskutiert. In Analogie zur Auslösung von Migräneattacken denkt man an das *Serotonin*, zumal hier ein mögliches anatomi-sches Substrat in Form von „chromaffinen Zellen" im Lig. spirale von HILDING (1965) beschrieben worden ist. Diese den Pericyten ähnelnden Zellen sollen nach HILDING zwar Noradrenalin enthalten, von MOOTZ u. MÜSEBECK (1966) wurde in analogen Zellelementen („Adventitiazellen") jedoch Serotonin vermutet. Sero-tonin könnte auch aus Thrombocyten bei Ballungsphänomenen oder aus Mast-zellen freigesetzt werden.

Nicht selten ist der Ablauf von Menière-Anfällen zweiphasig (Umschlagen der Nystagmus-richtung). In diesen Fällen wäre ein ischämisches Initialstadium mit Kapillarwandschädigung gefolgt von einem Stadium verstärkter Durchblutung mit Flüssigkeitstranssudation und Hydrops denkbar.

Die humorale Auslösung einer Vasodilatation kann durchaus in den Gefäßen des Lig. spirale erfolgen. Für eine nervale Auslösung von Gefäßreaktionen an der Cochlea kommen jedoch nur die größeren Gefäße des Modiolusbereichs in Frage, da nur hier sympathische Nervenfasern nachgewiesen wurden (s. oben). In der klinischen Diskussion taucht oft die Frage auf, ob die Gefäße des Innenohres überhaupt über das vegetative Nervensystem (etwa durch Stellatumblockade) zu beeinflussen sind oder ob sie wie Hirngefäße nur über eine autonome Stoff-wechselregulation verfügen. BALOGH u. KOBURG (1965) betonten im Zusammen-hang mit ihren Untersuchungen über den „Plexus cochlearis", einem Gefäß-plexus im Modiolusbereich analog zum Plexus arachnoideus, daß die Gefäße des Modiolus mit einer Einstülpung von Arachnoideagewebe verlaufen. Sie sind also meningeale Gefäße und nicht Hirngefäße. Wir schließen uns dieser Ansicht an und halten die Modiolusgefäße (auch wegen ihrer sympathischen Innervation und auf Grund zahlreicher klinischer und experimenteller Erfahrungen) ebenfalls für meningeale, vegetativ beeinflußbare Gefäße, während es sich bei den nachge-schalteten Gefäßprovinzen des Lig. spirale im funktionellen Sinne um Hirngefäße handeln dürfte, die nur einer autonomen Regulation unterliegen.

Zusammenfassend stellen wir fest, daß eine vasomotorische Störung für die Entstehung eines Hydrops beim Morbus Menière am begründetsten erscheint. Es ist noch ungeklärt, ob das Ingangkommen einer solchen Störung auf humoralem (z. B. Histaminmechanismus) oder nervalem Wege (z. B. Sympathicusirritation) erfolgt oder ob beide Mechanismen eine Rolle spielen können. Der endolymphatische Hydrops kann auch auf andere Weise (z. B. durch Endolymphresorptionsstörungen) zustande kommen. Er ist nicht zwangsläufig mit einer Menière-Symptomatik verbunden.

## 3.7. Tumoren

Die im Kapitel „Tumoren des Mittelohres" beschriebenen malignen Geschwülste können durch Arrosion des Labyrinthknochens bzw. durch destruktiv-infiltratives Wachstum auch auf das Innenohr übergreifen.

Dies gilt analog für die histologisch benignen *Glomustumoren*, welche durch ihre expansive Ausbreitung das Labyrinth zerstören, gelegentlich aber auch Malignitätskriterien aufweisen. TAMAMURA u. Mitarb. (1962) berichteten über einen solchen Fall bei einem 3jährigen Jungen mit Zerstörung der Paukenstrukturen, der Cochlea und des hinteren Bogengangs. Obwohl atypische Mitosen in einem Teil des Tumors vorlagen, kann es sich auch hier um eine Destruktion des Labyrinthblocks durch Knochenarrosion gehandelt haben.

Beim Übergreifen bösartiger Mittelohrgeschwülste auf das Innenohr kommen außer knochenzerstörendem Wachstum auch Sequesterbildungen vor. Das häutige Labyrinth fällt entweder einer Zerstörung durch direkte Tumoreinwirkung zum Opfer oder es kommt bei Tumoreinbrüchen in die Umgebung zur Degeneration seiner Strukturen, teilweise mit Ansätzen zur Knochenneubildung oder mit bindegewebiger Obliteration von Labyrinthhohlräumen. Der N. facialis ist sehr häufig mitbefallen, bei Wachstum zur hinteren Schädelgrube auch die Nn. IX bis XII. Breitet sich der Tumor zur Pyramidenspitze hin aus, so kann er die Nn. V und VI erfassen. Durch Einbruch in den Carotiskanal resultieren tödliche Arrosionsblutungen, Einwachsen in die Dura der mittleren oder hinteren Schädelgrube führt über eine Meningitis carcinomatosa oder eine Hirnabszeßbildung zum Tode.

*Metastasen* maligner Geschwülste kommen im Mittel- und Innenohrbereich sehr selten zur Beobachtung. Vermutlich sind sie nicht ganz so selten (SCHLITTLER, 1919). Sie bleiben aber wegen ihrer besonderen Neigung, die medialen Anteile des Schläfenbeins (Pyramidenspitze) zu befallen, oft klinisch stumm oder verursachen nur diskrete Symptome, so daß sie lediglich als Zufallsbefunde bei der Autopsie beobachtet werden. Es handelt sich meist um hämatogene Metastasen in das Schläfenbein, die dann von den Mittelohrräumen destruierend wachsend auf das Innenohr übergreifen. Der Innenohrbefall erfolgt gelegentlich als Otitis interna carcinomatosa über den inneren Gehörgang bei Meningitis carcinomatosa. Metastatische Geschwülste sind im Schläfenbein fast ausnahmslos Karzinommetastasen ausgehend von einem Prostatakarzinom (NOVOTNY, 1948), Mammakarzinom (NIEDERMOWE, 1953), Bronchialkarzinom (GOLDSCHMIDT, 1959), Schilddrüsenkarzinom (CARCO u. MOTTA, 1958) oder einem Hypernephrom (OPPIKOFER, 1931).

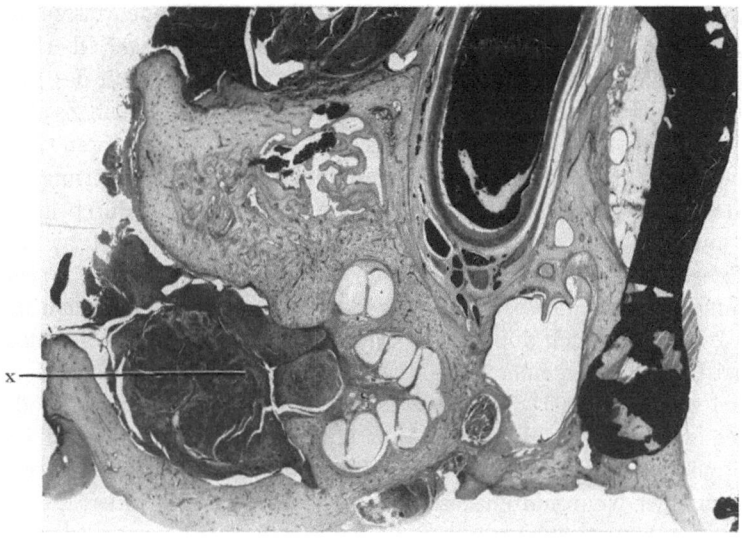

Abb. 125. Akustikusneurinom $(x)$: Lupenübersicht mit Ausweitung des inneren Gehörgangs.
H.-E.

Hypernephrommetastasen haben oft ein sehr langsames Wachstum. Sie wurden teilweise über Jahre hinweg beobachtet.

Eine speziell in das Innenohrkapitel gehörige Geschwulstform ist das *Akustikus-neurinom*. Es handelt sich um einen gutartigen Tumor vom histologischen Charakter eines zellreichen Fibroms. Seine Lokalisation ist der Kleinhirnbrückenwinkel oder der innere Gehörgang. GRAF (1952, 1955) unterscheidet laterale, mediale und vorwiegend mediale Akustikustumoren. Die lateralen entstehen am Vestibularnerven peripher vom Scarpaschen Ganglion im Fundus des inneren Gehörgangs, seltener am N. cochlearis. Sie liegen der Schneckenbasis breit auf und führen zu hochgradigen Erweiterungen des inneren Gehörgangs (Abb. 125), wobei auch der N. facialis frühzeitig geschädigt wird, während das bei den übrigen Akustikusneurinomen erstaunlicherweise selten der Fall ist.

Akustikusneurinome des inneren Gehörgangs können also durch ihr Wachstum selbst oder durch Druck die Nerven des inneren Gehörgangs schädigen und klinisch das Bild einer retrocochleären Störung mit negativem Recruitment im Hörbild hervorrufen. Bei einer kleinen Zahl kommt es offenbar auch zu einer Beeinträchtigung der Gefäßversorgung des Innenohres und/oder einer Rückstauung von Perilymphe-Liquor mit metabolischer Innenohrschwerhörigkeit. Diese Befunde dürften den Fällen mit klinischen Zeichen einer Haarzellstörung bei positivem Recruitment (knapp 10 %) entsprechen. Histologisch findet man Transsudate im Perilymphraum (vgl. hierzu Abb. 128).

Die erbsgroßen bis kirschgroßen Tumoren erscheinen rosa-grau bis grau-weiß.

Mediale Akustikustumoren entwickeln sich im Kleinhirnbrückenwinkel als „Kleinhirnbrückenwinkeltumoren". Letztere sind weit überwiegend Akustikusneurinome, viel seltener Meningeome, Epidermoide oder Ependymome bzw. Pseudotumoren wie Tuberkulome oder Arachnoideacysten. Die medialen Akustikusneurinome lassen den inneren Gehörgang frei oder weiten den Porus acusticus

internus durch Arrosion geringfügig aus. Diese Tumoren können bis zu hühnerei-
groß werden. Sie haben einen lappigen Bau mit knotig-höckriger Oberfläche.

Vorwiegend mediale Akustikustumoren entstehen im Bereich des Porus und
entwickeln sich im Kleinhirnbrückenwinkel. Sie reichen mit einem Zapfen in den
inneren Gehörgang hinein. Dadurch erscheint der Fundus des inneren Gehörgangs
röntgenologisch normal weit, die Porusmündung jedoch trichterförmig erweitert.

Die Geschwülste wachsen nur sehr langsam, können aber durch ihre Druckwirkung auf die Umgebung gefährlich werden. Sie kommen meist zwischen dem
30.–60. Lebensjahr zur Beobachtung, nur ausnahmsweise früher. Frauen sind
etwas häufiger als Männer befallen. In der Regel ist das Akustikusneurinom einseitig, in 2–4% aber auch doppelseitig. Diese doppelseitigen Akustikusneurinome
treten meist im Rahmen einer Neurofibromatosis v. Recklinghausen auf, zuweilen
verbunden mit zentralnervösen Dysplasien oder mit anderen neurektodermalen
Blastomen. Obwohl das einseitige Akustikusneurinom als mildester Grad der
Neurofibromatose angesehen werden kann, sind bilaterale Akustikusneurinome
im Rahmen einer Neurofibromatose doch in vieler Hinsicht anders zu bewerten.
Letztere treten häufig schon vor dem 30. Lebensjahr (oft bereits in der Kindheit)
in Erscheinung, zusammen mit kutanen Manifestationen (Café-au-lait-Flecken,
naevoide Telangiektasien) und Pigmentanomalien der Wagenschleimhaut. In
vielen Fällen läßt sich ein (autosomal dominanter) Erbgang nachweisen, was bei
solitären Akustikusneurinomen nicht der Fall ist. Bilaterale Akustikusneurinome
ohne generalisierte Neurofibromatose kommen im Rahmen des Gardner-Turner-
Syndroms vor. Bilaterale Neurinome sind bindegewebsreicher (daher Neurofibrome
bzw. Neurofibromatose). Sie breiten sich oft auch in das Labyrinthinnere hinein
aus, während solitäre Neurinome am Fundus des inneren Gehörgangs Halt machen.
Für die doppelseitigen Neurofibrome wurde in 10% eine sarkomatöse Entartung
beschrieben, während einseitige Akustikusneurinome nie maligne entarten.

Das histologische Bild des Akustikusneurinoms ist sehr charakteristisch: Die
länglichen Zellen weisen ovale bis spindelförmige Kerne auf, die oft in Quer-
bändern angeordnet sind (Palisadenstellung), daneben sieht man konzentrische
oder wirbelähnliche Anordnungen sowie „Fischgrätenmuster" (Abb. 126, 127).
Die Zellkerne können so zahlreich sein, daß Verwechslungen mit Fibrosarkomen
vorkommen. Der Fasergehalt wechselt je nach dem Anteil kollagenen Bindegewebes. Das Gefäßbindegewebe des Tumors hat kräftigere kollagene Fasern, die
bei van Gieson-Färbung rot erscheinen, die Fibrillen des eigentlichen Tumors
sind sehr fein, Gliafasern entsprechend und gelblich bei van Gieson-Färbung. Da
die Tumoren neurektodermalen Ursprungs sind und sich von Schwannschen Zellen
ableiten, handelt es sich um „Schwannome" (NAGER, 1969).

Einige Autoren unterscheiden histologisch verschiedene Typen (kernreiches
Neurinom, fibrilläres Neurinom mit parallel verlaufenden Fasern und länglichen
Kernen sowie retikuläres Neurinom mit entsprechendem Fasergerüst und rundlichen Kernen). Die xanthomatöse Degeneration soll nach GRAF (1952, 1955) als
weiterer Typ hinzukommen. Es handelt sich aber nur um Varianten des gleichen
Tumors, wobei wahrscheinlich das kernreiche Neurinom das jüngste Stadium,
das xanthomatös veränderte das älteste darstellt. In größeren Tumoren werden
Makrophagen mit Hämosideringehalt als Residuen von Mikroblutungen beobachtet (NAGER, 1969).

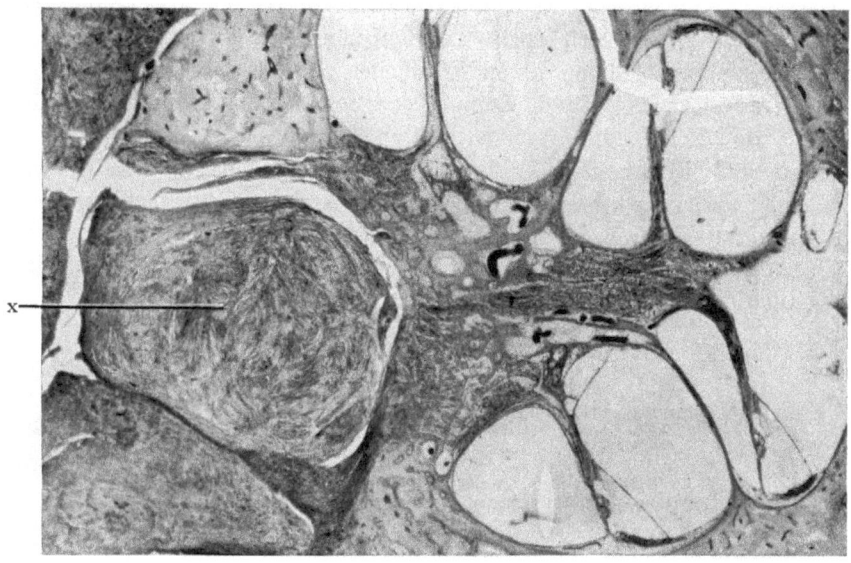

Abb. 126: Akustikusneurinom (*x*): Wirbelbildung. H.-E. Vergr. 16fach

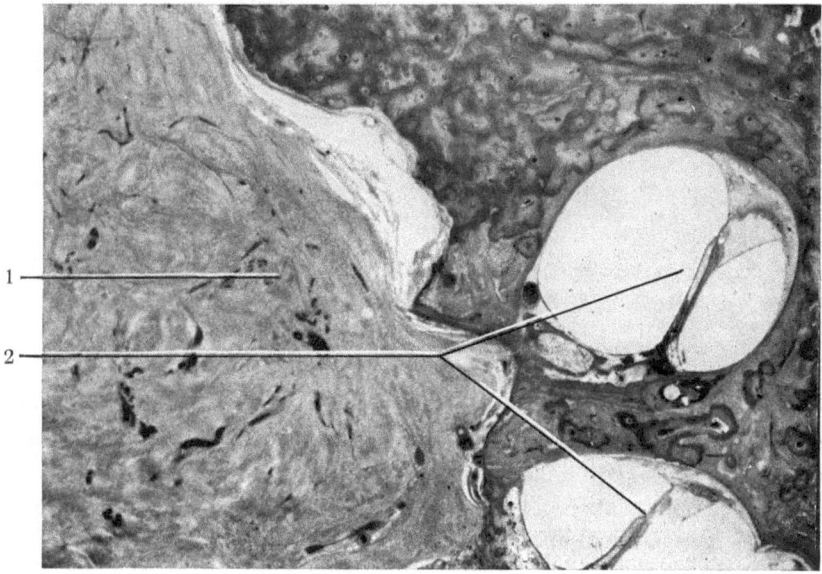

Abb. 127. Akustikusneurinom: Knöcherne Arrosion des Felsenbeins am Fundus des inneren Gehörgangs. H.-E. Vergr. 20fach. *1* Akustikusneurinom im inneren Gehörgang, *2* Anteile der Schnecke

Die Auswirkungen eines Akustikusneurinoms auf das Labyrinth können sehr unterschiedlich sein. Es ist noch nicht entschieden, ob eine Schädigung des Labyrinths durch Erhöhung des endokraniellen Drucks, durch Beeinträchtigung seiner Gefäßversorgung, durch Kompression der Nerven oder durch stauungsbedingte Stoffwechselstörung der cochleären Rezeptoren zustande kommt oder inwieweit verschiedene dieser Faktoren gemeinsam wirken. Akustikusneurinome im Kleinhirnbrückenwinkel beteiligen das Labyrinth weniger, solche im inneren Gehörgang von einer gewissen Größe ab sehr stark. Nur bei ausgedehnter Pneumatisation der Pyramidenspitze läßt sich auch bei medialen Tumoren eine stärkere Ausweitung des Porus acusticus internus feststellen.

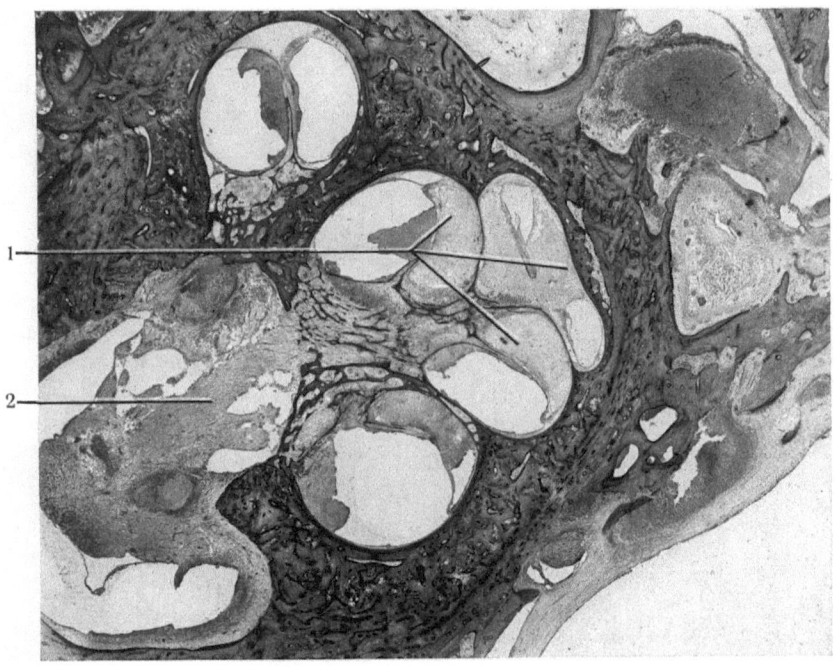

Abb. 128. Akustikusneurinom (2): Transsudat (1) vor allem im Perilymphraum der Schnecke. H.-E. Vergr. 8,5fach. (Präparat: Prof. Dr. G. KELEMEN)

In manchen Fällen finden sich bei Degeneration der Ganglienzellen und des Nerven erhaltene Sinnesendstellen. Man sieht ziemlich häufig gerinnselartige eiweißreiche Transsudate in den Perilymphräumen (Abb. 128), weniger im Endolymphraum. Transsudate liegen besonders in der Scala tympani der Basalwindung vor, wo es gelegentlich auch zu einer bindegewebigen Organisation kommt (Abb. 129). In anderen Fällen zeigen Cortiorgan und Stria vascularis stärkere Veränderungen (Verlust von Sinneszellen, seltener vollständiger Schwund des Cortiorgans in der unteren Windung, parallel dazu cystische Erweiterungen in der Stria vascularis als „Pseudokapillaren"). Vestibuläre Sinnesendstellen sind

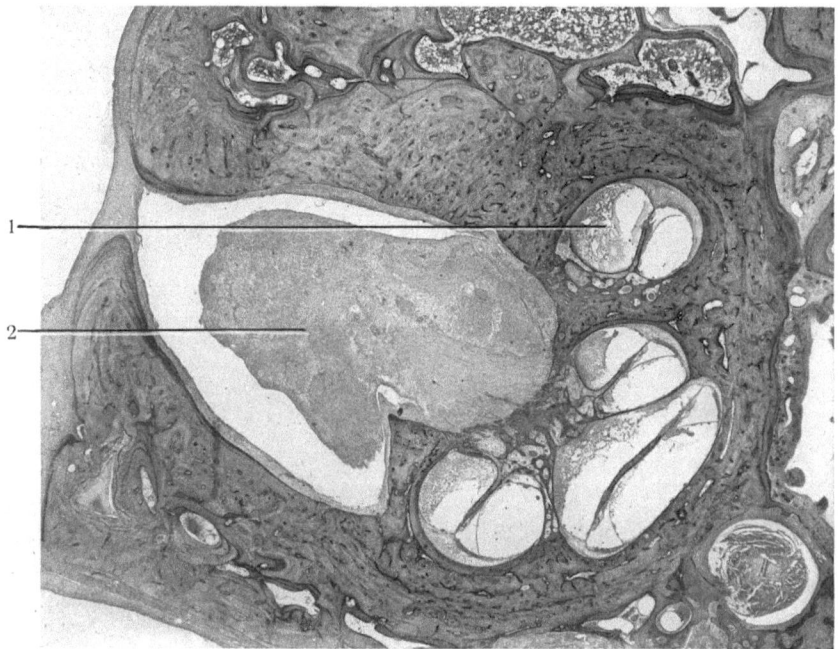

Abb. 129. Akustikusneurinom (*2*): Bindegewebige Organisation (*1*) in der Scala tympani der Basalwindung. H.-E. Vergr. 7,5fach. (Präparat: Prof. Dr. G. KELEMEN)

noch weniger häufig betroffen. Sie scheinen widerstandsfähiger als der cochleäre Anteil des Labyrinths zu sein.

Die *intratemporalen Facialisneurinome* stellen ein sehr seltenes Vorkommnis dar. In ihrer histologischen Struktur gleichen sie den Akustikusneurinomen. MIEHLKE (1973) nennt 58 Fälle der Weltliteratur, welche meist vom mastoidalen Abschnitt und seltener von der tympanalen Verlaufsstrecke des Nerven ihren Ausgang genommen hatten. Ein Ursprung vom intralabyrinthären Anteil des N. facialis oder im inneren Gehörgang zählt zu den Raritäten. So wurde ein Facialisneurinom im inneren Gehörgang von FEHRE (1940) mitgeteilt. DENECKE (1959) sah ein intrapyramidales Facialisneurinom mit partieller Zerstörung des Labyrinthblocks und Ausbreitung bis zur Pyramidenspitze.

Die sehr langsam wachsenden Tumoren entwickeln sich meist zum Mittelohr hin und bedingen so Schalleitungsschwerhörigkeiten neben der früh vorhandenen Facialisparese. Bei labyrinthnaher Entstehung können sie auch das Innenohr arrodieren und zu Schallempfindungsschwerhörigkeit oder Taubheit Anlaß geben. Die Facialisneurinome treten überwiegend zwischen dem 20. und 40. Lebensjahr auf. Ähnlich wie beim Akustikusneurinom wird auch beim Facialisneurinom das weibliche Geschlecht bevorzugt.

# Literatur

ADAM, J., GILMOUR, M. D.: Teratoid tumor of ext. aud. meatus. J. Laryng. 45, 550 (1930).

ADLER, H. J., SOMMER, J.: Adenoma of the ceruminous glands. Arch. Otolaryng. 39, 533 (1944).

ALBERNAZ, P. L. M., COVELL W. P.: Otosclerosis of the stapes: a study of the lesion by histochemical procedures and fluorescence microscopy. Laryngoscope (St. Louis) 71, 1333 (1961).

ALBRECHT, W.: Die Vererbung der sporadischen Taubheit, der hereditären Innenohrschwerhörigkeit und der Otosklerose. Arch. Ohr.-, Nas.- u. Kehlk.-Heilk. 110, 15 (1922).

ALBRECHT, W.: Über Konstitutionsprobleme in der Pathogenese der Hals-Nasen-Ohrenkrankheiten. Z. Hals-, Nas.- u. Ohrenheilk. 29, 18 (1931).

ALBRECHT, W.: Die Veränderungen der Schnecke bei hereditärer Innenohrschwerhörigkeit. Z. Hals-, Nas.- u. Ohrenheilk. 34, 261 (1933).

ALBRECHT, W.: Beitrag zur Anatomie der Taubstummheit. Z. Hals-, Nas.- u. Ohrenheilk. 42, 309 (1938).

ALBRECHT, W.: Erbbiologie und Erbpathologie des Ohres und der oberen Luftwege. In: Handb. d. Erbbiologie d. Menschen, Bd. II. Berlin: Springer 1940.

ALBRECHT, W.: Die Bedeutung des lockeren Bindegewebes für die Entstehung des Cholesteatoms. Arch. Ohr.-, Nas.- u. Kehlk.-Heilk. 157, 341 (1950).

ALEXANDER, G.: Zur Pathologie und pathologischen Anatomie der kongenitalen Taubheit. Arch. Ohrenheilk. 61, 183 (1904).

ALEXANDER, G.: Die Klinik der kongenitalen und der erworbenen Taubheit und Taubstummheit. In: Die Ohrenkrankheiten im Kindesalter. Leipzig: Vogel 1927.

ALEXANDER, G.: Erkrankungen des Ohres bei der angeborenen Syphilis. In: Handb. Haut- u. Geschlechtskrankheiten, Bd. XVII/1. Berlin: Springer 1929.

ALEXANDER, G., BÉNESI, O.: Zur Kenntnis der Entwicklung und Anatomie der kongenitalen Atresie des menschlichen Ohres. Mschr. Ohrenheilk. 55, 195 (1921).

ALPORT, A. C.: Hereditary familial congenital haemorrhagic nephritis. Brit. med. J. 1927 I, 504.

ALSTRÖM, C. H., HALLGREN, B., NILSSON, L. B., ÅSANDER, H.: Retinal degeneration combined with obesity, diabetes mellitus and neurogenous deafness. Acta psychiat. scand. 34 (Suppl.), 1959.

ALTMANN, F.: Histological picture of inherited nerve deafness in man and animals. Arch. Otolaryng. 51, 852 (1950).

ALTMANN, F.: Malformations of the auricle and the external auditory meatus. Arch. Otolaryng. 54, 115 (1951).

ALTMANN, F.: Morbus Menière. Fortschr. Hals-Nas.-Ohrenheilk. 2, 1 (1955a).

ALTMANN, F.: Entzündliche und degenerative Erkrankungen des peripheren Cochlear- und Vestibularneurons. Fortschr. Hals-Nas.-Ohrenheilk. 2, 80 (1955b).

ALTMANN, F.: Congenital atresia of the ear in man and animals. Ann. Otol. (St. Louis) 64, 824 (1955c).

ALTMANN, F.: The ear in severe malformations of the head. Arch. Otolaryng. 66, 7 (1957).

ALTMANN, F.: Mißbildungen des Ohres. In: Hals-Nasen-Ohrenheilkunde (Hrsg.: BERENDES, LINK u. ZÖLLNER), Bd. III/1. Stuttgart: Thieme 1965.

ALTMANN, F.: Histological studies on inherited and on post-rubella deafness. Arch. klin. exp. Ohr.-, Nas.- u. Kehlk.-Heilk. 188, 571 (1967).

ALTMANN, F., KORNFELD, M.: Osteogenesis imperfecta and otosclerosis. Ann. Otol. (St. Louis) 76, 89 (1967).

ALTMANN, F., ZECHNER, G.: The pathology and pathogenesis of endolymphatic hydrops. Arch. klin. exp. Ohr.-, Nas.- u. Kehlk.-Heilk. **192**, 1 (1968).

AMITIN, V. J.: Die Therapie der otogenen Sepsis nach den Materialien einer Klinik über 50 Jahre. Vestn. Oto-rino-laring. **12**, 18 (1950).

ANGERVALL, L., DAHL, I., EKEDAHL, C.: Embryonal rhabdomyosarcoma in the external ear. Acta oto-laryng. (Stockh.) **73**, 513 (1972).

ARDOUIN, P., WEGMANN, R.: Étude histochimique et histoenzymologique comparative de l'oreille moyenne du chien sourd et le foyer otospongieux. Ann. Histochim. **6**, 87 (1961).

ARMSTRONG, H. G., HEIM, J. W.: The effect of flight on the middle ear. J. Amer. med. Ass. **109**, 417 (1937).

AROLD, C.: Die Tuberkulose des Ohres. In: Die Tuberkulose (Hrsg. DEIST u. KRAUSS). Stuttgart: Enke 1959.

ARSLAN, M.: Direkte Applikation des Ultraschalls auf das knöcherne Labyrinth zur Therapie der Labyrinthose (Morbus Menière). H.N.O. (Berl.) **4**, 166 (1953).

ARSLAN, M., RICCI, V.: Histochemical investigations of otosclerosis with special regard to collagen disease. J. Laryng. **77**, 365 (1963).

ASSHEUER, H.: Die Mittelohrtuberkulose. Z. Hals-, Nas.- u. Ohrenheilk. **33**, 322 (1933).

ATKINSON, E. M.: Abscess of the brain. London: Med. Publ. 1934.

ATKINSON, E. M.: Otogenous cerebellar abscess. Ann. Otol. (St. Louis) **47**, 1020 (1938).

AUST, G., AUST, CH., BOLL, I.: Über die ungewöhnliche Erstmanifestation am äußeren Ohr bei chronisch-lymphatischer Leukämie. Z. Laryng. Rhinol. **52**, 177 (1973).

BABLIK, C.: Die otogene Sinusthrombose unter antibiotischer Therapie. Mschr. Ohrenheilk. **90**, 75 (1956).

BACON, G.: Gesichtserysipel als Komplikation von Ohrenerkrankung auftretend. Z. Ohrenheilk. **18**, 161 (1888).

BAERTHOLD, W.: Die Panchondritis systematica. H.N.O. (Berl.) **13**, 198 (1965).

BAERTHOLD, W., STEINERT, R.: Feingewebliche Untersuchungen nach kryochirurgischen Eingriffen am Bogengang. Z. Laryng. Rhinol. **47**, 914 (1968).

BAGATSCH, K., KANZENBACH, H. E.: Cochlearis- und Vestibularisbefunde bei akuter Mittelohrentzündung und Virusgrippe. Z. Laryng. Rhinol. **42**, 835 (1963).

BALLANTYNE, J. C.: Perceptive deafness in renal diseases. Abstr., Papers of VIIIth Intern. Congr. ORL, Tokio 1965.

BALOGH, K., KOBURG, E.: Der Plexus cochlearis. Arch. Ohr.-, Nas.- u. Kehlk.-Heilk. **185**, 638 (1965).

BARATOUX, J.: De la syphilis de l'oreille. Zit. nach MARX: Kurzes Handbuch der Ohrenheilkunde, Jena: Fischer 1938.

BARTH, H.: Aktinomykose des Schläfenbeins. Z. Laryng. Rhinol. **24**, 376 (1933a).

BARTH, H.: Ergebnisse über Parathormoninjektionen bei Ratten und Meerschweinchen unter besonderer Berücksichtigung der Schläfenbeine. Z. Hals-, Nas.- u. Ohrenheilk. **34**, 175 (1933b).

BARTHELS, J.: Tumoren van het glomus jugulare. Inaugural-Dissertation. Groningen 1949.

BATSAKIS, J. B., NISHIYAMA, R. H.: Deafness with sporadic goiter, Pendred's syndrome. Arch. Otolaryng. **76**, 401 (1962).

BAUER, E.: Die primäre Mittelohrtuberkulose. Mschr. Ohrenheilk. **90**, 257 (1956).

BAUER, E., WODACK, E.: Der „Gallerterguß", ein bisher unbekanntes Residuum nach Mittelohrkatarrh. Mschr. Ohrenheilk. **95**, 412 (1961).

BAUM, K. G.: Beitrag zum Krankheitsbild der sog. Panchondritis rheumatica. Z. Laryng. Rhinol. **41**, 766 (1962).

BEAL, D. D., HEMENWAY, W. G., LINDSAY, J. R.: Inner ear pathology of sudden deafness. Arch. Otolaryng. **85**, 591 (1967).

BEAL, D. D., LINDSAY, J. R., WARD, P.: Radiation induced carcinoma of the mastoid. Arch. Otolaryng. **81**, 9 (1965).

BECK, CH.: Kernveränderungen der Haarzellen nach Beschallung. Arch. Ohr.-, Nas.- u. Kehlk.-Heilk. **167**, 262 (1955).

BECK, CH.: Läsionen der Meerschweinchencochlea nach Kälteeinwirkung. Arch. Ohr.-, Nas.- u. Kehlk.-Heilk. **174**, 169 (1959a).

BECK, CH.: Die Antwort des Corti'schen Organs auf transkapsuläre Ultraschallapplikation. Arch. Ohr.-, Nas.- u. Kehlk.-Heilk. **174**, 173 (1959b).

BECK, CH., PLAZOTTA, G.: Morphologische Veränderungen der Sinneszellen des Corti'schen Organs nach Einwirkung von Hochfrequenzstrom. Arch. Ohr.-, Nas.- u. Kehlk.-Heilk. **168**, 305 (1956).

BECK, J.: Pathologisch-anatomische Untersuchungen über die Mastoiditis. Beitr. Anat. etc., Ohr. **24**, 12 (1926).

BECK, K.: Zur Entstehung und Ausbreitung von otitischen Kleinhirnabszessen. Z. Ohrenheilk. **64**, 262 (1912).

BECK, K.: Experimentelle Untersuchungen über den Einfluß von Bakterientoxinen und Giften auf das Gehörorgan. Z. Ohrenheilk. **68**, 128 (1913).

BECKER, A.: Die virusbedingten Erkrankungen im Hals-Nasen-Ohrenbereich. Arch. Ohr.-, Nas.- u. Kehlk.-Heilk. **167**, 106 (1955).

BECKER, A.: Über seltene Tumoren im Hals-Nasen-Ohrenbereich. Z. Laryng. Rhinol. **40**, 447 (1960).

BECKER, W., THEISEN, H.: Otophym beim Klippel-Trenaunay-Syndrom. Z. Laryng. Rhinol. **41**, 487 (1962).

BECKER, W., WIELAND, H.: Zur Differentialdiagnose und Therapie leicht blutender Mittelohr-Gehörgangstumoren. Z. Laryng. Rhinol. **34**, 105 (1955).

BECKMANN, G.: Acanthosis nigricans mit ausgeprägter Beteiligung des Hals-Nasen-Ohrenbereichs. Arch. Ohr.-, Nas.- u. Kehlk.-Heilk. **168**, 168 (1955).

BECKMANN, G.: Das hörgestörte Kind. Arch. Ohr.-, Nas.- u. Kehlk.-Heilk. **180**, 1 (1962).

BEHRMANN, W.: The sinus thrombosis material of the Salgren Hospital 1910–1936. Acta otolaryng. (Stockh.) **25**, 534 (1937).

BEICKERT, P.: Nebenerscheinungen und Zufälle bei der Antibiotica-Behandlung. H.N.O. (Berl.) **5**, 39 (1955).

BEICKERT, P.: Das Lappencholesteatom, eine Spätkomplikation nach Tympanoplastik. Z. Laryng. Rhinol. **37**, 567 (1958).

BEICKERT, P.: Allergie im Hals-Nasen-Ohrenbereich. Arch. Ohr.-, Nas.- u. Kehlk.-Heilk. **176**, 82 (1960).

BEICKERT, P.: Otosklerose. In: Hals-Nasen-Ohrenheilkunde (Hrsg. BERENDES, LINK u. ZÖLLNER), Bd. III/1. Stuttgart: Thieme 1965.

BEICKERT, P.: Innenohrschwerhörigkeit bei erblicher Nephropathie. Z. Laryng. Rhinol. **45**, 224 (1966).

BELEITES, A., LOTZ, P.: Auftreten und Zusammensetzung einer hochviskösen Mittelohrflüssigkeit bei blanden Adhäsivprozessen mit Hörstörungen. In: Pathogenese, klinisches Bild und therapeutische Probleme der chronischen Otitis media exsudativa/adhaesiva (Hrsg. R. ALBRECHT). Berlin: Volk und Gesundheit 1969.

BELINOFF, S., BALAN, M.: Über den Bau der Pyramidenspitze. Mschr. Ohrenheilk. **64**, 1185 (1930).

BENJAMINS, C. E.: Die Tropenkrankheiten des Ohres. In: Handb. Hals-Nasen-Ohrenheilk. (Hrsg. DENKER u. KAHLER), Bd. VII. Berlin und München: Springer und Bergmann 1926.

BENNETT, R. J., DAVIS, B. T.: A case of epidermal carcinoma (Bowen's disease) of external auditory meatus treated by deep X-rays. J. Laryng. **67**, 764 (1953).

BERDAL, P., BRAATEN, M., CAPPELEN, C., MYLIUS, E., WALAAS, O.: Noradrenaline-adrenaline producing nonchromaffin paraganglioma. Acta med. scand. **172**, 488 (1962).

BERENDES, J.: Zur Entstehung des primären Mittelohrkarzinoms. Arch. Ohr.-, Nas.- u. Kehlk.-Heilk. **144**, 425 (1938).

BEREZIN, A.: Étude génétique, embryologique et anatomique des aplasies d'oreille, et de leurs formes mineures. Thèse, Paris 1959.

BERG, K.: The toxic effect of streptomycin on the vestibular and cochlear apparatus. Acta oto-laryng. (Stockh.) Suppl. **97** (1951).

BERG, K., FALKENBERG, T.: Chronic middle ear inflammation with central perforation. Acta oto-laryng. (Stockh.) **37**, 415 (1949).

BERGGREN, S.: Histological investigations of three cases with Menière's syndrome. Acta oto-laryng. (Stockh.) **37**, 30 (1949).

BERLENDIS, P. A.: Il carcinoma dell'orecchio medio. Minerva otorinolaring. **5**, 240 (1955).

BEYER, A.: Lues des Mittelohres. Beitr. Anat. ect., Ohr. **16**, 266 (1921).

BEZOLD, F.: Cholesteatom, Perforation der Membrana flaccida Shrapnelli und Tubenverschluß.
Z. Ohrenheilk. **20**, 5 (1890).

BEZOLD, F.: Über das Cholesteatom des Mittelohres. Z. Ohrenheilk. **21**, 252 (1891).

BEZOLD, F.: Lehrbuch der Ohrenheilkunde. Wiesbaden: Bergmann 1906.

BIESALSKI, P.: Zur Ätiologie und Pathogenese der Säuglingsotitis und ihrer Komplikationen.
Dtsch. med. Wschr. **1958**, 1930.

BIESALSKI, P.: Die Hals-Nasen-Ohren-Krankheiten im Kindesalter. Stuttgart: Thieme 1960.

BIESALSKI, P., EIGLER, G.: Die Behandlung von Ventrikelausbrüchen bei otogenen Hirnabszessen. Z. Laryng. Rhinol. **28**, 78 (1949).

BIRELL, J.: Cholesteatosis of the atticus. J. Laryng. **72**, 620 (1958).

BLEYL: Multiple Papillome beider äußerer Gehörgänge. Z. Ohrenheilk. **68**, 177 (1913).

BLOHMKE, A.: Die Bedeutung der Cisterna pontis lateralis für die otogene Meningitis. Mschr.
Ohrenheilk. **84**, 296 (1950).

BOCCA, E., GIORDANO, R.: Le neuriti dell'VIII ad insorgenza improvvisa. Arch. ital. Otol. **67**,
47 (1956).

BOENNINGHAUS, H. G.: Ungewöhnliche Form der Hörstörung nach Lärmeinwirkung und
Fehlbelastung der Halswirbelsäule. Z. Laryng. Rhinol. **38**, 585 (1959).

BOENNINGHAUS, H. G.: Primäre und sekundäre Fazialisparesen bei Schläfenbeinfrakturen.
Z. Laryng. Rhinol. **45**, 325 (1966).

BÖHME, G.: Über einen Fall von bilateralen symmetrischen Ohr-Hals-Fisteln mit Heredität
über vier Generationen. H.N.O. (Berl.) **8**, 359 (1960).

BÖHME, G.: Katamnestische Untersuchungen über Prognose und Verlaufsformen der otogenen
Meningitis in der vorantibiotischen und antibiotischen Zeit. Wiss. Z. Univ. Leipzig **2**, 512
(1963).

BOIES, L. R.: Tay-Sachs-disease in its relation to otolaryngology. Arch. Otolaryng. **77**, 166
(1963).

BOL, G., DE KLEYN, A.: Über einen Fall von Polyotie. Acta oto-laryng. (Stockh.) **1**, 187 (1918).

BOLLOBAS, B.: Die Mukosus- bzw. mukosusartige Otitis bei akuten Infektionskrankheiten. Z.
Laryng. Rhinol. **34**, 486 (1955).

BORDLEY, J. E., BROOKHOUSER, P. E., HARDY, J., HARDY, W. G.: Prenatal rubella. Acta
oto-laryng. (Stockh.) **66**, 1 (1968).

BOSATRA, A. B., DE STEFANI, G. B.: The idiopathic sudden deafness. Acta oto-laryng. (Stockh.)
Suppl. **169** (1961).

BOSHER, S. K.: The possible importance of the labyrinthine fluids in the pathogenesis of
sensorineural deafness. Ciba Found. Symp. on Sensorineural Hearing Loss, 1970. London:
Churchill 1970.

BOSHER, S. K., SMITH, C., WARREN, R. L.: The effects of ethacrynic acid upon the cochlear
endolymph and stria vascularis. Acta oto-laryng. (Stockh.) **75**, 184 (1973).

BOUCHET, M., LABAYLE: Intoxication tabagique et VIII$^e$ paire. Ann. Oto-laryng. (Paris)
**65**, 137 (1948).

BOUVIER: Cornu cutaneum der Ohrmuschel. Verh. dtsch. otol. Ges. **20**, 388 (1911).

BOYD, J. B., LEVER, J. D., GRIFFITH, A. N.: Electron microscopic observations on a glomus
jugulare tumor. Ann. Otol. (St. Louis) **68**, 273 (1959).

BRIEGER, O.: Klinische Beiträge zur Ohrenheilkunde. Wiesbaden: Bergmann 1896.

BRIEGER, O.: Die Tuberkulose des Mittelohres. Verh. dtsch. otol. Ges. **22**, 157 (1913).

BRISOTTO, P.: La ricerca del treponema nel temporale e nelle tonsilla faringea degli eredoluetici. Atti Clin. oto-rino-laring. Roma **23**, 275 (1925).

BROCK, W.: Zeruminaldrüsen-Adenom des Gehörgangs. Z. Laryng. Rhinol. **14**, 349 (1926a).

BROCK, W.: Trommelfellbild und Pneumatisation des Warzenfortsatzes. Eine röntgenologische Studie. Z. Hals-Nas.- u. Ohrenheilk. **15**, 241 (1926b).

BROWN, H. A., HINSHAW, H. C.: Toxic reaction of streptomycin on the eighth nerve apparatus.
Proc. Mayo Clin. **21**, 347 (1946).

BRÜGGEMANN, A.: Rundzellensarkom des Ohrläppchens. Z. Ohrenheilk. **80**, 100 (1921).

BRÜGGEMANN, A.: Die Ohrtuberkulose. In: Ergebnisse der gesamten Tuberkuloseforschung,
Bd. IX. Stuttgart: Thieme 1939.

BRÜHL, G.: Ein histologisch untersuchter Fall von Neuritis acustica syphilitica. Beitr. Anat.
etc., Ohr. **13**, 180 (1919).

BRÜHL, G.: Otosklerose. In: Handb. d. Hals-Nasen-Ohrenheilk. (Hrsg. DENKER u. KAHLER), Bd. VII. Berlin und München: Springer und Bergmann 1926.

BUCKINGHAM, R. A., AIMI, K., PERRELLI, S. L.: Multicentric origin of glomus jugulare tumors. Arch. Otolaryng. 70, 104 (1959).

BULL, O.: Lipom des äußeren Gehörgangs. Z. Ohrenheilk. 32, 226 (1898).

BURIAN, K.: Otitis haemorrhagica externa. Mschr. Ohrenheilk. 86, 326 (1952).

BURIAN, K., CANCURA, W.: Über die Entstehung von Lappencholesteatomen. Mschr. Ohrenheilk. 93, 126 (1959).

BURN, R. A.: Deafness and the Laurence-Moon-Biedl syndrome. Brit. J. Ophthal. 34, 65 (1950).

CALDERA, C.: Einige Fälle von Papillom des Gehörgangs. Intern. Zbl. Ohrenheilk. 10, 237 (1912).

CALDERA, C.: Nuova variatà di fistula auris congenita e contemporaneo adoppiamento del condotto uditivo esterno. Arch. ital. Otol. 33, 55 (1922).

CALVET, J., CLAUX, J., BUSCAIL, P.: A propos de deux cas de cylindrome du conduit auditif externe. J. franç. Oto-rhino-laryng. 11, 3 (1962).

CALVET, J., RIBET, A., FOURNIE, R., HEMOUS, G.: Dermato-fibrome protuberant du pavillon de l'oreille. Ann. Oto-laryng. (Paris) 79, 271 (1962).

CARCÒ, P., MOTTA, G.: I carcinomi tiroidei dell'osso temporale. Otorinolaring. ital. 26, 413 (1958).

CARILI, J., ANDRÉ, J.: Tumeur dysembryoplastique d'ordre teratologique de la region temporomastoidienne. Ann. Oto-laryng. (Paris) 75, 791 (1958).

CAUSSÉ, R.: Action toxique vestibulaire et cochléaire de la streptomycine au point de vue expérimental. Ann. Oto-laryng. (Paris) 66, 518 (1949).

CAVAZZANI, F.: Reticulo-endelioma e reticulo-endoteliosi in sede rara. Arch. ital. Otol. 66, Suppl. 26, 61 (1955).

CAWTHORNE, T.: Primary cholesteatoma of the temporal bone. Arch. Otolaryng. 73, 252 (1961).

CEMACH, A. J.: Die Tuberkulose des Ohres. In: Handb. d. Hals-Nasen-Ohrenheilk. (Hrsg. DENKER u. KAHLER), Bd. VII. Berlin und München: Springer und Bergmann 1926.

CHANDLER, J.: Malignant external otitis. Laryngoscope (St. Louis) 78, 1257 (1968).

CHARDIN: Maladie de Letterer-Siwe à début mastoidien. Ann. Oto-laryng. (Paris) 72, 339 (1955).

CHEVANCE, L. G., BRETLAU, P., JØRGENSEN, M. B., CAUSSÉ, J.: Otosclerosis. An electron microscopic and cytochemical study. Acta oto-laryng. (Stockh.) Suppl. 272 (1970).

CHEVANCE, L. G., CAUSSÉ, J., BRETLAU, P., JØRGENSEN, M. B., BERGÈS, J.: Hydrolytic activity of the perilymph in otosclerosis. Acta oto-laryng. (Stockh.) 74, 23 (1972).

CHEVANCE, L. G., CLERC, P., BOUCHE, J.: Histochimie du foyer otospongieux. Paris: Arnette 1962.

CHEVANCE, L. G., JØRGENSEN, M. B., BRETLAU, P., CAUSSÉ, J.: Electron microscopic studies of the otosclerotic focus. Acta otolaryng. (Stockh.) 67, 563 (1969).

CIURLO, E., OTTOBONI, A.: Il comportamento dell'orecchio interno nel'saturnismo cronico. Minerva otorinolaring. (Torino) 5, 130 (1955).

CLAUS, G.: Experimentelle Studien über den Verschluß der Ohrtrompete beim Hund. Z. Hals-, Nas.- u. Ohrenheilk. 26, 148 (1930).

CONWAY, H., HOWELL, J. A.: Carcinoma of the external ear. Analysis of 100 consecutive cases. Plast. reconstr. Surg. 20, 45 (1957).

CORDES, C., MASING, H.: Ein primäres Melanom des Mittelohres. Arch. Ohr.-, Nas.- u. Kehlk.-Heilk. 162, 553 (1953).

COSTA, F., MAZZEI, F.: Orecchio ed intossicazione cronica da benzolo (Studio clinico-sperimentale). Arch. ital. Otol. 63, 451 (1955).

COSTA, F., MAZZEI, F.: Sul comportamento dell'organo uditivo nel solfocarbonismo cronico. Arch. ital. Otol. 64, 283 (1956).

COSTA, O. A.: Inner ear pathology in experimental diabetes. Laryngoscope (St. Louis) 77, 68 (1967).

COURVILLE, C. B.: Symposion: Intracranial complications of otitis media and mastoiditis in the antibiotic era. I. Medication of the pathology of otitic intracranial lesions by antibiotic preparations Laryngoscope (St. Louis) 65, 31 (1955).

Cox, G., Dwyer, J. G.: Tuberculosis of the middle ear. Arch. Otolaryng. **9**, 414 (1929).

Crifò. S.: Ototoxicity of sodium ethacrynate in the guinea pig. Arch. Oto-Rhino-Laryng. **206**, 27 (1973).

Criscenti, G.: Aspetto clinico ed istologico poco commune di un caso di mollusco contagioso a primitiva sede auricolare. Arch. ital. Otol. **60**, 316 (1949).

Davies, D. G.: Paget's disease of the temporal bone. Acta otolaryng. (Stockh.) Suppl. **242** (1968).

Davison, R. D.: Rhabdomyosarcoma of the middle ear. Laryngoscope (St. Louis) **76**, 1889 (1966).

Decher, H., Haferkamp, O.: Adenokarzinom im Mittelohr. Z. Laryng. Rhinol. **46**, 807 (1967).

Dederding, D.: Vestibular acoustic reactions induced in guinea pigs by subcutaneous injection of quinine, pilocarpine and salicylate. Acta oto-laryng. (Stockh.) Suppl. **74**, (1948).

Denecke, H. J.: Die Schmerzbekämpfung im Gesichts-Kieferbereich vom Standpunkt des Hals-Nasen-Ohrenarztes. Fortschr. Kiefer- u. Gesichtschir. **5**, 216 (1959).

Denecke, H. J.: Zur Chirurgie der Ohrmißbildungen unter Berücksichtigung des N. facialis. Z. Laryng. Rhinol. **39**, 425 (1960).

Denker, A.: Die Otosklerose. Wiesbaden: Bergmann 1904.

Denker, A.: Die Erkrankungen des Ohres. In: Lehrbuch der Krankheiten des Ohres und der Luftwege (Hrsg. Denker u. Brünings). Jena: Fischer 1912.

de Vos, J. A.: Deafness in hypothyroidism. J. Laryng. **77**, 390 (1963).

Diczfalusy, E., Lauritzen, C.: Oestrogene beim Menschen. Berlin: Springer 1961.

Dieroff, H. G., Beck, Ch.: Experimentell-mikroskopische Studie zur Frage der Lokalisation der industriebedingten Hörermüdung und des später resultierenden bleibenden Hörschadens. Arch. klin. exp. Ohr.-, Nas.- u. Kehlk.-Heilk. **186**, 1 (1966).

Dietzel, K.: Toxoplasmose und Ohr. Arch. Ohr.-, Nas.- u. Kehlk.-Heilk. **171**, 397 (1957).

Dietzel, K.: Erfahrungen bei der Versorgung isolierter Trommelfellverletzungen. H.N.O. (Berl.) **8**, 267 (1958/59).

van Dishoeck, H. N. E., Derks, A. C. W., Voorhorst, R.: Bacteriology and treatment of acute otitis media in children. Acta oto-laryng. (Stockh.) **50**, 250 (1959).

Dix, M. R., Hallpike, C. S.: The pathology, symptomatology and diagnosis of certain common disorders of the vestibular system. Proc. roy. Soc. Med. **45**, 341 (1952).

Döderlein, W.: Beitrag zur pathologischen Anatomie und Klinik der primären Aktinomykose des Gehörorganes. Beitr. Anat. etc., Ohr. **22**, 269 (1925).

Downes, J. J.: Primary diphtheric otitis media. Arch. Otolaryng. **70**, 27 (1959).

Dubs, R.: Zur Frage der traumatisch bedingten Embolie der Art. auditiva interna. Pract. oto-rhino-laryng. (Basel) **18**, 334 (1956).

Dudley, J. P., Goodman, M.: Periarteritis nodosa and bilateral facial paralysis. Arch. Otolaryng. **90**, 47 (1969).

Duvall, A. J., Rhodes, V. T.: Ultrastructure of the organ of Corti following intermixing of cochlear fluids. Ann. Otol. (St. Louis) **76**, 688 (1967).

Duvall, A. J., Wersäll, J.: Site of action of streptomycin upon inner ear sensory cells. Acta oto-laryng. (Stockh.) **57**, 581 (1964).

Eckel, W.: Zur gutachterlichen Beurteilung von Mittelohrcholesteatomen mit nichtpneumatisiertem Warzenfortsatz nach Traumen. H.N.O. (Berl.) **10**, 113 (1962).

Eckel, W.: Das traumatische Cholesteatom des Gehörorgans. Z. Laryng. Rhinol. **45**, 267 (1966).

Eckel, W., Altenburger, K.: Die Streptomycinschäden des Ohres. Hals-Nasen-Ohrenheilkunde, Heft 11. Leipzig: Barth 1960.

Eckert-Möbius, A.: Enchondrale Verknöcherung und Knorpelgefäßsystem mit besonderer Berücksichtigung des menschlichen Felsenbeins. Arch. Ohr.-, Nas.- u. Kehlk.-Heilk. **111**, 155 (1924).

Eckert-Möbius, A.: Die Mukosusotitis. Arch. Ohr.-, Nas.- u. Kehlk.-Heilk. **116**, 270 (1927).

Eggston, A. A., Wolff, D.: Histopathology of ear, nose and throat. Baltimore: Williams & Williams 1947.

Eickhoff, H.: Eine Riesenzellgeschwulst des Gehörganges. H.N.O. (Berl.) **2**, 289 (1951).

Eigler, G.: Über die Morphogenese des Mittelohrcholesteatoms. H.N.O. (Berl.) **1**, 436 (1949a).

EIGLER, G.: Ein traumatisch entstandenes Neurofibrom des Facialis. Z. Laryng. Rhinol. **28,** 161 (1949b).

EIGLER, G.: Die Genese der Dyspepsie-Otitis mit retrotympanaler Eiterung. Z. Laryng. Rhinol. **28,** 37 (1949c).

EIGLER, G.: Das Mittelohrcholesteatom als ontogenetisches Problem. Arch. Ohr.-, Nas.- u. Kehlk.-Heilk. **156,** 557 (1949/1950).

EIGLER, G.: Das Verhalten der hinteren oberen Gehörgangsepidermis bei randständigen Perforationen (Cholesteatomeiterung). H.N.O. (Berl.) **2,** 281 (1951).

ENGSTRÖM, H., RÖCKERT, H.: Normal histology of the labyrinthine capsule and oval window area. Internat. Symposion „Otosclerosis", Detroit 1960. Boston: Little, Brown and Co. 1962.

ENZINGER, F. M.: zit nach ANGERVALL, DAHL, EKEDAHL (1972).

ERNSTSON, S.: Cochlea morphology in a strain of the waltzing guinea pig. Acta oto-laryng. (Stockh.) **71,** 469 (1971).

ERTL, E. E.: Ein Beitrag zur pathologischen Anatomie, Diagnostik und Therapie der otogenen Pachymeningitis interna infectiosa. Arch. Ohr.-, Nas.- u. Kehlk.-Heilk. **149,** 119 (1941).

ERTL, E. E.: Glomusgeschwulst der Ohrmuschel. Mschr. Ohrenheilk. **77,** 15 (1943).

ESCH, A.: Pathologisch-anatomische Veränderungen am Blutleitersystem des Menschen bei otogener Allgemeininfektion. Z. Hals-, Nas.- u. Ohrenheilk. **9,** 46 (1924).

ESCH, U.: Innenohrschwerhörigkeit nach Mangelernährung. Arch. Ohr.-, Nas.- u. Kehlk.-Heilk. **158,** 403 (1950).

ESCHER, F.: Die Bedeutung der latenten Mittelohrentzündungen. Praxis (Bern) **43,** 1033 (1954a).

ESCHER, F.: Traumatische Cholesteatome. Pract. oto-rhino-laryng. (Basel) **16,** 32 (1954b).

ESCHER, F.: Cholesteatom und Tuberkulose. Pract. oto-rhino-laryng. (Basel) **19,** 124 (1957).

ESCHER, F.: Klinische Beobachtungen zum Cholesteatomproblem. Pract. oto-rhino-laryng. (Basel) **21,** 91 (1959a).

ESCHER, F.: Traumatische Mittelohrcholesteatome. Acta otolaryng. (Stockh.) **50,** 47 (1959b).

EVANS, M. G.: The treatment of acute suppurative otitis media. The relative merits of chemotherapy and myringotomy in avoiding surgical mastoiditis. Ann. Otol. (St. Louis) **60,** 638 (1951).

FALBE-HANSEN, J.: Klinische und experimentelle Untersuchungen über den Einfluß von Salicyl und Chinin auf das Gehörorgan. Mschr. Ohrenheilk. **71,** 1055 (1937).

FALCONER, M. A., FARLAN, A. M., RUSSEL, D. S.: Experimental brain abscesses in the rabbit. Brit. J. Surg. **30,** 245 (1943).

FALK, P.: Zur Klinik und Histopathologie der otogenen seitlichen Pharyngealabszesse, Carotis interna-Blutung sowie perikarotischer und epibulbärer Abszesse. Hals-, Nas.- u. Ohrenarzt **31,** 209 (1941).

FALK, P.: Beitrag zur Entstehung der falschen Felsenbein-Innenohrcholesteatome. Arch. Ohr.-, Nas.- u. Kehlk.-Heilk. **157,** 217 (1950a).

FALK, P.: Einführung in die Hals-Nasen-Ohrenheilkunde, 2. Aufl. Stuttgart: Thieme 1950b.

FALK, P.: Einführung in die Hals-Nasen-Ohrenheilkunde, 3. Aufl. Stuttgart: Thieme 1971.

FEHRE, W.: Beitrag zur Kasuistik der primären und sekundären Tumoren des Schläfenbeins. Z. Hals-, Nas.- u. Ohrenheilk. **45,** 442 (1940).

FENDEL, K.: Beitrag zum Problem der Otomykosen. H.N.O. (Berl.) **6,** 362 (1958).

FENDEL, K.: Cylindrome des äußeren Gehörganges. Arch. Ohr.-, Nas.- u. Kehlk.-Heilk. **177,** 290 (1961a).

FENDEL, K.: Das Carcinom in Radikaloperationshöhlen des Ohres. H.N.O. (Berl.) **9,** 155 (1961b).

FISCH, L.: Deafness as part of an hereditary syndrome. J. Laryng. **73,** 355 (1959).

FISCH, U., DOBOZI, M., GREIG, D.: Degenerative changes of the arterial vessels of the internal auditory meatus during the process of aging. Acta oto-laryng. (Stockh.) **73,** 259 (1972).

FLEISCHER, K.: Über die Zusammenhänge zwischen Ohrtuberkulose und Cholesteatom. Arch. Ohr.-, Nas.- u. Kehlk.-Heilk. **166,** 304 (1955a).

FLEISCHER, K.: Ausgedehnter Glomustumor des Ohres. H.N.O. (Berl.) **5,** 224 (1955b).

FLEISCHER, K.: Histologische und audiometrische Studie über den altersbedingten Struktur- und Funktionswandel des Innenohres. Arch. Ohr.-, Nas.- u. Kehlk.-Heilk. **170,** 142 (1956).

FLEISCHER, K.: Die Formen otosklerotischer Fensterherde und ihre Auswirkungen auf das Operationsergebnis. Arch. Ohr.-, Nas.- u. Kehlk.-Heilk. 171, 176 (1957).

FLEISCHER, K.: Pneumatisation bei Otosklerose. Arch. Ohr.-, Nas.- u. Kehlk.-Heilk. 178, 360 (1961).

FLEISCHER, K.: Otosklerose am runden Fenster. Z. Laryng. Rhinol. 41, 447 (1962).

FLEISCHER, K.: Akute Mittelohrentzündung im Zeitalter der Antibiotica. In: Hals-Nasen-Ohrenheilkunde (Hrsg. BERENDES, LINK u. ZÖLLNER), Bd. III/2. Stuttgart: Thieme 1966.

FLISS, A.: Contribution à l'étude de l'oto-mastoidite sans perforation du tympan. Ann. Otolaryng. (Paris) 76, 363 (1959).

FLOCK, Å.: Sensory transduction in hair cells. In: Handbook of Sensory Physiology (Hrsg. LOEWENSTEIN), Bd. I/14. Berlin-Göttingen-Heidelberg: Springer 1971.

FLOCK, H.: Zum Problem der Ohrmuschelverkalkung. Wiss. Z. Univ. Halle, Math.-nat. Reihe 9, 73 (1960).

FOWLER, E. P.: Deformity of ears and nose from lupus erythematosis benefited by intracutaneous T. B. inoculations. Laryngoscope (St. Louis) 41, 562 (1931).

FOWLER, E. P.: The incidence and degrees of blue scleras in otosclerosis and other disorders. Laryngoscope (St. Louis) 59, 406 (1949).

FOWLER, E. P.: Sudden deafness. Ann. Otol. (St. Louis) 59, 980 (1950).

FOWLER, E. P.: Intravascular agglutination of blood: A factor in certain diseases and disorders of the ear. Ann. Otol. (St. Louis) 65, 535 (1956).

FRANZ, H.: Über Gehörgangsduplikaturen. Z. Laryng. Rhinol. 38, 16 (1959).

FRASER, J.: Malignant disease of the external acoustic meatus and middle ear. J. Laryng. 45, 636 (1930).

FRENZEL, H.: Alkohollagenystagmus beim Menschen. Arch. Ohr.-, Nas.- u. Kehlk.-Heilk. 146, 220 (1939).

FRENZEL, H.: Zur Systematik, Klinik und Untersuchungsmethodik der Vestibularisstörungen. Berlin-Göttingen-Heidelberg: Springer 1961.

FREY, H.: Otosklerose im Gesamtorganismus. Verh. Ges. dtsch. Hals- Nas.- u. Ohrenärzte 1921, 278.

FRIEDMANN, I.: Epidermoid cholesteatoma and cholesterol granuloma. Experimental and human. Ann. Otol. (St. Louis) 68, 57 (1959).

FRIEDMANN, I., DADSWELL, J. V., BIRD, E. S.: Electron-microscope studies of the neuroepithelium of the inner ear in guinea-pigs treated with neomycin. J. Path. Bact. 92, 415 (1966).

FRIEDMANN, I., FRASER, G. R., FROGATT, P.: Pathology of the ear in the cardio-auditory syndrome of Jervell and Lange-Nielsen. J. Laryng. 82, 883 (1968).

FRIEDMANN, I., WRIGHT, M. T.: Histopathological changes in the fetal and infantile inner ear caused by maternal rubella. Brit. med. J. 1966 II, 20.

FURSTENBERG, A. C.: Primary adenocarcinoma of the middle ear and mastoid. Ann. Otol. (St. Louis) 33, 677 (1924).

FUJISAWA, Y.: Tympanosclerosis. Otolaryngology (Tokyo) 34, 929 (1962).

GANGL, O., ZANGE, J.: Otogene Meningitis. Beitr. Anat. etc., Ohr. 31, 369 (1935).

GANGUIN, G., REMPT, E.: Streptomyzinbehandlung in der Schwangerschaft und ihre Auswirkung auf das Gehör des Kindes. Z. Laryng. Rhinol. 49, 496 (1970).

GATSCHER, S.: Psoriasis beider Gehörgänge. Mschr. Ohrenheilk. 56, 207 (1922).

GAUS, W.: Zur Frage der Vererbung von Mißbildungen des äußeren Ohres. Erbbl. Hals-, Nas.- u. Ohrenarzt 4, 20 (1939).

GEJROT, T., LAGERLÖF, B., WERSÄLL, J.: Tumours of the glomus jugulare. A light and electron microscopic study, Acta oto-laryng. (Stockh.) Suppl. 188 (1963).

GERBIS, H., KOENIG, R.: Drucklufterkrankungen (Caissonkrankheiten). In: Reihe: Arbeit und Gesundheit, Heft 35. Leipzig: Thieme 1939.

GERRARD, J.: Nuclear jaundice and deafness. J. Laryng. 66, 39 (1952).

GHON, A., KUDLICH, H.: Zur primären Tuberkulose des Mittelohres. Z. Hals-, Nas.- u. Ohrenheilk. 14, 77 (1926).

VAN GILSE, P. H. G.: Des observations ultérieures sur la genèse du exostoses du conduit externe par l'irritation d'eau froide. Acta oto-laryng. (Stockh.) 26, 343 (1938).

GLENNER, G. G., CROUT, J. R., ROBERTS, W. C.: A functional carotid body-like tumor, secreting levarterenol. Arch. Path. **73**, 230 (1962).

GOEDEL, R., KUTSCHER: Vergleichende Stickstoffuntersuchungen an Mittelohrsekreten bei akuter Otitis und beim Tubenmittelohrkatarrh. Z. Hals-, Nas.- u. Ohrenheilk. **34**, 265 (1933).

GOERKE, M.: Die otitischen Erkrankungen der Hirnhäute. In: Handb. d. Hals-Nasen-Ohrenheilk. (Hrsg. DENKER u. KAHLER), Bd. VIII. Berlin und München: Springer und Bergmann 1927.

GOLDMANN, J. C., ROSENWASSER, H.: Current concepts of the management of otitic infections. J. Amer. med. Ass. **171**, 509 (1959).

GOLDSCHMIDT, F.: Metastatischer Tumor im Warzenfortsatz. Mschr. Ohrenheilk. **93**, 284 (1959).

GOLLMITZ, H.: Erkrankungen des Ohres durch Ostitis deformans Paget. Z. Laryng. Rhinol. **33**, 273 (1954).

GOTO, SH., OMORI, Y.: Otosklerose in Japan. Nagoya J. med. Sci. **19**, 147 (1957).

GRABSCHEID, E.: Adenocarcinoma involving the middle ear. Arch. Otolaryng. **49**, 547 (1949).

GRADENIGO, G.: Gangrena spontanea simmetrica dei due padiglioni, della punta del naso e delle dita dei predi. Arch. ital. Otol. **2**, 129 (1894).

GRADENIGO, G.: Über die Paralyse des nervus abducens bei Otitis. Arch. Ohrenheilk. **72**, 149 (1907).

GRAF, K.: Geschwülste des Ohres und des Kleinhirnbrückenwinkels. Stuttgart: Thieme 1952.

GRAF, K.: Die Kleinhirnbrückenwinkelgeschwülste. Fortschr. Hals-Nas.-Ohrenheilk. **2**, 146 (1955).

GRAF, K.: Das Verhalten der nichtchromaffinen Paragangliome (Glomustumoren) im Schläfenbein. Pract. oto-rhino-laryng. (Basel) **25**, 204 (1963).

GRAF, K.: Geschwülste des Ohres. In: Hals-Nasen-Ohrenheilkunde (Hrsg. BERENDES, LINK u. ZÖLLNER), Bd. III/1. Stuttgart: Thieme 1965.

GRAHE, K.: Hör- und Gleichgewichtsstörungen bei Nephritis. Z. Hals-, Nas.- u. Ohrenheilk. **8**, 375 (1924).

GRANT, F. C.: Brain abscess, collective review. Int. Abstr. Surg. **72**, 118 (1941).

GRASSER, F.: Die otogene Sinus-cavernosus-Thrombose. Intern. Zbl. Ohrenheilk. **36**, 71 (1933).

GREIFENSTEIN: Diskussion zu ESCH (1950).

GRISANTI, G.: Sindrome di Collet-Sicard da linfangioendotelioma dell'orecchio medio. Atti Clin. oto-rino-laring. Univ. Palermo **8**, 197 (1959).

GROB, M.: Lehrbuch der Kinderchirurgie. Stuttgart: Thieme 1957.

GRÖNROOS, J. A., KORTIKANGAS, A. E., OJALA, L., VUORI, M.: The aetiology of acute middle ear infection. Acta oto-laryng. (Stockh.) **58**, 149 (1964).

GROS, J. C.: Plasmocytoma of temporal bone. Arch. Otolaryng. **42**, 188 (1945).

GROSS, C. W., BIKHAZI, H. J., HOFFMANN, P. W.: Rhabdomyosarcoma of the ear. A cause for suppurative ear diseases in children. Arch. Otolaryng. **90**, 609 (1969).

GRUBER, J.: Seltene Lipombildung der Ohrmuschel. Mschr. Ohrenheilk. **31**, 169 (1897).

GRÜNBERG, K.: Über Spirochätenbefunde im Felsenbein eines luetischen Fetus. Z. Ohrenheilk. **63**, 223 (1911).

GRÜNBERG, K.: Die Tuberkulose des Mittelohres und inneren Ohres. In: Handb. d. pathol. Anat. d. menschl. Ohres (Hrsg. MANASSE), Wiesbaden: Bergmann 1917.

GUILD, S. R.: A hitherto unrecognized structure. The glomus jugulare. Anat. Rec. **79**, Suppl. 2 (1941).

GUILD, S. R.: Histologic otosclerosis. Ann. Otol. (St. Louis) **53**, 246 (1944).

GÜNNEL, F.: Die operative Behandlung der chronischen Schleimhauteiterung. Wiss. Z. Univ. Halle **5**, 1015 (1956).

GURANOWSKI, L.: Ein Fall von Duplizität des äußeren Gehörgangs. Z. Ohrenheilk. **34**, 245 (1899).

GUSSEN, R.: Mondini type of genetically determined deafness. J. Laryng. **82**, 41 (1968).

GÜTTICH, H.: Zur Klinik der labyrinthentspringenden Meningitis. Z. Hals-, Nas.- u. Ohrenheilk. **18**, 183 (1927).

GÜTTICH, H.: Flüchtige neurologische Symptome bei der akuten nichteitrigen Encephalitis. H.N.O. (Berl.) **5**, 16 (1955).

HABERMANN, J.: Die Entstehung des Cholesteatoms des Mittelohres. Arch. Ohrenheilk. **27**, 42 (1889).

HABERMANN, J.: Über Verdoppelung des äußeren Gehörganges. Arch. Ohrenheilk. **50**, 102 (1900a).

HABERMANN, J.: Zur Pathologie der chronischen Mittelohrentzündung und des Cholesteatoms des äußeren Gehörganges. Arch. Ohrenheilk. **50**, 232 (1900b).

HAGLUND, S., IVEMARK, B. I., LAGERGREN, C.: Embryonal rhabdomyosarcoma of the middle ear primary to so-called medullo-myoblastoma of brain. Acta oto-laryng. (Stockh.) **69**, 143 (1970).

HALL, J. G., ZIMMER, J.: Congenital praeauricular communicating fistulas: Diagnosis, complications and treatment. Acta oto-laryng. (Stockh.) **49**, 213 (1958).

HALLGREN, B.: Retinitis pigmentosa in combination with congenital deafness and vestibulocerebellar ataxia with psychiatric abnormality in some cases. Acta genet. (Basel) **8**, 97 (1958).

HALLPIKE, C. S., CAIRNS, H.: Observation on the pathology of Menière's syndrome. J. Laryng. **53**, 625 (1938).

HALLPIKE, C. S., HARRISON, M. S.: Clinical and pathological observations on a case of leukaemia with deafness and vertigo. J. Laryng. **64**, 427 (1950).

HALTER, K.: Zur Pathogenese der Chondrodermatitis nodularis chron. helicis. Dermatol. Z. **73**, 1271 (1936).

HAMMERSCHLAG, V.: Doppelseitiges Cholesteatom des äußeren Gehörgangs. Mschr. Ohrenheilk. **56**, 209 (1922).

HANSEN, C. C.: Die Gefäße im inneren Gehörgang und ihre Verbindung zum Mittelohr-Gefäßnetz. Arch. klin. exp. Ohr.-, Nas.- u. Kehlk.-Heilk. **194**, 229 (1969).

HART, C. W., NAUTON, R. F.: The ototoxicity of chloroquine phosphate. Arch. Otolaryng. **80**, 407 (1964).

HAUBRICH, J., KOBURG, E.: Zum Stoffwechsel des Saccus endolymphaticus. Arch. klin. exp. Ohr.-, Nas.- u. Kehlk.-Heilk. **187**, 622 (1966).

HAUBRICH, J., SCHÄTZLE, W.: Zur Frage histochemischer Veränderungen der Meerschweinchenschnecke unter dem Einfluß von Diuretica. Arch. klin. exp. Ohr.-, Nas.- u. Kehlk.-Heilk. **196**, 319 (1970).

HAUG, R.: Zur mikroskopischen Anatomie der Geschwülste des äußeren Ohres. Arch. Ohrenheilk. **32**, 151 (1891).

HAUG, R.: Beiträge zur Klinik und mikroskopischen Anatomie der Neubildungen des äußeren und mittleren Ohres. Arch. Ohrenheilk. **36**, 170 (1894).

HAWKINS, J. E.: The ototoxicity of the neomycins. Transact. 11th Conf. on the Chemotherapy of Tuberculosis. U.S. Veterans Administr., Washington 1952.

HAWKINS, J. E.: The ototoxicity of kanamycin. Ann. Otol. (St. Louis) **68**, 698 (1959).

HAWKINS, J. E.: Biochemical aspects of ototoxicity. In: Biochemical mechanisms in Hearing and Deafness (Hrsg. PAPARELLA). Springfield/Ill.: Ch. C. Thomas 1970.

HAWKINS, J. E.: The role of vasoconstriction in noise-induced hearing loss. Ann. Otol. (St. Louis) **80**, 903 (1971).

HAWKINS, J. E., JOHNSSON, L. G., ARAN, J. M.: Comparative tests of gentamycin ototoxicity. J. infect. Dis. **119**, 417 (1969).

HAWKINS, J. E., LURIE, M. H.: The ototoxicity of streptomycin. Ann. Otol. (St. Louis) **61**, 789 (1952).

HAYMANN, L.: Über Zostererkrankungen im Ohrgebiet mit besonderer Berücksichtigung des von Körner als Zoster oticus bezeichneten Symptomenkomplexes. Z. Hals-, Nas.- u. Ohrenheilk. **1**, 397 (1922).

HAYMANN, L.: Zur Kenntnis der Entstehung der otogenen Meningitis. Z. Hals-, Nas.- u. Ohrenheilk. **18**, 319 (1927a).

HAYMANN, L.: Die otogene Sinusthrombose und die otogene Allgemeininfektion. In: Handb. d. Hals-Nasen-Ohrenheilk. (Hrsg. DENKER u. KAHLER), Bd. VIII. Berlin und München: Springer und Bergmann 1927b.

HEGENER, J.: Statistik der Ohreiterungen und Hirnkomplikationen, beobachtet in der Heidelberger Universitäts-Ohrenklinik 1897–1906. Z. Ohrenheilk. **56**, 3 (1908).

HEGEWALD, G., WERNER, E.: Histochemische Befunde bei einem Mischtumor des äußeren Gehörgangs. Z. Laryng. Rhinol. **46**, 461 (1967).

HEIM, B., BECK, J.: Hirnabszeß. In: Handb. d. Hals-Nasen-Ohrenheilk. (Hrsg. DENKER u. KAHLER), Bd. VIII. Berlin und München: Springer und Bergmann 1927.

HENRICI, A.: Die Tuberkulose des Warzenfortsatzes im Kindesalter. Z. Ohrenheilk. **51**, 125 (1904).

HERRMANN, A.: Der sogenannte Ventrikeleinbruch. Z. Laryng. Rhinol. **22**, 176 (1932).

HERRMANN, R., RIEHM, J.: Verlauf des Sinus sigmoideus und Pneumatisation des Warzenfortsatzes. Zugleich ein Beitrag zur Frage der sekundären Sklerosierung des Warzenfortsatzes. H. N. O. (Berl.) **9**, 129 (1961).

HERZFELD, J.: Zur Kasuistik der Sarkome der Ohrmuschel. Arch. Ohrenheilk. **73**, 225 (1907).

HERZOG, G.: Spezielle Pathologie des Skeletts und seiner Teile. Die primären Knochengeschwülste. In: Handb. spez. pathol. Anat. u. Histol (Hrsg. HENKE u. LUBARSCH). Berlin: Springer 1944.

HESSLER: Die Epidermispfröpfe des Gehörgangs. Arch. Ohrenheilk. **41**, 176 (1896).

HIBLER, N.: Primäre septische Bulbusthrombose oder Körnersche Osteophlebitis bei otogener Sepsis im Kindesalter. H. N. O. (Berl.) **1**, 61 (1948).

HILDING, D. A.: Cochlear chromaffin cells. Laryngoscope (St. Louis) **75**, 1 (1965).

HINCHCLIFF, R.: Review of treatment of Menière's syndrome. Acta oto-laryng. (Stockh.) Suppl. **305**, 10 (1972).

HINSHAW, H. C., FELDMAN, W. H.: Streptomycin in treatment of clinical tuberculosis. Mayo Clin. Proc. **20**, 313 (1945).

HITSCHLER, W. J.: Secretory otitis media requiring mastoidectomy. Laryngoscope (St. Louis) **65**, 722 (1955).

HITTMAIR, M. L., SCHLORHAUFER, W.: Ätiologie der allergischen Meningitis und deren Behandlung durch Herdausschaltung. Mschr. Ohrenheilk. **90**, 80 (1956).

HOFFMANN, R.: Die Noma des Ohres. Z. Ohrenheilk. **51**, 365 (1906).

HOLMAN, R. L.: Rhabdomyosarcoma of the middle-ear region. J. Laryng. **70**, 415 (1956).

HOLMGREN, G.: Otosklerose (Symptome am äußeren und Mittelohr). Hals-, Nas.- u. Ohrenarzt **32**, 120 (1941).

HOOPLE, G. D., BRADLEY, W. H., STONER, L. R., BREWER, D. W.: Histologically malignant glomus jugulare tumor (case report). Laryngoscope (St. Louis) **68**, 760 (1958).

HORTON, B. T., HEMPSTEAD, J.: Congenital arterio-venous fistula of middle ear and external auditory canal. Arch. Otolaryng. **27**, 736 (1938).

HOUGH, J. V. D.: Malformations and anatomical variations seen in the middle ear during the operations for mobilization of the stapes. Laryngoscope (St. Louis) **68**, 1455 (1958).

HUET, P. C., LABAYLE, J., GODDÈ, C., PERRIER, G.: Tumeur à myéloplaxes de la mastoide. Ann. Oto-laryng. (Paris) **74**, 443 (1957).

HUSSL, H., LIM, D. J.: Drüsenzellen in normaler tierischer und menschlicher Mittelohrschleimhaut. Arch. klin. exp. Ohr.-, Nas.- u. Kehlk.-Heilk. **193**, 337 (1969).

HVIDBERG-HANSEN, J., JØRGENSEN, M. B.: The inner ear in Pendred's syndrome. Acta oto-laryng. (Stockh.) **66**, 129 (1968).

HYBÀŠEK, I.: Über das Cholesterolgranulom bei Mittelohrentzündung und das idiopathische Hämatotympanon. In: Pathogenese, klinisches Bild und therapeutische Probleme der chronischen Otitis media exsudativa/adhaesiva (Hrsg. ALBRECHT), Berlin: Volk und Gesundheit 1969.

ISHII, T., MURAKAMI, Y., KIMURA, R. S., BALOGH, K.: Electron microscopic and histochemical identification of lipofuscin in the human inner ear. Acta oto-laryng. (Stockh.) **64**, 17 (1967).

ISHII, T., SILVERSTEIN, H., BALOGH, K.: Metabolic activities of the endolymphatic sac. An enzyme histochemical and autoradiographic study. Acta oto-laryng. (Stockh.) **62**, 61 (1966).

JAFFE, B. F.: Sudden deafness, an otologic emergency. Arch. Otolaryng. **86**, 55 (1967).

JAFFE, B. F., FOX, J. E., BATSAKIS, J. G.: Rhabdomyosarcoma of the middle ear and mastoid. Cancer (Philad.) **27**, 29 (1971).

JAFFE, B. F., MAASSAB, H. F.: Sudden deafness associated with adenovirus infection. New Engl. J. Med. **276**, 1406 (1967).

JAFFEE, I. S., PAGE, R. S.: Adenocarcinoma of the middle ear. Laryngoscope (St. Louis) **71**, 392 (1961).

JALLADEAU, J.: Malformations congénitales associées au syndrome de Klippel-Feil. Thèse inaug., Paris 1936.

JERVELL, A., LANGE-NIELSEN, J.: Congenital deaf-mutism, functional heart disease with prolongation of the Q-T-interval and sudden death. Amer. Heart J. **54**, 59 (1957).

JOHNSSON, L. G.: Degenerative Veränderungen im alternden Innenohr mit besonderer Berücksichtigung der vasculären Veränderungen, in Flächenpräparaten der menschlichen Cochlea dargestellt. Arch. klin. exp. Ohr.-, Nas.- u. Kehlk.-Heilk. **200**, 318 (1971).

JOHNSSON, L. G., HAWKINS, J. E.: Sensory and neural degeneration with aging, as seen in microdissections of the human inner ear. Ann. Otol. (St. Louis) **81**, 179 (1972).

JOHNSTONE, J. M., LENNOX, B., WATSON, A. J.: Five cases of hidradenoma of the external auditory meatus: so called ceruminoma. J. Path. Bact. **73**, 421 (1957).

JOHNSTONE, W. R.: The problem of the blue eardrum. Idiopathic hemotympanon. Laryngoscope (St. Louis) **63**, 1096 (1953).

JØRGENSEN, M. B.: Changes of aging in the inner ear. Arch. Otolaryng. **74**, 164 (1961a).

JØRGENSEN, M. B.: The inner ear in diabetes mellitus. Histological studies. Arch. Otolaryng. **74**, 373 (1961b).

JØRGENSEN, M. B.: Influence of maternal diabetes on the inner ear of the foetus. Acta otolaryng. (Stockh.) **53**, 49 (1961c).

JUBY, H. B.: Tumors of the ceruminous glands, so called ceruminoma. J. Laryng. **71**, 832 (1957).

KARMODY, C. S., SCHUKNECHT H. F.: Deafness in congenital syphylis. Arch. Otolaryng. **83**, 18 (1966).

KECHT, B.: Fokalinfektion und Zentralnervensystem. Münch. med. Wschr. **1952**, 1849.

KECHT, B.: Zwei Fälle von Osteom des Warzenfortsatzes. Z. Laryng. Rhinol. **35**, 769 (1956).

KELEMEN, G.: Aural changes in the embryo of a diabetic mother. Arch. Otolaryng. **62**, 357 (1955).

KELEMEN, G.: Erythroblastosis fetalis. Arch. Otolaryng. **63**, 392 (1956).

KELEMEN, G.: Embryonaler Ohrbefund nach operativer Entfernung wegen mütterlicher Nephritis. Mschr. Ohrenheilk. **91**, 136 (1957).

KELEMEN, G.: Toxoplasmosis and congenital deafness. Arch. Otolaryng **68**, 547 (1958).

KELEMEN, G.: Maternal diabetes. Arch. Otolaryng. **71**, 921 (1960).

KELEMEN, G.: Tay-Sachs-Krankheit und Gehörorgan. Z. Laryng. Rhinol. **44**, 728 (1965).

KELEMEN, G.: Persönliche Mitteilung (1974).

KELEMEN, G., GOTLIB, B. N.: Pathohistology of fetal ears after maternal rubella. Laryngoscope (St. Louis) **69**, 385 (1959).

KELLER, PH.: Kleine Diagnostik und Therapie der Hautkrankheiten am Ohr. H.N.O. (Berl.) **4**, 321 (1955).

KELLER, W.: Die okkulte Mastoiditis mit akuter Ernährungsstörung. Z. Kinderheilk. **62**, 714 (1941).

KELLERHALS, B.: Acoustic trauma and cochlear microcirculation. Fortschr. Hals-Nas.-Ohrenheilk. **18**, 91 (1972).

KERR, A. G., SMYTH, G. D. L., CINNAMOND, M. J.: Congenital syphylitic deafness. J. Laryng. **87**, 1 (1973).

KESSEL, O. G.: Exostosenstammbaum. Z. Hals-, Nas.- u. Ohrenheilk. **8**, 266 (1924).

KETTEL, K.: Peripheral facial palsies due to tumors. Arch. Otolaryng. **69**, 276 (1959).

KEUTEL, J., JÖRGENSEN, G., GABRIEL, P.: Ein neues autosomal-rezessiv vererbbares Syndrom. Dtsch. med. Wschr. **1971**, 1676.

KIESSELBACH, W.: Die Fremdkörper im Ohre. In: Schwartze's Handbuch d. Ohrenheilk. Bd. II. Leipzig: Vogel 1893.

KIKUCHI, K., HILDING, A. D.: The defective organ of Corti in shaker-1-mice. Acta oto-laryng. (Stockh.) **60**, 287 (1965).

KIMURA, R. S.: Experimental blockage of the endolymphatic duct and sac and its effect on the inner ear of the guinea pig. Ann. Otol. (St. Louis) **76**, 664 (1967).

KINDLER, W.: Liquordiagnostik bei Komplikationen im Schädel nach Entzündungen, Verletzungen und Geschwülsten im Nasen-, Augen- und Ohrgebiet. In: Rhinologische und plastische Operationen auf Grenzgebieten mit der Ophthalmologie und Chirurgie (Hrsg. ZANGE u. SCHUCHARDT). Leipzig: Thieme 1950.

KINDLER, W.: Echtes und jahrelang symptomlos verlaufendes Felsenbeincholesteatom. H.N.O. (Berl.) **2**, 47 (1951).

KIRIKAE, I.: zit. nach BEICKERT (1965).

KITTEL, G.: Pfaundler-Hurlersche Krankheit oder Gargoylismus unter HNO-ärztlicher Sicht. Z. Laryng. Rhinol. 42, 206 (1963).

KITTEL, G.: Hörstörungen nach Elektrotraumen. Z. Laryng. Rhinol. 45, 384 (1966).

KITTEL, G.: Die Hypoxydose der Cochlea durch Kohlenmonoxyd. In: Aktuelle Oto-Rhino-Laryngologie, Heft 1 (Hrsg. BECKER). Stuttgart: Thieme 1969.

KITTEL, G., FLEISCHER, A., PETERS, A.: Das Ohr bei Dysostosesyndromen des Schädels. Z. Laryng. Rhinol. 42, 384 (1963).

KITTEL, G., SALLER, K.: Ohrmißbildungen in Beziehung zu Thalidomid. Z. Laryng. Rhinol. 43, 469 (1964).

DE KLEIJN, A., VERSTEEGH, C.: Experimentelle Untersuchungen über den sogenannten Lagenystagmus während akuter Alkoholvergiftung beim Kaninchen. Acta oto-laryng. (Stockh.) 14, 356 (1930).

KLEINE-NATROP, H. E., AZZOLINI, A.: Umschriebener, vorwiegend angiochondroplastischer Riesenwuchs der Ohrmuschel. Z. med. Kosmet. 10, 56 (1956).

KLEINSASSER, O.: Die Tumoren des Glomus jugulare und der anderen nicht chromaffinen Paraganglien im Bereich der Schädelbasis. Zbl. Neurochir. 17, 155 (1957).

KLEINSASSER, O.: Pathologie der Geschwülste des Hirnschädels. In: Handb. d. Neurochirurgie (Hrsg. OLIVECRONA u. TÖNNIES), Bd. IV/1. Berlin-Göttingen-Heidelberg: Springer 1960.

KLEINSASSER, O.: Osteoblastisches Myxom des Ohres (Otenchymom). H. N. O. (Berl.) 14, 219 (1966).

KLEINSASSER, O., ALBRECHT, H.: Die Epidermoide der Schädelknochen. Langenbecks Arch. Chir. 285, 498 (1957).

KLEINSASSER, O., ALBRECHT, H.: Die Riesenzelltumoren der Schädelbasis. Arch. Ohr.-, Nas.-u. Kehlk.-Heilk. 172, 246 (1958).

KLEINSASSER, O., FRIEDMANN, G.: Über Neurinome des Nervus facialis. Zbl. Neurochir. 19, 49 (1959).

KLEINSASSER, O., SCHARFETTER, G.: Ceruminaldrüsenadenom mit Einbruch in Dura und Kleinhirn. Zbl. Neurochir. 17, 4 (1957).

KLEINSASSER, O., SCHLOTHANE, R.: Die Ohrmißbildungen im Rahmen der Thalidomid-Embryopathie. Z. Laryng. Rhinol. 43, 344 (1964).

KLEINSCHMIDT, H., SCHÜRMANN, P.: Primäre Mittelohrtuberkulose im frühen Säuglingsalter. Mschr. Kinderheilk. 40, 193 (1928).

KLEY, W.: Ursachen der Rezidivperforation nach Tympanoplastik. Z. Laryng. Rhinol. 39, 438 (1960).

KLEY, W.: Frakturen und Luxationen der Gehörknöchelchenkette bei Schläfenbeinfrakturen. Z. Laryng. Rhinol. 45, 292 (1966).

KNAPP, H.: A clinical analysis of the inflammatory affections of the inner ear. Arch. Ophthal. 2, 204 (1871).

KOLL: Mitteilungen über die Tätigkeit der Univ. Poliklinik für Ohrenkranke zu Bonn im Etatsjahre 1866/67. Arch. Ohrenheilk. 25, 73 (1887).

KONIGSMARK, B. W.: Hereditary congenital severe deafness syndromes. Ann. Otol. (St. Louis) 80, 269 (1971).

KÖRNER, O.: Die eitrigen Erkrankungen des Schläfenbeins. Wiesbaden: Bergmann 1899a

KÖRNER, O.: Die Tuberkulose des Schläfenbeins. Wiesbaden: Bergmann 1899b.

KÖRNER, O.: Statistische Beiträge zur Kenntnis des otitischen Hirnabszesses. Arch. Ohrenheilk. 29, 15 (1889c).

KÖRNER, O.: Über Herpes zoster oticus. Münch. med. Wschr. 1904, 6.

KÖRNER, O.: Die otitischen Erkrankungen des Hirns, der Hirnhäute und der Blutleiter. In: Lehrbuch der Ohren-, Nasen- und Kehlkopfkrankheiten (Hrsg. KÖRNER u. GRÜNBERG), 5. Aufl. München: Bergmann 1925.

KOS, A. O., SCHUKNECHT, H. F., SINGER, J. D.: Temporal bone studies in 13–15 and 18 trisomy syndromes. Arch. Otolaryng. 83, 439 (1966).

KOVAR, M.: The inner ear in diabetes mellitus. ORL 35, 42 (1973).

KRAINZ, W.: Untersuchungen über die Mastoiditis. Z. Hals-, Nas.- u. Ohrenheilk. 13, 361 (1926).

KRAMPITZ, P.: Über einige seltenere Formen von Mißbildungen des Gehörorgans. Z. Ohrenheilk. 65, 44 (1912).

KRASSNIG, M.: Zur Histologie der metasyphilitischen Octavuserkrankungen. Z. Hals-, Nas.-u. Ohrenheilk. **17**, 13 (1927).

KRASSNIG, M.: Die Otitis und Parasinusitis serosa, neu und einheitlich aufgefaßt. Arch. Ohr.-, Nas.- u. Kehlk.-Heilk. **173**, 222 (1958).

KRASSNIG, M.: Die katarrhalischen Erkrankungen der Tube und des Mittelohres, pathogenetisch neu aufgefaßt. Mschr. Ohrenheilk. **94**, 205 (1960).

KREJCI, F.: Spitzensymptome bei einem sekretorischen Katarrh. Mschr. Ohrenheilk. **85**, 235 (1951).

KUIJPERS, W.: Cation transport and cochlear function. Acta oto-laryng. (Stockh.) **67**, 200 (1969).

KUIJPERS, W., BONTING, S. L.: The cochlear potential II: The nature of the cochlear endolymphatic resting potential. Pflügers Arch. ges. Physiol. **320**, 359 (1970).

KÜNTZEL, J.: Viruskrankheiten, insbesondere Röteln während der Schwangerschaft, als Ursache angeborener erworbener Taubstummheit und anderer angeborener Defekte. H.N.O. (Berl.) **3**, 225 (1952).

KÜTTNER, K.: Pathomorphologie der Veränderungen am peripheren Hörorgan bei wiederholter experimenteller Kohlenmonoxydintoxikation. Z. Laryng. Rhinol. **47**, 779 (1968).

KÜTTNER, K.: Pathomorphologische und klinische Aspekte der Letterer-Christian'schen Erkrankung unter besonderer Berücksichtigung des HNO-Bereiches. Z. Laryng. Rhinol. **48**, 780 (1969).

LABHARDT, E.: Über die akute Schläfenbeinosteomyelitis im Kindesalter. Arch. Ohr.-, Nas.-u. Kehlk.-Heilk. **143**, 456 (1937).

LAIRD, S. M.: Late congenital syphilis. Brit. J. vener. Dis. **26**, 143 (1950).

LANGE, W.: Entzündungen der weichen Hirnhäute. In: Handb. d. path. Anat. d. menschl. Ohres (Hrsg. MANASSE). Wiesbaden: Bergmann 1917.

LANGE, W.: Über die Entstehung der Mittelohrcholesteatome. Z. Hals-, Nas.- u. Ohrenheilk. **11**, 250 (1925).

LANGE, W.: Die atrophischen, dystrophischen und degenerativen Erkrankungen der Labyrinthkapsel. In: Handb. spez. path. Anat. (Hrsg. HENKE u. LUBARSCH), Bd. XII. Berlin: Springer 1926.

LANGE, W.: Die pathologische Anatomie der Mastoiditis. Z. Hals-, Nas.- u. Ohrenheilk. **20**, 1 (1928).

LANGE, W.: Über die Anfänge der otosklerotischen Herderkrankung. Z. Hals-, Nas.- u. Ohrenheilk. **25**, 1 (1929).

LANGE, W.: Zur Frage der Cholesteatomentstehung. H.N.O. (Berl.) **2**, 367 (1951a).

LANGE, W.: Ist das Cholesteatom ein Tumor? H.N.O. (Berl.) **2**, 337 (1951b).

LARSSON, A.: Otosclerosis: A genetic and clinical study. Acta oto-laryng. (Stockh.) Suppl. **154**, 5 (1960).

LATTES, R., WALTNER, J. G.: Nonchromaffin paraganglioma of the middle ear. Cancer (Philad.) **2**, 447 (1949).

LAWRENCE, M.: Effects of interference with terminal blood supply on organ of Corti. Laryngoscope (St. Louis) **76**, 1318 (1966).

LEHNHARDT, E.: Plötzliche Hörstörungen, auf beiden Seiten gleichzeitig oder nacheinander aufgetreten. Z. Laryng. Rhinol. **37**, 1 (1958).

LEHNHARDT, E.: Die Berufsschäden des Ohres. Arch. Ohr.-, Nas.- u. Kehlk.-Heilk. **185**, 11 (1965).

LEHNHARDT, E., REINECKE, M.: Klinische Besonderheiten und elektronenoptische Befunde der Tumoren des paraganglionären Glomus tympanale. Arch. klin. exp. Ohr.-, Nas.- u. Kehlk.-Heilk. **190**, 382 (1968).

LEIBER, B., OLBRICH, G.: Wörterbuch der klinischen Syndrome. München: Urban und Schwarzenberg 1972.

LEICHER, H.: Taubstummheit, Vestibularisschäden und Mißbildungen des äußeren Ohres als Symptome der Röteln-Embryopathie. Z. Laryng. Rhinol. **31**, 128 (1952).

LEICHSENRING, E.: Gefahren der operativen Freilegung des Sinus. Z. Hals-, Nas.- u. Ohrenheilk. **82**, 64 (1922).

LENZ, W., KNAPP, K.: Die Thalidomid-Embryopathie. Dtsch. med. Wschr. **1962**, 1232.

LEROUX-ROBERT, J., ENNUYER, A.: Les tumeurs malignes de l'oreille. Paris: Arnette 1957.

LESOINE, W.: Eine besondere Ursache einer beiderseitigen Schalleitungsschwerhörigkeit. H. N. O. (Berl.) 10, 226 (1962).

LESOINE, W.: Amboßfraktur nach Ohrspülung ohne Trommelfellverletzung. Z. Laryng. Rhinol. 48, 352 (1969).

LEVISON, A., FRIEDMAN, A., STAMPS, F.: Variability of mongolism. Pediatrics 16, 43 (1955).

LICHTENSTEIN, L.: Histiocytosis X (eosinophilic granuloma of bone), Letterer-Siwe disease and Schüller-Christian disease. Arch. Path. 56, 84 (1953).

LIM, D. J., PAPARELLA, M. M., KIMURA, R. S.: Ultrastructure of the eustachian tube and middle ear mucosa in the guinea pig. Acta oto-laryng. (Stockh.) 63, 425 (1967).

LINCK. A.: Die Ohrerkrankungen bei Parotitis epidemica. In: Handb. Hals-Nasen-Ohrenheilk. (Hrsg. DENKER u. KAHLER), Bd. VI. Berlin und München: Springer und Bergmann 1926.

LINDSAY, J. R.: Histopathology of Menière's disease as observed by light microscopy. In: Menière's Disease (Hrsg. PULEC). Philadelphia: Saunders 1968.

LINDSAY, J. R., CARRUTHERS, D. G., HEMENWAY, W. G., HARRISON, M. S.: Inner ear pathology in children following maternal rubella. Ann. Otol. (St. Louis) 62, 1201 (1953).

LINDSAY, J. R., DAVEY, P. R., WARD, P. H.: Inner ear pathology in deafness due to mumps. Ann. Otol. (St. Louis) 69, 918 (1960).

LINDSAY, J. R., HEMENWAY, W. G.: Inner ear pathology due to measles. Ann. Otol. (St. Louis) 63, 754 (1954).

LINDSAY, J. R., HEMENWAY, W. G.: Postural vertigo due to unilateral sudden partial loss of vestibular function. Ann. Otol. (St. Louis) 65, 692 (1956).

LINDSAY, J. R., KOHUT, R. I., SCIARRA, P. A.: Menière's disease: Pathology and manifestations. Ann. Otol. (St. Louis) 76, 1 (1967).

LINDSAY, J. R., PROCTOR, I. R., WORK, W. P.: Histopathologic inner ear changes in deafness due to neomycin in a human. Laryngoscope (St. Louis) 70, 382 (1960).

LINK, R.: Die herdnahe Behandlung der otogenen Meningitis durch Basalcisternendrainage. Arch. Ohr.-, Nas.- u. Kehlk.-Heilk. 158, 453 (1950).

LINK, R.: Gestaltwandel klassischer Krankheitsbilder im Hals-, Nasen- und Ohrengebiet durch Antibiotica und Chemotherapie. Arch. Ohr.-, Nas.- u. Kehlk.-Heilk. 178, 193 (1961).

LINK, R., HANDL, K.: Tubenfunktion und Pneumatisation des Mittelohres. Arch. Ohr.-, Nas.- u. Kehlk.-Heilk. 165, 403 (1954).

LOEBELL, H.: Niemann-Pick'sche Erkrankung und Ohr. Hals-, Nas.- u. Ohrenarzt, 1. Teil. 29, 119 (1938).

LOEBELL, H.: Die Wirkung elektrischer Ströme auf das Ohr. Arch. Ohr.-, Nas.- u. Kehlk.-Heilk. 157, 78 (1950).

LOEBELL, H.: Zur Frage der Hirnnervenbeteiligung bei Eiterungen und perilabyrinthären Herden. Arch. Ohr.-, Nas.- u. Kehlk.-Heilk. 115, 191 (1926).

LOISEAU, G., MARCHAND, J.: A propos d'une maladie de Bowen du pavillon de l'oreille. Ann. Oto-laryng. (Paris) 76, 809 (1959).

LOMBARDO, L.: Il sarcoma dell'orecchio medio. Arch. ital. Otol. 68, 101 (1957).

LUKENS, R. M.: Adenocarcinoma of the external auditory canal. Ann. Otol. (St. Louis) 45, 567 (1936).

LUMIO, J. S.: Otoneurological studies of chronic carbon monoxide poisoning in Finland. Acta oto-laryng. (Stockh.) Suppl. 67, 65 (1948).

LUND, R.: La neuro-labyrinthite syphilitique. Acta oto-laryng. (Stockh.) 3, 331 (1922).

LUNDQUIST, P. G., WERSÄLL, J.: The ototoxic effect of gentamicin in an electron microscopical study. In: Gentamicin. First Internat. Symposion. Basel: Schwabe 1967.

LÜSCHER, E., ROTTMANN, S. S.: Typische otomikroskopische Befunde der Mittelohrtuberkulose. Z. Hals-, Nas.- u. Ohrenheilk. 39, 10 (1936).

MAAK, H.: Über einen Fall von Ewing-Sarkom des Felsenbeines. Z. Laryng. Rhinol. 28, 157 (1949).

MacEWEN, W.: Die infektiös-eitrigen Erkrankungen des Gehirns und Rückenmarks. Dtsch. Ausgabe von RUDLOFF. Wiesbaden: Bergmann 1898.

MAKISHIMA, K., TANAKA, K.: Pathological changes of the inner ear and central auditory pathway in diabetics. Ann. Otol. (St. Louis) 80, 218 (1971).

MANASSE, P.: Über knorpelhaltige Interglobularräume in der menschlichen Labyrinthkapsel. Z. Ohrenheilk. 31, 1 (1897).

MANASSE, P.: Erkrankung des Labyrinthes. Z. Ohrenheilk. 39, 7 (1901).

MANASSE, P.: Handbuch der pathologischen Anatomie des menschlichen Ohres. Wiesbaden: Bergmann 1917.

MANASSE, P.: Neue Untersuchungen zur Otosklerosefrage. Z. Ohrenheilk. 82, 76 (1922).

MARGOLIS, E.: A new hereditary syndrome — sex-linked deaf-mutism associated with total albinism. Acta genet. (Basel) 12, 12 (1962).

MARSHALL, G. G.: Dermoid teeth in the external auditory canal. New. Engl. J. Med. 214, 202 (1936).

MARSHALL, R. B., HORN, R. C.: Nonchromaffin paraganglioma. A comparative study. Cancer (Philad.) 14, 779 (1961).

MARTIN, E.: Knochenbildung in der Ohrmuschel und ihre Entstehungsursache. Arch. Ohr.-, Nas.- u. Kehlk.-Heilk. 160, 23 (1951).

MARTINEZ, D. M.: Simultaneous measurements of endolymphatic and perilymphatic fluid pressures before and during anaphylaxis and associated changes in cerebrospinal fluid, venous and arterial pressures. Acta oto-laryng. (Stockh.) Suppl. 238 (1968).

MARTINEZ, D. M.: The effect of serc (betahistine hydrochloride) on the circulation of the inner ear in experimental animals. Acta oto-laryng. (Stockh.) Suppl. 305, 29 (1972).

MARX, H.: Die Mißbildungen des Ohres. In: Die Morphologie der Mißbildungen des Menschen und der Tiere (Hrsg. SCHWALBE), Bd. III/2. Jena: Fischer 1911.

MARX, H.: Die Mißbildungen des Ohres. In: Handb. spez. path. Anat. (Hrsg. HENKE u. LUBARSCH), Bd. XII. Berlin: Springer 1926a.

MARX, H.: Die Mißbildungen des Ohres. In: Handb. Hals-Nasen-Ohrenheilk. (Hrsg. DENKER u. KAHLER), Bd. VI. Berlin und München: Springer und Bergmann 1926b.

MARX, H.: Die Geschwülste des Ohres. In: Handb. spez. path. Anat. (Hrsg. HENKE u. LUBARSCH), Bd. XII. Berlin: Springer 1926c.

MARX, H.: Zur Frage der Bedeutung der Mittelohrentzündung des frühesten Kindesalters für später. Arch. Ohr.-, Nas.- u. Kehlk.-Heilk. 126, 71 (1930).

MARX, H.: Der häufigste Entstehungsweg der letalen otogenen Meningitis. Beitr. Anat. etc., Ohr. 31, 103 (1935).

MARX, H.: Kurzes Handbuch der Ohrenheilkunde. Jena: Fischer 1947.

MATSCHINSKY, F. M., THALMANN, R.: Quantitative histochemistry of microscopic structures of the cochlea. Ann. Otol. (St. Louis) 76, 638 (1967).

MATSUNAGA, E., EBBING, H. C.: Über Ohrschmalztypen bei Deutschen und Japanern. Häufigkeit und Vererbung, Anwendbarkeit in der Vaterschaftsbegutachtung. Z. menschl. Vererb. u. Konstit.-Lehre 33, 404 (1956).

MATZ, G. J., BEAL, D. D., KRAMES, L.: Ototoxicity of ethacrynic acid. Arch. Otolaryng. 90, 60 (1969).

MATZKER, J.: Das „idiopathische Hämatotympanon". Z. Laryng. Rhinol. 43, 532 (1964).

MAYBAUM, J. C., DRUSS, J. C.: Otitis infections due to the pneumococcus type III. Arch. Otolaryng. 30, 21 (1939).

MAYER, E. G.: Diagnose und Differentialdiagnose in der Schädelröntgenologie. Wien: Springer 1959.

MAYER, O.: Beiträge zur Kenntnis der endemischen Taubheit und Schwerhörigkeit. Arch. Ohr.-, Nas.- u. Kehlk.-Heilk. 83, 157 (1910).

MAYER, O.: Untersuchungen über die Otosklerose. Wien und Leipzig: Hölder 1917.

MAYER, O.: Das anatomische Substrat der Altersschwerhörigkeit. Arch. Ohr.-, Nas.- u. Kehlk.-Heilk. 105, 1 (1919).

MAYER, O.: Zwei Fälle von ererbter labyrinthärer Schwerhörigkeit. Z. Ohrenheilk. 80, 175 (1921).

MAYER, O.: Die Mastoiditis nach Untersuchungen von ganzen Felsenbeinen und Knochensplittern. Z. Hals-, Nas.- u. Ohrenheilk. 18, 628 (1928).

MAYER, O.: Referat über die pathologische Anatomie und Pathogenese der Otosklerose. II. Congr. Internat. d'oto-rhino-laryng. Madrid: Blass 1932.

MAYER, O.: Über die Petrositis. In: Wiss. Beitr. Hals-, Nas.- u. Ohrenheilk. (Hrsg. WIETHE), Bd. II. Wien: Maudrich 1951.

MAYER, O., BEYER, H.: 40 Jahre Radikaloperation. Z. Hals-, Nas.- u. Ohrenheilk. 24, 3 (1929).

MAYER, O., FRASER, J. S.: Pathological changes in the ear in late congenital syphilis. J. Laryng. 51, 683 und 755 (1936).

MAYER, O., RICCABONA, A.: Über die Ursache und Behandlung der chronischen Mittelohreiterung ohne Cholesteatom. Arch. Ohr.-, Nas.- u. Kehlk.-Heilk. 151, 189 (1942).

MAZZEI, F., COSTA, F.: Sulle alterazioni dell'orecchio nell'intossicazione da vapori de mercurio. Arch. ital. Laring. 64, 106 (1956).

MCLAY, K., MARAN, A. G. D.: Deafness and the Klippel-Feil-Syndrome. J. Laryng. 83, 175 (1969).

MEANS, R. G., GERSTEN, J.: Primary carcinoma of the mastoid process. Ann. Otol. (St. Louis) 62, 93 (1953).

MEHMKE, S.: Zur Klinik der Grippeotitis. Z. Laryng. Rhinol. 41, 734 (1962).

MELLER, H.: Die Verlaufsformen der Mucosusotitis. Mschr. Ohrenheilk. 77, 78 (1943).

MENIÈRE, P.: Maladie de l'oreille interne offrant les symptomes de la congestion cérébrale apoplectiforme. Gaz. méd. Paris Sér. 3, 16, 88 (1861).

MEURMANN, Y.: Diskussionsbemerkung zu A. PRECECHTEL: The problem of recurrent meningitis in ORL. Acta oto-laryng. (Stockh.) 44, 429 (1954).

MEYER, M.: Über eine eigentümliche Art von Knochengewebe beim erwachsenen Menschen: den lamellenlosen, feinfasrigen (strähnenartigen) Markknochen und den embryonalen Markknochen. Z. Anat. Entwickl.-Gesch. 83, 734 (1927).

MEYER, M.: Pathologisch-anatomische Untersuchungen zur Frage der akuten Mastoiditis. Beitr. Anat. etc., Ohr. 26, 233 (1928).

MEYER, M.: Die normale Anatomie der Labyrinthkapsel. Z. Hals-, Nas.- u. Ohrenheilk. 34, 3 (1933).

MEYER, M.: Über Entstehung, knochenzerstörende Ausbreitung und theoretische Einordnung des sekundären Cholesteatoms und über seinen Einfluß auf die Pneumatisation des Warzenfortsatzes. Arch. Ohr.-, Nas.- u. Kehlk.-Heilk. 139, 127 (1935).

MICHEL, L. M.: Mémoire sur les anomalies congénitales de l'oreille interne. Gaz. méd. Strasb. 3, 55 (1863).

MIEHLKE, A.: Über die schädigende Wirkung des Ammoniaks auf die Vestibularisfunktionen (bei Mensch und Tier). Z. Laryng. Rhinol. 31, 565 (1952).

MIEHLKE, A.: Die Chirurgie des Nervus facialis. München: Urban & Schwarzenberg 1960.

MIEHLKE, A.: Fazialislähmungen. In: Hals-Nasen-Ohrenheilkunde (Hrsg. BERENDES, LINK u. ZÖLLNER), Bd. III/1. Stuttgart: Thieme 1965.

MIEHLKE, A.: Surgery of the facial nerve, 2nd Ed. München: Urban und Schwarzenberg 1973.

MIEHLKE, A., PARTSCH, C. J.: Ohrmißbildung, Facialis- und Abducenslähmung als Syndrome der Thalidomidschädigung. Arch. Ohr.-, Nas.- u. Kehlk.-Heilk. 181, 154 (1963).

MINNIGERODE, B., HAUBRICH, J.: Angeborene echte Gehörgangsverdoppelung, eine seltene embryogenetische Überschußbildung. Z. Laryng. Rhinol. 44, 706 (1965).

MIODOWSKY, F.: Beiträge zur Pathogenese und pathologischen Histologie des Hirnabszesses (nebst experimentellen Untersuchungen über die Abdichtung des Arachnoidalraumes). Arch. Ohr.-, Nas.- u. Kehlk.-Heilk. 77, 239 (1908).

MONDINI, C.: Anatomia surdi nati sectio: De bononiensi scientiarum et artium instituto atque academia commentarii. Bologna 7, 28 und 419 (1791).

MOOTZ, W., MÜSEBECK, K.: Die Adventitiazellen der Meerschweinchenschnecke. Arch. klin. exp. Ohr.-, Nas.- u. Kehlk.-Heilk. 186, 337 (1966).

MOSER, F.: Unspezifische Entzündungen des äußeren Ohres. In: Hals-Nasen-Ohrenheilkunde (Hrsg. BERENDES, LINK u. ZÖLLNER), Bd. III/2. Stuttgart: Thieme 1966.

MOSER, F., OEKEN, F. W.: Otogene Meningitis. In: Hals-Nasen-Ohrenheilkunde (Hrsg. BERENDES, LINK u. ZÖLLNER), Bd. III/2. Stuttgart: Thieme 1966.

MÜLLER, E.: Otosklerose. In: Zwanglose Abhandlungen aus dem Gebiet der Hals-Nasen-Ohrenheilkunde (Hrsg. LEICHER). Stuttgart: Thieme 1959.

MÜLLER, E.: Die Gewebsgrundlagen chronisch entzündlicher Schalleitungshindernisse. In: Zwanglose Abhandlungen aus dem Gebiet der Hals-Nasen-Ohrenheilkunde (Hrsg. LEICHER). Stuttgart: Thieme 1960.

MÜLLER, E., SPRENGER, F.: Klinische Untersuchungen an operierten Otosklerosen. H.N.O. (Berl.) 7, 167 (1959).

MÜLLER, G.: Hörstörungen bei Triorthokresylphosphatvergiftung. H.N.O. (Berl.) 3, 290 (1952).

MULLER, JOH.: Von der geschichteten perlmutterglänzenden Fettgeschwulst, Cholesteatoma. In: Über den feineren Bau und die Formen der krankhaften Geschwülste. Erste Lieferung, Berlin 1838.

MÜLLER, O.: Die feinsten Blutgefäße des Menschen in gesunden und kranken Tagen. Stuttgart: Enke 1939.

MULLIGAN, R. M.: Chemodectoma in the dog. Amer. J. Path. (abstr.) 28, 680 (1950).

MÜNCHHEIMER, F.: Über extragenitale Syphilisinfektion. Arch. Derm. Syph. (Berl.) 40, 190 (1897).

MÜNDNICH, K.: Die Schußverletzungen des Ohres und der seitlichen Schädelbasis. Leipzig: Thieme 1944.

MÜNDNICH, K.: Hörverbessernde und plastische Operationen bei Ohrmißbildungen. In: Hals-Nasen-Ohrenheilkunde (Hrsg. BERENDES, LINK u. ZÖLLNER), Bd. III/1. Stuttgart: Thieme 1965.

MÜNDNICH, K., TERRAHE, K.: Plastische Operationen an der Ohrmuschel. In: Plastische Operationen an der Nase und an der Ohrmuschel (Hrsg. SERCER u. MÜNDNICH). Stuttgart: Thieme 1962.

MURRAY, M. B., STOUT, A. P.: Hemangio-Pericytoma. Ann. Surg. 116, 26 (1942).

MÜSEBECK, K., SCHÄTZLE, W.: Experimentelle Untersuchungen zur Ototoxizität des Dihydrostreptomycins. Arch. Ohr.-, Nas.- u. Kehlk.-Heilk. 181, 41 (1962).

NAFTALIN, L., HARRISON, M. S.: Circulation of labyrinthine fluids. J. Laryng. 72, 118 (1958).

NAGER, F. R.: Weitere Beiträge zur Anatomie der endemischen Hörstörung. Z. Ohrenheilk. 80, 107 (1921).

NAGER, F. R.: Die Labyrinthkapsel bei angeborenen Knochenerkrankungen. Arch. Ohr.-, Nas.- u. Kehlk.-Heilk. 109, 81 (1922).

NAGER, F. R.: Mißbildungen der Schnecke und des Hörnerven. Z. Hals-, Nas.- u. Ohrenheilk. 11, 149 (1925).

NAGER, F. R.: Die Beziehungen des endemischen Kretinismus zum Gehörorgan. In: Handb. d. Hals-Nasen-Ohrenheilk. (Hrsg. DENKER u. KAHLER), Bd. VI/1. Berlin und München: Springer und Bergmann 1926.

NAGER, F. R.: Zur Klinik und pathologischen Anatomie der Otosklerose. Acta oto-laryng. (Stockh.) 27, 542 (1939).

NAGER, F. R.: Pathology of the labyrinthine capsule and its clinical significance. In: Medicine of the ear (Hrsg. FOWLER). New York: Nelson & Sons 1947.

NAGER, F. R.: Histologische Ohruntersuchungen bei Kindern nach mütterlicher Rubella. Pract. oto-rhino-laryng. (Basel) 14, 337 (1952).

NAGER, F. R.: Die Lues hereditaria tarda des Innenohres — eine Folge chronischer Osteomyelitis des Felsenbeins. Pract. oto-rhino-laryng. (Basel) 17, 1 (1955).

NAGER, F. R.. MEYER, M.: Die Erkrankungen des Knochensystems und ihre Erscheinungen an der Innenohrkapsel. Berlin: Karger 1932.

NAGER, G. T.: Ein Paar weiblicher eineiiger Zwillinge mit klinisch sowie anatomisch konkordanter Otosklerose und ähnlichem Hörgewinn durch Fenestration. Acta oto-laryng. (Stockh.) 45, 42 (1955).

NAGER, G. T.: Meningiomas involving the temporal bone. Springfield/Ill.: Ch. C. Thomas 1964.

NAGER, G. T.: Acoustic neurinomas. Arch. Otolaryng. 89, 252 (1969).

NAKAI, Y., HILDING, D. A.: Electron microscopic studies of adenosine triphosphatase activity in the stria vascularis and spiral ligament. Acta oto-laryng. (Stockh.) 62, 411 (1966).

NAKAI, Y., HILDING, D. A.: Adenosine triphosphatase distribution in the organ of Corti. Acta oto-laryng. (Stockh.) 64, 477 (1967).

NAKAMURA, Y.: Experimentelle Untersuchungen über die Einwirkungen des Äthyl- und Methylalkohols auf das Gehörorgan. Beitr. Anat. etc., Ohr. 8, 41 (1916).

NAUFAL, P. M.: Primary sarcomas of the temporal bone. Arch. Otolaryng. 98, 44 (1973).

NAUMANN, H. H.: Ultraschall und Ohrregion. Arch. Ohr.-, Nas.- u. Kehlk.-Heilk. 160, 240 (1951).

NAUMANN, W. H., WENDE, S.: Nachweis einer intrakraniellen arterio-venösen Fistel bei tympano-jugularem Glomustumor. Z. Laryng. Rhinol. 47, 857 (1968).

NEIL, J. E.: Osteoma of the mastoid process. J. Laryng. **66**, 519 (1952).

NEUBERT, K., WÜSTENFELD, E.: Nachweis der zellulären Ansprechgebiete im Innenohr. Naturwissenschaften **42**, 350 (1955).

NEUMANN, H.: Der otitische Kleinhirnabszeß. Wien und Leipzig: Deutrich 1907.

NEUMANN, I. H.: Zylindromatöses Basalzellenkarzinom des äußeren Gehörganges. Mschr. Ohrenheilk. **71**, 1127 (1937).

NEUMANN, O. G., KRUSE, C. G.: Studien zur Gefäß- und Nervenversorgung der menschlichen Ohrmuschel. Z. Laryng. Rhinol. **52**, 172 (1973).

NEUSS, O.: Spontanes Othämatom mit sekundärer Knochenbildung. Z. Laryng. Rhinol. **35**, 542 (1956).

NIEDERMOWE, W.: Metastatisches Mittelohrcarcinom nach operiertem Mammacarcinom. Z. Laryng. Rhinol. **32**, 609 (1953).

NIEMEYER, W.: Akutes Lärmtrauma. H. N. O. (Berl.) **10**, 320 (1962).

NOMURA, Y.: Lipidosis of the basilar membrane. Acta oto-laryng. (Stockh.) **69**, 352 (1970).

NOMURA, Y., KIRIKAE, I.: Presbyacusis. A histological-histochemical study of the human cochlea. Acta oto-laryng. (Stockh.) **66**, 17 (1968).

NOVOTNY, O.: Prostatakarzinom; Metastase im Schläfenbein. Mschr. Ohrenheilk. **83**, 30 (1948).

OGATA, S.: Beiträge zur Pathologie des Gehörorganes bei Vergiftungen mit Oleum chenopodii. Int. Zbl. Ohrenheilk. **30**, 113 (1927).

OLIVECRONA, H.: Cholesteatomas of the cerebello-pontine angle. Acta psychiat. (Kbh.) **24**, 639 (1949).

OLTERSDORF, U.: Zur Morphologie der sog. Chondrodermatitis nodularis chronica helicis. Arch. Ohr.-, Nas.- u. Kehlk.-Heilk. **168**, 333 (1956a).

OLTERSDORF, U.: Das Gehörgangscholesteatom und seine Deutung. Arch. Ohr.-, Nas.- u. Kehlk.-Heilk. **169**, 420 (1956b).

OMBRÉDANNE, M.: 33 opérations d'aplasie d'oreille avec imperforation du conduit auditif. Ann. Oto-laryng. (Paris) **68**, 5 (1951).

O'NEILL, P. B., PARKER, R. A.: Sweat gland tumours ("Ceruminomata") of external auditory meatus. J. Laryng. **71**, 824 (1957).

OPITZ, K.: Kasuistische Beiträge zur Lokalisation von Geschwülsten. 1. Glomustumor an der Ohrmuschel. Zbl. allg. path. Anat. **92**, 172 (1954).

OPPIKOFER, E.: Über den extraduralen Abszeß der Pyramidenspitze und den Gradenigoschen Symptomenkomplex. Z. Hals-, Nas.- u. Ohrenheilk. **21**, 454 (1928).

OPPIKOFER, E.: Die Hypernephrommetastasen in den oberen Luftwegen und im Gehörorgan. Arch. Ohr.-, Nas.- u. Kehlk.-Heilk. **129**, 271 (1931).

OPPIKOFER, E.: Beiträge zur Ohrtuberkulose. Z. Hals-, Nas.- u. Ohrenheilk. **50**, 299 (1944).

OSAKO, S., HILDING, D. A.: Electron microscopic studies of capillary permeability in normal and Ames waltzer deaf mice. Acta oto-laryng. (Stockh.) **71**, 365 (1971).

OWENS, H.: Minor salivary gland tumors in respiratory tract and ear. Laryngoscope (St. Louis) **59**, 960 (1949).

OYAMADA, M.: Experimentelle Untersuchung über den Einfluß des Bacillus pyocyaneus und dessen Toxin auf das Gehörorgan. Fukuoka Acta med. **29**, 97 (1936).

PAPARELLA, M. M., SUGIURA, S., HOSHINO, T.: Familial progressive sensorineural deafness. Arch. Otolaryng. **90**, 44 (1969).

PARTSCH, C. J.: Hereditäre Taubheit beim Syndrom nach Waardenburg-Klein. Z. Laryng. Rhinol. **41**, 752 (1962).

PARTSCH, C. J.: Entwicklungsstörungen des Ductus und Saccus endolymphaticus als Ursache der Innenohrmißbildung. Z. Laryng. Rhinol. **45**, 529 (1966).

PARTSCH, C. J., NICKOL, H. J.: Erythroblastose und Schwerhörigkeit. Arch. Ohr.-, Nas.- u. Kehlk.-Heilk. **177**, 396 (1961).

PARTSCH, C. J., SCHMIDT-WITTKAMP, E.: Schwerhörigkeit bei einer Kombination des Ullrich-Nielsen-, Ullrich-Turner-Syndroms. Z. Laryng. Rhinol. **44**, 46 (1965).

PAULSEN, K.: Otologische Befunde bei der Hyperostosis generalisata (Uehlinger-Syndrom). Z. Laryng. Rhinol. **46**, 815 (1967).

PAULSEN, K., HUNDHAUSEN, TH.: Hörschäden durch Boxen. Z. Laryng. Rhinol. **50**, 297 (1971).

Pellnitz, D.: Über das Wachstum der menschlichen Ohrmuschel. Arch. Ohr.-, Nas.- u. Kehlk.-Heilk. 171, 334 (1958).

Pendred, V.: Deaf-mutism and goitre. Lancet 1896 II, 532.

Pennybaker, J. B.: Abscess of the brain. In: Modern trends in Neurology (Hrsg. Feiling). London: Butterworth 1951.

Perlman, H. B., Kimura, R., Fernandez, C.: Experiments on temporary obstruction of the internal auditory artery. Laryngoscope (St. Louis) 69, 591 (1959).

Peytz, F., Soeborg-Ohlsen, A.: Ceruminoma in the tympanic cavity. Acta oto-laryng. (Stockh.) 53, 391 (1961).

Pfeiffer, R. A., Hüther, W.: Trisomie des Chromosomes Nr. 18 unter dem Bild einer Arthrogryposis multiplex congenita. Med. Klin. 1963, 1110.

Pietrantoni, I., Iurato, S.: Some initial electron-microscopic investigations of a case of Menière's disease. Acta oto-laryng. (Stockh.) 52, 15 (1960).

Pilgram: Diskussionsbemerkungen zu Esch (1950).

Plenkers, J.: Über Lagenystagmus während akuter Alkoholintoxikation beim Menschen. Arch. Ohr.-, Nas.- u. Kehlk.-Heilk. 152, 197 (1943).

Politzer, A.: Lehrbuch der Ohrenheilkunde, Bd. I. Stuttgart: Enke 1878.

Politzer, A.: Das Cholesteatom des Gehörganges vom anatomischen und klinischen Standpunkt. Wien med. Wschr. 1891, 377.

Politzer, A.: Über primäre Erkrankung der knöchernen Labyrinthkapsel. Z. Ohrenheilk. 25, 309 (1894).

Poulsen, I. P. V.: Middle ear tumors proceeding from the glomus jugulare. Acta oto-laryng. (Stockh.) 46, 58 (1956).

Prazma, J.: Active ion transport from the scala vestibuli into the scala media. Acta oto-laryng. (Stockh.) 67, 631 (1969).

Precechtel, A.: Epidural parapetrous cholesteatoma as "layer". Acta oto-laryng. (Stockh.) 46, 340 (1956).

Proctor, B., Lindsay, J. R.: Tumors involving the petrous pyramid of the temporal bone. Arch. Otolaryng. 46, 180 (1947).

Proppe, A.: Primäraffekt der Ohrmuschel. Z. Haut- u. Geschl.-Kr. 5, 524 (1948).

Putschar, W.: Allgemeine Morphologie und Dynamik des Knochenumbaus unter normalen und pathologischen Bedingungen. Verh. dtsch. Ges. Path. 47, 113 (1963).

Quick, C. A., Duvall, A. J.: Early changes in the cochlear duct from ethacrynic acid: An electronmicroscopic evaluation. Laryngoscope (St. Louis) 80, 954 (1970).

Rainer, A.: Rezidivierender Speicheldrüsenmischtumor der Ohrmuschel. Arch. Ohr.-, Nas.- u. Kehlk.-Heilk. 140, 219 (1936).

Rauch, S.: Quantitative Angaben über die Durchlässigkeit der „Membranen" des runden und ovalen Fensters der Cochlea. Pract. oto-rhino-laryng. (Basel) 28, 389 (1966).

Reading, P. V., Schurr, P. H.: Thrombosis of the sigmoid sinus. Lancet 1956 II, 473.

Refsum, S.: Heredopathia atactica polyneuritiformis. Acta psychiat. scand. 38, 1 (1946).

Remaggi, P. L.: Su di un caso di leiomioma del padiglione auricolare. Boll. Mal. Orecch. 60, 266 (1942).

Ricci, V., Ancetti, A.: Considerazioni sulle anomalie dell'osso temporale in un caso di gargoilismo. Arch. ital. Otol. 66, 734 (1955).

Richter, H.: Über Felsenbeinempyeme trotz ausheilender Entzündung in der Paukenhöhle. Arch. Ohr.-, Nas.- u. Kehlk.-Heilk. 148, 339 (1940).

Richter, H.: Die entzündlichen Erkrankungen des Mittelohres, 3. Aufl. Leipzig: Barth 1953.

Riecker, O. E.: Tierexperimentelle Untersuchungen über Veränderungen der Funktion und Struktur des Gehörorgans nach Unterdruckwirkung. Arch. Ohr.-, Nas.- u. Kehlk.-Heilk. 154, 391 (1944).

Ristow, W.: Zur Frage der ätiologischen Bedeutung der Toxoplasmose für die Hörschädigung, insbesondere für die Taubstummheit. Z. Laryng. Rhinol. 45, 251 (1966).

Rockemer, K., Wirth, E.: Bakteriologische und histologische Untersuchungen eines Falles von nichtdrusenbildender Ohraktinomykose mit Kleinhirnabszeß. Beitr. Anat. etc., Ohr. 27, 10 (1929).

Rohrer, F.: Über ein Symptom der Hämoglobinurie: Cyanose und Gangrän am äußeren Ohr. Z. Ohrenheilk. 39, 165 (1901).

ROLLIN, H.: Zur Kenntnis des Labyrinthhydrops und des durch ihn bedingten Menière. Hals-, Nas.- u. Ohrenarzt, 1. Teil. **31**, 73 (1940).

ROSSATTI, B.: Sarcoma mixomatoso dell'orecchio medio nella prima infanzia. Ann. Laring. (Torino) **56**, 170 (1957).

ROSSBERG, G.: Ohrmißbildungen und Contergan. Z. Laryng. Rhinol. **42**, 473 (1963).

ROSSI, F.: Contributo allo studio dei melanoblastomi primitivi dell'orecchio medio. Minerva otorinolaring. **7**, 187 (1957).

RUDERT, H.: Myxome und Myxofibrome im HNO-Bereich. Mschr. Ohrenheilk. **98**, 112 (1964).

RÜEDI, L.: Berufsschädigungen des Ohres. Mschr. Ohrenheilk. **84**, 247 (1950).

RÜEDI, L.: Die Schallschädigungen des Ohres. Basel: Geigy 1957a.

RÜEDI, L.: Pathogenesis and treatment of cholesteatoma in chronic suppuration of the temporal bone. Ann. Otol. (St. Louis) **66**, 283 (1957b).

RÜEDI, L., FURRER, W.: Das akustische Trauma. Basel: Karger 1947.

RÜEDI, L., SPOENDLIN, H.: Die Histologie der otosklerotischen Stapesankylose im Hinblick auf die chirurgische Mobilisation des Steigbügels. Fortschr. Hals-Nas.-Ohrenheilk. **4**, 1 (1957).

RUTHERFORD, M.: Further experiences with antimicrobial agents in acute otitis media. Eye, Ear, Nose. Thr. Monthly **35**, 571 (1956).

RUTTIN, E.: Klinik der serösen und eitrigen Labyrinthentzündungen. Wien: Safar 1912.

RUTTIN, E.: Über Exostosen und Hyperostosen des äußeren Gehörganges. Acta oto-laryng. (Stockh.) **18**, 381 (1933).

SADÈ, J.: Middle ear mucosa. Arch. Otolaryng. **84**, 137 (1966a).

SADÈ, J.: Pathology and pathogenesis of serous otitis media. Arch. Otolaryng. **84**, 297 (1966b)

SAXÈN, A., VON FIEANDT, H.: Pathologie und Klinik der Altersschwerhörigkeit. Acta oto-laryng. (Stockh.) Suppl. **23** (1937).

SCHÄTZLE, W.: Histochemie des Innenohres. München: Urban & Schwarzenberg 1971.

SCHÄTZLE, W., HAUBRICH, J.: Über die Verteilung von Glykosidasen, Esterasen und Eiweißbausteinen im Saccus endolymphaticus. Arch. klin. exp. Ohr.-, Nas.- u. Kehlk.-Heilk. **186**, 373 (1966).

SCHÄTZLE, W., HAUBRICH, J.: Histochemische Veränderungen der Meerschweinchencochlea bei experimenteller Hypothyreose. Arch. klin. exp. Ohr.-, Nas.- u. Kehlk.-Heilk. **188**, 224 (1967).

SCHÄTZLE, W., HAUBRICH, J.: Histologie und Histochemie der Cochlea unter dem experimentellen Einfluß von Mineralocorticoiden. Arch. klin. exp. Ohr.-, Nas.- u. Kehlk.-Heilk. **191** 551 (1968).

SCHÄTZLE, W., VON WESTERNHAGEN, B.: Experimentelle Untersuchungen zum Einfluß des Endotoxinschocks auf das Innenohr. Arch. klin. exp. Ohr.-, Nas.- u. Kehlk.-Heilk. **196**, 172 (1970).

SCHÄTZLE, W., VON WESTERNHAGEN, B.: Enzymhistochemisches Verhalten des Cortiorgans unter der experimentellen Einwirkung von Natriumfluorid. Arch. klin. exp. Ohr.-, Nas.- u. Kehlk.-Heilk. **200**, 292 (1971).

SCHEIBE, A.: Ein Fall von Taubstummheit mit Acusticusatrophie und Bildungsanomalien im häutigen Labyrinth beiderseits. Z. Ohrenheilk. **22**, 11 (1892).

SCHEIBE, A.: Gestieltes Osteosarkom des Gehörgangs. Z. Ohrenheilk. **25**, 104 (1894).

SCHEIBE, A.: Die Lebensgefährlichkeit der umschriebenen Formen von Mittelohreiterung mit Berücksichtigung ihrer Behandlung sowie des Lebensalters. Z. Ohrenheilk. **75**, 196 (1917).

SCHEIBE, A.: Die Krankheiten der Ohrtrompete. In: Handb. d. Hals-Nasen-Ohrenheilk. (Hrsg. DENKER u. KAHLER), Bd. VII. Berlin und München: Springer und Bergmann 1926.

SCHICKETANZ, H. W.: Großhirnabszesse mit Ventrikelbeteiligung als Folge akuter Ohreiterungen. H.N.O. (Berl.) **10**, 33 (1962).

SCHILLING, R.: Die septische Osteomyelitis des Felsenbeins. In: Handb. d. Hals-Nasen-Ohrenheilk. (Hrsg. DENKER u. KAHLER), Bd. VII. Berlin und München: Springer und Bergmann 1926.

SCHLANDER, E.: Zur Histologie des sekretorischen Katarrhs. Mschr. Ohrenheilk. **81**, 494 (1947).

SCHLITTLER, R.: Über das metastatische Karzinom des Gehörorgans und über dessen Beziehungen zur Meningitis carcinomatosa. Arch. Ohr.-, Nas.- u. Kehlk.-Heilk. **103**, 121 (1919).

SCHÖNFELD, K., EY, W., SCHÄFER, E.: Experimentelle Untersuchungen über die in-vitro-Wirksamkeit einiger Triphenylmethan- Farbstoffe auf die Bakterienflora chronisch entzündeter Gehörgänge. Arch. Ohr.-, Nas.- u. Kehlk.-Heilk. 168, 479 (1956).

SCHREINER, L.: Klinische und histologische Untersuchungen zum Alport-Syndrom. Arch. klin. exp. Ohr.-, Nas.- u. Kehlk.-Heilk. 191, 618 (1968).

SCHRÖER, R.: Entwicklungsgeschichtliche und experimentelle Untersuchungen zur Genese des Mittelohrcholesteatoms. Arch. Ohr.-, Nas.- u. Kehlk.-Heilk. 170, 205 (1957).

SCHRÖER, R.: Zwei traumatische Cholesteatome. Z. Laryng. Rhinol. 37, 537 (1958).

SCHUBERT, K.: Zur Klinik des Labyrinthödems. Arch. Ohr.-, Nas.- u. Kehlk.-Heilk. 155, 210 (1948).

SCHUBERT, K.: Die primäre Aktinomykose des Ohres. H.N.O. (Berl.) 2, 306 (1951).

SCHUKNECHT, H. F.: Presbyacusis. Laryngoscope (St. Louis) 65, 402 (1955).

SCHUKNECHT, H. F.: Further observations on the pathology of presbyacusis. Arch. Otolaryng. 80, 369 (1964).

SCHUKNECHT, H. F., BENITEZ, J. T., BEEKHUIS, J.: Further observations on the pathology of Menière's disease. Ann. Otol. (St. Louis) 71, 1039 (1962).

SCHUKNECHT, H. F., BENITEZ, J., BEEKHUIS, J., IGARASHI, M., SINGLETON, G., RÜEDI, L.: The pathology of sudden deafness. Laryngoscope (St. Louis) 72, 1142 (1962).

SCHUKNECHT, H. F., NEFF, W. D., PERLMAN, H. B.: An experimental study of auditory damage following blows to the head. Ann. Otol. (St. Louis) 60, 273 (1951).

SCHUKNECHT, H. F., McNEILL, R. A.: Light microscopic observations on the pathology of endolymph. J. Laryng. 80, 1 (1966).

VON SCHULTHESS, G.: Beitrag zur primären Tuberkulose des Mittelohres. Pract. oto-rhino-laryng. (Basel) 14, 86 (1952).

SCHUMACHER, S.: Über die Bedeutung der arteriovenösen Anastomosen und der epitheloiden Muskelzellen (Quellzellen). Z. mikr.-anat. Forsch. 43, 107 (1938).

SCHWARTZE, H.: Lehrbuch der chirurgischen Krankheiten des Ohres. Stuttgart: Enke 1885.

SCHWARTZE, H.: Papillome. In: Handb. d. Ohrenheilkunde I und II. Leipzig: Vogel 1893.

SCHWARZ, M.: Ererbte Taubheit. Leipzig: Thieme 1935.

SCHWARZ, M.: Die Schleimhäute des Ohres und der Luftwege. Berlin-Göttingen-Heidelberg: Springer 1949.

SCHWARZ, M.: Mißbildungen des Gaumens und kompakter Warzenfortsatz. Z. Laryng. Rhinol. 31, 371 (1952).

SCHWARZ, M.: Das Ohrcholesteatom. Z. Laryng. Rhinol. 41, 83 (1962a).

SCHWARZ, M.: Pathogenese des Mittelohrcholesteatoms und Hautkrankheiten. Z. Laryng. Rhinol. 41, 131 (1962b).

SCHWARZ, M., BECKER, P. E.: Anomalien, Mißbildungen und Krankheiten der Ohren, der Nase und des Halses. In: Humangenetik (Hrsg. BECKER), Bd. IV. Stuttgart: Thieme 1964.

SCHWETZ, F.: Zur Therapie des Melanoms der Ohrmuschel. Mschr. Ohrenheilk. 91, 70 (1957).

SEIFERT, G.: Mundhöhle, Mundspeicheldrüsen, Tonsillen und Rachen. In: Spezielle pathologische Anatomie (Hrsg. DOERR, SEIFERT u. UEHLINGER), Bd. I. Berlin-Heidelberg-New York: Springer 1966.

SEIFERT, G., STROBEL, W.: Über die chondrolytische Perichondritis („Chondromalacie") vorwiegend der Luftwege. Frankfurt. Z. Path. 71, 95 (1961).

SEIFERTH, L. B.: Zur Ätiologie und Behandlung der Otosclerose. Z. Hals-, Nas.- u. Ohrenheilk. 42, 298 (1937).

SEIFERTH, L. B.: Ein Beitrag zur Cholesteatomgenese. H.N.O. (Berl.) 9, 269 (1961).

SENFF, K.: Zwei Fälle von Tumoren der Ohrmuschel nebst einer Abhandlung über die bisher veröffentlichten Fälle von Tumoren an der Ohrmuschel. Inaug. Dissert. Göttingen 1898.

SENSINI, I.: Su un caso di osteoma della mastoide. Atti Accad. Fisiocr. Siena Sez. med.-fis. 3, 112 (1956).

SENTURIA, B. H., CARR, CH. D., ALVIN, R. C.: Middle ear effusions. Pathologic changes of the mucoperiosteum in the experimental animal. Ann. Otol. (St. Louis) 71, 632 (1962).

SERCER, A.: Die ontogenetische Entwicklung der Labyrinthkapsel und ihre Beziehungen zur Otosklerose. Arch. Ohr.-, Nas.- u. Kehlk.-Heilk. 173, 357 (1958).

SERCER, A., KRMPOTIĆ, J.: Über die Ursache der progressiven Altersschwerhörigkeit. Acta oto-laryng. (Stockh.) Suppl. 143, 5 (1958).

SHAMBAUGH, G. E.: The blue drum membrane. Arch. Otolaryng. 10, 238 (1929).

SHAMBAUGH, G. E.: Fenestration operation for otosclerosis. Experimental investigations and clinical observations in 2100 operations over a period of ten years. Acta otolaryng. (Stockh.) Suppl. 79, 9 (1949).

SHAMBAUGH, G. E.: Surgical approach to the so-called glomus jugulare tumors of the middle ear. Laryngoscope (St. Louis) 65, 185 (1955).

SHAMBAUGH, G. E.: Surgery of the ear. Philadelphia: Saunders 1959.

SHAMBAUGH, G. E., PETROVIC, A.: The possible value of sodium fluoride for inactivation of the otosclerotic bone lesion. Acta oto-laryng. (Stockh.) 63, 331 (1967).

SHEEHY, J., HOUSE, W.: Tympanosclerosis. Arch. Otolaryng. 76, 151 (1962).

SIEBENMANN, F.: Die Schimmelmykosen des menschlichen Ohres. Die Fadenpilze Aspergillus und Eurotium. Wiesbaden: Bergmann 1898.

SIEBENMANN, F.: Grundzüge der Anatomie und Pathogenese der Taubstummheit. Wiesbaden: Bergmann 1904.

SIEBENMANN, F.: Totaler knöcherner Verschluß beider Labyrinthfenster und Labyrinthitis serosa infolge progressiver Spongiosierung. Verh. dtsch. otol. Ges. 20, 267 (1911).

SIEBENMANN, F.: Über die Anfangsstadien und über die Natur der progressiven Spongiosierung der Labyrinthkapsel (Otospongiosis progressiva). Verh. dtsch. otol. Ges. 21, 186 (1912).

SIEBENMANN, F.: Erfahrungen über Mittelohrtuberkulose. Verh. dtsch. otol. Ges. 22, 175 (1913).

SIIRALA, U.: The problem of sterile otitis media. Pract. oto-rhino-laryng. (Basel) 19, 159 (1957).

SIIRALA, U.: Adhaesive otitis. Acta oto-laryng. (Stockh.) Suppl. 158, 301 (1960).

SIIRALA, U.: Restoration of air-filled tympanum. Ann. Otol. (St. Louis) 72, 97 (1963).

SIIRALA, U.: Otitis media adhaesiva. Arch. Otolaryng. 80, 287 (1964).

SIIRALA, U., LAHIKAINEN, E.: Some observations on the bacteriostatic effect of the exsudate in otitis media. Acta oto-laryng. (Stockh.) Suppl. 100, 20 (1952).

SIIRALA, U., VUORI, M.: Protein pattern and the bacteriostatic effect of the exsudate in acute otitis media. Acta oto-laryng. (Stockh.) 44, 197 (1954).

SINGER, L.: Über entzündliche Erkrankungen des Mittelohres und der pneumatischen Hohlräume des Schläfenbeins. Z. Hals-, Nas.- u. Ohrenheilk. 32, 110 (1933).

SOIFER, N., WEAVER, K., ENDAHL, G. L., HOLDSWORTH, C. E., jr.: Otosclerosis. A review. Acta oto-laryng. (Stockh.) Suppl. 269, 1 (1970).

SPOENDLIN, H.: Auditory, vestibular, olfactory and gustatory organs. In: Ultrastructure of the peripheral nervous system and sense organs (Hrsg. BABEL, BISCHOFF u. SPOENDLIN). Stuttgart: Thieme 1970.

SPOENDLIN, H., LICHTENSTEIGER, W.: The adrenergic innervation of the labyrinth. Acta oto-laryng. (Stockh.) 61, 423 (1966).

STENGER, H. H.: Vestibulariserscheinungen nach Stapesluxation. Ein Beitrag zur Frage des peripheren Lagenystagmus. H.N.O. (Berl.) 4, 206 (1954).

STENGER, H. H.: Retinitis pigmentosa, symmetrische Innenohrschwerhörigkeit, typisch umgekehrtes vasculäres Fistelsymptom ohne Fistel und Erregbarkeitsstörung des Vestibularis. Arch. Ohr.-, Nas.- u. Kehlk.-Heilk. 170, 187 (1956).

STENNERT, E., AROLD, R.: „Der doppelte Gehörgang". Klinische Studie einer seltenen Mißbildung mit besonderer Berücksichtigung der anatomischen Beziehung zum extratemporalen Facialisverlauf. H.N.O. (Berl.) 21, 293 (1973).

STEURER, O.: Zur Pathogenese der Mittelohrcholesteatome. Z. Hals-, Nas.- u. Ohrenheilk. 24, 402 (1929).

STEURER, O.: Schwierigkeiten bei der Diagnose der von der Shrapnellschen Membran ausgehenden Cholesteatome des Mittelohres. H.N.O. (Berl.) 2, 49 (1950a).

STEURER, O.: Cholesteatom nach Verletzung des Ohres. H.N.O. (Berl.) 2, 138 (1950b).

STEURER, O.: Über sogenannte „gefährliche" Warzenfortsätze. H.N.O. (Berl.) 2, 339 (1951).

STOUT, A. P., LATTES, R.: Tumors of the soft tissues. Atlas of tumor pathology, second series, Bd. I. Washington: Armed forces Institute of Pathology 1967.

STROBEL, W., SEIFERT, G.: Zur Panchondritis rheumatica. Z. Rheumaforsch. 20, 247 (1961).

STUPP, H.: Die Streptomycinototoxikose beim Menschen. Arch. klin. exp. Ohr.-, Nas.- u. Kehlk.-Heilk. 194, 562 (1969).

STUPP, H.: Untersuchung der Antibiotikaspiegel in den Innenohrflüssigkeiten und ihre Bedeutung für die spezifische Ototoxizität der Aminoglykosidantibiotika. Acta oto-laryng (Stockh.) Suppl. **262**, 1 (1970).

TAMAMURA, H., YAMASHITA, T., SATA, T., KONO, T.: Maligner Glomustumor des linken Schläfenbeins. Z. Laryng. Rhinol. **41**, 876 (1962).

TASAKI, I.: Afferent impulses in auditory nerve fibers and the mechanism of impulse initiation in the cochlea. In: Neural mechanisms of the auditory and vestibular system. Springfield: Ch. C. Thomas 1961.

TASSINI, G., DE CAMPORA, E.: Contributo alla conoscenza della sordità improvvisa da malattia di Waldenström. Valsalva **42**, 139 (1966).

TAYLOR, D. M., ALFORD, B. R., GREENBERG, S. D.: Metastases of glomus jugulare tumors. Arch. Otolaryng. **82**, 1 (1965).

TAYLOR, G. D.: Salivary gland tissue in the middle ear. Arch. Otolaryng. **73**, 651 (1961).

TELLER, W., PFEIFFER, R. A.: Die Trisomie $D_1$ (13–15) als Ursache multipler Abartungen. Z. Kinderheilk. **89**, 36 (1964).

TERAYAMA, Y., HOLZ, E., BECK, CH.: Adrenergic innervation of the cochlea. Ann. Otol. (St. Louis) **75**, 69 (1966).

TERRAHE, K.: Das Gehörorgan bei der Dysostosis mandibulofacialis. Z. Laryng. Rhinol. **47**, 591 (1968).

TERRAHE, K.: Das Gehörorgan bei den kraniofazialen Mißbildungssyndromen nach CROUZON u. APERT. Z. Laryng. Rhinol. **50**, 794 (1971).

TERRES, W.: Schädigung des Vestibularorgans durch Lost. Z. Laryng. Rhinol. **33**, 705 (1954).

THEISSING, G.: Pathologisch-anatomische und experimentelle Untersuchungen zur Pathogenese der Mittelohrtuberkulose. Z. Laryng. Rhinol. **22**, 329 (1932).

THEISSING, G.: Ein histologisch untersuchter Fall von Aktinomykose des Schläfenbeins. Z. Laryng. Rhinol. **24**, 165 (1933).

THEISSING, G.: Mittelohrtuberkulose bei Addisonscher Krankheit. Ein Beitrag zur Frage der Erstansiedlung des tuberkulösen Infekts bei der sekundären Mittelohrtuberkulose. Arch. Ohr.-, Nas.- u. Kehlk.-Heilk. **152**, 83 (1943).

THEISSING, G.: Beitrag zur Pathologie und Klinik der Mittelohrtuberkulose. Z. Laryng. Rhinol. **34**, 807 (1955).

THEISSING, G.: Spezifische Erkrankungen des Ohres. In: Hals-Nasen-Ohrenheilkunde (Hrsg. BERENDES, LINK u. ZÖLLNER), Bd. III/2. Stuttgart: Thieme 1966.

THEISSING, G., THIELEMANN, M. B.: Über Vestibularisuntersuchungen bei Lues. Z. Hals-, Nas.- u. Ohrenheilk. **21**, 539 (1928).

THIELEMANN, M.: Zur Frage der Geburtsschädigung des Gehörorgans. Z. Laryng. Rhinol. **15**, 126 (1927).

THIELEMANN, M.: Die Röntgentherapie in der Ohrenheilkunde mit besonderer Berücksichtigung der Röntgenschäden des Gehörorgans auf Grund experimenteller Untersuchungen an weißen Mäusen. Beitr. Anat. etc., Ohr. **27**, 109 (1928).

THIELEMANN, M., MAURER, R.: Beitrag zur Anotie. Z. Laryng. Rhinol. **35**, 537 (1956).

THOENES, F., MÜLLER, R.: Die otogenen Ernährungsstörungen im Säuglingsalter. Leipzig: Thieme 1952.

THOST, A.: Verletzungen des Ohres durch Luftdruckschwankungen. In: Handb. d. Neurologie des Ohres, Bd. II. München: Urban & Schwarzenberg 1928.

THULIN, A.: Traumatic cholesteatoma. Acta oto-laryng. (Stockh.) **35**, 575 (1947).

TIEDEMANN, R.: Zur Frage des Gestaltwandels der chronischen Mittelohrentzündung. Arch. Ohr.-, Nas.- u. Kehlk.-Heilk. **183**, 330 (1964).

TIEDEMANN, R.: Physiologische Bedeutung des Warzenfortsatzes. In: Hals-Nasen-Ohrenheilkunde (Hrsg. BERENDES, LINK u. ZÖLLNER), Bd. III/1. Stuttgart: Thieme 1965.

TIETZ, W.: A syndrome of deaf-mutism associated with albinism showing dominat autosomal inheritance. Amer. J. hum. Genet. **15**, 259 (1963).

TIKHONOVA, Y.: Maskierende Einwirkung der Antibiotica auf Verlauf akuter Mittelohrentzündung, Antritiden und Mastoiditis bei Kindern. Vestn. Oto-rino-laring. **19**, 33 (1957).

TOBECK, A.: Pathologie und Klinik der Pyramidenzelleneiterungen. In: Hals-Nasen- u. Ohrenheilk., Heft 2, 2. Aufl. Leipzig: Barth 1951.

Tonndorf, W.: Die Erfolge der Sulfonamidtherapie bei der otogenen und rhinogenen Meningitis. Dtsch. med. Wschr. **1942**, 393.

Toone, E. C., Hayden, G. D., Ellmann, H. M.: Deafness from chloroquine. Arthr. and Rheum. **8**, 475 (1965).

Tos, M.: A survey of Hand-Schüller-Christian's disease in otolaryngology. Acta oto-laryng. (Stockh.) **62**, 217 (1966).

Tos, M., Bak-Pedersen, K.: Density of mucous glands in chronic adhesive otitis media. Arch. Oto-Rhino-Laryng. **206**, 39 (1973).

von Tröltsch, A.: Lehrbuch der Ohrenheilkunde. Leipzig: Vogel 1873 und 1881.

Turner, A. L., Fraser, A.: Tuberculosis of the middle-ear cleft in children. J. Laryng. **30**, 209 (1918).

Uchytil, B.: Zylindrom in der Paukenhöhle (tschechoslow.). Čs. Otolaryng. **5**, 327 (1956).

Uehlinger, E.: Hyperostosis generalisata mit Pachydermie (idiopathische familiäre generalisierte Osteophytose Friedrich-Erb-Arnold). Virchows Arch. path. Anat. **308**, 396 (1942).

Uffenorde, H.: Histologische Beiträge zur Felsenbeinosteomyelitis. Arch. Ohr.-, Nas.- u. Kehlk.-Heilk. **156**, 532 (1950).

Uffenorde, W.: Die chirurgischen Erkrankungen des inneren Ohres. In: Handb. spez. Chirurgie d. Ohres (Hrsg. Katz u. Blumenfeld), Bd. II. Leipzig: Kabitzsch 1924.

Uffenorde, W.: Die Verletzungen des inneren Ohres. In: Handb. spez. Chirurgie d. Ohres (Hrsg. Katz u. Blumenfeld), Bd. II. Leipzig: Kabitzsch 1925.

Uffenorde, W.: Ventrikeleinbruch und spontanes Pneumencephalon im Röntgenbild bei einem Fall von otogenem Schläfenlappenabszeß mit Ausgang in Heilung. Z. Hals-, Nas.- u. Ohrenheilk. **18**, 567 (1927).

Uffenorde, W.: Behandlung und Prognose der Hirnabszesse. Dtsch. med. Wschr. **1930**, 1335.

Uffenorde, W.: Die auf den Bulbus beschränkte Thrombose. Z. Hals-, Nas.- u. Ohrenheilk. **34**, 280 (1933).

Uffenorde, W.: Osteomyelitis des Felsenbeins nach akuter Otitis media beim Erwachsenen. Hals-, Nas.- u. Ohrenarzt, 1. Teil **28**, 365 (1937).

Uffenorde, W.: Anzeige und Ausführung der Eingriffe an Ohr, Nase und Hals, 1. Aufl. Stuttgart: Thieme 1942.

Ulrich, K.: Zur Lehre der otogenen Abducenslähmung. Z. Hals-, Nas.- u. Ohrenheilk. **9**, 403 (1924).

Ulrich, K.: Verletzungen des Gehörorgans bei Schädelbasisfrakturen. Acta oto-laryng. (Stockh.) Suppl. **6**, 1 (1926).

Unterberger, S.: Über Fortschritte in der Meningitisbehandlung mit den Sulfonamidpräparaten unter besonderer Berücksichtigung der otogenen Meningitis. Arch. Ohr.-, Nas.- u. Kehlk.-Heilk. **149**, 81 (1941).

von Urbantschitsch, E.: Über akute Mittelohrentzündungen vom Typus der Mukosus-Otitis. Mschr. Ohrenheilk. **58**, 594 (1924).

Usher, C. H.: On the inheritance of retinitis pigmentosa, with notes of a case. Roy. Lond. ophthal. Hosp. Rep. **19**–II, 130 (1914).

Virchow, R.: Über Mißbildungen am Ohr und im Bereiche des ersten Kiemenbogens. Vichows Arch. path. Anat. **30**, 221 (1864).

Voss, O.: Geburtstrauma und Gehörorgan. Z. Hals-, Nas.- u. Ohrenheilk. **6**, 182 (1923).

Voss, O.: Verletzungen und chirurgische Erkrankungen des äußeren Ohres. In: Handb. spez. Chirurgie d. Ohres (Hrsg. Katz u. Blumenfeld), Bd. II. Leipzig: Kabitzsch 1925.

Voss, O.: Die Chirurgie der Schädelbasisfrakturen. Leipzig: Barth 1936.

Voss, O.: Pyramideneiterungen, deren Verhütung und Behandlung. Stuttgart: Thieme 1949.

Vosteen, K. H.: Die Erschöpfung der Phonoreceptoren nach funktioneller Belastung. Experimentelle histochemische Untersuchung zur Frage der Schalltransformation im Innenohr. Arch. Ohr.-, Nas.- u. Kehlk.-Heilk. **172**, 489 (1958).

Vosteen, K. H.: Neue Aspekte zur Biologie und Pathologie des Innenohres. Arch. Ohr.-, Nas.- u. Kehlk.-Heilk. **178**, 1 (1961).

Vuori, M.: Middle ear fluid in acute otitis media. Acta oto-laryng. (Stockh.) Suppl. **153**, 9 (1959).

WAARDENBURG, P. J.: A new syndrome combining developmental anomalies of the eyelids eyebrows and nose root with pigmentary defects of the iris and head hair and with congenital deafness. Amer. J. hum. Genet. **3**, 195 (1951).

WAARDENBURG, P. J., NAVIS, H.: Beitrag zur Kenntnis der Dysostosis madibulo-facialis und ihre Ontogenese. Acta genet. (Basel) **1**, 219 (1949).

WAGEMANN, W.: Elektrische Schädigungen des Ohres. Arch. Ohr.-, Nas.- u. Kehlk.-Heilk. **170**, 503 (1957).

WAGEMANN, W.: Otorhinologische Erscheinungen bei Luftdruckerkrankungen. Z. Laryng. Rhinol. **41**, 777 (1962).

WALDE, I.: Zur Frage der Gehörgangsverdoppelung. Z. Hals-, Nas.- u. Ohrenheilk. **32**, 227 (1933).

WALSH, T. E.: The effect of pregnancy on deafness due to otosclerosis. J. Amer. med. Ass. **154**, 1407 (1954).

WEBER, G.: Der Hirnabszeß. Stuttgart: Thieme 1957.

WEBER, M.: Otosclerosis in its histogenic relations to osteodystrophia fibrosa. Arch. Otolaryng. **11**, 1 (1930).

WEBER, M.: Otosklerose in polarisiertem Lichte. Z. Hals-, Nas.- u. Ohrenheilk. **28**, 416 (1931).

WEBER, M.: Der heutige Stand der Histopathologie der Otosklerose. H. N. O. (Berl.) **9**, 1 (1960),

WEIDAUER, H.: Fermenthistochemische Untersuchungen am Innenohr des Meerschweinchens nach Applikation von Aminobenzol. Arch. klin. exp. Ohr.- Nas.- u. Kehlk.-Heilk. **199**, 590 (1971).

WENDT, E.: Zur normalen und pathologischen Histologie der Eigenschicht des Trommelfells. Arch. Ohrenheilk. **8**, 214 (1874a).

WENDT, E.: Desquamative Entzündung des Mittelohres. Arch. Ohrenheilk. **9**, 122 (1874b).

WERNER, CL. F.: Das Labyrinth. Leipzig: Thieme 1940.

WERNER, R.: „Orientbeule" im HNO-Bereich. Z. Laryng. Rhinol. **44**, 691 (1965).

WERSÄLL, J., FLOCK, A.: Suppression and restauration of the microphonic output from the lateral line organ after local application of streptomycin. Life Sci. **3**, 1151 (1964).

VON WESTERNHAGEN, B.: Die chronische Bleivergiftung. Fermenthistochemische Untersuchungen am Innenohr des Meerschweinchens. Arch. klin. exp. Ohr.-, Nas.- u. Kehlk.-Heilk. **188**, 231 (1967).

VON WESTERNHAGEN, B.: Histochemische Untersuchungen zur Wirkung der Salicylsäure auf das Innenohr. Arch. klin. exp. Ohr.-, Nas.- u. Kehlk.-Heilk. **190**, 86 (1968).

VON WESTERNHAGEN, B.: Innenohrveränderungen am Meerschweinchen nach chronischer Quecksilbervergiftung. Arch. klin. exp. Ohr.-, Nas.- u. Kehlk.-Heilk. **193**, 70 (1969).

VON WESTERNHAGEN, B.: Histochemisch nachweisbare Stoffwechselveränderungen am Innenohr des Meerschweinchens nach chronischer Arsenvergiftung. Arch. klin. exp. Ohr.-, Nas.- u. Kehlk.-Heilk. **197**, 7 (1970).

VON WESTERNHAGEN, B., SCHÄTZLE, W.: Einfluß ionisierender Strahlen auf Gehör- und Gleichgewichtsorgan. Arch. klin. exp. Ohr.-, Nas.- u. Kehlk.-Heilk. **195**, 109 (1969).

WIGAND, M. E.: IV. Intern. Kongr. Nephrol., Stockholm 1964

WILLIAMS, H. L.: Menière's disease. Springfield: Ch. C. Thomas 1952.

WILLIAMS, H. L.: A review of the literature as to the physiologic dysfunction of Menière's disease: A new hypothesis as to its fundamental cause. Laryngoscope (St. Louis) **75**, 1661 (1965).

WILLIS, R. A.: Pathology of tumors. London Butterworth 1948.

WINKLER, K.: Das schmerzhafte Ohrknötchen. Arch. Derm. Syph. (Berl.) **121**, 278 (1916).

WINTER, L. E., CRAM, B. M., BANOVETZ, J. D.: Hearing loss in hereditary renal disease. Arch. Otolaryng. **88**, 238 (1968).

WINTHER, F. Ø.: X-ray irradiation of the inner ear of the guinea pig. Early degenerative changes in the cochlea. Acta oto-laryng. (Stockh.) **68**, 98 (1969a).

WINTHER, F. Ø.: X-ray irradiation of the inner ear of the guinea pig. Early degenerative changes in the vestibular sensory epithelia. Acta oto-laryng. (Stockh.) **68**, 514 (1969b).

WINTHER, F. Ø.: X-ray irradiation of the inner ear of the guinea pig. An electron microscopic study of the degenerating outer hair cells of the organ of Corti. Acta oto-laryng. (Stockh.) **69**, 61 (1970).

WIRTH, E.: Virulenzprüfung von haemolysierenden Streptokokken. Beitr. Anat. etc., Ohr. 30, 327 (1934a).

WIRTH, E.: Wie kann man bei akuten Infektionen des Ohres und der Luftwege am schnellsten und einfachsten den Erreger feststellen? Z. Laryng. Rhinol. 25, 104 (1934b).

WIRTH, G.: Aurikularanhänge auf dominanter Erbgrundlage. Z. Laryng. Rhinol. 41, 656 (1962).

WITTMAACK, K.: Über die pathologisch-anatomischen Grundlagen der nichteitrigen Erkrankungsprozesse des inneren Ohres und des Hörnerven. Arch. Ohr.-, Nas.- u. Kehlk.-Heilk. 99, 71 (1916).

WITTMAACK, K.: Über einen Befund von wahrer Spongiosierung der Labyrinthkapsel. Z. Ohrenheilk. 77, 201 (1918).

WITTMAACK, K.: Über die Wirkung des Chinins im Gehörorgan. Beitr. Anat. etc., Ohr. 12, 27 (1919a).

WITTMAACK, K.: Die Otosklerose auf Grund eigener Forschungen. Jena: Fischer 1919b.

WITTMAACK, K.: Die entzündlichen Erkrankungsprozesse des Gehörorgans. In: Handb. spez. path. Anat. (Hrsg. HENKE u. LUBARSCH), Bd. XII. Berlin: Springer 1926a.

WITTMAACK, K.: Die Entwicklung der endocraniellen und septikopyämischen Komplikationen. In: Handb. spez. path. Anat. (Hrsg. HENKE u. LUBARSCH), Bd. XII. Berlin: Springer 1926b.

WOLFF, D., BERNHARD, W. G., TSUTSUMI, S., ROSS, I. S., NUSSBAUM, H. E.: The pathology of Cogan's syndrome causing profound deafness. Ann. Otol. (St. Louis) 74, 507 (1965).

WOLFSON, R. J., CUTT, R. A., ISHIYAMA, E., MYERS, D.: Cryosurgery of the labyrinth — preliminary report of a new surgical procedure. Laryngoscope (St. Louis) 76, 733 (1966).

WORCH, W.: Vergleich von anatomischen und röntgenologischen Untersuchungen der Felsenbeinzellen. Hals-, Nas.- u. Ohrenarzt, 1 Teil 29, 123 (1938).

WULLSTEIN, H.: Trommelfellzerreißungen durch Blitzschlag. Münch. med. Wschr. 1936, 802.

WULLSTEIN, H.: Die Klinik der Labyrinthitis und Paralabyrinthitis auf Grund des Röntgenbefundes. Stuttgart: Thieme 1948.

WULLSTEIN, H.: Erfahrungsbericht über 100 Fensterungsoperationen nach Shambaugh-Passe bei Otosklerose und Adhaesivprozeß. Dtsch. med. Wschr. 1949a, 1549.

WULLSTEIN, H.: Über das labyrinthgefährdende Cholesteatom. 32. Tagg. Niedersächs. Hals-Nas.-Ohrenärzte, Goslar 1949b.

WULLSTEIN, H.: Die Eingriffe zur Hörverbesseung. In: Anzeige und Ausführung der Eingriffe an Ohr, Nase und Hals (Hrsg. UFFENORDE), 2. Aufl. Stuttgart: Thieme 1952a.

WULLSTEIN, H.: Schwerhörigkeit in Abhängigkeit von einem Focus. Z. Laryng. Rhinol. 31, 541 (1952b).

WULLSTEIN, H.: Zit. nach E. MÜLLER und F. SPRENGER (1959).

WULLSTEIN, H., KLEY, W., RAUCH, S., KÖSTLIN, A.: Zur Biochemie der Perilymphe operierter Otosklerosen. Z. Laryng. Rhinol. 39, 665 (1960).

YAMAKAWA, K.: Die Wirkung der arsenigen Säure auf das Ohr. Arch. Ohr.-, Nas.- u. Kehlk.-Heilk. 123, 238 (1929).

YOSHIE, C.: On the isolation of influenza virus from mid-ear discharge of influenza otitis media. Jap. J. med. Sci. Biol. 8, 373 (1955).

YOSHIE, C.: Studies on the influenza virus otitis media. J. oto-rhino-laryng. Soc. Jap. 65, 497 (1962).

YOSHIOKA, K.: Experimental study of the effect of intense sound on the cochlear blood vessels. Otol. Fukuoka 4, Suppl. 3, 151 (1957).

ZANGE, J.: Pathologische Anatomie und Physiologie der mittelohrentspringenden Labyrinthentzündungen. Wiesbaden: Bergmann 1919.

ZANGE, J.: Luische Erkrankungen in der Oto-Rhino-Laryngologie. Münch. med. Wschr. 1929, 3.

ZANGE, J.: Der retrolabyrinthäre Symptomenkomplex bei Entzündungen im und am Felsenbein. Z. Hals-, Nas.- u. Ohrenheilk. 42, 108 (1937).

ZANGE, J.: Aussprache zu TONNDORF, W.: Die Sulfonamidtherapie der otogenen und rhinogenen Meningitis. Z. Hals-, Nas.- u. Ohrenheilk. 49, 356 (1943).

ZARFL, M.: Über primäre Mittelohrtuberkulose beim Säugling. Virchows Arch. path. Anat. 266, 274 (1927).

ZAUFAL, E.: Exostose in der rechten und linken Paukenhöhle mit teilweiser Verlegung der Fenestra rotunda. Arch. Ohr.-, Nas.- u. Kehlk.-Heilk. **2**, 48 (1867).

ZAUFAL, E.: Über das Vorkommen seröser Flüssigkeit in der Paukenhöhle (Otitis media serosa). Arch. Ohrenheilk. **5**, 38 (1870).

ZAUNI, G.: Reperto di spirochete nella membrana timpanica e nel tratto periferico del nervo acustico dei feti eredoluetici. Atti Clin. oto-rino-laring. Roma **23**, 395 (1925).

ZECHNER, G.: Mittelohrschleimhaut und Mittelohrflüssigkeit der Otitis media chronica adhaesiva. In: Pathogenese, klinisches Bild und therapeutische Probleme der chronischen Otitis media exsudativa/adhaesiva (Hrsg. ALBRECHT). Berlin: Volk und Gesundheit 1969.

ZECHNER, G., ALTMANN, F.: The temporal bone in Hunter's syndrome (Gargoylism) Arch. klin. exp. Ohr.-, Nas.- u. Kehlk.-Heilk. **192**, 137 (1968).

ZECHNER, G., ALTMANN, F.: The temporal bone in leukemia: histological studies. Ann. Otol. (St. Louis) **78**, 375 (1969).

ZECHNER, G., ALTMANN, F.: Über blaue Mäntel in der menschlichen knöchernen Labyrinthkapsel. Arch. klin. exp. Ohr.-, Nas.- u. Kehlk.-Heilk. **201**, 172 (1972).

ZINI, C., FERRARI, C.: Il comportamento dell'orecchio interno nell'intossicazione cronica sperimentale da anilina. Arch. ital. Otol. **70**, 374 (1959).

ZIPPEL, R.: Grippe-Otitis und endokranielle Miterkrankung. Arch. Ohr.-, Nas.- u. Kehlk.-Heilk. **169**, 435 (1956).

ZIPPEL, R.: Zur Pathogenese der akuten Mittelohrentzündung bei Virusgrippe. Z. Laryng. Rhinol. **42**, 823 (1963).

ZIPPEL, R.: Grippe, Ohr und Hirn. Ausgewählte Probleme bei Virusgrippe. Jena: Fischer 1964.

ZÖLLNER, F.: Anatomie, Physiologie, Pathologie und Klinik der Ohrtrompete und ihrer diagnostisch-therapeutischen Beziehungen zu allen Nachbarschaftserkrankungen. Berlin: Springer 1942.

ZÖLLNER, F.: Aktinomykosen, die zur Schädelbasis aufsteigen. Arch. Ohr.-, Nas.- u. Kehlk.-Heilk. **153**, 271 (1943).

ZÖLLNER, F.: Tympanosclerosis (Paukensklerose) J. Laryng. **70**, 77 (1956).

ZÖLLNER, F.: Hals-Nasen-Ohrenheilkunde, Stuttgart: Thieme 1969.

ZÖLLNER, F., BECK, CH.: Die Paukensklerose. Z. Laryng. Rhinol. **34**. 137 (1955).

# Sachverzeichnis

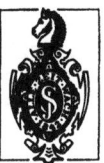 **Springer-Verlag
Berlin
Heidelberg
New York**

## Spezielle pathologische Anatomie

Ein Lehr- und Nachschlagewerk
Herausgeber: W. Doerr, G. Seifert,
E. Uehlinger

1. Band:

### G. Seifert: Mundhöhle Mundspeicheldrüsen Tonsillen und Rachen
### K. Häupl, H. Riedel: Zähne und Zahnhalteapparat

406 Abb. XVI, 580 Seiten. 1966
Gebunden DM 120,—; US $49.50
ISBN 3-540-03666-0

2. Band, 1. Teil:

### H. Chiari, M. Wanke: Oesophagus. Magen

474 Abb. in 675 Einzeldarstellungen
XVII, 1077 Seiten. 1971
Gebunden DM 398,—; US $162.40
ISBN 3-540-05249-6

2. Band, 2. Teil:

### H. Chiari, M. Wanke, J. Zeitlhofer, G. Töndury: Darm. Peritoneum. Hernienlehre

In Vorbereitung
ISBN 3-540-05308-5

3. Band:

### H.-U. Zollinger: Niere und ableitende Harnwege

738 z.T. farbige Abb.
XVI, 1034 Seiten. 1966
Gebunden DM 196,—; US $80.00
ISBN 3-540-03667-9

Preisänderungen vorbehalten

4. Band:

### K. Köhn: Nase und Nasennebenhöhlen. Kehlkopf und Luftröhre
### B. Walthard: Die Schilddrüse
### C. Froboese: Mediastinum

275 Abb. in 365 Einzeldarstellungen
XVIII, 655 Seiten. 1969
Gebunden DM 166,—; US $67.80
ISBN 3-540-04710-7

5. Band:

### F. Henschen: Grundzüge einer historischen und geographischen Pathologie
### B. Maegraith: Pathological Anatomy of Mediterranean and Diseases

186 Abb. XXII, 586 Seiten (davon
208 Seiten in Englisch). 1966
Gebunden DM 120,—; US $49.00
ISBN 3-540-03668-7

6. Band:

### V. Becker: Bauchspeicheldrüse
**(Inselapparat ausgenommen)**
296 Abb. in 379 Einzeldarstellungen
X, 586 Seiten. 1973
Gebunden DM 258,—; US $105.30
ISBN 3-540-05859-1

7. Band:

### Haut und Anhangsgebilde
**Spezielle Histopathologie**
Redigiert von U. W. Schnyder
476 Abb. in 575 Einzeldarstellungen
XXVII, 793 Seiten. 1973
Gebunden DM 294,—; US $120.00
ISBN 3-5401-06010-3

8. Band:

### Tropical Pathology

By H. Spencer et al.
539 figures· XV, 765 pages. 1973
Cloth DM 230,—; US $93.90
ISBN 3-540-06100-2

I

# Zeitschriften/ Journals

## Virchows Archiv A

Pathological Anatomy and Histology
Title No. 428

## Virchows Archiv B

Cell Pathology
Title No. 443

## Berichte über die allgemeine und spezielle Pathologie

Pathology
Titel No. 304

## Archives of Oto-Rhino-Laryngology Archiv für Ohren-, Nasen- und Kehlkopfheilkunde

Organ of the Deutsche Gesellschaft für Hals- Nasen- Ohren-Heilkunde
Title No. 405

## Chirurgia plastica

Title No. 238

## HNO

Organ der Deutschen Gesellschaft für Hals- Nasen- Ohrenheilkunde, Kopf- und Halschirurgie, der Vereinigungen Westdeutscher, Nordwestdeutscher und Schleswig-Holsteinischer HNO-Ärzte, der Otolaryngologischen Gesellschaften zu Berlin und München, der Gesellschaft der HNO-Ärzte in Hamburg und der Medizinisch-Wissenschaftlichen Gesellschaft für HNO-Heilkunde in Halle, Jena, Leipzig und Rostock-Greifswald sowie der Deutschen Gesellschaft für Sprach- und Stimmheilkunde
Titel Nr. 106

## Zentralblatt für Hals-, Nasen- und Ohrenheilkunde, Kopf- und Ohrenheilkunde sowie deren Grenzgebiete

Oto-Rhino-Laryngology
Organ der Deutschen Gesellschaft für Hals- Nasen- Ohrenheilkunde, Kopf- und Halschirurgie
Titel Nr. 306

Sample copies as well as subscription and back-volume information available upon request.

Please address:

Springer-Verlag
Werbeabteilung 4021
D-1000 Berlin 33
Heidelberger Platz 3
or
Springer-Verlag New York Inc.
Promotion Department
175 Fifth Avenue
New York, N.Y. 10010

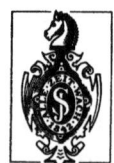

# Springer-Verlag Berlin Heidelberg New York

MIX
Papier aus verantwortungsvollen Quellen
Paper from responsible sources
FSC® C105338

If you have any concerns about our products,
you can contact us on
ProductSafety@springernature.com

In case Publisher is established outside the EU,
the EU authorized representative is:
**Springer Nature Customer Service Center GmbH**
**Europaplatz 3, 69115 Heidelberg, Germany**

Printed by Libri Plureos GmbH
in Hamburg, Germany